치매를 치유하고
뇌를 살리는
약용식물보감

치매를 치유하고 뇌를 살리는 약용식물보감

초판 1쇄 인쇄 | 2021년 03월 10일
초판 1쇄 발행 | 2021년 03월 15일

지은이 | 이상각
펴낸이 | 최화숙
펴낸곳 | **아마존북스**
기획 · 제작 | (주)디자인 노을
전화 | 02) 332-3620~1

등록번호 | 제1994-000059호
출판등록 | 1994. 06. 09

주소 | 서울시 마포구 성미산로2길 33(서교동), 202호
전화 | 02) 335-7353~4
팩스 | 02) 325-4305
이메일 | pub95@hanmail.net/pub95@naver.com

ⓒ 이상각 2021
ISBN 979-89-5775-262-3 13510

값 35,000원

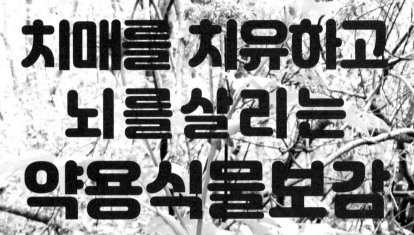

치매를 치유하고
뇌를 살리는
약용식물보감

이상각 지음

치매를 잡는 약용식물은
두뇌음식의 왕이다

아마존북스

■치매를 다스리는 건강지침
1. 뇌 건강에 도움이 되는 음식 섭취
2. 비타민과 미네랄의 고른 음식 섭취
3. 항산화물질을 많이 가지고 있는 음식 섭취

나는 왜 치매를 연구하게 되었을까?

우리나라 약용식물의 약리적 효능의 우수성을 전 세계에 알리고, 그리고 치매환자의 고통과 치매환자 가족이 겪는 정신적인 부담을 덜어 주기 위해서 시작하게 되었다.

약용식물을 누가 지킬 것인가? 어언 30여 년을 걸쳐 전국의 약용식물 자생지를 찾아 탐사하면서 약 5만 장의 약용식물 사진을 촬영하였다. 약용식물은 현대인에게 가장 유용한 식물자원이다. 이제까지 화학약품(제조 약품)에 묻혀 등한시했던 약용식물을 생약자원으로 약리적 효능의 진가를 인정해야 할 시점이 되었다.

현대의학의 급속한 발전에 비하면 수천(만) 년간 이 땅에 적응하고 진화하여 살아온 약용식물을 다루는 전문가가 너무 부족하다. 아직 우리 민족의 자산인 약용식물의 약리적인 효능과 민간요법으로 구전된 처방(의술)에 대한 정리도 체계화시키지 못한 상태이다. 약용식물에 대한 미래의 연구 방향은 민가에서 실용적으로 이용되었던 약용식물들의 새로운 약성(효능)과 함께, 아직 정리되지 않은 특정 지역에 자생하는 약리성이 잘 알려지지 않은 약용식물을 새롭게 정리하는 것에도 초점을 맞추어야 한다. 또한 효능이 잘못 전수된 부분이나 새롭게 밝혀진 약성도 재정리해야 할 것이다. 이제까지 정보가 부족해 약용식물(약용산나물)로서의 가치를 파악하지 못했던 우리나라만이 가지고 있는 특산식물인 희귀한 종들도 포함해야 한다. 이러한 연구를 통해 약용식물의 새로운 가치를 재조명해야 할 것이다.

약용식물의 분포는 광, 온도, 수분, 지형, 토양 등 자연환경에 크게 좌우된다. 특히 식물 자생지의 토양과 환경(온도, 광, 수분 등)에 따라 식물 종의 분포가 다르고 자생지의 환경이 기능성 성분(화학물질)의 종류와 함량을 결정하는 요인이 된다. 즉 토양대에 따라 분포하는 식물이 성분(약성) 차이가 크다. 약이 되든 독이 되든 이제까지 잘 알려지지 않은 약용식물의 자생지 환경의 정확한 분석은 약용식물의 생태형을 분류하는데 꼭 필요할 것이다. 이 자료가 약용식물의 효능을 연구하는 기초자료가 된다. 물론 옛날부터 사용되어 내려오는 전통 약용식물이 오늘날 다 가치가 있는 것은 아니다. 이들에 대한 동정과 분류를 정확히 하고 효능이 재규명될 때 약용식물의 이용가치가 무한히 상승하는 것이다.

특히 약용식물 중에서 치매에 좋은 효능이 있는 약용산나물의 선택은 어떻게 이루어졌는가? 첫째로 전국의 자생지를 찾아 현지인들이 먼 옛날부터 산나물로 먹고 약초로 사용하던 약용식물을 기준으로 하였다. 둘째로 치매에 좋은 약용산나물의 효능은 약용식물을 연구한 30여 년의 경력을 바탕으로 진행되었고, 셋째로 약용식물도감과 전문가에 의해 연구된 결과를 기준으로 하였다. 넷째 약용산나물의 물질과 성분이 치매에 직접적인 영향을 미치는 뇌 신경세포 활성화와 뇌세포 손상 억제의 가능성을 가지고 선발하였다. 물론 치매의 예방과 치료를 입증하기 위해서는 의학적인 근거가 있어야 하는데 최근의 의학전문지의 연구자료와 관련 서적인 동의보감, 본초도감 등의 효능(약리성)을 근거로 종합적인 판단을 하여 치매 예방과 치유(치료)에 좋은 약용산나물이라 결정하였다.

또한 의학적으로 정확히 증명되지 않은 효능이 인용된 경우도 있다. 그러나 자료가 부족한 경우는 민가에서 전해 내려오는 효능과 그 식물만이 가지고 있는 고유한 성분이기 때문에 치매에 효능이 있는 약용식물의 특성으로 볼 수 있을 것이다. 그리고 여기에 발표된 치매에 관련된 내용은 의학전문지와 의학전문가에 의해 발표한 자료를 대부분 인용하였음을 밝히는 바이다. 왜 이 책을 가져야 하는가? 치매는 어느 누구도 장담할 수 없기 때문이다. 이 책의 도움을 받아서 국민 한 사람 한 사람이 치매의 고통으로부터 멀리하고 건강을 되찾는 계기가 된다면 그것으로 고마울 뿐이다.

나는 왜 약용식물의 전문가가 되어야 했는가?

약용식물전문가로 또는 식물분류학자로서 세계적으로 귀중한 우리의 토종자원이 너무나 오래 방치되고 사장돼 있는 아쉬움을 풀기 위해서이다. 특히 관심의 대상이었던 약초와 먹거리로 사용되었던 약용산나물은 정확한 분류와 효능에 대한 기초자료가 너무 부족하다. 왜 이렇게 귀중한 생물자원이 수백 년 동안 산업화와 세계화되지 못하고 지금에 와서 정리된 것에 대해서는 아쉬움이 크다.

약용식물전문가가 절대 부족한 현실에서 새로운 자생지에 희귀 식물과 특산식물을 찾기란 무척 힘이 드는 일이다. 고도의 차이나 서로 다른 지역의 환경에서 야생생태로 자란 식물은 서로 다른 형태적 특성을 나타내고 있다. 서로 다른 자생지 분포에 따른 생태적 특성의 차이는 식물 간의 독특한 형태와 모양으로 발전할 수가 있다고 하지만 이것을 새로운 종으로 봐야 할지 결정하기가 어려웠다.

식물 탐사는 약이 되는 특수한 성분을 가지고 있는 새로운 약용식물을 찾아 자생지의 생태특성을 조사를 통해 재배를 위한 기본적인 데이터를 확보할 수 있었다. 약용식물도 분포지역에 따라 성분과 함량이 다르므로 우리가 가지고 있는 질병도 지역적으로 분포하는 종에 의해 선택적인 예방과 치료가 가능할 것으로 생각한다.

식물에 따라 약성은 좋으나 독성을 가지고 있는 약용식물은 각각 가지고 있는 독성을 중화 또는 법제시키는 과정과 방법이 필요하고, 그리고 건조, 가공 등에 대한 연구 또한 중요하다.

최근 들어 우리 몸에는 우리 것이 좋다는 신토불이 바람이 불어 산나물과 약용식물이 웰빙음식으로 많이 이용되기 시작하였다. 약용산나물에 중요한 것은 가공 및 요리법이 음식의 맛과 효능을 결정한다. 최고의 맛을 내는 음식으로, 특히 특정 질병을 예방하고 치유가 되는 현대적인 레시피의 개발이 중요하다.

초보자들이 야생 약용식물을 식용으로 채취하거나 재배할 경우에는 유독성 식물인지 아닌지를 100% 확인 후 이용해야 한다. 우리가 독성이 있는 유사한 식물과 식용이 가능한 식물도 잘못 사용하면 독성을 유발하는데, 즉 사람에 따라, 채취 시기에 따라, 독성증상에 따라, 개인이 가지고 있는 특수한 질병에 따라 독성이 차이가 나서 큰 데미지를 입을 수가 있다. 먹을 수 있는 것과 없는 것을 단순하게 결정하는 것은 쉽지 않다. 식물에 따라서는 유사한 형태를 보이는 것이 많아 유독한 식물을 판별하는 것은 매우 어려운 일이다(동의나물과 곰취, 삿갓나물과 우산나물, 산마늘과 박새 또는 은방울꽃). 식물의 생태적 특성을 공부하여 정확한 동정이 이루어져야 한다. 특히 초보자는 전문가를 통하여 정확한 확인을 거친 후 약용식물(산나물 포함)을 이용해야 한다. 약성은 약용식물 중 많은 종들이 옛날 서적이나 산골(도서 지역) 노인으로부터 정확성 없이 민간전승(민간요법)의 단순한 되풀이로 내려왔기 때문이다.

전문가에 의한 철저한 분류가 이루어지지 않고 사용할 시는 독이 될 수 있다. 먹을 수 있고 약이 되는 대부분의 식물도 같은 일반 명을 가지고 있고 이러한 이름은 지역에 따라 다른 경우가 많다. 따라서 전 세계적으로 통용되고 지역에 따라 다르지 않은 이름인 학명을 아는 것이 중요하다. 일반인이 많은 종류의 약용식물을 배우는 것은 매우 어려운 일일뿐만 아니라 충분한 지식이 없는 상태에서 식물 종에 대한 잘못된 동정으로 생긴 오류로 독성식물을 유익한 식물로 오인하여 이용할 경우 정신이상(충격)뿐만 아니라 영원한 뇌 손상 등의 피해를 입을 수 있다.

약용식물을 정확히 알고 이용하면 결코 우리 몸에 치명적인 피해를 끼치지는 않는다. 반면 뇌 손상과 정신적 혼란 등을 일으키는 독성식물 중에서 잘 이용할 경우 암, 치매 등의 치료에 활용될 수 있는 물질을 찾을 수도 있다. 과거의 역사를 통해서 16~17세기 유럽의 의과대학에 약초원을 관리하는 약제사들도 식물의 미적 요소보다는 약성이 강하여 질병을 치유할 수 있는 약용식물 또는 독성을 가지고 있는 독성식물이 관심의 대상이었다.

특히 약용식물 이용 시 약용식물과 인스턴트식품(또는 채소)은 서로 혼합해서 사용해서는 안 된다. 두 가지 성분이 결합하여 새로운 독성물질을 만들 수 있기 때문이다. 약간이라도 독성을 가지고 있는 식물은 이용 전 독성에 대해 심층적으로 연구하는 것이 중요하다. 일례로 일반인에게 안전한 것이 임산부에게 부작용(독성)이 될 수 있고, 건강한 사람에게는 맛있는 산나물인데 간에 문제가 있는 사람에게는 독성을 유발할 수가 있다.

인간의 병을 치료하는 화학물질을 식물은 왜 만드는 것일까?

식물의 화학물질은 자연환경에서 생존을 위해 만드는 독성물질이다. 독성물질을 만드는 것은 강력한 자외선으로부터 스스로 보호하기 위해서 합성할 수도 있고, 항생제 같은 효능으로 병으로부터 스스로 보호하는 작용일 수도 있고, 병균에 대항하는 정교한 방어물질일 수도 있고, 자신을 먹이로 섭식하는 초식동물 또는 곤충을 교란시키기 위해서 일 수도 있고, 종자 생산을 위한 수정(수분)을 돕기 위해 합성할 수도 있을 것이다. 인간은 이 화학물질을 잘 정제하여 질병을 치료하는 약으로 또는 약품의 원료로 사용을 한다.

우리가 사용하고 있는 자원식물이나 약용식물에 대한 미세한 독성에 대한 기본적인 연구는 매우 부족하다. 식용이 가능한 식물은 서로 공통점이 있다. 미국에서는 말이 먹을 수 있는 식물은 안전한 식물이라고 분류하였고, 우리나라도 마찬가지로 소가 먹는 식물을 안전한 식물로 분류하였다. 그러나 특정 지역에서 안전하다고 분류된 식물들도 지역적인 환경

조건에 따라 독성을 가질 수 있기 때문에 유의하여야 한다. 우리나라에서도 현대 생활에 맞게 안전하게 이용할 수 있는 약용식물의 분류가 이루어져야 한다.

서덜취를 강원도 계방산과 태백에서는 청옥취, 도시락취, 영월에서는 자옥이, 제천에서는 참더덕취, 울릉도에서는 곤대서리라고 부른다. 또한 식물 종에는 서덜취(큰 서덜취)을 비롯하여 꼬리서덜취, 갈포령서덜취, 각시서덜취, 빗살서덜취, 홍도서덜취 등과 같이 다양한 변종이나 아종들이 존재한다. 임금님께 진상을 하였던 서덜취와 각시서덜취 그리고 울릉도 곤대서리는 최고급 산나물로 널리 이용되고 있다.

이와 같이 지역마다 부르는 이름이 다르고 이용 방법도 다르다. 임금님께 진상되었던 서덜취는 해발 1,200m의 강원도 계방산 주위에 야생하는 서덜취가 진상되었다 한다. 이와 같은 이야기는 이 지역의 노인들에 의해 전해 내려오고 있다.

야생에서 채취된 식물은 깨끗한 물이나 흐르는 물에 철저히 씻어서 먹어야 한다. 몸에 좋다 하여 무분별하게 채취해 먹어서는 안 된다. 잎 표면에 자연의 부착물, 즉 새나 동물의 오염물, 곤충의 이동 자국(미생물) 등에 오염물질이 있기 때문이다. 오염된 미생물에 의해 희귀한 질병 발생의 원인이 될 수 있다.

약용식물의 자생지를 찾기란 대단히 힘들다. 그러나 누군가는 해야 할 일이다. 또한 약용식물은 희귀종과 멸종위기종들이 많기 때문에 식물의 자생지는 종 보전을 위해 철저히 관리되어야 한다. 약용식물로써 귀중하고 희귀한 식물이 채취가 되어 자생지에서 줄어든다면 생태적으로 종의 회복이 어렵고 종이 멸종된다. 이는 이러한 종을 이용해 이루어질 수 있는 현대인이 겪고 있는 여러 가지의 질병 특히 치매나 암의 정복이 그만큼 어려워질 수도 있다는 것을 의미한다.

수집하는 종은 종자 또는 일부 식물 채취(영양 번식체)에 의한 방법으로 증식에 이용하여야 한다. 특히 종의 수집을 위해 잎과 줄기를 절단하거나 뿌리를 뽑는 일이 없어야 한다. 특히 한 식물체당 자연 상태에서 실생번식(종자)을 위해 수집을 할 경우 70% 이상은 수집해서는 안 된다. 산나물 채취 또한 뿌리를 뽑는 것과 일정 지역의 식물체를 완전히 채취하는 것은 금해야 한다.

야생식물(산나물)을 채집할 경우 큰 도로나 차량이 많이 다니는 곳에서는 수확하지 않는 것이 좋다. 차량의 배기가스에 의한 토양 오염과 공기 오염으로부터 안전하지 못하다. 종자

채종의 최소한 안전거리는 도로에서 150~200m 이상이지만, 먹거리로 이용 시는 최소한 50~100m 이상의 거리는 되어야 안전하다. 차량에 의한 가장 큰 오염물질은 중금속 성분이다. 치매나 암을 유발할 수가 있기 때문이다.

특수한 질병을 예방하고 치료하기 위해서는 식물이 분포하는 야생 장소가 중요하다. 중금속이나 독성물질이 체내에 지속적으로 장기간 축적되어 가기 때문에 일정 시점에 이르기 전까지는 별다른 자각증상을 보이지 않았다가 일단 발병하면 치료가 어려운 상태가 된다. 특히 부추류(산부추, 두메부추, 참산부추, 산달래, 산마늘)는 다른 식물보다 중금속 흡수율과 축적이 큰 식물로 연구되어졌다. 따라서 이 식물들은 오염된 토양에 중금속 제거 연구에 많이 이용되었다. 잎이 크고 식물의 생장이 빠른 종이 생장이 느린 종보다 중금속 축적량이 적다.

자료를 정리하면서 잘못된 생각을 하는 사람들 때문에 약리적 가치가 있는 약용식물의 품종과 효능의 발표에 따라 자생지의 식물들이 남획될까 하는 염려가 있어 좀 힘든 점도 있었다. 후손을 위해 우리의 자원은 보존되어야 한다. 높고 깊은 산에 자생하는 식물들은 가장 안전한 음식이다.

이 책을 독일의 주부들처럼 각 가정의 주방에 비치하여 가족의 건강을 지키는 의서가 되었으면 한다. 부모님이 40살 먹은 다 큰 자식들에 선물해야 하는 책자이고, 또한 40살 먹은 자식이 부모님께 드리는 효도 선물이 될 것이다.

끝으로 가장의 책임을 다하지 못한 30여 년의 힘든 시간을 사랑으로 지켜준 아내 유숙열에게 고마운 마음을 전한다. 이 책의 출간을 기다리시다가 하늘나라로 가신 아버지께 "아버지 사랑합니다"라고 전하고 싶다.

꿈에 그린에서
이상각

■ 차례

101년의 고귀한 생명과
뇌를 살리는 약용산나물의 기적

chapter 1 인간을 불로장생의 초인으로 만들어 주는 음식

chapter 2 자연이 만들어 낸 마법 같은 약초

치매를 잡는
식탁 위의 명약, 약용산나물

PART 2

chapter 1 치매에 기적을 부르는 약효성 화학물질을 가진 영초

chapter 2 치매를 예방하고 치료하는 8종의 뇌 치료 약용산나물

PART 3 뇌를 깨우는 약용산나물

chapter 1 노년을 방해하는 가장 심각한 질병, 치매

chapter 2 치매를 예방하고 치유하는 8종의 뇌 치유 약용산나물

PART 4 치매를 잡는 약용산나물은 두뇌음식의 왕이다

chapter 1 약용산나물은 치매를 잡을 수 있는 신비한 약초이다

chapter 2 치매 예방에 좋은 7종의 뇌 건강 약용산나물

자연이 뇌를 살린다.
101세의 건강한 삶, 그리고 치매 없는 장수인생

마흔 살에 왜 이 책을 읽어야 하는가? 치매의 예방과 치료를 위해 약용식물(약용산나물)의 비밀을 파헤쳐 본다. 현대인의 질병을 치료하는 대부분의 약품원료는 식물로부터 만들어졌다. 식물은 독성이 강한 물질을 가지고 있기 때문에 약이 된다. 인간은 유독한 이 물질(화학물질)을 질병을 치료하는 약으로 사용하였다. 식물의 독성물질(화학물질)은 초식동물과 곤충의 섭식을 방어하기 위해서 만들어진 것이다. 이 독성물질들이 현대인에 문제가 되고 있는 치매나 암을 예방하고 치료하는 중요한 의약품의 원료가 된다. 특정한 독성물질과 비타민을 많이 가지고 있는 약용식물(약용산나물)이 치매나 암에 효능이 크다. 일례로 독성물질인 폴리페놀과 베타카로틴은 치매 예방과 치료에 영향을 미친다. 또한 특정 비타민이 부족하면 치매 발병의 원인을 제공하기도 한다. 의약품이 아니면서 의약품에 가까운 작용을 하는 것이 비타민이다. 건강은 먹는 음식에 따라 크게 좌우된다. 좋은 음식이 곧 좋은 약이다. 그러나 옛날에는 먹는 것(산나물)과 약초가 확실히 분리되어 있지는 않았다.

웰빙 바람을 타고 채식 위주의 식습관이 최선의 식문화로 자리 잡고 있다.
새로운 식문화를 위해 약용산나물이 왜 필요한가? 현대인의 식생활은 채소가 적은 육류 위주의 편중된 음식을 먹을 뿐만 아니라 가공식품, 인스턴트식품 등의 화학첨가물이 과다하게 첨가된 음식을 섭취하는 것이 문제이다. 치매를 예방하기 위해서는 치매에 좋은 약효성 화학물질, 비타민, 미네랄, 섬유소, 항산화효소인 SOD(슈퍼옥사이드 디스뮤타제 : 활성산소인 수퍼옥사이드를 분해하여 과산화수소와 산소로 변하게 한다) 등을 충분히 가지고 있는 약용산나물의 섭취가 중요하다. 불혹의 나이인 마흔 살을 넘기면 젊었을 때와 달리 건강을 위협하는 치명적인 질병에 대한 방어력이 급격히 떨어진다. 40대 후반과 50대 전반에 걸쳐 질병 발생이 많은데 그 이유는 여러 가지 있겠지만, 가장 큰 요인은 나이가 들어가면서 우리 몸을 지키는 슈퍼 항산화효소인 SOD(활성산소를 제거하는 항산화효소)의 생성능력이 급격히 떨어져 만병의 근원이 되는 활성산소와의 싸움에서 불리해지기 때문이다. 우리는 40대, 50대의 나이가 되면 부족해지는 SOD를 위한 항산화물질의 공급이 절대적으로 필요한 시기이다. 특히 치매 없는 노후의 건강한 삶을 위해서는 활성산소가 불필요하게 과잉 생성(과식, 과음, 스트레스, 흡연, 과도한 운동)되는 것을 막고 항산화물질이 많이 들어 있는 음식인 약용산나물(엉겅퀴에 많이 들어 있다)을 먹음으로써 항산화력을 강화시키는 것뿐이다. 결국 활성산소의 산화 활동을 억제하는 항산화물질을 다양하게 가지고 있는 약용산나물을 먹는 것은 노화와 치매·암을 예방하고 치유할 수 있는 처방이 되는 것이다.

인간이 바라는 과학과 의학의 최종목표는 무엇일까? 삶의 질 향상과 큰 병인 치매나 암 없이 인간의 삶을 하루라도 더 이 세상에 건강하게 머물게 하는 것이다. 치매란 무엇인가? 나이가 들어 늙어감에 따라 안타깝게도 세월의 힘을 이기지 못하고 생기는 질병이라고 한다. 아직까지는 불치의 병으로 알려진 치매, 그러나 최근에는 가족력 또는 유전력을 가지고 있는 사람일지라도 젊고 건강할 때 최선을 다해 철저하게 관리할 경우 그 무서운 치매도 어느 정도는 예방이 가능하다고 한다. 치매라는 단어의 어원은 라틴어의 데멘타투스에서 유래하고 "정신이 없어진 것, 또는 정신이 나간 것"을 의미한다. 18세기까지는 이말뜻대로 치매는 "정신이상을 표시하는 말로 사용되었지만, 21세기에 와서는 치매를 보통 만성 또는 진행성 뇌 질환에 의해 생겨서 기억, 사고, 이해, 계산, 학습, 언어, 판단 등 다수의 고위 대뇌 기능 장애로 이루어진 증후군"으로 정의하고 있다.

금세기의 비극적인 질병으로 손꼽히는 치매라는 치명적인 질병이 극복된다면 인간의 기대수명도 101세를 넘어 120세 이상까지도 달성될 수 있을 것이다. 현대의학에서도 아직까지 치매에 대한 정확한 치료법을 내놓지 못하고 있는 실정이다. 단순하게 어쩔 수 없이 나이가 들어가면서 가지게 되는 노년의 무서운 유산 중 하나를 치매라고 치부하고 있다. 결국 치매는 환자의 삶을 잔인하게 짓밟고 파괴하여 무덤까지 안고 가야 하는 불치의 병으로 알려져 있다. 안타까운 이야기이지만 우리 모두 불행하게도 이 치매에 대해 자유스러운 처지에 있는 사람은 한 사람도 없다. 음식이 뇌 건강을 지배한다고 한다. 치매를 예방하기 위해 우리가 할 수 있는 것은 뇌 건강을 위해 당장 오늘부터 치매에 좋은 음식을 먹는 것과 가벼운 운동을 시작하는 것뿐이다.

수명이 늘어나 오래 살수록 많은 노인들이 치매에 걸릴 확률은 높아진다. 미국의 경우 85세 이상 노인들의 절반이 치매로 고통을 받고 있다고 한다. 85세가 되면 부부 중에 한 명이 치매에 걸리고 나머지 한 명이 치매 환자를 돌보아야 한다면 85세가 넘으면 모든 노인들이 치매 환자가 되어야 하는 가슴 아픈 현실이다. 노인들의 걱정은 치매에 걸려서 가족과 자식들한테 짐이 되고 못 볼 꼴을 보일까 봐 그게 무서운 것이다. 오래 사는 것도 좋은 일이지만 치매의 고통 없이 여생을 건강히 보낼 수 있는 것이 중요하다. 이제 치매는 한 가족의 문제가 아니라 지역사회와 국가가 관심을 가져야 할 질병이 되었다. 우리가 바라는 것은 정부 차원에서 치매 발병의 예방과 관리를 위한 한 방편으로 서민을 위한 치매약초학교(치매테라피를 위한 약초테마학교)를 운영하는 것이다. 이제 일정한 연세가 된 노인들을 국가가 책임지고 관리해야 할 시대가 되었다. 명심할 것은 치매는 발병하기 전에 적절한 영양 섭취를 할 수 있는 식습관과 건전한 생활습관을 통해 철저한 관리를 한다면 예방과 지연이 가능한 질병이라는 것이다.

치매는 예방할 수 있다. 자연의 동물과 식물같은 무수한 생물들의 희생으로 인간의 생명이 이어진다. 치매나 암이 없이 생을 마감할 수 있을까? 치매나 암이 없는 인생은 아름답고, 노후는 행복하다. 치매나 암은 아름다운 노년을 방해하는 가장 심각한 질병이다. 101살 늙어가는 나이는 내 생애 처음 가는 길이니 치매나 암에 걱정 없이 편안히 가련다. 만년을 살아도 수명이 끝이 없다는 만수무강, 오래 사는 것도 좋은 일이지만 큰 병인 치매나 암 없이 건강하게 살아가야 할 것이다. 치매를 한 문장으로 표현하면 "치매는 저승사자가 주고 간 기차표와 같다. 치매 환자는 염라대왕이 부르는 출석표의 정해진 맨 앞번호다"라고 할 수 있다. 힘들고 어렵기는 하지만 오늘에 와서 치매는 이제 잘만 싸우면 이길 수 있는 질병이 되었다. 오래 사는 것이 중요한 것이 아니라 어떻게 하면 치매나 암이 없이 노후를 건강하게 살아갈 수 있는가가 행복한 인생의 성공길이다. 나이를 먹어갈수록 식습관과 생활환경은 나빠지고 뇌세포의 노화 진행으로 인해 치매에 걸릴 확률이 점점 높아져 간다.

치매의 발병은 어떻게 시작되었을까? 나이가 들어 늙어가면서 죽음보다 두려운 것이 치매라고 한다. 노인들이 가장 피하고 싶고 두려워하는 질병 1위가 치매이다. 가장 초라하게 죽음에 이르게 하는 질병이기 때문이다. 노인의 과반수가 죽음이나 암보다 치매를 더 두려워한다는 여론조사 결과도 있다. 치매를 암보다 무섭다고 여기는 데는 심신의 고통과 경제적인 부담, 통제 불가능한 행동 그리고 누구나 걸릴 수 있다는 두려움이 깔려있다. 가장 큰 고통은 치매는 아직까지 특별한 치료 방법이 없어 치매로 인해 가족과 자식에게 고통과 폐를 끼치고 싶지 않기 때문이다. 즉 내 가족과 자식의 삶의 질을 위태롭게 할 수 있기 때문이다. 오늘날 치매라는 두 글자는 노인들에게 두려움과 공포의 대상이자 생명을 위협하는 가장 큰 공공의 적이 되었다. 치매는 태초 인간이 태어나면서부터 가지고 있던 고유한 질병인가, 인류 진화의 한 과정에서 발생한 질병인가? 산업과 문명의 발달에 따른 생활환경과 생활습관의 변화에서 우연히 발생된 돌연변이형 질병인가? 그렇지 않으면 노화의 한 과정에서 죽음으로 가는 길목으로 조물주가 만들어놓은 질병인가? 정확한 답을 할 수 없는 현실에서 왜 자연산 약용산나물이 인간이 겪고 있는 치매를 해결할 수 있는 답을 가지고 있는 것일까? 이유는 간단하다. 치매를 예방하고 치유(치료)할 수 있는 약효성 화학물질과 성분을 가지고 있기 때문이다. 약용산나물을 먹으면 치매를 예방하고 치유(치료)시키며 또한 인지력과 기억력을 향상시킬 수 있다.

조용히 눈을 감고 불로장생, 무병장수의 꿈을 그려본다. 약용식물은 전통 생약으로 각종 질병을 치료하여 우리 선조들의 건강한 삶에 직접 관여하였다. 우리가 먹는 음식의 종류도 시대에 따라 변화하고 진화한다. 특히 음식을 먹는 습관도 시대에 따라 변화했으며 인간의 건강 역시 식습관의 변화에 맞추어 잘 적응해 왔다. 우리는 어린 시절부터 수십 년의 식습관을 통해 각자 나름대로 가장 알맞게 체질적으로 선호하는 음식들이 결정된다. 체질에 맞는 음식과 각자 좋아하는 음식 종류가 달라 질병(치매, 암, 고혈압, 당뇨)에 걸리거나 걸리지 않는 원인이 된다.

특히 치매 예방은 먹는 음식이 중요하다. 모든 치매전문가는 육류 섭취를 줄이고 채식 위주의 식단을 강조하고 있다. 물론 단백질 공급을 위해 육류 섭취는 필수적이다. 약용산나물은 우리 조상들이 수백 년에 걸쳐 먹어왔던 토종음식이다. 치매전문가들은 식습관의 변화에 따라 채소의 섭취가 줄어들고 동물성 지방과 육류 섭취의 증가가 치매 발병에 상당한 영향을 끼쳤다고 생각을 한다. 여러 나라에서 이루어진 연구 결과를 종합해 보면 치매 발병은 육류, 고지방식품, 설탕 등의 과다 섭취와 밀접한 관련이 있는 것은 확실하다. 반면에 식물성 식품의 섭취 증가는 치매의 발병 위험을 크게 감소시키는 것으로 나타났다.

서구화된 메뉴 즉 첫째, 인스턴트식품이나 가공식품을 지속적으로 먹게 되면 자신도 모르게 포화지방과 콜레스테롤을 많이 섭취하게 되어 뇌혈관의 손상을 일으키게 된다. 둘째,

젊은이들이 즐겨 먹는 패스트푸드와 정크푸드는 단순하게 몇 가지 재료로 만들어져 영양의 균형보다는 간편성과 맛에 중점을 두었기 때문에 오랜 기간 먹을 경우에는 특정한 비타민이나 미네랄의 결핍을 유발할 수 있다. 건강한 식습관은 치매에 걸리지 않는 방향으로 뇌 유전자를 조절할 수 있다. 최근에 발표된 가장 합당한 치매 예방은 음식, 운동 그리고 스트레스 등의 관리이다. 이 중에서 뇌 유전자를 건강하게 변화시키는 핵심적인 처방은 자신에게 유용한 음식의 섭취를 늘리는 것이다. 뇌 건강을 위해서는 뇌 건강에 좋은 음식을 먹는 것이다.

치매를 예방하고 치료하기 위해서 왜 약용산나물을 먹어야 하는가? 약용산나물이 가지고 있는 약효성 화학물질과 성분이 뇌 기능을 활성화시키고 기억력과 인지력을 향상시키기 때문이다. 평상시 먹지 않았던 새로운 물질과 성분이 들어 왔을 때 뇌 반응이 커진다. 이 반응은 치매나 뇌졸중에 관여하는 쓰지 않았던 뇌 영역을 자극한다. 쉬고 있는 새로운 뇌 유전자를 자극하는 것이다. 결국 뇌 자극은 인지능력을 높이고 뇌의 노화를 지연시킴으로써 뇌 기능을 향상시키는 것이다. 우리 몸은 정밀하게 설계된 반도체 집적회로(IC)와 같다. 일반적으로 반도체 공장은 가동 중에 작은 오류가 발생하면 순식간에 기계가 멈춰 서지만, 우리 몸 공장은 가동 중에 기관의 집적회로에 작은 오류라도 발생되면 멈춰 서는 것이 아니라 스스로의 복원력에 의해 치료가 되는 회복력을 가지고 있다. 그러나 반복적인 오류에 의해 복원력이 줄어들면 결국 고장이 생겨 질병에 노출되는 것이다.

식물만이 가지고 있는 회복력은 생장에 크게 영향을 미치는 생리활성물질(화학물질)이 관여한다. 특히 생리활성물질은 작은 에러의 발생을 수시로 복원할 수 있는 치유력을 가지고 있다. 치유력을 가지고 있는 생리활성물질(화학물질)들이 최근에 큰 문제로 대두되고 있는 치매나 암을 예방하고 치유하는 효능에 크게 영향을 준다. 오늘 내가 먹는 음식이 내 몸을 만들고 내일의 건강을 유지시킨다. 우리들의 건강은 식습관, 즉 무엇을 먹느냐에 따라 결정된다. 옛날 할머니 할아버지의 신체구조는 채식 위주의 식습관을 통해, 즉 나물을 이용한 영양소의 섭취와 육류를 적게 먹는 저지방 음식에 맞게 적응하여 살아왔다. 오늘날 우리는 패스트푸드, 인스턴트식품 등의 가공식품과 육류가 많은 고지방 음식이나 고열량 음식의 섭취변화는 옛날 채식 위주의 식생활이 가지고 있던 신체기능에 적합하지 않은 식습관이 될 수 있다. 결국 현대인이 고통을 겪고 있는 치매나 암의 발생이 늘어나는 것도 우리의 몸은 옛날 선조들이 가지고 있던 채식 위주의 식습관과 현대인의 서구화된 서양식 식습관의 시대적 차이와 변화를 따라가지 못한 것도 하나의 요인이 될 수 있다. 결과적으로 식습관의 변화가 치매나 암을 유발시키는 원인을 제공하지 않았나 생각을 한다.

이와 같이 현대인에게 발생이 늘어나는 큰 질병인 치매나 암은 서구화되어 가는 익숙지 못한 생활패턴을 통해 겪게 되는 식습관의 변화에 우리의 몸이 적절히 대응하지 못했기 때문이다. 치매나 암을 줄이고 건강한 삶을 살기 위해서는 옛날의 초자연적인 생활로 돌아가 약용산나물의 섭취량을 늘려 필요한 영양소(비타민, 미네랄)의 균형을 맞추는 건강한 식탁 음식이 필요하다. 현대인의 변화된 서구식 식생활의 단점은 우리 몸(우리 민족)에 반드시 필요한 특정 비타민과 미네랄의 섭취가 줄어드는 원인으로 인해 현대인이 가장 두려워하는 치매나 암의 발병 공포에 위협받고 있는 것이다. 특히 치매나 암에 공포가 없고 두려움이 없는 노후의 건강한 삶을 위해서는 약용산나물이 꼭 필요한 시대가 되었다. 이 현실감이 나와 내 가족의 치매나 암을 예방하고 치유하기 위해서 우리가 꼭 약용산나물을 먹어야 하는 가장 큰 이유 중의 하나이다.

치매를 예방하고 치료할 수 있을까? 우리나라의 치매의 최종정책은 저자가 강조하는 노인 인구의 공동화사회인 치매예방약초학교의 운영이 필요하다. 고독하거나 활동력이 적은 노인이 치매에 걸릴 확률이 높다는 연구 결과에 따라 생활환경을 개선하고 사회활동을 늘려 치매환자 발생을 줄이자는 것이다.

약용산나물과 약초를 먹는 것은 우리 선조들의 전통적인 음식문화 중의 하나이다. 선조들은 이른 봄의 산나물을 "자연이 만든 신춘(新春)의 의약(醫藥)"이라고 하였다. 즉 긴 겨울을 보내고 맞이하는 첫봄에 병을 고치는 데 쓰는 약과 같다. 현대인에게 가장 무서운 질병 중 하나인 치매를 예방하고 치유하기 위해서는 치매에 효능을 가지고 있는 약용산나물과 같은 자연산 음식이 필요하다. 우리의 조상들은 양식이 부족한 시대에 혹독한 자연환경에 적응하고 살아가기 위해서 산나물이라는 독특한 음식문화를 만들었다.

왜 먹거리는 자연산이 좋은 것인가? 자연산이란 사람이 인공적으로 길러서 번식시킨 것이 아니라 자연환경에서 태어나 자연의 기를 받아 자연에서 저절로 커서 자란 것, 즉 자연이 만든 것을 말한다. 자연산은 자연환경에서 생존을 위한 물질을 만들고 흡수한 양분을 이용하면서 스스로 살아간다. 특히 자연에서 씨앗을 만들기 위해 영양의 균형을 맞추어 거친 환경과 싸워가며 스스로 생장을 한다. 이와 같이 자연이 만든 물질과 성분을 먹어 자연의 도움을 받으면 우리 몸의 신체 기관은 강한 활성을 일으킨다. 현대인이 치매 없는 백한 살

장수를 위해서라면 자연산이고 천연음식인 약용산나물을 먹어야 하는데, 바로 이러한 효능 때문이다. 우리 조상들이 즐겨 먹었던 약용산나물을 포함한 대부분의 음식은 토종으로 만든 자연산 음식이기 때문이다.

자연산인 약용산나물은 자연의 거친 환경을 극복해 가며 맑은 공기, 깨끗한 물과 수백 년에 걸쳐 고목과 나뭇가지, 낙엽이 썩어 만들어진 비옥한 토양에서 자랐기 때문에 우리가 필요로 하는 다양한 물질과 각종의 성분을 가질 수밖에 없다. 우리가 먹고 있는 대부분의 작물과 채소는 인간의 욕구에 유리하게 크기, 색상, 당도 등을 육종에 의해서 만들어졌다. 같은 식물이라 할지라도 재배환경을 달리한 조건에서 생장하는 자연산과 재배산은 물질과 성분의 차이가 크다. 또한 인간의 육종에 의해서 만들어진 작물과 채소는 자연산과 유전자가 다르다. 이 다른 유전자가 물질과 성분의 차이를 결정하는 것이다. 특히 식물이 가지고 있는 유전자들이 생장환경에 맞게 유전자가 발동(발현)되기 때문에 물질이나 성분의 차이가 만들어지는 것이다.

결국, 자연산과 재배산의 물질과 성분에 차이가 나는 것은 재배산은 재래종만이 가지고 있었던 화학물질과 비타민, 미네랄 성분이 육종과정에서 많이 없어졌거나 줄어든 경우이다. 식물은 생육환경에 맞는 유전자가 발동(발현)되기 때문에 살아가는 곳에 따라 물질이나 성분에 차이가 난다. 이 보이지 않는 작은 차이가 인간의 생명을 다루는 약성에 크게 영향을 준다. 이 약성이 현대인에게 고통을 주고 있는 치매나 암을 치료하는 효능에 직접적으로 영향을 주기 때문에 자연산 약용산나물을 먹어야 하는 가장 큰 이유가 되는 것이다.

특히 약용산나물은 야생의 거친 환경과 동물과 곤충의 섭식을 퇴치하려고 특정한 화학물질(방어물질)을 합성하는 쪽으로 진화를 했다. 그러나 작물과 채소는 사람에 의해 화학비료를 주고 농약을 쳐서 사람에 의해 길러졌기 때문에 자연환경에서 만들어 내는 자연산과는 다르게 생존을 위한 방어물질과 성분을 만들 필요가 없거나 양이 줄어들게 되었다. 자연산은 병균을 이기기 위한 생존물질과 동물과 곤충의 섭식을 방어하기 위한 독성물질을 만들기 위해서 무기질과 양분을 이용하여 필요한 생존물질과 방어물질을 만든다. 그러나 재배하는 채소는 병의 징후가 보이면 농약을 살포하고 화학비료에 의한 무제한의 무기질과 양분 공급이 이루어지기 때문에 야생에서 벌어지는 생존전략을 세울 필요가 없다. 또 하나의 문제점은 재배되는 채소는 비료의 과잉 공급에 따른 이상생장이 양분의 균형을 이루지 못하고 특정 성분만 함량이 증가할 수 있다. 이러한 불균형한 생장, 즉 이상생장에 의해 만들어진 과잉 영양성분은 우리가 섭취하더라도 신진대사에 크게 동화하지 못한다. 결국 장기간을 통해 균형에 맞는 영양소의 섭취량이 부족할 경우 고혈압, 당뇨, 치매, 암을 일으키는 원인을 제공하게 되는 것이다.

　자연산은 자연환경에 맞게 생장의 최적화가 자연스럽게 이루어진다. 식물이 살아가는 데 꼭 필요한 물질과 성분의 합성과 분해를 위해 순간순간 필요한 효소의 합성과 무기질의 흡수 시기를 자연에서 결정을 한다. 자연산인 약용식물과 약용산나물이 치매와 암을 예방하고 치료할 수 있는 것은 균형 잡힌 생장을 통해 완벽한 물질과 성분을 가지고 있기 때문이다. 자연산이 재배산보다 약성이 큰 것은 이와 같이 살아가는 방법이 서로 다르기 때문이다. 인간의 삶은 질병과의 전쟁이다. 약용산나물은 질병과의 전쟁에서 이길 수 있는 미사일과 같은 첨단무기이다. 전쟁에서 이기려면 건강이라는 전투력을 잘 갖추어야 하는데 그러나 무엇보다도 물론 내 가족의 건강을 지키기 위해서라도 전쟁이 일어나지 않도록 예방을 잘하는 것이 중요하다. 자연이 만든 약용산나물과 함께 하는 삶은 전쟁을 하지 않고도 전쟁에서 이길 수 있게 만들고 또한 건강을 주어 인생에 살아가는 자신감을 불어 넣어 즐거움과 행복감을 준다.

　현대인은 원시인처럼 야생에서 움막을 짓고 살 수도 없고, 동물 가죽을 이용해 옷을 만들어 입을 수도 없고, 사냥을 하여 음식을 자급자족할 수도 없는 시대에 살고 있다. 누군가에 의해 만들어진 곳에서 자고, 만들어진 것을 먹고, 만들어진 것을 타고 이동한다. 결국 모두가 누군가에 의해 만들어진 인공적인 삶을 산다. 그러나 목숨만은 다른 사람이 만들어 주는 인공적인 삶으로 살 수 없다. 무병장수를 위한 101년간의 이기는 전쟁은 전자문명과 서양문화에 너무 민감하게 반응하지 않고 스트레스 없는 평범한 삶을 사는 것이 내 몸의 면역력이라는 전투력을 키우는 길이다. 겨울과 여름에 실내온도를 자연환경과 가깝도록 적당히 조절하고, 먹는 것은 자연산 음식, 즉 육류보다는 약용산나물을 이용한 채식 위주의 식단을 구성하고, 교통수단의 이용을 줄여 가까운 거리는 걷고 뛰며 그리고 귀하고 비싼 것만을 가지려는 물질만능의 욕심을 버려야 한다. 또한 가까운 산과 계곡을 찾아 뼛속까지 스며드는 상큼한 공기를 마시며 자연과 교감하는 기회를 자주 가져야 한다. 자연과의 교감을 통해 사랑과 배려를 배울 수 있다. 자연을 사랑하는 것은 인간의 유전자와 마음속에 자연에 대한 애착과 회귀본능이 내재되어 있기 때문이다. 이기는 전쟁보다 일어나지 않는 전쟁, 즉 유비무환의 행동이 필요하다. 치매나 암과의 싸움은 아픔과 고통을 주기 때문이다.

PART
1

101년의 고귀한 생명과
뇌를 살리는
약용산나물의 기적

CHAPTER 1

인간을
불로장생의 초인으로
만들어 주는 음식

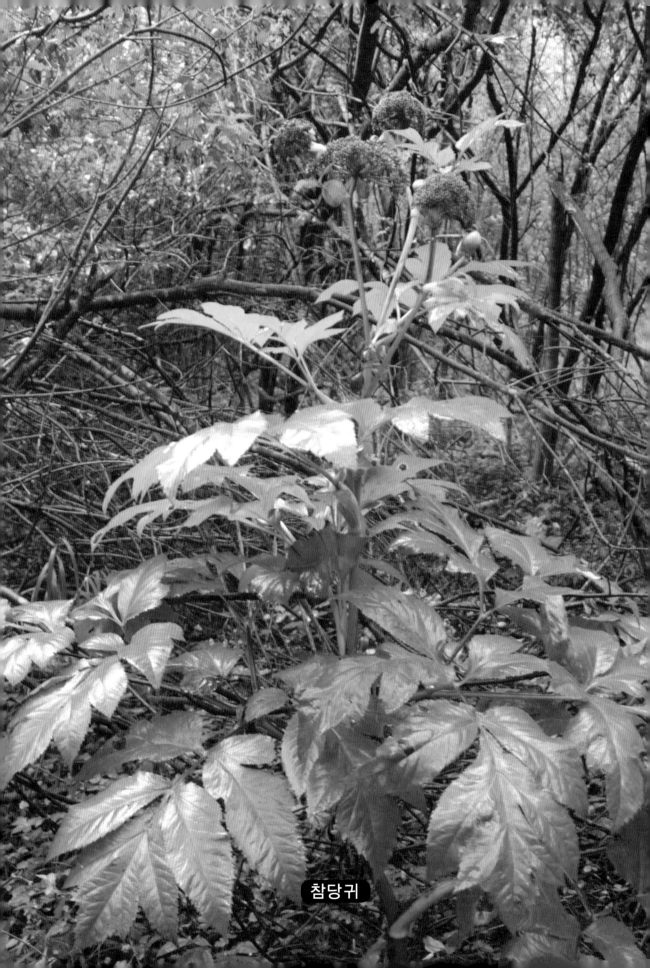

참당귀

인류가 지향하는 과학의 최종목표는 환경의 변화를 극복하면서 인간이 이 세상(자연)에 오래 머물 수 있는 방법을 찾는 것이다. 즉 과학의 연구는 건강한 몸으로 하루라도 더 이 세상(자연)에 살아 머물게 하는 것이다. 자연은 식물을 만들고 그 식물 중에 자연이 만든 약용산나물은 생명의 에너지를 만든다. 약용산나물은 천년의 역사를 잇는 민족의 토종음식이다. 약용산나물은 수백 수천년에 걸쳐 자연에 의해 만들어진 비옥한 토양에서 살아왔다. 약용산나물 만이 가지고 있는 특정한 약효성 화학물질과 성분은 자연에서만 얻을 수 있는 독특한 것들이다. "왜 자연이 만든 약용산나물을 먹어야 하는가?"라는 질문에 가장 단순한 답은 "치매나 암을 예방하고 치유할 수 있는 자연만이 만들 수 있는 특정한 화학물질과 성분을 가지고 있기 때문이다."

치매나 암에 효능이 있는 약효성 화학물질을 가지고 있는 약용산나물은 대부분 고산지대나 깊은 계곡에 자생하는 식물들이다. 식물은 외부적으로 초식동물, 곤충, 병균 및 주변 식물들의 공격을 피해 이동할 수가 없고, 내부적으로 인간과 동물과 같은 면역체계가 없기 때문에 약탈자로부터 자기 자신을 방어할 구조적 형태와 화학적 방어물질을 만드는 수많은 시스템을 발전시켜왔다. 그 결과 식물은 생존을 위한 방어시스템 구축을 위해 수많은 종류의 다양한 화학물질을 만들어 내는 능력을 갖추게 되었다.

이와 같이 식물이 자연환경(자외선, 온도, 광, 수분)을 극복하고 초식동물과 곤충의 섭식으로부터 살아남기 위해 발전시켜 온 강력한 방어물질과 독성물질 중에는 인간에게 유용하게 작용하는 약효성 화학물질과 성분이 존재한다. 이와 같이 식물체에 존재하는 다양한 화학물질은 이차대사경로를 통하여 만들어지며 이것을 이용해 식물의 강력한 방어시스템이 작동되는 것이다. 식물에서 강력한 방어시스템으로 작동시키는 생리활성물질들은 테르펜(사포닌, 카로티노이드), 페놀성화합물(플라보노이드, 안토시아닌, 탄닌, 폴리페놀), 알카로이드(니코틴, 카페인, 코카인, 캡사이신)과 같은 유기화합물이다. 자기방어를 위한 다량의 생리활성물질(화학물질)을 가지고 있는 약용식물을 선조들은 생활 속에서 질병을 치료하는 약 성분으로 또는 몸에 좋은 건강식품으로 이용하여 왔다. 그러나 이런 다양한 유기화합물과 방어물질들은 인간과 동물에게 약이 되기도 하지만 때로는 독이 되기도 한다.

식물이 자신의 보호를 위해 만들어 내는 특수한 화학물질(생리활성물질) 중에는 우리 몸에 흡수되면 항산화, 항치매, 항암, 항균, 항염, 항노화, 항면역작용 등을 하는 것들이 많다. 우리 몸은 균형 있는 영양상태일 때 병에 대한 면역력을 가지게 되고, 침입하는 병균도 쉽게 이길 수 있다. 영양의 균형이 파괴되면 면역력이 떨어진다. 면역력은 좋은 음식, 적당한 휴식 그리고 심리적, 정신적 웰빙과 함께할 때 향상된다. 선조들은 다음과 같은 두 가지 이유로 자연이 만든 약용식물 중에 약용산나물을 먹어 왔다. 첫째는 영양소(미네랄, 비타민)의 우수한 공급원인 채소로서, 둘째는 질병 문제를 해결하기 위한 자가치료 방법(민간요법)으로써 이용하였다. 특히 약용산나물이 음식인지 약인지를 자주 혼동을 하는데, 때로는 둘 다 해당한다.

현대인이 겪고 있는 치매나 암과 같은 치명적인 질병은 특정한 약효성 화학물질을 가진 약용산나물을 이용해 예방과 치유가 가능하다. 우리가 만성적인 질병을 겪기 전부터 약용산나물을 음식으로 이용하면 몸에 면역력이 커지는 효과가 있음을 경험적으로 이해하여 왔다. 일례로 비타민은 체력의 활력소이다. 그러나 건강한 상태일 때와 병을 가지고 있을 때에 요구하는 비타민 종류와 용량이 다르며, 젊은이와 늙은이들에게 필요로 하는 비타민 종류와 적정량도 큰 차이가 있다. 문제는 특정한 비타민이 결핍될 경우 치매나 암을 일으키는 원인이 되기도 한다. 이는 현대인의 식생활에서 칼로리 섭취는 지나친 반면, 비타민, 미네랄과 같은 영양소는 결핍되기 쉬운 음식들을 먹고 있는 것이 문제이다. 약용산나물이 좋은 음식인 이유는 신진대사에 꼭 필요한 각종의 비타민, 미네랄과 항산화물질을 다량으로 포함하고 있기 때문이다.

만성적인 퇴행성질환과 암, 치매는 의사의 진단 이전에 오랫동안 지속된 질환이다. 특히 치매, 암, 고혈압, 당뇨와 같은 질환은 수년에서 수십 년 이상 진행되어온 것이고 부모의 유전력, 가족력과도 큰 관계가 있다. 현대인은 다양한 미네랄과 비타민의 섭취가 부족하고 포화지방산이 높은 육류, 발암성 성장호르몬이 포함된, 몸에 좋지 않은 음식을 많이 섭취하고 있다. 병을 이기는 건강한 식습관은 칼로리를 줄이고 몸에 좋은 영양소를 골고루 갖춘 음식을 먹는 것이다. 그러나 좋은 것도 많이 먹으면 독이 된다. 우리가 먹고 있는 서구화된 음식은 한쪽으로 편중된 영양분을 가지고 있는 것이 문제이다. 물론 자연이 만든 약용산나물이 우리를 영원히 살 수 있게 해주는 것은 아니지만 가지고 있는 특정한 화학물질과 영양소는 미래에 발병할 수 있는 치매나 암을 예방하고 또한 퇴행성질환인 비만, 고혈압, 당뇨 등을 개선할 수 있는 것은 확실하다. 일반 채소에는 없는 약성이 큰 성분, 약용산나물만이 가지고 있는 특정한 화학물질과 각종의 비타민과 미네랄은 인간의 건강과 생명을 구해줄 수 있다. 특히 약용산나물만이 가지고 있는 항산화물질과 혈액순환에 좋은 성분이 뇌 신경세포를 활성화시키기 때문에 이 시대 가장 무서운 질병으로 떠오르는 치매를 예방, 치유할 수 있다.

자연이 만든 약용산나물의 특정한 물질은 치매나 암에 관여하는 유전자를 활성화시킬 수도 있고, 필요에 따라서는 억제시킬 수도 있다. 자연이 만든 약용산나물의 섭취를 통해 장수유전자를 깨워

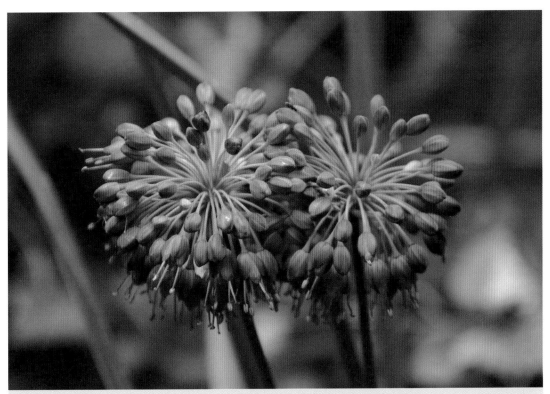

산부추꽃

건강을 유지하자는 것이다. 특히 약용산나물을 먹어야 하는 이유는 자연이 만든 약효성 화학물질과 성분이 건강한 정신과 육체를 유지시켜 주고 미래에 발생할 수 있는 질병인 치매, 암, 고지혈증, 고혈압, 당뇨 등을 예방하고 치유하는 데 많은 도움을 줄 수 있기 때문이다. 자연이 만든 약용산나물을 먹으면 노화 방지와 치매나 암과 같은 큰 병 없이 건강하게 오래 살 수 있다. 즉 좀 더 건강한 삶에 도움을 준다.

1. 치매 없는 즐겁고 건강한 삶

백한(101) 살 늙어가는 인생은 내 생애 처음 가는 길이니 약용산나물이나 먹으며 치매나 암 없이 천천히 가련다. 약용산나물은 인간을 불로장생의 초인(슈퍼맨)으로 만들어 준다.

행복한 늙은이가 생각하는 인생의 최종목표는 치매 없는 건강한 노후이다. 세계치매연구센터에서 치매의 치료는 불가능하지만, 예방은 가능하다고 한다. 식습관과 생활패턴만 바꾸면 매년 수십에서 수백만 명의 잠재성 치매 환자들의 치매 발생을 예방할 수 있다는 이야기이다.

치매는 치료하기는 어렵지만 단순히 식습관만 바꾸어도 어느 정도 예방할 수 있다. 자연에 야생하는 약용식물은 인간이 겪고 있는 수많은 질병을 예방하고 치료할 수 있는 물질과 성분을 가지고 있다. 현대인이 겪고 있는 치명적인 질병 중의 하나인 치매는 뇌 손상을 입거나 뇌세포가 죽어서 생겨나는 퇴행성 질환으로 인지기능에 문제가 생겨서 장애가 발생하는 것이다. 치매를 예방하거나 치료할 수 있는 가장 좋은 처방은 뇌세포가 죽는 것과 뇌 손상의 피해를 줄이는 것이다. 약용식물 중에서 뇌 건강을 강화시키는 특정한 약효성 화학물질과 성분을 가지고 있는 약용산나물이 치매라는 무서운 질병을 예방하고 치유(치료)할 수 있다.

세계적인 치매권위자인 벨라스 박사는 음식으로 치매 예방이 가능하다고 하였다. 벨라스 박사가 추천하는 치매 예방 음식은 등푸른생선과 당근, 브로콜리, 오렌지, 사과 등을 꾸준히 먹고 기름진 음식과 과식은 피해야 한다고 하였다. 결국 치매 예방은 필수적인 영양소의 섭취와 식습관 개선으로 가능하다는 것이다. 물론 프랑스 음식과 우리가 먹는 음식과는 차이가 있지만, 우리나라에도 프랑스에 버금가는 특정한 약효성 화학물질과 각종의 비타민, 미네랄을 가지고 있는 야생의 땅에서 자라는 약용산나물이 있다. 벨라스 박사가 권장하는 음식도 중요하지만, 우리만이 가지고 있는 약용산나물의 약효성 화학물질과 성분은 기적을 부르는 특별한 효능이 있어 치매라는 무서운 질병을 예방하고 치유(치료)할 수 있다는 것을 확신한다.

치매 예방은 먹는 것, 즉 올바른 식습관이 중요하다. 특히 치매의 예방과 치유(치료) 가능성을 놓고 볼 때 유전력이나 가족력이 있는 사람이라도 젊어서부터 철저한 식습관과 생활습관 관리를 통해 치매의 발병 시기와 증상 정도를 조절할 수 있다. 결국, 오늘 내가 행하는 건강한 식습관과 생활습관이 노후에 치매를 예방하고 치유(치료)하는 기적 같은 변화를 일으킬 수 있다.

인류 역사상 오늘날까지 인간이 백한(101) 살 가까이 이렇게 오랫동안 이 세상에 살아본 경험이 없다. 백한 살까지 짊어지고 가는 인생은 내 생애에 처음 가는 길이니 치매나 암의 고통 없이 천천히 편안하게 가고 싶다. 만나게 되면 언젠간 또다시 헤어지게 되는 것이 속세의 인연이다. 부모도, 형제도, 친구도, 재물도, 건강도, 한정된 생명도 마찬가지이다. 결국 모든 만남의 끝엔 이별이 있다. 봄에 핀 새로운 어린잎이 여름이 지나 가을이 되어 붉게 물들어 떨어지려는 단풍잎과 같은 칠십 고개를 넘어 가파른 황혼길에 접어들면서 인생의 가장 가혹하고 초라하게 헤어지는 이별의 인연이 치매라고 한다. 수십만의 환자와 수백만의 가족이 겪고 있는 치매의 비극은 확실한 치료 방법이 없는 현실에서 하루하루 슬픔 속에 버텨야 하는 여명(餘命 : 죽음이 얼마 남지 않은 쇠잔한 목숨)만 늘어날 뿐 결코 행복하지 않은 고통

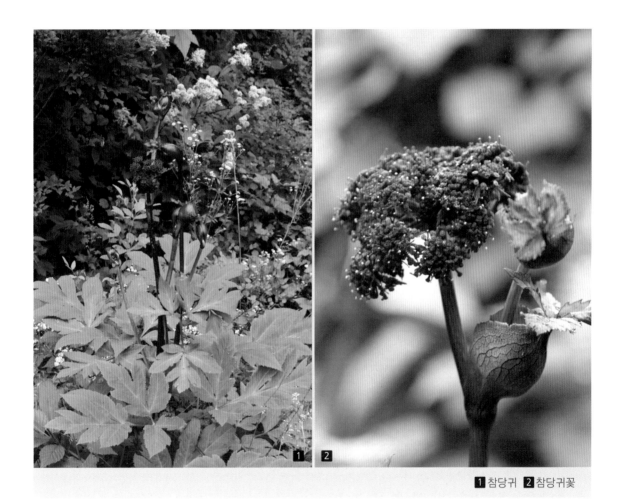

1 참당귀 2 참당귀꽃

스러운 시간의 연장일 뿐이다.

　세상을 살아가면서 자식과 돈은 뜻대로 될 수 없다. 그리고 유일하게 돈으로 살 수 없는 것이 생명과 건강이다. 인생 축구의 전후반 90분간 즉 90살을 치매나 암이 없이 0 : 0으로 승자 없이 잘 끝내고 욕심은 덤으로 사는 연장전[전반 15분(15년), 후반 15분(15년)]의 전반전 시간인 15년, 즉 105살까지라도 걱정 없이 마칠 수가 있을까?

　최근에 와서 치매는 치료는 어렵지만 식습관(먹는 음식)만 잘 관리하면 충분히 예방하고 치유할 수 있게 되었다. 희망에 앞서 아쉬움이 큰 것은 현대적인 첨단의료장비와 의술이 발달하였음에도 불구하고 치매, 암, 뇌졸중(중풍) 환자가 증가하는 가장 큰 이유가 무엇일까? 첫째는 우리가 먹고 있는 음식의 종류를 살펴보면 항산화효소를 활성화시켜 주는 비타민(비타민B, 비타민C, 비타민E)과 미네랄(마그네슘, 아연, 셀레늄) 그리고 우리 몸에 콜레스테롤을 배출시키고 지방 흡수를 억제시키는 섬유소가 절대적으로 부족한 음식을 먹기 때문이다. 둘째는 특정한 식물만이 가지고 있는 항산화작용을 하는 약효성 화학물질(폴리페놀, 안토시아닌, 베타카로틴)의 섭취가 부족하거나 줄어들었기 때문이다.

　신체적 변화가 시작되는 불혹이 되면 생명을 위협하는 치매나 암, 중풍과의 싸움이 시작되는 시발점이 된다. 특히 예순이 지나 칠순에 접어들면서 바라는 것은 자식이 안정된 직장에 다니고, 헤어짐이 없이 잘살고, 본인은 큰 병인 치매나 암의 고통 없는 건강하고 행복한 노년을 보내는 것이다. 최근 한 세기를 거치면서 짧은 시간에 과학기술은 눈부시게 성장하였고 더불어 인간의 행복지수를 증가시키며 함께 뛰어온 전자 문화 또한 빠르게 발달하였다. 금세기에 들어 의술의 발달과 경제 수준의 향상으로 인간의 수명도 급속히 늘어나고 있다. 결국 의술의 발달은 불로장생, 무병장수를 향해 인간을 점점 완벽한 초인(슈퍼맨)으로 만들어 가고 있다.

　인생을 살아간다는 것은 상대할 정해진 적은 없지만, 전쟁을 위해 처음 겪는 낯선 전투지로 향하는 행군과 같다. 이 세상에 태어난 날부터 전쟁이란 새로운 여정이 시작된 것이다. 아이가 커서 노인이 되기까지 성장하는 인생길은 고달프고 힘든 수행의 과정이다. 한평생을 살아가면서 생존 투쟁을 위해 다양한 전쟁을 치르고 있다. 인생 여정의 가장 큰 전쟁은 돈과의 전쟁도 아니고 오르지 질병과의 전쟁이고, 마지막 전쟁은 늙은이가 되어 힘이 빠져 싸우는 죽음과의 전쟁이다. 한평생을 살아가면서 승리하는 전쟁도 있고 패배하는 전쟁도 있다. 일생을 살아가면서 부귀빈천(富貴貧賤 : 재산이 많고 지위가 높은 것과 가난하고 천한 것)은 하늘이

정한다지만 인간에 주어진 명(命)의 길이는 전쟁(질병)에 따라 달라진다. 장명(長命)과 평안한 삶을 위한 인생 여정은 치매나 암으로부터 승리할 수 있는 전쟁으로 살아가는 것이다.

치매나 암이 없는 백한(101) 살을 넘어 2세기 인생을 살아가자.

백세인생에서 1년을 더 살 수 있는 백한 살(101) 인생의 새로운 세상이 시작되었다. 1세기를 살 수 있는 100년에 1년을 더하여 101년, 즉 2세기를 사는 인생 서곡의 시작을 말한다. 이 세상에 태어나서 전쟁을 할 수 있는 기간은 아주 길어야 101년이란 삼만육천팔백육십오(36,865)일, 그리고 기껏해야 팔십팔만사천칠백육십(884,760) 시간이다. 세상에 태어나 다양한 전쟁의 여행들, 즉 공부와의 전쟁, 취업을 위한 전쟁, 직장생활에서 상사와의 전쟁, 형제들 간의 유산 전쟁 그리고 수없는 질병과의 격렬한 전쟁을 치르며 마지막으로는 죽음과의 전쟁에서 패하여 다시 자연의 품으로 되돌아간다. 지금 한 해, 한 달, 하루, 한 시간이 지나가고 있지만, 세상에 머무는 동안 바라는 것은 나이가 들어 늙어가면서 더 큰 전쟁 즉 치매나 암, 뇌졸중(중풍)과 같은 전쟁의 고통 없이 편안하고 건강하게 살다가 자연으로 돌아가는 것이다.

인간의 생명을 다루는 기술은 어떻게 시작이 되었을까?

문명의 역사와 함께 동행해온 자연은 새로운 생명들이 늘 만들어져 태어나는 곳이고, 다양한 생명이 살아남기 위한 경쟁(싸움)을 하면서 살아가는 곳이다. 자연은 또한 인류가 태어나서 수만 년간 살아온 생활의 터전이 되었던 곳이고, 부족 간의 생존영역을 확보하기 위해 싸움이 시작된 곳이다. 문명의 시작은 자연에서 인간이 필요로 하는 양식을 충족시키기 위해 동물을 사냥하고 유용한 식물과 과일나무를 수집해서 심고 기르는 것을 습득한 때부터 시작되었다. 싸움의 시작은 통치자로서 우월감의 과시와 넓은 사냥터를 확보하여 부족의 생명을 지키고 부족한 식량을 보충하기 위한 부족 간의 땅 차지하기에서 시작되었다. 물론 옛날에도 현대의 전쟁과 마찬가지로 싸우지 않으면 자기 부족이 사라진다는 위기감에 기꺼이 목숨을 바쳐 치열하게 싸웠을 것이다.

인간의 신체조건이나 유전자는 수렵채집시대에 적합하게 만들어졌다.

인간은 자연에서 생명을 지키기 위해 어떠한 전쟁을 치르며 적응하고 진화해 왔을까? 물론 과거와 현재의 의·식·주를 다루는 방법은 기술적인 차이이지 근본은 같은 원리였을 것이다. 그러면 약초를 이용하여 질병을 치료하여 생명을 다루는 기술은 자연의 세계에서 어

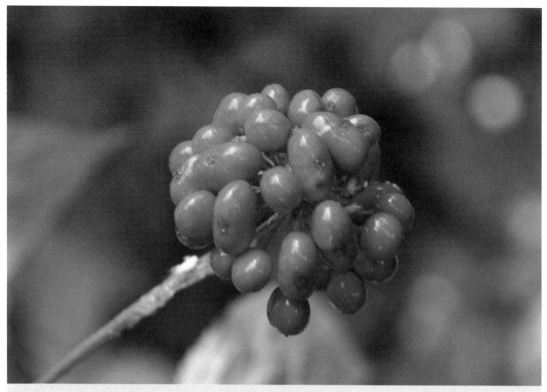

천종산삼 열매(태백산)

떻게 시작되었을까? 생활환경이 좋은 곳에 정착을 하고, 필요하면 이동을 하고, 배가 고프면 사냥을 하고, 그 과정에서 무수히 상처를 입고 감염이 되었을 것이다. 부족을 먹여 살리기 위해 끝없이 동물을 찾아다니며 사냥을 하였고, 때로는 몸이 아프거나 다친 상처를 치료를 위해 약이 되는 필요한 그 무엇(약초)을 찾았을 것이다. 인간이 약초를 이용하는 최초의 처방은 이렇게 시작되었다.

인간이 살아가는 방식도 후손(유전자)을 지키려는 동식물의 생활사처럼 똑같은 자연의 섭리였을까? 물론 동물도 배가 고프면 먹이를 찾아 사냥하고 경쟁자와 싸우다가 다치거나 상처가 나면 치료하기 위해 깊은 숲으로 들어가 치료가 가능하면 회복되고 불가능하면 조용히 죽음을 기다렸을 것이다. 인간이나 동물 모두 상처를 입거나 몸이 아플 때는 치료를 위해 약이 되는 식물을 찾아다녔다. 물론 인간은 치료하는 과정에서 더 좋은 효능이 있는 식물을 계속 찾았다. 이 과정이 반복되면서 약용가치가 큰 식물만 채집해서 집 주위로 가져와서 이식한 뒤 급성 질병이 발생하여 갑자기 필요할 때는 약초로 이용하였고, 독성이 없어

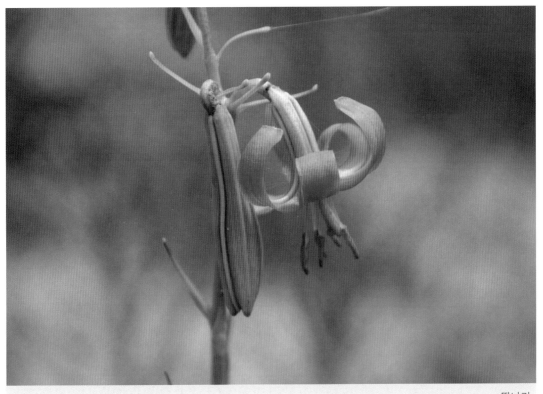

땅나리

서 먹을 수 있는 식물은 나물로 이용하였다. 수천 년의 역사가 흘러 아직도 고마운 것은 과거나 현재나 자연에서 살아가는 동식물들은 인간의 생명활동을 위해 다양한 양식을 제공하고, 아픔과 고통을 치료하는 약초를 주고, 집을 지을 수 있는 목재를 주고, 추위를 피할 수 있게 털을 주고, 예쁘고 아름다움을 표현할 수 있게 꽃과 향수도 주었다. 이 중에서 인간에게 준 가장 큰 자연의 혜택은 질병을 치료하는 약초를 준 것이다.

산업과 과학의 발달은 인간의 편리성을 추구하기 위해 진행되었다. 문명의 발달에 따라 인간에 의해 만들어진 산업과 과학기술은 자동차, 비행기, 배, 기차 등과 같은 편리한 교통수단을 보급하였고 고층 건물, 아파트, 도로를 건설하는 생활환경 구성과 전기, 컴퓨터, 전화, 전자제품 등의 정보산업을 위한 전자인프라를 구축하였다. 또한, 의학과 의술의 발달에 새로운 의약품과 의료기기개발에 따라 수명연장이 이루어졌다. 그리고 하루 세끼 오감을 만족시키는 풍부하고 다양한 식품과 음식을 제공하는 등 인간의 건강과 행복을 위해 수많은 혜택을 만들어 냈다. 새로운 산업과 과학의 발달에 따라 생활의 질은 높아졌지만, 역으로 인간에게 닥친 부작용들도 눈앞에 현실로 나타나기 시작하였다. 특히 인간의 활동을 대신하는 전자제품과 자동차산업은 인간을 전자와 기계의 노예로 만들었고, 수명연장에 따라 뜻하지 않게 발생이 늘어난 치매나 암, 중풍 같은 질병들은 노년의 삶에 질적인 향상을 외면하게 하였다. 새롭게 만들어진 식문화의 형성에 따라 서구적인 음식은 넘쳐나지만, 현대인의 건강에 이로운 음식은 제공하지 못하였기에 수명이 늘어났다고 해서 과거보다 육체적으로 더 건강하고 정신적으로 더 즐겁고 행복한 삶을 산다고 장담할 수 있는가? 질병을 가지고 살아간다면 수명이 늘어나 오래 산다는 것에 큰 의미는 없는 것 같다. 노년의 행복은 치매, 암, 뇌졸중(중풍)의 고통 없는, 건강하고 편안한 삶에 의해 만들어지기 때문이다.

노년기의 수명이나 삶의 질에 영향을 미치는 것은 청년기에서 중년기까지 먹는 음식의 종류에 달려있다. 인생에서 행복한 삶의 잣대는 건강한 신체와 편안한 노후생활에 달려있다. 즉 젊은 시절 준비한 건강한 삶은 노년의 행복한 삶과 연결된다. 노후의 건강은 먹는 것, 즉 영양 섭취와 밀접한 관계가 있다. 특히 늙어서까지 치매 없이 건강하게 사는 데는 무엇을 먹었느냐, 즉 중년기(40살 이후의 시기) 이후 먹는 것이 가장 크게 영향을 미친다. 한 연구에 의하면 치매 예방을 위해서는 중년기 이후에 채식을 늘리고 동물성 식품과 가공식품을 줄이는 것이 향후 치매 증상인 인지기능의 저하를 막거나 뇌 손상 위험을 크게 낮춘다고 하였다. 특히 건강한 식습관을 유지하는 것이 인지기능의 향상과 뇌 손상을 줄이는데 가장 크게 영향을 준다. 그러면 나이가 들어 늙어가면서 큰 걱정거리로 노년 건강의 최대의 적인 치매나 암을 멀리하고 살아갈 수 있는 최고의 음식은 무엇인가? 수많은 음식 중에서 선조들이 수백 년에 걸쳐 먹어왔던 산채(산나물)를 건강이라는 측면에서 분석을 하면 우리가 생각한 것보다 현대인에게 결핍하기 쉬운 영양소, 즉 꼭 필요한 각종 비타민과 미네랄을 풍부하게 가지고 있는 것과 현대인의 치명적인 질병으로 알려진 치매와 암을 예방하고 치유(치료)할 수 있는 약효성 화학물질을 가지고 있다는 것이다. 자연에서 자라는 약용식물은 야생의 혹독한 환경을 극복하기 위한 강한 생명력을 가지고 있다. 특히 약용식물 중에서 약용산나물만이 가지고 있는 야생의 생명력을 음식으로 섭취함으로써 이 생명력이 우리 몸에 직접 전달되어 큰 병인 치매나 암에 걸리지 않고 건강한 삶을 사는 데 도움을 준다.

환경의 변화는 인간이 살아가는 생활상도 바꾸어 놓았다. 인간의 힘으로는 해결할 수 없는 자연환경의 변화들, 가뭄·폭우·폭염·혹한·지진·태풍·산불 등이 인간의 생활상에 어떠한 변화를 유발할 것인가는 예측하기 힘들다. 즉 환경의 변화는 움직이지 못하는 식물이 움직이는 인간과 동물을 역으로 통제하는 식물 노예 시대가 올 수도 있다. 인간의 진화도 새롭게 변화하는 환경에 살아갈 수 있도록 자연에 의해 육종 당한 것이다. 즉 인간도 자연에서 선택되어 변화하는 환경에 적응하여 최적화된 것이다. 결국 인간의 생명은 환경변화에 지배될 수 있고, 인간의 수명 또한 식물이 가지고 있는 화학물질과 영양소에 의해 통제받을 수 있다. 또한 환경의 변화에 적응하지 못해서 자연에서 식물이 사라지는 것은 그 식물만이 가지고 있던 물질과 성분이 지구상에서 영원히 없어지는 것이다. 그 식물을 먹고 사는 동물과 곤충이 그 지역에서 사라지거나 살기 위해서는 먹이를 찾아 이동해야 한다. 환경변화의 피해에 의해 식물의 분포가 줄어들어 생산량이 감소하면 동물들 간 또는 곤충들 간의 먹이 경쟁에 의해 약한 자는 도태(적자생존에 의해서 환경이나 조건에 적응하지 못하는 개체군이 없어지는 현상)되는 상황이 벌어진다. 인간과 동물이 살아가는데 있어 자연의 식물자원이 얼마나 중요한가를 결코 잊어서는 안 된다. 인간의 건강한 삶을 위해서라면 동물과 식물 그리고 자연이 같이 공존하는 조화로운 세상을 만들어야 한다. 인간의 간섭(파괴)이 없다면 자연생태계는 스스로 만들어지고 스스로 안정된 상태를 유지할 수 있다. 인간이 누릴 수 있는 자연의 다양한 혜택은 안정된 생태계에서 나온다.

자연은 인간과 동물이 살아가고 새와 곤충이 움직이는 공간을 만들기 위해 식물이라는 대상을 제공하였다. 자연의 불법 침입자인 인간은 자연 속의 식물을 생명활동에 필요한 양식으로 또는 질병을 치료하는 약초와 약용산나물로 유용하게 이용하였다. 자연은 다양한 생물들이 모여 사는 생활공간이고 인간 생명의 근본적인 원리를 풀 수 있는 열쇠를 가지고 있는 곳이다. 맑고 쾌적한 숲속에서 뿜어내는 피톤치드, 음이온, 산소 등은 신체 기관의 건강과 활력 증진에 도움을 준다. 맑은 물과 오염되지 않은 기름진 흙을 먹고 사는 식물은 인간의 생명을 유지하는 꼭 필요한 영양소를 가지고 있다. 즉 식물은 자신의 생존을 도모하기 위해 인간과 동물이 필요로 하는 모든 영양소(탄수화물, 단백질, 지방, 섬유소, 미네랄, 비타민)를 만들어 낸다. 특히 식물이 살아가기 위해 만들어 내는 화학물질(생리활성물질)과 비타민은 인간에게 발생하는 질병을 치료하는 약성이 있다. 현대인의 노년 건강을 가로막는 치매나 암을 극복하기 위해서는 약효성을 가지고 있는 특정한 화학물질과 각종 비타민, 미네랄을 가지고 있는 약용산나물을 가까이해야 하는 가장 큰 이유이다.

약용산나물이 가지고 있는 약효성 화학물질과 영양소는 인간의 무병장수를 해결할 수 있는 자연이 주는 선물로 건강이라는 생명의 자물쇠를 열 수 있는 열쇠이다. 자연이 선물한 약용산나물은 천년의 역사를 이어 내려온 민족의 전통음식이다. 즉 백성이 삼시 세끼 늘 먹었던 평범한 반찬이다. 야생의 식물은 수백 수천 년에 걸쳐 자연환경이 만들어 놓은 기름진 토양을 발판삼아 살아왔다. 특히 풍부한 영양분을 먹고 자라는 약용산나물은 다양한 유기물과 비타민, 미네랄이 풍부하여 건강과 활력을 유지시켜주는 가장 적합한 종합영양제와 같다. 결국 좋은 토양이 좋은 영양소를 만들고, 좋은 영양소가 좋은 건강을 만들어 준다. 오염된 토양을 먹고 사는 오염된 먹거리는 특별한 질병(치매, 암, 고혈압, 당뇨)에 시달리게 하는 원인을 제공할 수 있다. 수백 년에 걸쳐서 깊은 산속의 좋은 공기, 좋은 물과 좋은 토양에서 자라는 약용산나물은 좋은 물질과 좋은 영양분을 가지고 있기 때문에 약이 되는 좋은 음식이 되는 것은 당연하다.

사람들의 모습은 옛날과 변함이 없는데 먹는 음식은 과거와 너무나 다르다. 육체적 건강은 수천 년에 걸쳐 자연인으로 살았던 시대에 비해 크게 변하지는 않았으나, 현대인의 정신적 건강은 식습관과 생활환경이 크게 달라져 여러 가지 질병에 노출되어 어려움을 겪고 있다. 왜 자연산을 먹어야 하는가? 자연산이 왜 약이 되는가? 자연산은 야생의 생존경쟁에서 살아남기 위해 만들어 내는 화학물질을 가지고 있기 때문이다. 야생에 자라는 식물은 태어난 장소에서 움직일 수가 없어 주위의 생물(초식동물, 곤충), 균과 경쟁하면서 살아가기 위해 필요한 화학물질, 즉 독성물질을 스스로 만들어야만 한다.

인간은 적으로부터 자기를 지키기 위해 강력한 전투 무기를 만들어내지만, 식물은 주위의 생물로부터 자신을 방어하기 위한 무기로 화학물질, 즉 적에게 독이 되는 전략물질을 합성한다. 이러한 전략물질의 합성은 혹독한 자연의 세계에서 살아남기 위한 적응과 진화의 한 과정이다. 그러나 식물이 생존을 위해 합성한 대부분의 전략물질들은 인간의 신진대사에 필요한 좋은 양양분이 된다. 또한, 인간에게 발생하는 다양한 질병들을 예방하고 치료할 수 있는 특별한 효능이 있다. 결국 식물이 살기 위해 만든 독성을 가진 수많은 화학물질은 오늘날 현대인이 겪고 있는 질병들 즉 치매, 암, 당뇨, 고혈압, 뇌졸중, 심장병, 고지혈증 등의 난치성 질병을 예방하고 치료할 수 있는 약품의 원료로 사용되고 있다.

조상들은 도구를 사용하여 사냥을 시작하였는데 산나물(채소의 기원이 되는 야생식물)을 먹게 된 것은 어떤 계기였을까? 당시에는 육류와 과일·나물류가 하루 한두 끼 주식이었다. 사냥을 통해 얻은 고기를 먹거나 산과 들에서 열매와 산나물을 채집하여 먹음으로써 필요한 영양분을 섭취하였다. 푸성귀(채소, 산나물)의 섭취가 늘어나게 된 계기는 과도한 육식에 따른 체

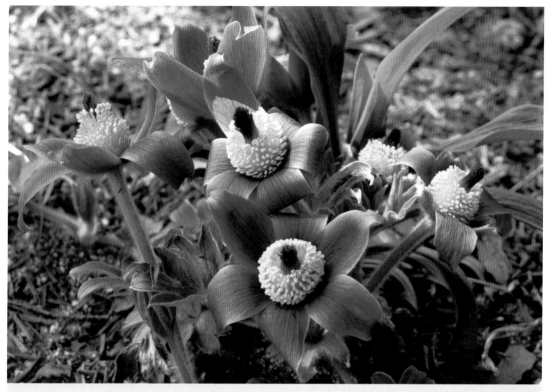

내 신진대사의 이상과 특정 영양성분의 결핍에 따라 발생한 신체적인 변화를 보충하기 위해서였다.

치매의 예방과 치유(치료)를 위해 왜 약용산나물을 먹어야만 하는가?

약용산나물만이 가지고 있는 특정한 약효성 화학물질과 성분이 뇌에 순간적인 반응을 일으키기 때문이다. 뇌의 작용은 이제까지 먹어 보지 못하고 경험하지 못한 새로운 화학물질과 성분이 몸 안에 들어왔을 때 즉각적으로 반응하여 뇌를 활성화시킨다. 즉, 평상시 음식에서 흡수하지 않았던 전혀 다른 화학물질과 성분이 들어옴으로써 뇌에 영향을 주어 순간적인 반사 반응이 나타난다. 뇌는 먼 옛날 야생 생활에서 먹었던 물질과 성분의 진화과정을 기억하고 있다. 뇌를 활성화시키는 반사 반응의 효과가 오늘날 문제되고 있는 치매의 발병을 예방하거나 치유(치료)시킬 수 있다. 약용산나물을 먹어야 하는 또 다른 이유는 가공식품, 인스턴트식품, 술과 육류 등의 과다 섭취에 의해 발생할 수 있는 특정 비타민과 미네랄의 결핍을 보충하여 치매를 예방하거나 치유할 수 있다. 결국 약용산나물을 먹어야 하는 가장 절실한 이유는 평상시 불건전한 식습관에 의해 앞으로 발생할 수 있는 치매나 암, 고혈압, 당뇨병과 같은 질병을 예방하고 치유할 수 있는 특정한 항산화물질과 신진대사에 필요한 각종의 비타민, 미네랄을 다량으로 가지고 있기 때문이다. 물론 가족력이나 유전력 그리고 건강상의 문제들을 참고해 치매나 암, 고혈압, 당뇨 등의 질환에 따라 약용산나물의 종류를 선택하면 된다.

현대인의 가장 큰 바람은 건강한 장수이다.

건강하게 장수하려면 첫째, 약용산나물을 많이 먹는다. 자연이 만든 약용산나물만이 가지고 있는 특정한 항산화물질 섭취를 크게 늘려야 한다. 둘째, 많이 움직인다. 시골 사람은 도시에서 생활하는 사람보다 상대적으로 많이 움직이므로 운동량이 많아서 더 건강하다. 제한된 공간에 살고 있는 도시 사람은 자연을 늘 그리워한다. 자연과 떨어져 살아가는 도시 생활에서 산과 숲을 그리워하고 나무와 꽃을 찾는 것은 본능적이고 근원적일 것이다. 인간의 뇌 속에는 자연 의존적인 유전자가 뿌리박혀있어 몸과 마음에 자연의 유전자지도를 지니고 있다. 즉 신비한 자연의 뇌를 가지고 있는데 이같은 유전정보가 인간이 건강을 위해 끊임없이 자연을 찾을 수밖에 없고, 또한 장수를 위해 자연산 약용산나물을 먹어야 하는 이유이다.

자연산 약용산나물은 신진대사(신진대사의 결함이 알츠하이머치매를 일으키는 근본 원인이 될 수 있다)에 꼭 필요한 복합 성분의 화학물질을 가지고 있다. 인간의 생명을 다루는 의약품의 대부분은 식물의 화학물질을 원료로 하여 만들어진다. 우리가 먹고 있는 약은 복잡한 제조과정을 거쳐 환자가 이용하지만, 자연이 만든 약용산나물은 우리 모두가 늘 밥과 같이 먹는 약과 같은 효능을 하는 반찬이다. 우리 조상들은 약용산나물을 통해 신진대사에 필요한 대부분의 비타민과 미네랄을 섭취하였다. 우리가 평소에 먹는 음식에서 비타민과 미네랄의 섭취가 부족해지면 특히 세포 소기관의 에너지 발전소인 미토콘드리아의 활동이 줄어들어 에너지로 미처 바뀌지 못한 열량은 그대로 지방으로 몸에 축적된다. 이와 같이 비타민과 미네랄은 탄수화물, 단백질, 지방의 에너지대사를 도와주는 역할을 한다. 비타민과 미네랄은 우리 몸에서 만들어지지 않기 때문에 음식을 통해 섭취해야 하는 필수 영양소이다. 결국 비타민과 미네랄이 결핍되면 대사작용과 신체활동의 이상을 초래할 수 있고, 특정한 비타민과 미네랄의 결핍은 치매나 암을 일으키는 원인이 될 수 있다.

치매를 예방하기 위해 인간이 원하는 건강의 효과를 얻기 위해서는 단일 성분의 비타민과 미네랄의 작용이 아니라 아니라 약용산나물 속에 함유된 복합 성분의 천연 화학물질과 비타민, 미네랄의 상호작용이 절대적으로 필요하다. 일례로 비타민C는 궁합이 맞는 성분으로 사포닌의 흡수를 증가시킨다. 자연이 주는 시련(동물, 곤충, 가뭄, 폭우, 고온, 저온, 강풍)에 응전하며 약용산나물이 만들어낸 화학물질과 비타민, 미네랄은 단일물질이 아닌 복합성 물질로 에너지가 충만하여 면역력을 강화시키고 특히 어린이의 경우에는 성장과 발육에 도움을 주고 성인인 경우에는 노화를 방지한다. 그리고 금세기에 인간이 겪고 있는 가장 큰 질병인 치매나 암을 예방하고 치유시키는 역할을 할 수 있다.

현대인은 영양분이 일부 편중된 음식인 가공식품과 인스턴트식품을 많이 먹어서 일부 비타민과 미네랄이 절대적으로 부족함에 처해있다. 건강의 직접적인 영향을 미치는 것은 에너지원이 되는 탄수화물, 단백질, 지방 섭취의 불균형보다도 대사과정에 도움을 주는 비타민과 미네랄 섭취의 불균형이 생명현상과 질병 발생에 더 큰 피해로 작용한다. 인간이 겪고 있는 큰 질병을 예방하기 위해서라면 비타민과 미네랄이 풍부한 약용산나물을 섭취하여 자연치유력을 회복시켜 면역력을 강화시켜야 한다. 모든 질병은 자연치유력과 면역력이 직결되기 때문이다. 자연치유력과 면역력을 증강시키기 위해서는 건강한 먹거리가 중요하다.

오늘날 육종(농작물이 가진 유전적 성질을 이용하여 이용 가치가 높은 작물이나 신종을 만들어 내어 기존의 것을 개량하는 것)에 의해 새롭게 만들어진 과일과 채소는 육종과정 중에 성분의 변화가 많이 일어났다. 특히 육종에 의해 만들어진 요즈음 과일이나 채소는 과거 50~100년 전 야생종이나 재래종에 비해 일부 비타민과 미네랄의 함량이 크게 줄어들었거나 종류도 변하였다. 따라서 우리 몸에 필요한 양을 섭취하기 위해서는 과거에 할머니, 할아버지가 먹었던 양보다도 훨씬 더 많은 과일과 채소를 먹어야 한다. 특히 경계해야 할 대상은 육종과정에서 감소했거나 없어진 특정 비타민과 미네랄의 결핍이 치명적인 질병인 치매나 암과 같은 큰 질병을 일으키는 위험도를 높인다. 그런데 자연이 만든 약용산나물은 이러한 문제를 한방에 해결해 주는 비타민과 미네랄을 골고루 가지고 있어 인체에 필요한 영양소(비타민, 미네랄)를 충분히 공급하는 역할을 할 수 있다. 이것이 균형 있는 영양 섭취를 위해 우리가 약용산나물을 먹어야 하는 가장 큰 이유다. 현대인이 겪고 있는 건강상 가장 큰 문제점은 야생종 또는 재래종만이 가지고 있는 특정한 약효성 화학물질과 미네랄, 비타민의 섭취가 없거나 부족으로 자연치유력과 면역력이 떨어져 과거에 일어나지 않았던 유전력이 있는 질병들의 발생에 노출되어 있는 것이다. 특히 약용산나물이 약이 된다는 것은 유전력이 되는 질병들 치매, 암, 고혈압, 당뇨병의 예방과 치료를 위한 특정한 화학물질과 각종의 미네랄, 비타민을 가지고 있기 때문이다. 약용산나물은 현대인의 건강과 질병 예방에 직결되는 꼭 필요한 약효성 화학물질과 영양소를 공급해 주는 역할을 할 수 있다.

우리는 왜 건강해야만 하는가? 노년에 닥칠 삶의 고통을 방지하고 노년에 행복하고 즐거운 생활을 영위할 수 있기 때문이다. 건강은 삶의 질 향상과 행복한 노년을 결정하는 디딤돌이다. 내가 건강하다는 것은 오늘도 걸을 수 있고, 어제 일을 기억할 수 있으며, 내일의 일을 계획할 수 있다는 것이다. 그러나 먹는 것에 따라 건강은 크게 좌우된다. 인간이 건강하게 백일 년을 살려고 하는 것은 욕심의 무지일까?

우리는 무엇을 먹어야만 하는가. 현대인은 건강한 노년을 유지하기 위해서라면 약용산나물이 가지고 있는 야생의 기운(에너지)과 영양분을 먹어야 한다. 노년 건강의 질을 결정하는 열쇠를 쥐고 있기 때문이다. 결국 약용산나물을 먹는 것은 치매나 암의 예방은 물론 발병위험을 제거하는 열쇠가 된다. 약용산나물의 효능은 아직까지 과학적으로 규명할 수 없는, 돈으로 계산할 수 없는 약성의 비밀을 가지고 있다. 조상들이 평상시 먹었던 약용산나물은 치매나 암에 걱정 없이 노년을 편안히 건강하게 만들어주는 약이 되는 자연산 음식이다. 물론 우리가 먹는 약은 병을 치료하기 위해 복용하지만 약용산나물은 음식으로 섭취하기에 약용산나물만이 가지고 있는 약효성 화학물질과 영양소가 신체의 항상성(신진대사를 최적화 상태로 유지하는 자율적인 조절작용)을 지키는데 큰 작용을 한다. 약용산나물을 음식으로 먹어서 치매를 예방하고 치유할 수 있는 현대화된 식치(食治 : 음식으로 건강을 다스리는 방법)이다. 우리 선조들이 건강을 유지하고 질병을 예방하는 데 있어서 약용산나물을 먹은 것이 큰 영향을 미쳤다. 즉 치매나 암에 걸리지 않고 건강한 삶을 유지할 수 있었다.

자신에게 주어진 생명은 운명이 아니라 순간의 선택으로 결정된다. 치매나 암이 없는 노년을 위해 약용산나물을 먹어야 하는 확실한 선택과 결정은 당연한 것이다. 오늘 약용산나물이 가지고 있는 항산화물질을 먹는다는 것은 건강한 정신과 육체를 만들어 노후에 치매나 암을 이길 수 있는 자연치유력(백혈구에 의해 만들어진다)과 면역력이 강한 체력을 만드는 것이다. 약용산나물을 먹는 식생활을 통해 치매나 암을 멀리할 수 있다. 결국, 노년의 건강은 약용산나물을 선택하여 꾸준히 먹음으로써 건강한 삶의 질에 균형을 맞추어 준다.

2. 자연산 유전자로 만들어진 토종음식

치매환자가 되면 돈과 명예가 무슨 필요가 있을까? 토종음식은 뇌를 살린다. 인간의 뇌는 끊임없이 변화하고 발달한다. 나이가 들어 뇌도 늙으니 인생무상(人生無常)하다. 인간은 다른 동물과 달리 변화하는 뇌를 가지고 있다. 즐거운 인생을 살고 싶다.

건강한 늙은이가 되고 싶다. 그것도 백한 살의 행복한 늙은이가 되고 싶다. 약용산나물은 치매 없는 즐겁고 건강하고 행복한 늙은이를 만들어 준다.

인간은 세월이 흘러 나이를 먹어 늙어가면서 병이나 사고로 죽는다. 생로병사(生老病死), 인간이 반드시 겪어야 할 고통, 즉 태어나고, 늙고, 병들고, 죽는 네 가지를 말한다. 이 중에서 노(老), 건강하고 행복하게 늙어가고 싶다. 어떻게 살아야 건강하고 행복한 늙은이의 일생으로 살아갈 수 있을까? 무엇을 하고 무엇을 먹어야 건강하고 행복한 늙은이로 잘 늙어갈 수 있을까? 가족과 자식에게 부담과 고통을 주지 않는 늙은이로 살 수 있을까? 어떻게 늙어가야 큰 질병인 치매나 암의 질병 없이 건강하고 편안한 노후를 맞이할 수 있을까?

101세 삶의 장수비결은 장수유전자에 달려있다. 노후의 고민을 풀 수 있는 해답, 즉 인간의 장수를 결정짓는 101세 포문을 여는 열쇠는 노화와 수명을 조절하는 유전자인 장수유전자가 쥐고 있다. 인간이 늙지 않고 병들지 않고 오래오래 건강하고 행복하게 사는 꿈, 즉 무병장수, 불로장생의 비밀은 장수유전자와 관련이 있고 이 장수유전자를 활성화시키는 것이다. 장수유전자의 불활성에 가장 크게 영향을 주는 것은 체내에 과다 생성된 활성산소 때문이다. 인체의 생체조직을 공격하고 세포를 손상시키는 산화력이 강한 활성산소가 장수유전자를 공격하여 기능을 마비시킴으로써 수명 단축과 치매, 암을 유발시킨다. 장수유전자가 활성이 작아지는 것은 체내에서 과다 생성된 활성산소 때문이다. 장수유전자를 활성화시키는 다양한 방법 중의 하나인 식습관, 즉 먹는 음식 중에서 가능하면 장수유전자를 활성화시키는 음식을 먹는 것이 필요한데 특히 약용산나물이 가지고 있는 몇 가지 항산화물질(폴리페놀, 베타카로틴, 비타민C, 비타민E, 셀레늄)은 장수유전자를 활성화시키는 역할을 한다.

장수유전자의 활성은 치매나 암, 고혈압, 당뇨 등의 발병을 줄이거나 늦춘다. 금세기에 들어와서 빠르게 늘어나는 수명, 즉 백일 세(101) 또는 백이십 세(120)의 장수는 대부분의 사람이 지구상에서 경험한 바 없는 처음 가는 새로운 삶이다. 문제는 수명이 늘어남에 따라 오래 사는 것도 좋은 일이지만 나이를 먹을수록 예기치 못한 고통과 질병이 발생되어 노년의 삶을 점점 힘들고 어렵게 하고 있다.

101살 행복한 삶을 사는 데는 장수의 질이 중요하다.

장수의 질이란 평균수명 가운데 질병에 걸리지 않고 건강하게 일상생활을 보낼 수 있는 기간을 말한다. 인간이 살아가는 삶의 목표 중 하나는 나이가 들어가면서 큰 질병인 치매, 암, 뇌졸중 등을 예방해 고통 없는 편안한 노후를 보내는 것이다. 의술의 급속한 발달에 따른 수명연장은 상대적으로 예기치 못한 질병의 발생 증가로 노후생활을 힘들게 하고 있다. 노후의 건강한 삶을 위해서는 치매나 암, 중풍 같은 큰 질병에 걸리지 않는 것이다. 자연은 치매나 암을 해결할 수 있는 방법을 알고 있을까? 인간은 자연에서 태어나 자연환경에서 만들어진 자연산 유전자를 가지고 있다. 현대인이 겪고 있는 큰 질병인 치매나 암의 고통을 해결할 최후의 방법은 자연의 테두리 안에서 자연의 산물을 통해 치료할 수밖에 없다. 주위의 생활환경과 먹는 음식의 변화는 치매나 암과 같은 유전자의 변이를 억제할 수 있다. 약용산나물이나 약초가 가지고 있는 약효성 화학물질과 균형 잡힌 영양소(비타민, 미네랄)의 섭취는 큰 질병인 치매나 암과 관련된 유전자의 발동(발현)을 억제, 지연시킨다.

현대인이 일상생활에서 무심히 지나치고 있는 운동 부족, 과도한 스트레스, 흡연, 음주 과다, 수면 부족 등과 영양이 부족한 음식, 즉 비타민, 미네랄, 항산화물질 등이 불량한 음식의 섭취는 치매(알츠하이머) 발병과 깊은 관련이 있을 뿐만 아니라 고위험인자들이다. 또한 중년의 고혈압, 당뇨병, 고지혈증, 비만, 우울증 등도 치매에 걸릴 확률을 높인다. 즉 몸의 건강한 상태, 살고 있는 좋은 환경과 다양한 영양소를 함유한 좋은 음식을 먹는 것이 치매나 암을 예방하는 방책이다. 결국 늙지 않는 비결, 치매나 암에 걸리지 않는 비결은 좋은 음식인 채소(약용산나물)를 충분히 섭취하는 것이다.

인간이 받는 자연의 혜택은 무엇인가? 자연은 인간에게 늘 생명의 에너지와 건강에 필요한 자연의 산물을 주는 곳으로서 그곳에는 인간이 직면한 생명현상의 원리를 푸는 식물들이 자라고 있다. 사람을 살리고 죽였던 의술의 발달은 우연하게도 자연생태계에 살고 있는 약용식물(약초)의 사용과 함께 시작되었다. 첨단과학과 새로운 의학의 발달은 약용식물의 연구와 함께 늘 가까이에서 진행되었다. 왜 인간은 자연과 떨어져서 살 수 없는 것일까? 그

대답은 간단하다. 인간의 뇌에는 수천(만) 년간 자연에서 먹고 잠자던 야생의 유전자가 남아 있기 때문이다.

인류의 의학 발달사를 보면 인간의 질병을 처음으로 치료하던 세계 최초의 약초원(1545년에 이탈리아 파두바대학교에 설립된 파두바약용식물원이 세계 최초의 약초원이다. 약초원은 파두바대학교 의과대학의 부속 약용식물원으로 약용식물을 수집하고 전시하여 의과대학생들의 현장 약초실습장으로 이용하였던 곳이다)의 약용식물은 의과대학 수련의들의 실습장으로 이용하였던 곳이다. 새로운 의학과 의술의 발달을 주도했던 약용식물은 시대변화에 맞추어 다르게 변화는 하였지만, 오늘날까지 질병을 치료하고 생명을 살리는 약용식물의 사용은 줄어들지 않고 계속 증가하고 있는 실정이다.

왜 자연과 자연산이 좋은 것인가?

인간의 건강에 유익한 유기물질은 자연산과 같이 생명의 구조가 살아있는 생명체의 물질에만 존재한다. 인공적으로 가공되거나 합성된 식품은 죽어있는 무기물질로 결코 건강에 이로울 것이 없다. 우리 몸의 신체 기관과 세포가 필요한 것은 생명체의 생명력이 죽어있는 무기물질이 아니라 생명력이 살아있는 유기물질이다. 자연산 약용산나물이 건강에 좋다는 관념을 가지고 있는 것도 이와 같은 이유이다. 자연산은 야생의 기운으로 땅의 정기를 듬뿍 받고 자란 것을 말한다. 자연에서 태어났다는 것은 자연의 거친 환경(온도, 토양 수분, 광, 양분, 천적, 경쟁) 즉 척박하고 모진 환경에서 악착같이 버티고 이겨서 살아남은 선택된 자들이다. 이른 봄의 목마른 가뭄도 한여름의 찌는 듯한 더위도 그리고 큰 폭풍우도 견디어낸 영특한 생명체이다. 왜 자연산을 먹어야 하는가? 자연산은 특별한 물질을 합성하는 특이유전자를 가지고 있다.

자연산 특이유전자는 거친 환경을 극복하고 생명을 유지하기 위해 유용한 화학물질과 영양소를 만들어 낸다. 이와 같이 자연산이 좋은 것은 거친 환경을 이겨내고 힘든 생장과정을 거쳐 살아남았으며 특히 치매나 암을 예방하고 치유(치료)하는 항산화물질(폴리페놀, 카르티노이드, 베타카로틴, 플라보노이드가 대표적), 항산화효소(SOD, 카탈라이제, 글루타치온 퍼옥시다제가 대표적), 항산화비타민[비타민B군(비타민B1, 비타민B2, 비타민B6, 비타민B9, 비타민B12), 비타민C, 비타민E, 비타민K가 대표적] 그리고 항산화미네랄(셀레늄, 아연, 망간이 대표적)을 다량 만들어 내기 때문이다.

수천 가지의 화학물질과 성분을 가지고 있는 자연산 약용식물은 치매 예방과 치유에 절대적이다. 이와 같이 자연산을 먹어야 하는 이유는 자연산에는 현대과학으로 아직까지 정확히 밝혀내지 못한 화학물질(항산화물질, 항산화효소)을 가지고 있고, 아직까지 기능(작용)을 정확히 풀지 못한 비타민과 미네랄을 풍부하게 가지고 있기 때문이다. 오늘날까지 밝혀지지 않은 자연산만이 가지고 있는 물질과 성분은 큰 질병인 치매나 암, 중풍 등을 예방하고 치유하는데 중요한 역할을 하고 있다.

자연환경에서 식물이 살아가기란 그렇게 녹록지 않다. 자연환경에서 만들어진 종자(씨앗)의 자연발아율은 2~3%로 태어난 자체가 영광이고 기적이다. 그러나 이 발아된 종자는 자연의 거친 환경을 이기고 성체로 살아남을 확률은 또다시 2~3%밖에 안 된다. 대부분 거친 환경을 이기지 못하고 도태(적자생존에 의해서 환경이나 조건에 적응하지 못하는 개체가 사라져 없어지는 현상)된다. 마지막까지 살아남은 자는 강한 생명력과 자생력을 가지고 있는 식물이다. 이 혹독한 과정을 통해 살아남은 식물은 수십 수백 년에 걸쳐 고목과 낙엽이 썩어 만들어진 기름진 토양에 뿌리를 내리고 살아가니 약초가 될 수밖에 없을 것이다.

야생의 식물은 이와 같이 거칠고 혹독한 환경을 이긴 강한 유전자를 가진 것만이 살아남는다. 특히 자연산인 참당귀, 참나물, 서덜취, 곰취, 느쟁이냉이, 단풍취, 어수리, 병풍쌈(취), 산마늘, 산부추 등 높은 산의 약용산나물이 약효성이 큰 화학물질들을 많이 가지고 있는 것도 생장과 발달의 시련이 큰 환경에서 자랐기 때문이다. 결국, 열악한 환경일수록 자기보호를 위해 더 많은 방어물질을 만든다. 높은 산의 거친 환경에 살아남기 위해서는 다른 식물이 갖지 못한 특수한 유전자를 가지게 되었고, 이 특수한 유전자는 생존에 필요한 특정한 화학물질(항산화물질)과 성분을 합성할 수밖에 없었다.

수백(천) 년에 걸쳐 만들어진 풍부한 양분을 품은 비옥한 토양과 맑은 물은 강한 생명력과 자생력을 통해 자연의 산물을 만들어주었기 때문에 우리는 자연을 사랑할 수밖에 없다. 그리고 또 하나, 자연과 자연산을 사랑할 수밖에 없는 것은 거친 환경에 부딪치며 만들어진 화학물질(항산화물질)들은 오늘날 인간이 고통을 겪고 있는 질병을 치료하는 약으로 사용되어 꺼져가는 생명을 살리는 열쇠 역할을 하고 있기 때문이다.

자연 세상은 적자생존(생물의 생존경쟁 결과로 환경에 적응하는 것만 살아남고 그렇지 못한 것은 도태되는 현상)을 위한 생물 간의 경쟁을 하면서도 한편으로는 조화와 균형을 통해 인간의 마음을 편안하게 해주는 곳이다. 이같은 편안한 마음이 인간을 101세, 120세까지 건강하게 살 수 있도록 하는 자연이 주는 힘이다.

현대인의 건강한 삶을 위해 왜 약용산나물을 먹어야 하는가? 노후에 치매나 암, 뇌졸중(중풍), 당뇨, 고혈압으로 고생할 가능성을 줄여줄 수 있기 때문이다. 오늘날 우리가 먹고 있는 과일과 채소는 식감을 충족시키는 방향(당도, 색깔, 크기, 모양)의 육종을 통해 만들어졌기에 자연환경에 적응하는 능력(내병성, 내충성)이 현저히 저하되었다. 하나의 예로 과일 육종을 통해 당도를 높이는 쪽으로 품종개량을 하게 되면 상대적으로 다른 부분의 영양적 가치를 떨어트리게 된다. 즉 비타민과 같은 생리활성물질이 일부분 당분으로 바뀌기 때문에 합성되어야 할 비타민은 당분에 자리를 내주게 된다. 약용산나물은 야생의 거친 환경(온도, 광, 수분, 자외선)과 충(벌레)과 균의 공격으로부터 살아남기 위해 방어물질을 만드는 유전자가 있다. 약용산나물이 좋은 것은 질병을 치료하고 건강을 향상시키는 자연산 유전자가 만든 약효성 화학물질과 성분을 가지고 있기 때문이다.

자연환경에 살아가는 식물은 종(자손)의 번식과 보존을 위한 생존전략을 우선적으로 두고 필요한 물질과 성분을 합성하고 분해하여 개화(종자번식을 위해 꽃이 피는 것)에 가장 적합한 조건을 스스로 만들어낸다. 일례로 식물이 가지고 있는 자식을 사랑하는 희생정신은 인간의 상상을 초월한다. 꽃을 피우고 씨앗을 생산하는 생식생장기관에 영양분 중 질소 성분이 부족해서 문제가 발생되면 잎에 있는 질소 성분을 씨앗을 생산하는 생식기관으로 보내고 잎은 말라 죽는다. 또한, 가뭄에 의해 수분 스트레스가 발생하여 생식기관에 수분이 부족하면 잎과 줄기의 수분을 생식기관으로 수송시키고 잎은 말라 죽는다. 부분적인 희생을 통해서라도 종자(씨앗)는 남긴다. 식물의 특성은 종자의 번식을 위해 자기가 살고 있는 환경에 맞게 생장의 균형을 스스로 맞추어간다. 그러나 사람에 의해 인공환경에서 재배되는 채소는 충분한 비료의 공급과 수시로 병충해 방제를 위한 농약을 살포하므로 생존을 위한 방어물질의 합성보다는 생장과 성장을 우선시 한다. 즉 잘 자란다는 것이다. 생장과 성장 속도가 무척 빠르면 조직이 치밀하지 않고 단단하지 못하다. 세포가 충실하지 못하다는 것은 영양이 부족하다는 것이다. 자연산 산나물과 재배하는 채소의 성분과 효능 차이는 이러한 이유이다.

야생의 식물은 충실한 씨앗을 만들기 위해 주위의 적으로부터 후손 보존을 위해 강력한 방어물질을 합성한다. 후손을 남기는 데는 강한 자만이 강한 자식을 남기는 법이다. 왜 치매를 예방하고 치유하기 위해서는 약용산나물이 가지고 있는 화학물질이 중요한가? 특히 식물은 잎과 줄기를 초식동물이나 곤충에게 먹히지 않기 위해 거칠고 강하고 독한 맛의 쓰고, 맵고, 시고, 떫은 물질을 가지고 있다. 새나 동물에게 먹히지 않기 위해 독성이 강한 화학물질, 즉 독성물질을 합성한다. 덜 익은 감이 떫어서 못 먹는 것과 같이 덜 익은 씨앗이나 과실도 독성을 가지고 있어 새나 동물이 먹을 수가 없다. 물론 씨앗과 과실이 완전히 성숙하여 익었을 경우에는 종자 전파를 위해 독성물질을 제거시켜 맛있게 먹을 수 있게 만든다. 인간은 이 덜 익었을 때와 잘 익었을 때의 화학성분을 잘 선택하여 우리 몸에 도움을 주는 건강식품으로 또는 질병을 치료하는 약으로 이용한다.

치매나 암을 예방하고 치유(치료)하기 위해서는 특수한 식물에만 존재하는 폴리페놀, 베타카로틴, 아세틸콜린 같은 특정한 화학물질이 크게 영향을 준다. 특히 약용식물만이 가지고 있는 화학물질은 생존을 위한 방어전략에 의해 자연에서 만들어진 생리활성물질로서 인공적인 재배조건에 의해 만들어진 채소가 가지고 있는 생리활성물질과는 크게 다르다. 자연산의 약성이 좋은 것은 자연의 거친 환경을 극복하면서 야생의 기운을 가지고 자랐기 때문이다. 자연산에는 아직까지 확실히 밝혀지지 않은 수많은 약효성 화학물질과 기능이 밝혀지지 않은 많은 성분이 있다. 자연산이 좋은 것은 산삼이 인삼보다 좋은 약성을 가진 경우와 같은 맥락이다.

야생의 자연 시대가 다가오고 있다

자연은 생명을 만들고, 생명은 문명의 역사를 만들어 간다. 그리고 역사를 만들어 가는 생명을 먹여 살리는 산물(물질)과 영양소를 제공한다. 자연은 다양한 생명이 살아서 움직이는 종합과학의 공간이다. 끊임없이 새로운 생명이 태어나서 떠나는 공간이고, 생명을 다하면 다시 돌아오는 공간이다. 이 공간을 지배하는 식물은 인간이 필요로 하는 모든 생명의 물질을 만들어 내고 또한 생명에 필요한 풍부한 영양소가 저장된 곳이다. 영양소는 인간의 생명활동을 유지하는 데 꼭 필요하다. 우리 몸은 탄수화물, 단백질, 지방 같은 거대한 영양소와 비타민, 미네랄 같은 미량영양소로 이루어져 신체기능을 유지한다. 그러나 비타민과 미네랄은 적은 양이지만 몸 안에서 에너지대사를 조절하는 효소를 만들고 신체기능의 활성을 유지하는 데 아주 중요한 역할을 한다. 인간이 큰 걱정 없이 건강하게 살아온 것도 자연이 반복해서 생명의 물질과 영양소를 공급하였기 때문이다.

자연의 세상은 다양한 동물과 식물이 태어나서 살아가는 생존의 공간이다. 자연 공간의 수많은 식물과 동물은 저 스스로 생겨나서 만들어지고(출생), 저 스스로 변화하고(생장과 발달), 저 스스로 늙어서(꽃을 피워 종자를 만들고, 스스로 자식을 만들고, 때가 되면 자연으로 돌아간다) 죽어간다. 수천(만) 년 동안 생존을 위해 우리 인간도 같은 길을 걸어온 생활이다. 인간의 삶도 자연의 현상과 섭리에 따라 살아가는 식물방식과 거의 같은 길을 걷고 있다.

인간에게 자연은 생명의 뿌리를 받치는 주춧돌이자 생명의 식품을 만드는 공장이다. 자연은 인간이 건강하게 살아가는데 필요한 다양한 산물(산나물, 약초, 과일, 육류)을 공급한다. 특히 자연의 계절감은 인간의 생활을 편안하고 즐겁고 풍요롭게 만들어주었고 때로는 강하게 만들어주었다. 동물의 세계에서 인간은 자연을 대표하는 식물에 가장 많은 혜택을 누리며 살고 있다. 식물의 잎과 뿌리는 생명을 유지하는 채소(나물)와 병을 치료하는 약초로, 꽃은 시각적 즐거움과 아름다움을 누리는 대상으로, 열매와 씨앗은 생존을 위한 생계수단인 양식으로 이용하였다. 언젠가 식물탐사 중에 태백산의 깊은 산중에서 우연히 만난 산전수전을 다 겪은 백발의 심마니 노인의 한마디 말이 생각난다. "바다(물)에는 빠지면 죽지만 산에는 빠지면 삽니다." 산은 사람을 살리는 수많은 약용식물과 약용산나물이 병든 몸을 치료해서 살릴 수 있다는 이야기일 것이다. 결국 병을 치유하는 명의는 자연이다.

자연의 세계에는 수천(만) 년간 공진화(유전정보의 교환이 최소이거나 또는 전혀 없는 생물 간의 진화적인 상호작용이다. 즉 둘 이상의 종이 영향을 미치며 진화하는 것을 말한다. 꽃과 곤충의 관계 또는 식물의 독성물질의 합성과 초식동물의 독성물질 해독기구의 진화 관계)를 겪어온 수많은 식물이 살고 있다. 야생에서 살아온 식물은 자연의 정보뿐만 아니라 인류 역사의 정보도 가득히 담고 있다. 야생의 식물은 자신의 유전자(꽃가루, 씨앗, 열매)를 퍼트리기 위해서 바람이나 물에 의존하는 것보다 대부분 벌과 나비 같은 곤충의 협조를 구할 수 있게 진화하였다. 이 진화는 놀랍고도 위대한 공진화적 계약에 따른 것으로 나비나 곤충이 수분을 위한 꽃가루를 날라주는 대가로 꿀을 공급해 주는 특수한 거래이다. 이 거래가 자연의 세계에서 식물이 곤충으로부터 종(유전자)을 보존하기 위해 고안해낸 생존전략의 결실이다.

이와 같이 씨앗(종자)을 보존하기 위한 복잡하고 놀라운 식물의 전략은 생존에 유익한 물질(꿀, 화분, 생리활성물질)을 합성해서 이용하고 저장하는 방법을 찾아낸 것이다. 이처럼 물질은 식물의 종류나 살아가는 장소에 따라 차이를 보인다. 나비와 곤충이 찾아가는 식물의 꽃이 다른 것도 이러한 이유이다. 식물은 서로 다른 물질과 성분을 가지고 있다. 물론 식물의 최종 결실물(씨앗, 열매)은 동물과 새가 살아가는 먹이가 되지만 인간에게도 생명을 유지하는 양식으로 그리고 열매, 씨앗이 가지고 있는 물질과 성분은 건강을 지키고 병을 치료하는 약성분이 된다. 결국 자연을 지배하는 인간도 자연의 부산물을 이용하는 동물의 한 부류이다. 즉 인간도 자연의 일부분인 것이다.

식물은 거칠고 열악한 환경에 보호받기 위해 필요한 물질과 성분의 합성은 물론이고 초식동물의 섭식과 병균의 침입을 방어하기 위한 완벽한 생명체가 되어야 했다. 살아남기 위한 완벽한 생명체가 되기 위해서 남들이 가지고 있지 않은 특수한 물질과 성분을 가지게 된 것이다. 자연산 약용산나물이 재배하는 일반 채소보다 약성이 좋은 것은 종(후손) 보존을 위한 생존법으로 혹독한 환경의 극복과 수많은 병균의 침입에 대항하기 위한 특수한 화학물질을 합성하여 외부(적)의 공격으로부터 살아남기 위한 완벽한 생명체를 만들었기 때문이다.

자연은 측정할 수 없는 무한성을 가지고 있다. 수학 공식 같은 정확한 답이 없고 또한 자연에서 받는 혜택을 점수로 계산할 수도 없다. 그러므로 자연의 변화와 식물의 생리현상을 예측하고 진단하는 방법은 더욱더 어렵다. 그러나 질병을 예방하고 치료하는 식물의 사용은 자신이 가지고 있는 물질과 성분의 약성에 따라 점수를 받을 수 있다.

식물은 환경의 변화에 따라 생장에 영향을 받는다.

식물이든 동물이든 자연에서 살아남는 것은 특히 힘센 자만 살아남는 약육강식의 현장뿐

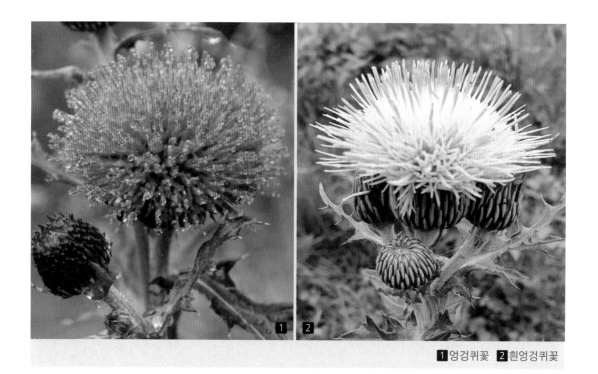

1엉겅퀴꽃 **2**흰엉겅퀴꽃

만 아니라 적자생존으로 환경변화에 적응한 자도 살아남는다. 이들은 살아남았기에 강한 유전자를 가지게 된 것이다. 식물이 가지고 있는 유전자들도 환경변화에 따라 수시로 새롭게 나타나기도 하고 사라지기도 한다. 식물의 강한 유전자는 강한 물질과 성분을 만드는 것이고, 인간은 강한 유전자로 만들어진 물질과 성분을 생명을 살리는 약용물질로 잘 이용하는 것이다. 특히 인간도 강한 유전자를 만들기 위해서라면 생활하는 환경과 먹는 음식이 중요하다. 인간의 생명에 관여하는 유전자도 환경이 변화하면 그 환경에 맞게 다시 만들어지기 때문이다.

새로운 식습관과 생활습관의 변화가 치매나 암을 예방하고 치유(치료)할 수 있는 것은 생명에 관여하는 유전자로 새로운 물질과 성분을 만들 수 있기 때문이다. 물론 새로운 의학과 의술의 발달도 새로운 환경의 변화에 영향을 받을 수밖에 없는데 특히 의학의 발달은 환경변화에 의해 발생되는 질병 흐름을 예측하는 기술적인 측면에 의해 이루어진다.

식물은 움직일 수 없는 제한된 공간이라 할지라도 자신의 세상을 가지고 살아간다. 특별히 선택된 공간에 자리 잡고 살아가는 식물은 싹을 틔우고, 뿌리를 내리고, 꽃을 피우고, 씨앗을 만들고, 단풍이 들어 떨어지는 계절적인 변화가 새로운 과학과 의학을 연구하는 기초자료가 된다. 생물의 관점에서 보면 계절적 변화는 인간에게도 한해가 지나 나이가 들어 늙어가는 일련의 생활 주기일 뿐이다. 인생은 한 번 가면 다시 오지 않지만 식물의 생활사는 끊임없이 반복하는 영속성을 가지고 있다.

인간은 애쓰고 살아봐야 백일 년의 삶인데 너무 힘들고 어렵게 살아가고 있다. 대중가요(나훈아의 〈공〉)의 가사처럼 "우리 모두 얼마나 바보처럼 사는지, 내가 가진 것들이 모두 부질없다는 것을, 잠시 왔다가는 인생, 잠시 머물다 갈 세상, 백년도 힘든 것이 천년을 살 것처럼"이 가슴을 울린다. 인간이나 동물과 달리 식물은 모양과 형태가 똑같이 수백 수천 년을 자연에서 반복해서 살아갈 수 있다. 그러나 인간과 달리 식물은 자신을 뽐내거나 자만하지 않고 주어진 환경에 서로 도우며 조용히 겸손하게 살아간다.

자연도 식물을 키우기 위해 꾸준히 자신을 만든다. 자연 공간에서 식물이 양분을 흡수하기 위한 과정으로 미생물이 고목과 낙엽을 썩히는 분해작용과 미네랄(무기 성분)의 공급을 위해 커다란 바위가 작은 모래알과 흙으로 변하는 풍화작용은 모두가 눈에 보이지 않게 자연이 식물에 만들어 주는 자연 순환의 한 과정이다.

현대인은 산업기술의 발달에 따른 도시 생활의 스트레스와 과학기술에서 오는 전자 생활의 스트레스를 벗어나려고 늘 자연을 생각하고 자연을 찾아간다. 건강을 생각해서는 수명이 늘어나면 늘어날수록 그리고 전자 문화가 발달하면 발달할수록 자연을 찾는 시간과 자연 산물의 이용은 해를 거듭할수록 점차적으로 늘어날 것이다. 결국 우리가 자연을 품고 자란 약용산나물을 먹는 것은 의식적이든 무의식적이든 간에 야생이 지닌 강한 힘을 바탕으로 자신의 건강관리를 유지하기 위해서 또는 수천 년간 자신의 몸에 잠재되어 있는 야생의 본능을 되찾으려는 유전적인 생리욕구를 발동(발현)시키기 위해서이다. 자연은 내 부모가 걸어온 길이고 나도 다시 짧은 시간을 걸어가고 있는 길이며, 또다시 내 자식과 손자 손녀가 걸어가야 할 길이다.

야생의 유전적 잠재력을 가지고 있는 인간의 본성에는 결국 건강을 추구하는 식습관과 질병을 치료하는 물질을 제공하는 약용식물과의 상호생존의 고리는 향상 연결되어있다. 인간이 가슴에 담고 있는 자연과 그리고 자연과 인간의 생명고리를 연결하는 약용식물의 약효성 화학물질은 치매 없는 노년의 행복과 건강을 위해 그리고 내 몸이 늙고 병들 때 내 몸을 만든 어머니의 품으로 연결되어 양분을 받는 탯줄과 같은 생명선이다.

나이가 들어가면서 자연을 사랑할 수밖에 없는 것은 우리에게 가장 무서운 질병으로 가슴 저린 고통과 슬픔을 주고 있는 치매나 암을 예방하고 치유(치료)할 수 있는 약성을 가진 약용식물과 먹을 수 있는 약용산나물이 자라는 곳이기 때문이다. 언젠가는 다시 가슴을 자연에 묻고 자연으로 돌아가야만 한다. 늦은 감은 있지만, 오늘 약용산나물과 함께할 수 있다는 것은 노후의 짧은 삶을 치매나 암의 고통 없는 즐겁고 편안한 세상을 만들어줄 수 있을 것이다. 결국 나에게 주어진 생명의 시간은 나 스스로 지켜 갈 수밖에 없다.

3. 약효성 화학물질은 치매 없는 노후를 만든다

자연은 건강한 인간을 만든다. 인간은 자연산 유전자를 가지고 있다. 자연산 유전자로 만들어진 약용산나물은 치매나 암을 예방하고 치유(치료)할 수 있는 민족 고유의 토종약초이다.

자연은 인간의 생존에 도움을 주기 위해 환경변화를 일으키고 있다. 환경변화가 일어난 큰 강 유역에 새로운 문명이 발생한 것처럼 세계 4대 문명 발생지역은 인류 최초로 문명이 발생한 곳이고 인류의 생존역사가 시작된 곳이다. 문명이 만들어지는 자연공간에서 인간은 특히 환경변화에 살아가는 방법을 찾아야 했고 적응해야 했다. 인간과 자연은 환경변화에 서로 상응하며 공진화 관계를 유지하며 살아왔다. 그 대표적인 것이 식물의 물질과 성분을 이용하여 질병을 고치는 약으로 사용한 것이다. 인간은 수천(만) 년에 걸쳐 자연의 환경변화와 하나가 되어 함께 적응하고 진화해 왔다. 물론 동물과 식물도 환경변화는 생존에 유리한 방향으로 적응하고 진화한다.

인간도 자연환경에서 살아남기 위하여 그들의 환경, 즉 자연의 힘과 그들 주위의 동물과 식물에 대해서 공부할 필요가 있었다. 먼 옛날 자연과 인간이 함께 살았던 시대에 우리의 선조들은 야생의 동물과 과일 또는 푸성귀(산나물)를 먹어 만들어진 자연산 유전자[부모로부터 자식으로 전해지는 여러 가지 특징, 즉 형질(모양, 크기, 성질 등의 고유한 특징)을 만들어 내는 인자로 유전정보의 단위를 말한다]를 가지고 있었다. 자연산 유전자는 야생환경에서 살아가기 위해 사냥한 동물과 야생의 과일 그리고 산나물을 먹어서 자연환경에 맞게 만들어진 강한 생명력을 가진 유전자군을 말한다. 이와 같이 식물은 생존을 위해 성장에 관여하는 유전자 그리고 거친 환경을 극복하기 위한 유전자와 같이 복합적인 유전자군을 가지고 있다. 식물의 자생지는 생물학적 다양성(생태계가 적절하게 기능할 수 있는 동식물 종의 다양성, 동식물 개체의 수, 동식물의 지리적 분포, 그리고 종 내에서의 유전적 다양성 따위의 정도를 통합하여 이르는 말)이 가장 활발하게 일어났던 곳이다. 또한 식물이 태어나서 유전자가 처음으로 만들어져 진화가 시작된 곳이기 때문에 특별한 유전형질, 즉 최초 식물(종)이 출현할 당시 유전자가 만든 고유한 물질과 성분을 가지고 있는 지역이다.

결국, 현대인에게 문제가 되고 있는 치매나 암의 치료 방법을 풀 수 있는 확실한 열쇠는 식물의 자생지를 찾는 것이다. 어머니가 살던 곳이 우리의 고향이듯이 자생지(원산지)는 식물의 고향으로 식물이 지구상에 출현 당시 최초로 만들어진 고유한 유전자를 가지고 있는 곳이다.

물론 현대과학의 뛰어난 유전공학기술이라 할지라도 새로운 식물을 만들거나 없어진 식물을 다시 복원하는 것은 불가능하다. 그러나 자연은 환경변화를 통해 새로운 돌연변이 식물을 스스로 만들어 낸다. 지구상에 살고 있는 25만 종의 식물이 태어난 것도 이같은 방법으로 만들어진 것이다. 자연이 위대한 것은 인간이 할 수 없는 새로운 식물을 만들어 내는 것이고, 이 식물은 인간에게 유용한 물질과 성분을 만들어 내는 것이다. 인간이 할일은 자연이 만들어 낸 새로운 물질과 성분을 찾아서 꼭 써야 될 곳에 유용하게 사용하는 것이다.

인간과 자연은 한배를 탄 선원과도 같은데 그것은 왜 그럴까?

도시 생활에서 도시인은 왜 자연을 동경하고 갈망하는 걸까? 대답은 수천 수만 년 자연의 삶을 살았던 자연인의 경력을 가지고 있기 때문이다. 또한 인간의 모든 신체 기관도 자연에서 태어나 자연의 산물을 먹어서 만들어진 자연산 유전정보를 가지고 있는 유전체(遺傳體)이기 때문이다. 즉 인간의 신체 기관을 형성하여 생체기능을 조절하는 뇌, 폐, 심장, 간, 위, 감각계, 신경계 등 모두가 자연환경에서 자연의 산물을 먹어서 유전자가 발동하기 시작하였다. 결국 인간도 수천 년에 걸쳐 자연의 산물들을 먹어서 만들어진 자연산이다. 다른 동물보다 인간의 유전자가 강한 것은 신체 기관 모두가 자연에 살면서 극한환경에 적응하고, 수많은 병균을 이긴 강한 유전자로 만들어졌기 때문이다. 이와 같이 인간의 유전자는 자연환경에서 자연의 산물을 먹어서 만들어졌기에 인간과 자연은 하나의 공동체로 연결될 수밖에 없다. 결국 인류의 역사를 분석해보면 인간 역시 선대로부터 이어져 내려온 자연계의 동물 중에 일부임을 실감하게 된다.

풍요로운 세상을 살아가면서도 인간이 자연을 그리워하고 자연인으로 돌아가려고 하는 것, 또는 내 몸이 아프고 마음이 괴로울 때 자연을 찾아가는 것과 자연에서 자연의 산물(약초)을 찾는 것, 이 모두가 스스로 옛 고향의 추억을 찾게 하는 자연산 유전자를 가지고 있기 때문일 것이다. 인간은 자연환경에 적응하고 진화하여 자연의 몸을 구성하였기에 내 몸의 오장육부가 아플 때나 이상이 생겨 치료하기 위해서는 자연의 산물, 즉 자연산 약용식물이 가지고 있는 물질과 성분이 필요한 것이다. 만약 치매의 발병 원인이 인공적인 원인이 아닌 자연발생적인 원인이라고 하면 그 치료의 답은 자연의 산물에서 찾아야 될 것이다. 결국 자연에서 만들어진 내 몸(육체)의 건강을 지키기 위해서는 자연의 산물을 이용하여 질병에 걸리지 않도록 건강을 관리하는 자연섭생이 중요하다. 특히 모든 질병은 자연 산물의 섭생(병에 걸리지 않도록 건강을 잘 관리함)을 통한 식습관으로 예방과 치료를 할 수 있기 때문이다.

현대인이 겪고 있는 수많은 질병 중에서 자연산 산물을 통해 질병을 예방하고 치료하기 위해서는 어떠한 약용식물을 선택하느냐가 중요하다. 인간의 생명을 유지하기 위한 영양분은 주로 먹는 음식에서 섭취한다. 특히 자연섭생을 통해 치매나 암을 예방하거나 치료하기 위해서는 섭생에 직접 영향을 끼치는 약용식물 또는 약용산나물의 선택이 중요하다. 결국 치매에 좋은 물질과 성분을 섭취하기 위해서는 치매에 좋은 물질과 성분을 풍부하게 가진 음식을 먹어야 한다. 자연이 응축한 약용식물의 약효성 화학물질과 성분은 치매의 예방과 치료에 확실한 역할을 할 수 있는 음식섭생이다. 그러나 약용식물(약용산나물)의 종류에 따라서 치매나 암을 예방하고 치유(치료)할 수 있는 약효성 화학물질과 성분은 서로 다르다.

야생의 세계에는 자연의 근간을 구성하는 다양한 식물이 살고 있다. 식물은 자연의 모든 생명을 지배하는 원천이다. 자연의 생명을 지배하는 식물은 자연을 컨트롤(통제)하는 강한 생명줄을 쥐고 있다. 인간은 자연의 주인 역할을 할 수 있다. 인간은 자연의 생명줄을 쥐고 있는 식물을 어느 정도는 컨트롤할 수 있기 때문이다. 그러나 결코 쉽게 할 수 있는 일은 아니다. 자연은 자연 그대로의 자연으로 인간을 컨트롤하기 때문이다. 식물은 인간의 간섭 없이 자연 속에 스스로 존재해야 가소성(환경변화에 적응하고 대처할 수 있는 능력)이 커지고, 일정한 항상성(스스로 균형을 잡아가며 건강한 상태로 만들어 가는 생명활동을 말한다)과 탄력성(물체가 외부로부터 힘을 받으면 그 부피와 모양이 변형되었다가 그 힘이 없어지면 다시 본래의 부피와 모양으로 되돌아가는 성질)이 유지된다. 약용식물이 갖고 있는 가소성(생명력)과 항상성, 탄력성이 인간의 건강을 지켜주고 질병을 치료하는 자연의 힘, 즉 약성이 되는 것이다.

기후변화(온난화 현상)는 식물 세계도 변화하게 만든다. 그리고 인간의 생활도 변화시키고 있다. 인간의 간섭과 파괴를 통해 자연환경도 크게 변화하고 있다. 결국 인간의 생활영역도 기후변화가 일어나는 범위 안에서 이루어지므로 예상치 못한 자연의 급격한 기후변화는 인간 생활의 변화에 크게 영향을 줄 수 있다. 인간 생활에 큰 영향을 주는 기후의 변화들 대기오염, 온난화와 이상기온 그리고 예측 불가능한 재해들 태풍, 지진, 폭염, 혹한, 가뭄, 폭우, 대형 산불 등은 자연환경의 교란과 파괴를 일으킨다. 여기에 우리가 우려하는 시나리오

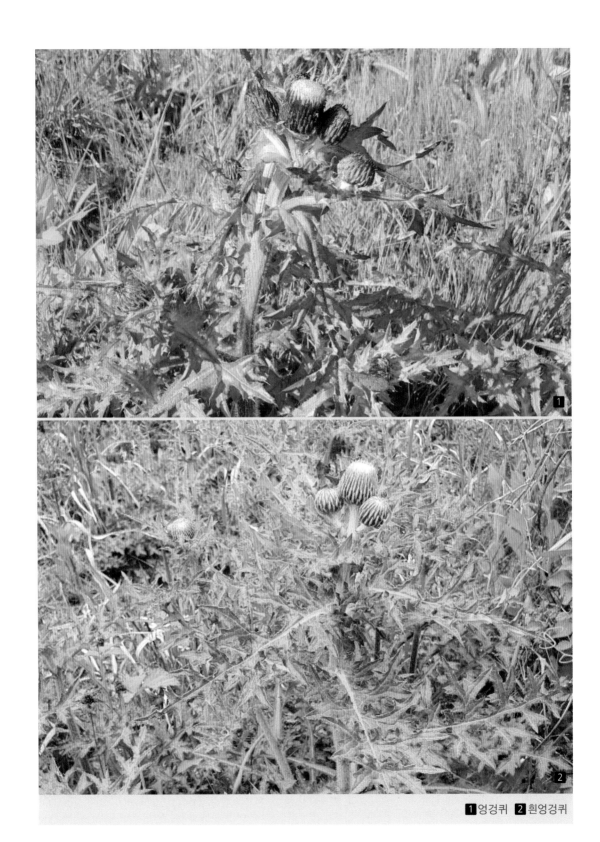

1 엉겅퀴 2 흰엉겅퀴

는 급격한 기후변화에 의한 적응 방향은 식물의 종이 사라지거나 또는 식물 자체가 가지고 있는 특정한 화학물질(생리활성물질)과 영양소(비타민, 미네랄)가 증가하는 적응 방법과 감소하거나 사라지는 적응 방법일 것이다. 기후변화가 만들어 낸 식물이 적응하는 최악의 시나리오는 인간에게 큰 재앙을 일으킬 독성물질이 만들어질 수도 있고, 생명활동을 유지하는데 절대적으로 필요한 필수 영양소가 줄어들거나 사라질 수도 있다. 그러나 식물은 급격한 기후변화에 따른 환경에 맞추어서 변화를 진행하며 아직까지는 큰 부작용 없이 빠르게 적응하여 진화의 보조를 맞추고 있다. 그러나 희생의 폭은 감수하여야 한다. 때에 따라서는 강진(지진)이나 강력한 태풍, 대형 산불 같은 천재지변은 통제가 불가능하여 예상하지 못한 큰 재난을 초래하기 때문이다. 자연의 변화를 지키기 위해서는 환경의 파괴를 막아 생태계를 안정화시키고 균형을 유지하는 것이 무엇보다도 중요하다. 중요한 것은 온난화에 따른 환경변화를 인간에게 유리하도록 적응시키는 것이다. 우리나라도 온난화가 계속된다면 육종 방향도 내한성식물(추위에 견디는 식물)이 아니라 내온성식물(더위에 견디는 식물)로 품종을 개량해야된다. 특히 현대인의 건강에 유용한 물질과 영양소가 더 많이 만들어지도록 기후변화를 잘 이용해야 한다. 이런 변화를 통해 만들어진 새로운 물질이 치매나 암을 비롯한 불치병의 치료 약으로 개발될 수 있다.

인간은 지난 수백 년간 짧은 시간의 과학과 기술개발을 통해 정보화시대의 전자 문화를 발전시켜왔다. 전자 문화의 발달은 인간의 생활을 편안하고 안전하게는 하였지만 그렇다고 항상 즐겁고 행복하게 만들지는 못하였다. 인간의 생활을 자연과 격리시켰기 때문이다. 전자 문화의 발달은 인간도 자연선택(어떤 생물에 생긴 유전적 변이 개체 중 생존에 유리한 것이 살아남는 일또는 환경에 적합하고 우수한 생물만이 살아남아 번식하고 열등한 생물들은 도태된다는 것)의 칼날을 피해 갈 수없었다. 결국 인위선택(동식물의 형상이나 성질의 변이성 중에서 인간에게 유용한 유전형을 선택하여 일정 방향으로 변화시키는 일)에 의해 과학기술이 만든 자연의 부작용은 무수한 질병을 발생시키는 원인이 되었기 때문이다.

자연은 인간의 추억을 추구하는 영원한 고향이다. 전자 문화가 발달한 현시대에서도 인간이 일상생활에서 한시라도 자연을 잊지 못하는 이유는 수천(만) 년 동안 정붙이고 살았던 생활의 중심이 되었던 곳이자 추억이 깃든 곳(고향)이기 때문이다. 인간의 뇌에는 자연에서 먹고 잠자던 야생의 생존생활이 유전적으로 잠재되어있다. 수천 년의 세월이 흘러 세상이 바뀌었어도 야생의 유전자는 사라지지 않고 항상 인간의 뇌 속에 켜져 있다. 이것이 마음이 괴롭고 몸이 아플 때, 정신적인 허약감과 고통을 느낄 때마다 그리고 기쁨과 행복이 넘칠 때, 늘 자연을 그리는 가장 큰 이유 중의 하나이다.

　현대인은 의술의 발달에도 불구하고 건강을 위해서 왜 야생의 자연과 자연의 산물을 찾아가려고 하는가? 그 이유는 문명의 발달과 함께 파생된 다양한 질병들을 예방하고 치료하는 방법들이 – 수백 수천 년간 질병을 예방하고 치료를 책임졌던 수많은 약용식물이 자라고 있는 곳 - 인간의 뇌에 각인되어 있기 때문이다. 특히 의술이 발달하지 못한 시대에 우리 선조들은 약용식물로써 모든 질병을 다스렸다. 약용식물은 급성 질병이 발생하였을 경우 생명을 구한 귀중한 처방이었다. 이같이 선조들의 생명을 지켜준 것은 자연 속의 약용식물(약초)이었다. 그러나 의학과 의술이 발달된 현대사회에서도 약용식물 중에서 특히 약용산나물은 약초음식으로 현대인의 건강과 삶의 질 향상에 커다란 도움을 주고 있다. 결국 자연산 약용식물(약초)과 약용산나물을 찾는 것은 현대인이 겪고 있는 정신적·육체적 스트레스에 의해 발생한 특정한 질병인 치매, 암, 고혈압, 당뇨, 뇌졸중(중풍) 등을 예방하고 치유하는 데 큰 도움을 주었기 때문이다. 결국 먼 옛날부터 할머니, 할아버지를 치유하고 치료해왔던 약용산나물로 자신의 건강을 지키기 위해 약초음식을 먹게 된 가장 확실한 이유이다.

인간은 왜 자연을 사랑할 수밖에 없는 것일까? 내 몸이 만들어져 태어난 곳이기 때문이다. 그리고 내 몸을 살리는 약용식물이 살고 있는 곳이기 때문이다. 문명의 발달과 함께 인간과 자연이 어떻게 서로 적응하고 진화해왔을까? 식물도 환경의 변화에 맞추어 적응하고 진화한다. 특히 혼자의 힘으로도 살 수 있는 식물이 혼자의 힘으로는 살 수 없는 인간과 어떻게 서로 적응하고 필요한 공생관계를 개척해 왔을까? 자연 생활에서 인간이 할 수 있는 역할을 주체(어떤 일에 적극적으로 나서서 그 일을 주도해 나가는 세력)와 객체(주체로부터 독립되어 있는 인간의 인식과 실천의 대상)로 나누는데 자연에서 인간의 생활은 늘 주체가 되어왔다. 그러나 과학과 문명이 발달하면 할수록 인간은 주체가 아닌 객체로 전락하게 되었고, 특히 자연과 격리하게 만든 과학기술 앞에서 인간은 객체로서 비인간적인 육체적 · 정신적 압박감으로 가득한 생활을 감내해야 했다.

인간이 자연을 찾아가야 하는 이유는 무엇일까? 그 답은 자연이 인간의 정신적인 나약함과 육체적 질병을 근원적으로 치료해주는 곳이기 때문이다. 이와 같은 사실은 과거부터 현재까지 많은 전문가들의 연구를 통하여 증명되고 있다. 전문가들이 발표한 증명들은 인류의 기원과 역사가 인간의 유전자에 각인되어 있다는 바이오필리아 가설에 바탕을 두고 연구되었다. 바이오필리아란 인간의 마음과 유전자 속에 자연에 대한 애착과 회귀본능이 내재되어 있다는 것이다. 즉 자연은 인간이 생활하는데 필요한 다양한 물질을 공급하므로 인간이 쾌적하고 만족스럽게 살기 위해서는 필연적으로 자연에 의존해야 한다는 것이다. 따라서 인간이 늘 자연을 그리워하고 자연을 찾는 것은 본능적이고 근원적이라는 것이다.

이와 같이 인간의 유전자 속에는 자연 의존적인 유전자가 뿌리 박혀 있어 몸과 마음에 자연의 유전자지도를 지니고 있다. 즉 인간은 자연의 뇌를 가지고 있다. 자연의 구성과 조화는 인간의 마음을 아름답고 평화롭게 한다. 인간의 마음속 유전자에는 자연에 대한 애착과 자연으로 돌아가려는 회귀본능이 내재되어있다. 결국 인간과 자연은 떼려야 뗄 수 없는 불가분의 관계이다. 수만 년을 통해 형성된 유전자의 본질이 과학이 발달한 불과 수백 년 만에, 자연과 떨어져 있으면서 인간은 모든 육체적 질병과 정신적 스트레스를 겪게 만들었기 때문이다. 그러나 자연은 인간이 건강히 살아가는데 필요한 다양한 물질과 영양소를 공급하는 곳이다. 이같은 이유로 인간은 평생 살아가면서 자연을 사랑할 수밖에 없다. 자연 속의 나무와 꽃을 보면 안도감과 편안한 감정을 느낀다. 자연이 주는 편안함이 바로 인간의 행복한 삶을 만들어 주기 때문이다.

인간은 병이 들고 나이가 들어갈수록 편리한 도시 생활보다 불편한 산중생활을 더 선호하고 왜 야생의 자연에서 살기를 원하는 걸까? 그 이유는 이미 앞에서 밝힌 것과 마찬가지로 자연에서 순화된 자연의 뇌를 가지고 있기 때문이다. 인간의 뇌에는 어머니라는 단어와 같이 자연이라는 단어도 거부감이 없다. 현대인은 복잡한 도시 생활과 경제적인 생활의 스트레스를 극복하기 위해 자신의 뇌를 다시 자연상태의 뇌로 되돌리려고 한다. 특히, 조금이나마 정신적인 위안을 받기 위해 도시공간에 나무를 심어 정원을 꾸미고 가정에서 꽃과 식물을 키운다. 정원은 자연을 담은 공간, 즉 바이오필리아가 살아있는 공간이다. 인간의 속마음은 정원의 꽃과 나무를 보며 잠시나마 편안하고 즐거운 정신적인 위안을 찾기 위해서 자연으로 돌아갈 수밖에 없다. 자연은 스트레스에 지친 긴장을 완화하고 신체의 컨디션을 증진시키는 곳이다. 도시에서 생활하면서 자연에서 자라는 약용산나물을 먹는 것도 정신적 건강을 찾는 방법이기도 하다.

기계문명의 발달과 함께 전자화·자동화된 세상에 살고 있는 도시인은 야생의 자연적 감성을 너무 쉽게 잃어버리고 인공적 감성 생활을 영위하고 있다. 그러나 나이가 들어갈수록 규격화(조직화)되어가는 인공적인 생활과 전자화되어가는 도시 생활에서 발생된 수많은 고통과 스트레스에서 벗어나려고 한다. 물론 현대인과 달리 옛 선조들은 많은 시간을 자연 속에서 야생의 식물을 이용하여 많은 질병을 치료하며 힘든 삶을 살아왔다. 배고픔을 극복하기 위해서 또는 무서운 전염병을 예방하고 치료하기 위해서 간절한 수단으로 자연과 야생의 식물(약초, 약용식물, 약용산나물)을 찾았다.

야생의 거친 환경을 이겨내며 만든 약용식물의 화학물질은 현대의학이 아직까지 풀지 못한 치매나 암과 같은 큰 질병을 치료하는 계기가 될 수 있다. 자연에는 아직 밝혀지지 않은 약성이 큰 화학물질을 가진 약용식물이 수없이 자라고 있다. 전 세계적으로 약용식물의 중요성을 인식한 약효성 화학물질을 이용한 대체의학(세계적으로 일반화된 서양의학에 비하여 그 민족이나 국가에서 유구하게 계승되어 오는 전통적인 의료방식)이 활발히 연구되고 있다.

인간과 마찬가지로 식물도 각자 살아가는 방식이 따로 있다. 식물은 생장을 방해하는 적의 공격으로부터 위험을 피하기 위해서 화학적 방어수단을 24시간 풀가동하고 있다. 재배하는 작물이나 채소와 달리 야생의 식물은 자연환경에 적응하거나 공격하는 적을 퇴치하기 위해 정상적인 생장에 해가 없고 기본적인 대사경로와 생명유지에 직접 관계가 되지 않는 새로운 화학물질을 꾸준히 만들어 낸다.

그 결과물의 첫째는 이동이 자유롭지 못한 식물은 혹독한 자연환경의 피해를 극복하기 위한 화학물질을 가지고 있다. 사람은 강한 자외선 햇빛을 그늘에서 피할 수 있지만, 식물은 움직여서 피할 수 없으므로 강한 자외선의 피해를 방지하기 위한 항산화물질(폴리페놀, 베타카로틴, 안토시아닌)을 만들어 스스로를 보호한다.

둘째는 식물은 초식동물, 곤충 등 섭식의 방해와 병균의 침입을 차단하는 보호전략으로 살기 위한 새로운 방어물질과 독성물질을 계속 합성을 한다. 이러한 방어물질(항산화물질)과 독성물질은 인간에게 유용한 물질로서 특히 뇌 질환 증상을 푸는 열쇠가 된다. 특히 현대과학이 앞으로 이 특정한 방어물질과 독성물질을 잘 연구하여 치매나 암 치료에 이용한다면 질병의 고통을 줄여 건강하게 자연에 머무는 시간을 좀 더 길게 연장해 줄 게 분명하다.

셋째는 식물은 아무리 소외되고 힘겨운 환경에 놓여있다 해도 척박한 환경을 탓하지 않고 뿌리를 내린다. 식물은 생장과 자신을 보호하기 위한 필요한 영양분을 흡수하고 몸을 방어하는 화학물질과 균을 억제하고 퇴치하는 「피톤치드」라는 항생물질을 만들어 낸다. 특히 영양분을 충분히 흡수하여 보호물질과 항생물질을 잘 만들어 내는 식물은 병도 안 걸리고 건강히 잘 자란다.

일례로 사포닌(피를 맑게 하고 위와 장을 튼튼하게 해주며 면역력을 높여준다. 뇌의 에너지원인 포도당 흡수를 도와 뇌의 혈액순환을 원활하게 하여 기억력을 개선한다. 학습과 기억력에 중요한 뇌 신경전달물질인 아세틸콜린의 농도를 높여 치매 예방에 도움을 준다)을 가지고 있는 식물인 산삼, 산도라지, 산더덕, 산잔대 등은 수년에서 수십 수백 년을 살 수 있다. 사포닌 함량이 많은 식물이 오래 사는 것은 첫째로 곰팡이나 해로운 미생물로부터의 공격을 방어하는 역할을 수행하여 병이 안 걸리게 하고, 둘째로 사포닌이 식물체의 물관(뿌리에서 흡수된 물이 이동하는 통로)과 체관(광합성으로 만들어진 양분이 줄기나 뿌리로 이동하는 통로)을 깨끗이 청소를 해주기 때문이다. 즉 사람으로 치면 혈관 청소를 깨끗이 하여 혈액순환이 잘되게 하는 것을 말한다. 식물체에서 사포닌을 합성하는 것은 미네랄 성분이 관여한다. 자연산 식물이 오래 살고 약성이 좋은 것은 풍부한 천연미네랄이 충분히 공급되기 때문이다. 식물 기관을 청소하는 사포닌을 인간이 섭취하면 혈액순환이 잘되어 신진대사가 왕성해지고, 노화를 지연시키고, 치매나 암이 예방, 치유된다.

인간이 생활하는 일일 생존권역이 수십 킬로미터로 넓어지고 생활정보가 전산화되었다고

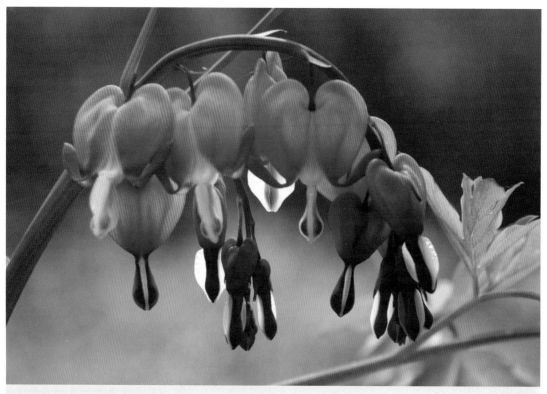

금낭화꽃

해도 인간이 가지고 있던 자연의 틀을 쉽게 벗어나려고 하지는 않는다. 인간이 자연산 유전자를 수시로 활용하는 것은 분명하다. 결국, 인간은 자연에서 야생의 기운을 가슴에 품을 때 가장 순수하고 편안한 모습을 보인다. 하늘을 향한 당당한 모습이 자연이 주는 힘이고 이 힘이 인간의 몸을 건강하게 만들어 주는 동력이 된다. 또한 자연환경은 끊임없는 유전자 변화(돌연변이)를 통해 새로운 식물이 만들어질 때 인간은 자연의 풍부한 혜택을 더 누릴 수 있다.

선조들이 질병 치료에 사용해왔던 약용식물은 우리 몸의 질병을 치료할 수 있는 성분, 즉 특정한 성분을 만드는 유전자를 가지고 있다. 특히 명심할 것은 약초의 효능이 있는 약용산나물을 먹으면 건강한 사람은 병 없이 더 건강하게 되고, 병든 사람은 병을 개선하고 치료하여 좀 더 건강히 살 수 있다.

노후에 치매 없는 건강한 장수를 위해서라면 약초의 효능을 가지고 있는 약용산나물의 선택은 빠르면 빠를수록 좋다. 뇌가 젊고 뇌 기능이 좋을 때 뇌세포 손상을 줄이고 뇌 기능

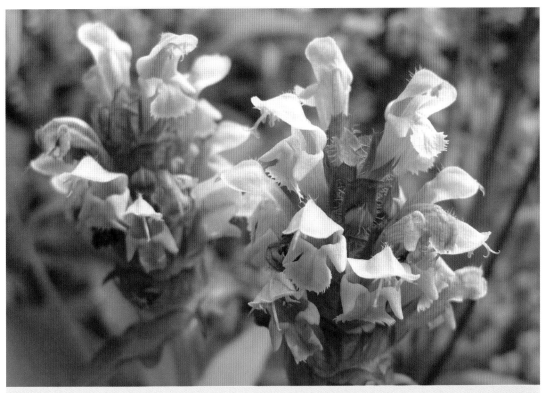

꿀풀꽃

을 좋아지게 하는 약용산나물을 선택하면 결국 뇌 기능도 향상되고 뇌의 노화도 지연된다.
그러므로 오늘 선택한 약용산나물을 이용한 식단구성은 뇌 건강을 포함해 노후생활의 건강
에 직접적인 영향을 미칠 수 있다. 약용산나물의 선택, 즉 자연으로의 먹거리 회귀가 치매나
암에 노출된 나 자신을 보호하는 유일한 것이다.

4. 현대인에게 약용산나물이 왜 필요한가?

현대인에게 약용산나물이 왜 필요한 것인가? 인간의 생명을 살리는 신비로운 약초이고, 치매를 피해 갈 수 있는 유일한 음식이기 때문이다. 자연은 인간의 뇌를 살리고 조절하는 약효성 화학물질을 만들어 낸다. 약용산나물이 가지고 있는 약효성 화학물질은 새로운 뇌 유전자를 활성화시켜 치매 없는 노후를 만들어 준다.

자연은 자연인의 몸을 만들고 도시는 도시인의 몸을 만든다. 사는 곳이 서로 다른 사람을 만든다. 자연인 또는 도시인을 만드는 것은 생활지역의 환경요인에 의해 크게 영향을 받는다. 약용식물도 귀한 약성을 가지고 있을수록 산이 높고 험준한 지역에 살고 있다. 식물도 사는 곳의 환경요인에 따라 형태와 가지고 있는 물질과 성분의 차이가 크다. 인간과 달리 식물은 열악한 환경에서는 살아남기 위해 더 많은 물질을 만들어 낸다. 식물의 세계에서도 살인이라는 무서운 사건이 벌어진다. 자기만의 생존영역을 구축하기 위해 뿌리와 잎을 통해 주위 식물을 죽이거나 또는 초식동물과 곤충을 추방하거나 고통을 주는 독성물질인 타감물질(식물이나 미생물이 자신을 방어하거나 주변의 생물을 공격하고자 분비하는 화학물질. 식물이 해로운 화학물질을 분비하여 다른 식물의 활동을 억제하는 현상)을 만들어 분비한다. 또한 식물에서 발산하는 피톤치드(나무에서 발산되어 주위의 미생물 따위를 죽이는 작용을 하는 물질)도 외부로부터 자신을 보호하기 위해서 공격하는 대상을 추방하거나 죽이는 물질이다. 물론 이 독성이 강한 타감물질과 피톤치드는 인간에게 유용한 약성을 가진 것도 있다.

자연은 다양한 동물과 식물이 살아 숨 쉬는 생명의 터전이다. 식물은 서로 경쟁을 하면서 살아가지만, 눈에 보이지 않는 공생관계를 유지하며 살아가고 있다. 자연에는 그 어떠한 것도 스스로 독립적으로 존재하는 것은 없다. 특히 동물보다 활력이 약한 식물은 경쟁에서 살아남기 위해 각자의 독특한 물질을 합성하는 생명의 열쇠를 쥐고 있는 유전자가 있다. 이 유전자는 수천(만) 년에 걸쳐 거친 환경의 극복과 병균, 그리고 적(동물, 곤충)들과 싸워 이긴 강한 자이므로 살아남은 것이다. 생명의 유전자가 만든 약용식물만이 가지고 있는 수많은 화학물질들은 질병 치료를 위해 크게 공헌을 하였지만 아직까지 많은 물질과 성분의 효능이 완벽하게 밝혀지지는 않았다.

식물도 인간과 마찬가지로 살아가는 길이 서로 다르다. 인간은 협력보다는 경쟁에 정력을 쏟으며 살아간다. 때로는 같은 장소에서 서로 도우며 살아가기도 한다. 식물은 아니다. 자연에서 식물이 살아가는 방식에 서로 공생관계를 유지한다는 것은 하나를 받으면 다른 하나를 주는 것이 야생의 법칙이다. 인간은 서로 이익이 보장될 때 공생관계가 유지되지만, 식물은 서로 이익을 만들어 내는 관계에 바탕을 둔 공생관계이다. 공생관계를 통해 건강한 생태계를 유지하는 길은 식물이나 동물이 각자 가지고 있는 유전적 특성인 형태, 색깔, 크기 그리고 물질(꿀, 향기, 화분)을 이용하여 경쟁을 줄이고 상호 간에 생존을 위한 조화와 균형을 잘 이룰 때이다.

야생의 세계에서 한 종류의 식물이 균형과 조화 없이 모든 질병을 치료할 수 있는 약용물질과 생명을 유지하는 약용성분을 다 가지게 된다면 아마도 이 식물은 벌써 지구상에서 멸종했을 것이다. 식물은 인간과 달리 만능재주꾼(기술자)을 만들지 않았다. 자연도 아무리 약성이 좋은 약용식물이라도 한 식물에 한두 가지의 약성물질과 성분만을 갖도록 했다. 물론 식물도 이같이 약성이 있는 물질을 공평하게 만들었지만 중요한 것은 식물에 따라 합성하는 약용물질과 약용성분이 달라서 서로 다른 약리효능을 갖는 것이 특이 하다. 결국 식물은 유전적 특이성에 따라 유전자가 만드는 물질과 성분이 서로 차이가 난다. 인간의 두뇌 능력의 차이 즉 아이큐가 차이 나는 것과 같다. 인간과 달리 지구상의 어떤 식물도 다른 식물과 똑같은 물질과 성분을 가지고 있는 쌍둥이 식물은 없다. 식물에 따라 약성물질의 종류와 효능이 서로 다른 것은 식물마다 가지고 있는 생명의 유전자가 서로 다르기 때문이다. 생명의 유전자에 의해 만들어지는 약용물질은 인간이 살아가는 신체 기관 모두에 관여하고 있음으로 유전자가 곧 살아있는 생명이라고 말할 수 있다.

식물은 생존과 번식을 위해서는 형태적인 변화와 그리고 가장 적합한 유인물질인 수분(꽃가루받이)을 위한 꿀과 화분(꽃가루)을 만들어 생명에 관련하는 유전자를 지킨다. 특히 식물은 환경 조건에 따라 생존과 번식에 필요로 합성하는 물질의 종류와 성분의 차이가 크다. 그러나 인간의 생존과 생산(번식)시스템은 식물과는 아주 다르다. 인간은 약 50~60조 개의 세포를 가지고 있고 한 개의 세포에는 약 2만 3천 개의 유전자를 가지고 있다. 한 개 세포의 유전자를 일상생활을 통해 5%의 유전자만이 사용되고 나머지 95%의 유전자(일부는 기능을 할 수 없는 DNA 조각)는 기능이 밝혀지지 않았거나 잠들어 있다. 잠자고 있는 유전자는 환경요인과 특정한 물질에 의해 깨울 수가 있다. 특히 유전자의 활용도를 높이는 것이 치매나 암의 예방과 치료에 높은 상관이 있다.

일상생활에서 마음속으로 자신이 늙었다고 생각하면 진짜 정신적으로 늙은이가 된다. 뇌 건강은 어떠한 정보를 주느냐에 따라 변화한다. 즉 인간의 뇌는 고정되어 있지 않다. 특히 두뇌 기능은 유전적으로 결정되는 것이 아니며 뇌는 끊임없이 변화하기 때문에 두뇌를 어떻게 활용하느냐에 따라 계속 수정되고 개조되며 그리고 향상되거나 쇠퇴하는 것으로 나타났다. 뇌의 건강도는 노년기 삶의 질과 수명에 영향을 미친다. 뇌는 자주 써야 좋아진다. 고인 물이 썩고, 쓰지 않은 기계가 녹스는 것과 같다. 인간은 건강한 생활을 위해 생명에 관련하는 두뇌유전자를 부분적으로 통제를 할 수 있다. 결국 뇌 질환과 연관이 높은 유전자, 즉 우리가 할 수 있는 것, 즉 치매를 예방하기 위해서는 기능이 밝혀지지 않았거나 또는 쉬고

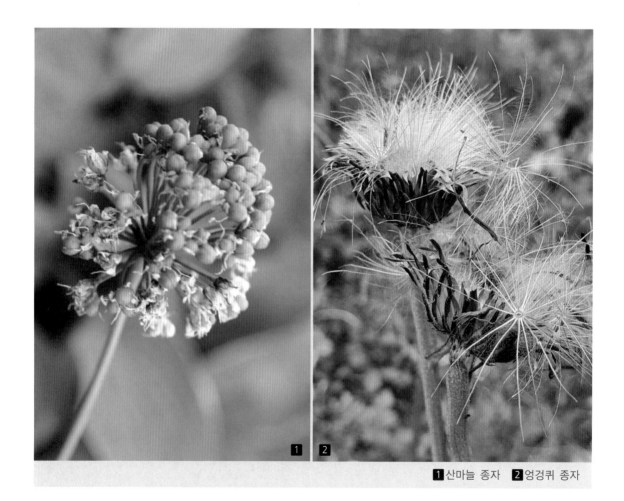

1 산마늘 종자 **2** 엉겅퀴 종자

있는 뇌 건강에 유용한 유전자의 활용도를 높이는 것이다. 고스톱을 치고 독서를 하는 것과 핑거(스웨덴, 핀란드 합작 치매 예방프로그램)가 치매 예방에 좋다는 것은 결국 뇌 건강에 유용한 유전자의 활용도를 높이는 것이다.

우리가 뇌 건강에 필요한 유전자를 활성화시키거나 억제시키기 위해서는 먹는 음식이 특히 중요하다. 오랜 기간에 걸쳐 뇌 건강에 효능이 큰 음식의 섭취는 치매유전자의 발동(발현)을 적절히 억제할 수 있다. 특히 유용한 물질을 많이 가지고 있는 약용산나물의 섭취는 뇌 건강에 유리한 유전자의 활용도를 높여 치매나 암, 뇌졸중(중풍)과 같은 큰 질병에 노출되지 않고 고혈압이나 당뇨 같은 유전적인 질병도 극복하여 오랫동안 건강한 삶을 영위할 수 있게 만든다.

뇌 건강을 좋게 하기 위해서는 뇌 건강에 도움을 주는 음식을 먹어야 한다. 뇌 건강은 먹는 음식에 따라 크게 영향을 받는다. 먹는 음식도 시대에 따라 변화를 한다. 즉 뇌 건강도 식문화에 따라 변화한다는 이야기이다. 우리나라의 음식사를 보면 과거 선조들의 밥상은 육류보다는 채소(나물류), 발효식품을 이용한 음식을 많이 먹었고, 오늘날 현대인의 식탁은 가공되고 합성된 인스턴트식품과 서구화된 식생활에 따라 채소나 발효식품보다는 육류를 가공한 식품을 많이 먹고 있다. 새로운 식문화의 도입과 식습관의 변화에 따라 옛날의 고유한 토종음식은 한순간에 뒤로 물러나게 되었다. 결국 채소(나물)와 발효식품의 섭취가 줄어든 음식의 변화는 뇌 건강에 대한 불안감을 가져왔고, 예기치 않은 치매나 고혈압, 뇌졸중 같은 질병의 발생을 증가시키는 결과를 초래했다.

자연은 인간의 뇌를 살리는 화학물질을 만든다

현대인에게 약용산나물이 왜 필요한 것인가? 치명적인 질병인 치매나 암을 예방하고 치유하는 생명의 물질을 가지고 있기 때문이다. 인간이 가지고 있는 유전자는 고유한 역할과 기능을 분담한다. 즉 어떤 유전자는 뇌를 움직이고 또 다른 유전자는 심장을 뛰게 하는 것처럼 하는 일이 분업화된 연결망(네트워크)을 가지고 있다. 특히 노화와 관련된 장수유전자는 나이 들면서 생기는 질병과 깊은 상관이 있다. 약용산나물이 현대인에게 중요한 것은 약용산나물만이 가지고 있는 물질과 성분이 치매나 암을 예방하거나 치유할 수 있는 장수유전자를 활성화시키고, 시기에 따라 치매나 암을 일으키는 변이유전자의 발동(발현)을 지연하는 조절이 가능하기 때문이다.

현대인의 식습관은 과거 야생환경에서 채취한 야생종과 재래종 채소를 이용하는 자연적인 식품에서, 오늘날은 공장에서 생산된 가공식품과 인공환경인 온실이나 비닐하우스에서 재배된 채소를 이용하는 상품적인 식품으로 바뀌었다. 인간이 가지고 있던 특정 능력인 자연치유력이나 면역력을 활성화시키기 위해서는 옛날의 토종음식을 먹어서 특정 유전자의 발동을 활성화시켜 자연치유력을 복원시키는 것이다. 또한 치매나 암의 예방과 치유을 위해서는 우리 선조들이 야생의 산나물과 약초를 먹어서 만든 면역유전자의 활성을 증가시키는 것이다. 현대인이 면역력이 약화된 것은 서구화된 식습관의 변화에 따른 식품 차이로 과거에 비해 각종 비타민과 미네랄의 섭취가 줄어들었거나 부족하여 면역유전자의 활성이 일부 줄어들었기 때문이다.

약용산나물의 특정한 약효성 화학물질은 새로운 유전자를 활성화시킨다. 우리 몸은 회복력이 뛰어나다. 약용산나물이 중요한 것은 지금까지 잠자고 있거나 손상된 유전자를 정상적으로 원상 복귀시키는 특정한 화학물질이 있기 때문이다. 결국, 음식의 변화는 새로운 유전자의 활성 변화를 가져오게도 한다. 평상시 먹지 않았던 음식을 통해 새로운 물질이나 성분을 접하게 되면 순간적으로 새로운 물질과 성분에 적응하기 위해 필요한 세포(유전자)가 활성화된다. 치매나 암을 예방하고 치유하기 위해서는 왜 약용산나물만이 가지고 있는 약효성 화학물질이 중요한 것인가? 우리 몸은 평상시 먹지 않았던 새로운 물질과 성분이 들어왔을 때 뇌 반응이 발동한다. 쓰지 않았던 뇌 영역을 자극한다. 특히 이제까지 접하지 못한 약용산나물만이 가지고 있는 새로운 약효성 화학물질과 성분이 들어와 그동안 활동이 미약하거나 쉬고 있는 뇌세포(유전자)을 활성화시킴으로써 치매나 뇌졸중을 예방하거나 치유시킬 수 있는 것이다.

왜 의학과 의술이 발달하였음에도 불구하고 현대인에게 치매나 암의 발생률이 멈추지 않고 계속 증가하는가? 물론 수명이 늘어나 오래 사는 것도 원인이 되겠지만 또 다른 원인은 새로운 식문화의 도입에 따른 식습관의 변화 즉 가공식품과 육류 소비의 증가와 영양소[미네랄(칼륨, 칼슘, 철, 아연, 마그네슘, 셀레늄), 비타민(비타민B, 비타민C, 비타민D, 비타민E, 비타민K)]가 부족한 음식(영양의 불균형, 영양결핍)의 섭취가 되겠다. 결국, 다른 개선 방법도 있겠지만 현대인에게 문제가 되는 치매나 암의 발병을 줄이거나 극복하기 위해서는 젊은층의 서구화된 식습관을 어떻게 변화시키느냐가 가장 큰 과제다.

우리가 할 수 있는 것은 젊은층이 인스턴트식품의 섭취를 줄이고 채소의 섭취를 늘려서 (약용산나물만이 가지고 있는 약효성 화학물질과 풍부한 영양소의 섭취를 통해) 자연치유력 즉 면역력을 향상시키는 방법이 가장 필요하다. 자연치유력을 향상시키는 가장 좋은 식습관은 채식이다. 약용산나물을 먹는 새로운 식습관은 나이 들어 치매나 암의 예방과 치유에 기적과 같은 변화를 일으킬 수 있기 때문이다. 물론 치매나 암에 관여하는 유전자 발동의 스위치(잠을 깨우는 것)가 저절로 켜지는 것은 아니다. 치매나 암에 관련하는 유전자를 깨우기 위해서는 무엇을 먹느냐가 중요하기 때문이다. 자연이 만든 풍부한 항산화물질과 각종 영양소(미네랄, 비타민 : 가지고 있는 종류와 성분의 함량이 중요하다)를 함유하고 있는 약용산나물을 선택함으로써 내 몸에 잠자고 있는 치매나 암에 관련된 유전자를 발동시키는 것이다.

자연환경이 변화하고 있다. 자연은 인간의 안전한 생활을 위해 환경변화를 수용하고, 인간은 환경변화에 적당히 적응하며 보조를 맞추고 있다. 환경의 변화는 인간에게 큰 재앙을 가져다주기도 하고, 새로운 식물을 탄생시켜 유용한 물질을 만들어 내어 희망을 주기도 한다. 환경의 변화에서 살아남기 위해서 동물은 동물 나름대로 공격적인 유전자를 식물은 식물 나름대로 방어적인 유전자를 강화하며 살아간다. 즉 동물은 더 날카로운 무기로, 식물은 더 강력한 화학물질(독성물질)을 합성하거나 함량을 증가시킨다. 이와 같은 새로운 물질과 성분의 증가는 인간의 질병을 치료할 수 있는 유용한 약용성분이 많아진다는 것을 의미한다. 인간이 살아가는 시대에 따라 발생되는 질병도 다르고 필요로 하는 물질과 영양소도 차이가 난다. 결국 시대의 흐름은 질병의 종류도 먹는 음식의 종류도 바뀌게 만든다.

인간이 필요로 하는 물질을 합성하는 특정 유전자와 연관된 유전자의 새로운 환경에 적응하고 진화하는 기술은 변화하고 있다. 환경변화에 적응을 위한 식물의 물질합성은 특정 유전자의 활동을 조절하여 유전자의 작동(발동)을 끄거나 켜게 하고, 필요한 특정 유전자 활성의 강약을 조절하여 만들어 낸다. 결국 유전자 코드(아미노산의 순서에 대한 정보를 제공하는 염기 단위)를 바꾸지 않고도 작동하지 않는 유전자를 깨우거나 켜서 인간에게 유용한 새로운 식물 종(돌연변이 품종)을 만들어 내고 또한 새로운 생명의 물질을 만들어 낸다. 지구상에 새로운 식물을 만드는 것은 인간이 필요로 하는 더 많은 물질과 성분을 만들어 내는 것이다. 자연은 인간에게 유익한 물질이거나 독이 되는 물질을 계속 만들어 내고 있다.

오늘 당신이 먹고 있는 음식이 뇌 건강을 지배한다. 할머니, 할아버지나 어머니, 아버지 중에 치매 환자가 없다고 해서 결코 안심할 수는 없다. 식습관이 바뀌면서 가족력이나 유전력보다는 일상생활에 먹고 있는 음식이 뇌 건강에 더욱 큰 영향을 미치기 때문이다. 뇌 건강을 위해서라면 뇌에 좋은 음식으로 바꾸어야 한다.

참당귀, 산부추, 홑잎나물, 엉겅퀴, 어수리, 단풍취, 배초향, 참취, 참나물, 곰취, 삼나물 등과 같은 약용산나물을 먹어야 하는 가장 큰 이유는 무엇인가? 이들만이 가지고 있는 특정한 약효성 화학물질과 성분이 치매나 암의 발병 빈도를 줄이거나 예방할 수 있기 때문이다. 치매나 암은 일부 유전력을 가진 질병이다. 내 가족이 가지고 있는 유전력, 어떻게 해야 내 가족의 운명을 바꿀 수 있을까? 치매나 암을 예방하기 위해서는 이런 유전병들을 일으키는 돌연변이 유전자의 발동(발현) 스위치가 켜지기 전에 막아야 한다.

우리에게 운명처럼 다가오는 치매나 암의 대물림은 늘 고통과 공포 속에 살아갈 수밖에 없기에 유전력을 가지고 있는 사람은 일상생활 중에 위험요소들 즉 불건전한 식습관, 스트레스, 영양결핍, 과음, 흡연, 운동 부족 등을 만나면 발병될 가능성이 커지게 된다. 유전자가 켜지고 꺼지는 것은 앞에 열거한 위험인자들이 유전자의 작동을 결정하는데 그중에서는 먹는 것, 즉 음식이 발동(발병)에 가장 크게 영향을 미친다. 특히 최근 50대에 발생하는 초로기치매 환자(치매 환자의 약 10%)가 급증하면서 치매는 중년 세대의 가장 큰 고민거리 중의 하나로 떠올랐다.

초로기치매의 발병은 유전력과 깊은 관계가 있다. 유전인자를 가지고 있다면 발병에 관련된 위험인자를 없애야 한다. 치매는 부모로부터 이어받은 유전력에 의해서 또는 본인이 처음으로 발병하는 경우가 있다. 치매를 예방하기 위해서는 치매유전자가 활동하지 못하게 조절하는 환경과 올바른 식습관으로 치매가 발병하지 않게 하는 건전한 생활이 필요하다. 우리가 할 수 있는 것은 건전한 건강 의식과 올바른 건강 상식으로 생활 속의 위험요소를 피할 때 치매를 예방할 수 있다.

치매를 예방하고 치유하기 위해 항산화물질은 어떻게 관리해야 할까? 자연의 생물들은 생존을 위해 스스로 변화를 한다. 생물학적 진화의 단위인 유전자가 자연환경에서 돌연변이(새로운 품종)를 만들어 새롭고 유용한 유전적 특성을 출현시킨다. 즉 새로운 유전적 특성에 의한 새로운 식물 종(품종)의 출현은 새로운 성분의 항산화물질을 만드는 것이다. 항산화물질은 생존전략에 의해 만들어지는 생리활성물질이지만 특히 새로운 항산화물질은 활성 없

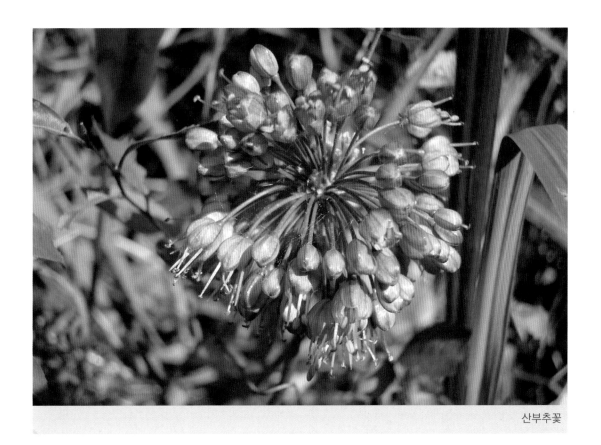

산부추꽃

이 쉬고 있는 유전자를 활성시키는 작용을 할 수 있다. 치매를 예방하고 치유하기 위해서는 활성 없이 쉬고 있는 치매와 연관된 유전자를 활성화시키는 새로운 항산화물질이 필요하다. 활성 없이 쉬고 있는 유전자를 깨우는 방법은 여러 가지가 있다. 약용산나물이 가지고 있는 특정한 항산화물질은 이런 유전자를 움직이게 하는 자동차의 액셀러레이터와 같은 역할을 한다. 또한 자연의 피톤치드나 음이온 그리고 꽃의 향기도 잠자고 있는 유전자를 활성시키는데 도움을 주는 강력한 천연물질이다. 현대인이 겪고 있는 가장 큰 문제점은 식문화의 변화에 따른 이질적인 음식 섭취로 이에 뜻하지 않은 새로운 질병들(치매, 암, 고혈압, 당뇨병, 중풍)의 발생이 늘어나게 되었다. 결국 이 새로운 질병의 발생은 식생활의 변화에 따라 특정한 항산화물질의 섭취가 거의 없거나 특정한 비타민과 미네랄의 결핍이 원인이 될 수 있다. 식생활 변화의 첫걸음은 전통적인 토종음식[산나물, 발효식품(김치, 된장)]으로 돌아가는 것이다. 이는 옛날에 보통의 백성들이 먹었던 서민적인 음식을 말한다.

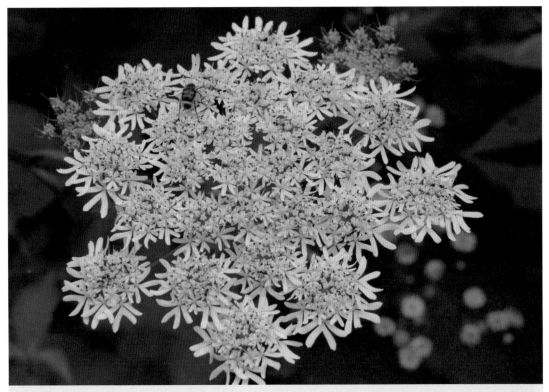

어수리꽃

　수천(만) 년 된 인간의 유전자도 일부의 서구화된 식문화에 동화(생물이 외부로부터 섭취한 영양물을 자기 몸에 알맞은 성분으로 변화시키는 일)되고 있다. 특히 특정 유전자가 식습관에 동화되어 움직이고 있다. 산업화가 진행되어 급격한 국제교류와 무역이 늘어나면서 그 중 식문화의 교류라는 새로운 문물이 발전하게 되었다. 갑작스러운 식문화의 교류는 예상치도 못한 음식의 변화를 초래하게 되었다. 식문화의 변화에 따라 건강을 지키고 치매나 암을 예방하고 치유하기 위해서는 식생활 즉 음식에 어떤 변화를 주는 것이 중요할까? 그러나 음식의 변화가 유전자의 발동(발현)이 동시에 모두 진행되는 것은 아니다. 꼭 필요한 물질의 섭취가 이루어져야 세포를 활성화시킴으로써 유전자의 발동이 켜지고 꺼지는 것이다. 즉 약용식물(약용산나물)이 가지고 있는 특정한 물질과 성분들이 우리 몸의 시스템(유전자)이 바꾸어지도록 할 수 있다. 세포의 힘은 최고의 활력을 유지할 때 활성도가 가장 크다. 특히 약용산나물은 세포의 활성을 키울 수 있는 상호보완적인 물질과 성분을 가지고 있는 음식이다. 인간도 식물과 마찬가지로 때에 따라서는 생존을 위한 방어적 반응을 보일 때가 있어 음식 종류의 선택이 중요하다.

왜 자연산이 좋은가? 자연은 식물이 자라기에 좋은 환경을 가지고 있는 곳은 아니다. 이와 같이 자연산은 야생의 거친 환경을 극복하고 살아왔기에 생명력을 강화하는 물질을 많이 가지고 있다. 자연산이 좋은 것은 자신의 몸을 더욱 강하게 만들기 위해 많은 항산화물질을 품고 있고, 영양소(비타민, 미네랄)를 많이 저장하고 있기 때문이다. 하나의 예로 엉겅퀴에서 보면 생체활성물질인 이리도이드(식물에 상처가 나면 자신을 치유·방어하기 위해서 분비되는 물질이다. 항산화작용과 항암작용, 항염작용을 한다)와 우리 몸에 꼭 필요한 필수 아미노산인 트립토판(세로토닌 합성에 도움을 준다. 세로토닌은 뇌에서 분비되는 신경전달물질 중에 하나로 세로토닌의 부족은 뇌 기능 저하와 치매 발생의 원인이 될 수 있다) 등의 중요한 성분은 인공적인 재배를 하는 경우에는 거의 없지만 야생의 자연산에는 풍부하다고 한다. 이와 같이 자연환경이 특정한 물질과 성분을 만들어 내서 가지고 있기 때문에 자연산이 좋은 것이다. 특히 자연산은 자연치유력과 면역력을 강력하게 증가시키는 생존물질(화학물질)을 가지고 있다. 치매의 예방은 약효성 화학물질과 비타민, 미네랄이 높은 자연산 약용산나물의 섭취를 통해 뇌 기능을 강화시키는 것이다.

우리가 먹는 음식의 종류는 어디에서 어떠한 환경 조건에서 자랐느냐에 따라서 효능(함량)이 차이가 난다. 내 몸의 유전자가 가장 최적의 조건으로 발동(발현)되기 위해서는 먹는 음식의 질 또한 중요하다. 음식의 질은 유기질이 풍부하고 비옥한 토양의 자연환경에서 생장할 때 좋은 질, 즉 풍부한 비타민과 미네랄을 가지게 된다. 식물의 비타민과 미네랄 함량도 생장하는 곳의 환경 조건에 크게 영향을 받는다.

사람이나 식물도 사는 곳이 중요하다. 식물이 자생하는 지역과 살고 있는 환경에 따라 형태적 특성과 성분의 함량이 다르듯이 사람도 살아온 환경이나 살고 있는 지역 환경에 따라 생활습관이 다를 수밖에 없다. 특히 가정마다 사람마다 식습관과 생활환경이 다르다. 강원도 깊은 산속의 산중에 태어나 살고 있는 산골 사람과 서울에서 태어나 서울에 살고 있는 도시 사람은 인체에 축적된 중금속도 다를 것이고, 인체에 가지고 있는 미네랄과 비타민 수치도 동일하지 않을 것이다. 이와 같은 차이는 산골 사람과 도시 사람의 먹는 음식과 생활환경이 다르기 때문이며 발생되는 질병의 종류도 다를 수 있다. 산골 사람은 깊은 산속의 오염되지 않은 깨끗한 물을 먹고 비옥한 토양에 자란 곡물과 주위의 산에서 자라는 자연산 산나물의 섭취량이 많아 다양한 미네랄과 특정한 비타민의 섭취가 가능할 것이다. 물론 콩류, 발효식품인 장류(된장, 고추장, 청국장, 간장)의 섭취량은 시골 사람이 훨씬 많을 수 있겠지만 육류 섭취량은 도시 사람보다 훨씬 적을 것이다. 특히 햇빛 보는 시간이 많아 도시인과 달리 비타민D의 결핍도 거의 없을 것이다. 이와 같은 생활환경의 차이는 산골 사람들이 도시 사람보다 치매나 암의 발병률을 낮출 수 있는 확실한 이유가 될 수 있다. 즉 건강한 식습관과 생활환경이 치매나 암의 발생빈도를 줄일 수 있다. 일례로 외국여행을 떠나는 경우 갑작스러운 환경변화로 몸이 쇠약해지는 경우가 있다. 이 현상은 음식이 달라 기존에 먹고 있던 미네랄과 비타민의 섭취가 갑자기 줄어들거나 단절되었기 때문에 나타나는 일시적인 증상이다. 즉 식생활의 형태가 바뀌었기 때문이다.

결국, 건강은 먹는 것이 중요하다. 음식의 종류가 바뀜으로써 체질에 맞는 필수적인 영양소를 고르게 흡수하지 못하거나 줄어든 것이 문제이다. 최근에 치매나 암과 같은 질병의 발생이 늘어나는 것도 음식 변화와 크게 연관이 있다. 약용산나물과 같은 전통음식을 먹는 음식의 변화는 치매나 암에 관여하는 유전자의 발동(발현)을 억제시킬 수 있다. 결국 우리는 먼 옛날 할아버지의 유전자와 할머니의 손맛으로부터 물려받은 몸이다. 할머니가 만들어 주시던 음식이 유전자의 스위치를 켜지게 하는 것이다. 할머니 손맛으로 만들어진 음식인 약용산나물을 먹는다는 것은 현대인들에게 정신적으로 큰 고통을 주고 있는 치매나 암을 극복할 수 있는 최고의 밥상이 될 수 있다.

자연이 만든 약용산나물의 특정한 약효성 화학물질은 생명과 질병에 관련된 유전자를 깨우거나 조절할 수 있으며 한편으로는 효소의 기질(효소의 작용을 받으면 화학 반응을 하는 물질)을 활성화시켜 질병을 이기는 자연치유력을 향상시킨다. 이와 같이 우리 몸의 건강은 생명에 관련된 유전자 조절 관계에 의해 유지되는데 이것이 자신과 내 자식들이 문제가 되는 유전성과 관련이 있는 질병인 치매, 암, 고혈압, 당뇨, 뇌졸중(중풍)의 예방과 치료를 위해 약효성 화학물질을 가지고 있는 약용산나물을 먹어야 하는 가장 큰 이유이다.

특히 노후에 치매나 암, 뇌졸중 없는 건강한 삶을 위해서는 젊은 시절의 식습관과 생활습관이 크게 영향을 미친다. 젊어서 건강관리를 등한시 할 경우에는 노년에 치매나 암, 뇌졸중으로 고생하며 살아갈 가능성이 크다. 일생의 행복과 건강은 자기 스스로 만드는 것이다. 특히 노년에 치매나 암이 없는 건강한 삶을 살기 위해서는 육류와 가공식품 위주의 식단에서 약용산나물과 같은 채소 위주의 식단으로 과감히 바꾸는 음식혁명을 일으켜야 한다.

CHAPTER 2

자연이 만들어 낸
마법 같은
약초(藥草)

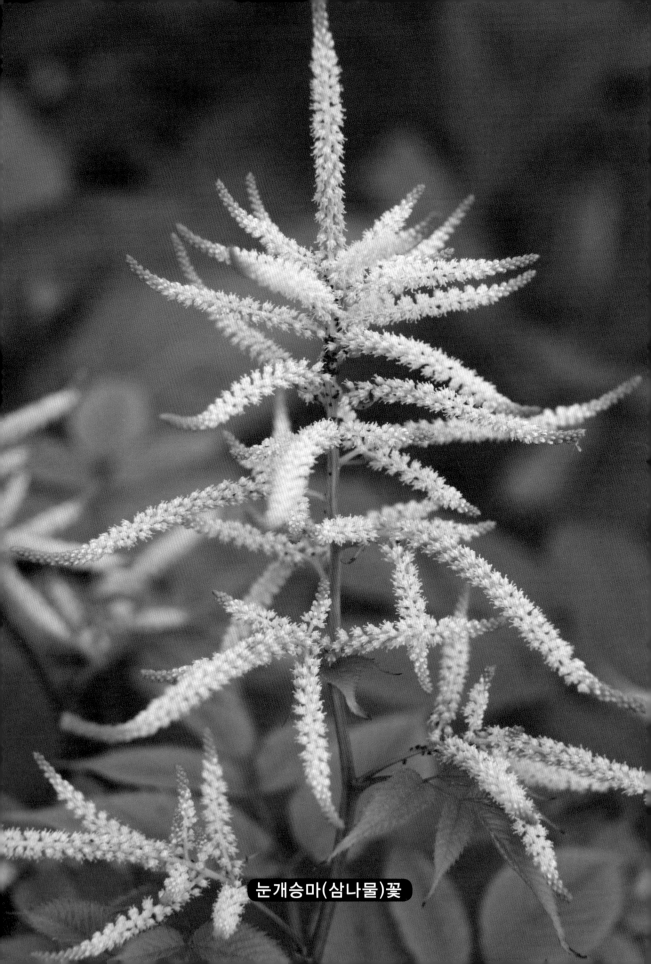

눈개승마(삼나물)꽃

1. 인생은 결승선을 향해 떠나는 마라톤과 같다

우리는 자연에서 와서 언젠가는 또다시 자연으로 돌아가야만 한다. 약용식물(약용산나물)은 자연으로 돌아가는 시간을 연장시킬 수 있다.

약용식물이란 질병을 치료하는 약효를 가진 약이 되는 나무와 풀을 말한다. 자연산을 먹으면 몸에 변화를 일으킨다. 우리 몸은 평상시 예기치 못한 새로운 물질이나 성분이 들어왔을 때 즉각적으로 신체에 반응이 나타나기 때문이다. 자연산 약용식물이 가지고 있는 새로운 물질과 성분이 우리 몸의 유전자를 바꿀 수 있을까? 일상생활에서 겪고 있는 스트레스는 유전자를 바꾸기가 쉽지 않지만, 우리가 먹는 새로운 음식은 능동적으로 바꿀 수 있는 대상이 될 수 있다. 최근에 우리 몸의 유전자 발동(발현)을 바꿀 수 있다는 것을 증명하는 많은 연구가 발표되고 있다. 댄 오니쉬 박사는 "우리는 식습관의 변화로 건강해질 수 있다"며 "음식을 통해 불가능해 보이는 것들도 바꿀 기회를 가질 수 있다"고 강조한다. 즉 음식의 변화로 유전자를 직접적으로 변화시키지는 못하지만, 유전자와 상호작용을 하는 몇 가지 인자를 바꿈으로써 질병에 영향을 미칠 수 있다는 것이다. 특히 약용산나물을 먹는 음식의 변화에 의해 약용산나물만이 가지고 있는 약효성 화학물질과 성분의 섭취는 치매나 암에 관여하는 새로운 유전자의 발동을 일으킬 수가 있을 것이다.

결국, 질병을 예방하거나 치료하는 유용한 유전자는 타고난 유전자보다 식습관과 생활습관을 통해 바꾸는 것이 더 중요하다는 의미다. 최근의 연구에 의하면 치매의 유전적 요인은 전체 알츠하이머 발병의 40~50%밖에 차지하고 있지 않기 때문이다. 결과적으로 치매의 원인은 유전적 요인뿐만 아니라 환경적 요인에 의해서도 영향을 받는다. 유전적 요인을 가지고 있는 사람이 불량한 환경에 노출되었을 때는 유전자 발동이 높아진다. 이와 같이 나이를 먹어가면서 건강을 유지하기 위해서는 먹는 것이 더 중요하다. 약용산나물이 중요한 것은 질병을 바꾸는 유전자의 발동(발현)에 영향이 있는 특정한 약효성 화학물질과 성분을 가지고 있기 때문이다. 이와 같이 유전자의 발동이 환경적 요인에 의해 지배가 된다면 가족력이나 유전력을 가지고 있는 사람도 자신의 노력 여하에 따라 잘만 관리하면 유전자의 발동이 제한되어 치매나 암에 걸리지 않고 건강하게 오래 살 수 있는 희망을 키울 수 있다.

식습관의 변화로 얻을 수 있는 것은 우리가 기대하는 것보다 크다. 특히 올바른 식습관은 특정한 질병인 치매나 암을 예방하고, 노화를 막고 건강하게 오래 살 수 있는 기회를 얻게 한다. 노후의 건강한 삶을 위해서라면 자연이 만든 약용산나물의 중요성을 다시 한번 생각해야 할 것이다.

인생이란 정해진 시간 없이 결승선을 향해 떠나는 마라톤과 같다. 마라톤선수가 결승선에 도착하는 시간이 서로가 다르듯 인생 끝의 시간도 서로 다르다. 결승선의 도착은 일등이 아닌 꼴찌의 인생이 필요하다. 결국 인생이란 느리게 가는 미학이다. 치매나 암의 고통으로 마라톤을 포기해서는 안 된다. 치매나 암이 없는 건강한 인생을 살 수 있을까? 인생이란 정해진 시간과 목적지가 없이 결승점을 찾아 차표 하나 쥐고 떠나는 여행길과 같다. 일단 차에 오르면 시간은 거침없이 흘러가 되돌리지도 못하고 중도에서 내릴 수도 없는 여행길을 떠나는 것이다. 진달래가 만발한 시골길을 달리는 동안 즐거움과 행복감에 취해 잠시 쉬었다 가고 싶지만 멈출 수 없는 것이 인생이고, 뜻하지 않은 고통과 아픔이 닥쳐올 경우 빨리 터널을 뚫고 쏜살같이 지나치고 싶지만 맘껏 속력을 낼 수 없는 것이 인생이다. 잠시 쉬었다가, 멈추었다가, 아니면 다시 되돌아가려고 손에 쥐어진 차표를 내팽개치거나 찢어 버릴 수도 없는 것 또한 인생길이다. 아이가 청년이 되어 어른이 되고 노인이 되는 정해진 길을 홀로 무던히 지나가는 것이 인생이다. 이 길은 사람에 따라 행복하고 즐겁게 걸어갈 수도 있고, 불행하고 비참하게 걸어갈 수도 있는 길이다. 아쉬운 것은 예상치 못한 질병에 의해 가던 길을 멈추게 하는 것이 인간이 겪는 가장 가슴 저린 인생길이다.

모두가 즐겁고 행복하게 살아가려고 한다. 가장 큰 행복은 늙어서까지 치매나 암의 고통 없이 건강하게 가는 것이 이승에서 가장 멋지게 살아가는 인생일 것이다. 즐거운 인생을 사는 것은 가는 길에서 중도에 멈추게 하는 치매나 암 같은 무서운 질병을 피해 가는 것이다.

자연은 건강한 뇌를 만들어 준다. 뇌는 가소성(환경변화에 적응하고 대처할 수 있는 능력)을 가지고 있다. 뇌 건강을 위해서는 뇌 단련(학습, 뇌 훈련)이 필요하다. 노후의 인간다운 삶은 뇌가 건강하여 치매가 없고, 육체가 건강하여 가족에게 존엄 받으며 살아가는 것이다.

자연에는 인간의 생명과 건강을 주는 다양한 종류의 생물이 살아가고 있다. 인간도 모든 생물과 같이 자연의 법칙에 따라 살아가야 하는 생활패턴을 가지고 있다. 자연환경을 벗어난 생활패턴에 접하였을 때 뜻하지 않은 큰 고통(질병)들이 만들어지고 있다. 자연과 가까이 살아가면 있던 병도 나아서 건강해지고, 자연과 멀리 떨어져 살게 되면 없던 병도 생긴다. 자연은 인간의 생명이 살아있는 동안에는 모든 혜택을 조건 없이 제공하지만, 나이가 들거나 병이 들어 생명(목숨)이 다 하면 다시 자연의 품으로 불러들인다.

인간의 생명은 정해진 크기의 몸을 태우는 촛불과 같다. 아주 길어야 101줄, 더 길어야 120줄의 메스실린더(시험관) 눈금과 같은 시간이다. 생명의 눈금을 태우는 데는 많은 시간이 소비되지 않는다. 즉 인생길은 철 따라 해마다 와서 잠깐 머물다 가는 철새와 같다. 오늘 한 해의 한 철이 흘러가고 있지만, 자연에 머무는 동안 바라는 것은 나이가 들어 늙어가면서 큰 병의 고통 없이 편안히 살다가 다시 자연으로 돌아가는 것이다. 자연에 머무는 동안 자연이 인간에게 선물한 다양한 생명들은 어느 것 하나 귀중하지 않은 것이 없다. 인간은 자연을 먹고 산다고 한다. 자연은 인간의 생명활동에 필요한 다양한 생물자원을 가지고 있기 때문이다. 결국 자연에서 태어나 자연을 품고 살아온 인간은 자연을 떠나선 살 수도 없고, 사는 동안 자연과 더불어 살아갈 수밖에 없다.

자연의 세계에는 동물, 식물, 곤충과 미생물이 영양 단계의 먹이사슬(생물계에서 여러 생물들이 잡아먹고 잡아먹히는 관계)을 통해 먹고 먹히는 생존경쟁을 이어가고 있다. 자연의 세계에서 생물들의 생활은 경쟁, 포식, 협력, 공생 등에 의해 조절되는 관계망으로 얽혀있다. 복잡한 관계망에 얽힌 생물들은 때로는 서로 도우며 공생관계를 유지하고, 또한 죽기 살기로 서로 경쟁하며 살아간다. 그러나 서로의 관계망에 얽힌 생물들, 특히 식물과 곤충, 동물 간의 공진화(유전정보의 교환이 최소이거나 또는 전혀 없는 생물 간의 진화적인 상호작용이다. 즉 둘 이상의 종이 영향을 미치며 진화하는 것을 말한다. 꽃과 곤충의 관계, 또한 식물의 방어물질 생산과 초식동물의 해독기구의 진화관계)는 항상 상호 협조적으로 일어나는 것만은 아니다. 식물은 항상 다른 생물들, 그중에서도 특히 초식동물이나 곤충, 애벌레에게 먹히지 않으려고 온갖 방어물질들을 개발해 왔다. 규산 함량을 증가시켜 잎과 줄기를 단단히 만들어 곤충과 애벌레가 갉아먹거나 씹어먹지 못하게 하는 것은 물론 고약한 악취를 풍겨 접근하지 못하게 하거나 독성이 강한 물질을 합성하여 그들의 공격을 퇴치하는 다양한 생존전략을 구비하고 있다. 결국 식물은 자신의 유전자(종자, 씨앗)를 더 많이 생산하고 보존·번식시키는 생존전략의 방향으로 진화하였다. 그러나 인간만은 공진화에 역행하여 식물이 생존을 위해 합성한 물질들을 질병 치료와 건강을 위해 유용하게 이용하고 있다.

자연의 세계에서 인간과 가장 가깝게 살아온 식물은 자연의 생태계를 구성하는 1차생산자로서 생명과 건강에 기초를 두기 때문에 대단히 중요한 역할을 한다. 자연의 세계에서 인간은 생존(먹고, 입고, 쓰고, 병을 고치고)을 위해 식물이 가지고 있는 장점을 이용하는 유일한 동물이다.

인간은 큰 질환인 치매나 암의 고통 없이 건강한 삶을 살아가기 위해서는 자연을 정복해야 한다. 자연의 세계를 정복하고 통제하려는 인간의 욕망은 식물을 다루는 과학의 힘으로 가능할 것이다. 자연을 정복하려는 인간의 욕망 첫번째는 인간을 지키기 위해 자연을 지배하려고 한다. 수백(천) 년이 지나온 자연은 오늘날까지 인간에 의해 통제되지 않는 옛날 그대로의 자연이다. 인간이 자연을 지배하려는 우월감은 인간의 천성이다. 현대인은 자연과 인간이 공존하는 시대에 전자 문화를 누리며 살고 있다. 현대인의 육체적인 삶은 인공적인 도시공간에 머물기를 원하지만, 정신적인 삶은 자연세계의 테두리 안에 머물러 있기를 바란다. 야생식물들은 자연을 정복하려는 인간을 간접적으로 연결시키는 역할을 하고 있다. 자연의 모든 생물 특히 동물과 식물을 지배하려고 한다. 또한, 자연의 변화들 태풍, 지진, 가뭄, 폭우 등을 통제하여 지배하려고 한다. 물론 식물은 다양한 방법으로 진화해왔다. 인간과 협력하기도 하고 때로는 지배자가 되어 인간을 유리하게 이용하기도 하였다. 인간과 식물은 직간접적으로 서로 의존하면서 진화해왔기에 자연은 인간의 세상이 되는 것이다.

자연을 지배할 수 있을까?

자연을 정복하려는 인간의 욕망 두 번째는 약용식물을 다루는 기술에 달려있다. 오늘날 전 세계의 국가에서 가장 중요하게 다루고 있는 정책은 우주산업도 IT산업도 아니고 그것은 오로지 한 국가가 보유하고 있는 약용식물의 종과 질에 따라 한 국가의 부를 좌우하는 식물자원 시대이다. 특히 기술문명을 누리고 사는 현대인의 생명과 건강을 위해 한 국가가 보유하고 있는 약용식물의 중요성이 그 어느 세기보다 중요시되는 시대이다. 앞으로 한 국가의 부와 건강의 질은 약용식물을 어떻게 접근하고 어떻게 사용하느냐의 기술(능력)에 크게 좌우될 것이다.

자연을 정복하려는 인간의 욕망 세 번째는 생물자원의 동력을 강화하는 자연과학의 연구에 달려있다. 현대문명은 에너지와 물질뿐만 아니라 공기와 물의 순환과 같은 중요한 생명유지시스템에 있어서는 아직도 자연의 생물자원에 의존하고 있다. 특히 미래의 건강을 위해서라면 생물자원의 동력을 강화하는 산업기술의 연구가 이루어져야 한다. 인간의 생명과 건강을 위한 과학의 연구는 자연의 산물에서 찾아야 한다. 특히 의약 분야에서는 약용식물의 동력이 현대인의 특정한 질병인 치매, 암, 고혈압, 당뇨, 뇌졸중, 심장병 등의 예방과 치료를 할 수 있는 새로운 의약품개발로 활용 가치가 높아지게 될 것이다. 그리고 식품 분야에서는 야생의 식물이 강한 생명력을 가지고 있으므로 이 강한 생명력을 음식으로 섭취하는 인간에게 직접 전달되어 큰 질병인 치매나 암에 걸리지 않고 건강한 삶을 사는 데 크게 공헌하게 될 것이다.

자연의 생물자원은 인간의 생명현상을 움직이게 하는 동력이 된다. 수 세기 동안 산업의 발달과 인구의 급격한 증가에 따른 화석연료 사용의 증가로 자연의 동력을 크게 변화시키는 데 인간의 힘이 크게 작용하게 되었다. 그렇지만 중요한 것은 산업이 눈부시게 발달되었음에도 불구하고 자연이 동력변화의 기본적인 원리는 사라지지 않았고 단지 이것의 복잡성과 수량적인 관계만 변동하였을 뿐이다. 세상은 변해도 19, 20세기의 자연세계나, 21세기의 자연세계의 원칙은 변하지 않았다. 인간의 건강한 생활을 위해 자연의 파괴적인 기술보다는 조화적인 기술을 통해 약용식물을 생약자원의 동력으로 향상시키는 것이 중요하다. 세상을 지배하려는 인간의 욕망은 끝이 없는 것 같다.

오늘날 현대의학은 치료의학에서 예방의학의 방향으로 흐름이 진행되고 있어 스스로 건강관리가 가능한 대체의학에 대한 약용식물의 중요성이 커지고 있다. 특히 우리의 선조들은 민간요법, 약초요법을 통해 예로부터 약용식물(약초)을 이용한 질병의 예방과 치료를 통해서 건강을 유지하고 장수를 누리는 법을 터득해왔다. 우리나라는 세계 어느 나라보다 사계절의 변화가 뚜렷해 다양한 약용식물이 자라고 있어 지방에 따라 고유한 민간요법, 약초요법이 많이 발달되었다.

먼 옛날 선조들의 지병을 치료하는데 사용했던 약용식물, 우리 몸에는 우리 것이 좋다는 약용식물, 그리고 약이 되는 푸성귀(채소)인 산나물이 있다. 수백 수천 년간 야생의 환경에서 우리와 함께 적응하고 진화해온 약용산나물은 우리 몸에 꼭 필요한 푸성귀가 되어 우리 몸을 만들고, 우리 몸을 지켜 준, 우리 몸에 고마운 영양소를 모두 가지고 있다.

약용산나물은 우리에게 꼭 필요한 약효성 화학물질과 영양소를 가지고 있는 약초로 특정한 질병인 치매, 암, 고혈압, 당뇨, 뇌졸중(중풍)을 예방할 수 있고, 병든 몸을 개선하고 치료할 수 있는 소중한 토종생약자원이다. 오늘날 현대인이 겪고 있는 가장 큰 고통은 식생활이 서구화됨에 따라 한순간에 고유의 토종음식인 약용산나물만이 가지고 있는 물질과 영양소의 섭취가 사라지거나 줄어듦으로써 생각지도 못한 생활습관병(고혈압, 당뇨병, 동맥경화, 고지혈증)과 치매나 암과 같은 질병의 발생이 늘어나고 있다. 특히 치매의 경우 우리가 먹지 못했던 약용산나물만이 가지고 있는 뇌 기능에 좋은 약효성 화학물질과 성분을 먹을 경우에는 뇌 기능을 크게 활성화시킨다.

현대인의 건강한 생활을 위한 전통음식으로 약용산나물의 중요성에 관해 이제는 다시 심도 있게 생각해 볼 시기이다. 현대인의 식생활 형태는 채소와 같은 식물성 음식의 섭취량 및 섭취 비율이 감소하고(줄어들고) 육류와 같은 동물성 음식의 섭취량 및 섭취 비율이 증가하는(늘어나는) 것이 문제이다. 야생식물 중에는 현대인이 겪고 있는 특수한 질병인 치매나 암과 만성질환(심장병, 위궤양, 관절 류머티즘, 결핵, 신장염, 고혈압, 당뇨병)을 예방하고 치유하는데 도움을 줄 수 있는 약용식물과 약용산나물이 있다. 우리 모두가 야생의 자연에 유용한 약효성을 가지고 있는 약용식물과 약용산나물의 가치에 관심을 가져야 한다.

인간의 간섭과 온난화에 따른 급속한 환경의 변화는 동식물의 유전자를 계속 변화(돌연변이)하게 하고 있다. 결국 변화가 만들어져야 또 다른 변화가 시작된다. 좋은 방향의 환경변화는 새로운 식물을 만들어 내고, 나쁜 방향의 환경변화는 인간의 건강에도 악영향을 미치는 예기치 못한 새로운 질병을 계속 만들어 낸다. 새로운 질병을 치료할 수 있는 방법이 무

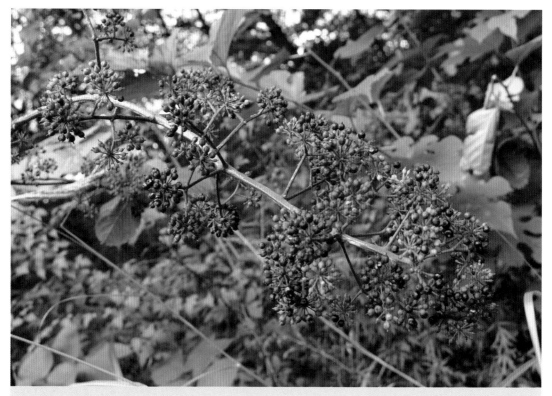

독활(땅두릅) 열매

엇일까? 건강한 장수를 위해 확실한 것은 약용식물이 이러한 변화에 의해 발생하는 질병을 예방하고 치료할 수 있는 해결책을 가지고 있다는 것을 명심해야 한다.

"사람은 한평생을 살아가고 마무리하는 길에서 행복하게 죽는 것보다 아름답게 늙어가는 것이 더 어렵다"(앙드레 지드). 이는 오래 사는 것보다는 치매나 암과 뇌졸중(중풍)의 고통 없이 건강한 여생을 보내는 것이 무엇보다도 고맙다는 이야기다. 자연에서 나서 예약되어 있지는 않지만 언젠가는 또다시 자연의 세계로 돌아가야만 하는 것이 인생 여정이다. 머무는 시간은 서로가 다르지만 무엇을 하느냐, 건강하게 사느냐는 식습관과 생활습관에 따라 짧은 시간 아니 더 긴 시간이 될 수 있다. 인생은 단 한번 살 수 있는 기회밖에 없다. 얼마나 사느냐도 중요하지만 어떻게 살았느냐가 더 중요하다. 나이가 들어 늙으면 흙으로 돌아가야 하는 것은 누구도 피해갈 수 없는 자연의 섭리이다. 바다로 향해 흘러가는 강물처럼 인생은 정해진 시간(인간의 수명)에 자연의 공간을 흔적 없이 흘러 지나갈 뿐이다. 결코 돈과 명예도 인생을 멈추게 할 수 없으며 반복하여 두 번 살 수도 없다. 다시 한번 살 수 있다면 멋진 삶을 살 텐데 하는 아쉬움만 남는 것이 인생이다.

인간은 죽기 위해 나이를 먹는 것이고 또한 반드시 죽게 된다는 것도 알고 있다. 무엇이 그리 바쁜지 나이가 들어 늙어 가도 죽음이란 단어를 가슴으로 느끼지 못하고 힘들게만 살아가고 있다. 우리 모두 자연의 세계에 머무는 동안 경제적인 여유로움 속에 큰 병 없이 건강하게 살다가 가기를 바란다. 즉 마지막까지 곱고 아름답게 가는 길, 이 길이 세상의 모든 늙은이가 이승에서 바라는 행복함과 소원일 것이다. 서경(書經)에도 천수(天壽)를 다 누리고 건강히 살다가는 장수(長壽)의 복(福)인 수(壽)와 고종명(考終命)이라 하여 건강하게 살다가 큰 고통 없이 잘 죽는 것도 오복(五福) 중의 하나라 하였다.

오늘날 기술문명의 발달을 통해 우리 모두가 살고 있는 도시 세상은 건강을 책임질 수 없는 인공화되어 가는 세상으로 급속히 변화하고 있다. 전 국민의 90% 이상이 자연 세상이 아닌 도시화된 인공 세상에 살고 있다. 그래도 행복한 것은 아직까지는 자연에 갈 곳이 있고 머물 곳이 있으며 그곳에는 우리 모두의 건강을 책임지는 수많은 약용식물이 살아있다는 것이다.

왜 자연이 좋으냐고 물으면 단순히 그곳은 우리가 태어난 어머니의 품속 같은 아늑함을 느끼는 고향 같은 곳이고 힐링할 수 있는 편안한 곳이기 때문이라고 말할 수 있다. 하나 더 덧붙여 말한다면 자연의 생물자원 중에 생명과 건강을 책임질 수 있는 약용산나물이라는 약초가 자라고 있어 좋다고 할 수 있다. 도시에 사는 현대인이 건강에 이상이 생겼을 때 왜 자연의 세계로 돌아가 자연인이 되려고 하는지, 왜 건강을 자연과 결부시키려고 하는지, 그리고 왜 자연 속의 약용식물과 약용산나물이 건강에 중요한 역할을 할 수밖에 없는지 이제는 어느 정도 알 수 있을 것이다. 자연은 인간을 살릴 수 있는 생약자원을 가지고 있고 모두에게 대가없이 필요할 때 이용할 만큼의 선물을 주는 곳이다.

우리가 잊어서는 안 되는 것은 불과 일백 년 또는 수백 년 전의 할머니, 할아버지는 몸이 아프고 먹거리가 부족한 혹독한 생활을 겪으며, 살기 위해 야생의 산물(약초, 산나물, 버섯, 나무 열매)을 먹고 병을 고치며 살아왔다. 이 시대의 약용식물과 산나물의 이용은 인간과 식물 간의 정확한 공진화의 기준을 가지고 살아왔다. 야생의 경험을 통해 어떠한 식물을 나물로 먹고 어떠한 식물은 특정한 질병을 치료하는 약성을 가지고 있는지, 어떠한 식물이 몸속에 진통을 유발하는 독성을 가지고 있는 독초인지를 알아 건강하게 자연에서 살아가는 방법을 터득하게 되었다. 이와 같이 우리들의 할머니와 할아버지는 약초와 약용산나물을 먹고 버틴 사람들이다.

식용이 가능한 식물은 동서양이 서로 공통점을 가지고 있다. 식물의 독성 유무를 확인하는 방법으로 미국에서는 말이 먹을 수 있는 식물을 독성이 없는 안전한 식물이라고 분류하였고, 우리나라도 마찬가지로 소가 먹는 식물을 독성이 없는 안전한 식물로 분류하였다. 그러나 특정 지역에서 안전하다고 분류된 식물들도 지역적인 환경 조건에 따라 적은 독성을 가질 수 있기 때문에 주의해야 한다.

약용산나물은 신분의 높낮이, 빈부의 격차 없이 건강을 위해 남녀노소가 즐겨 먹을 수 있는 약이 되는 서민의 음식이다. 이제는 힘든 시절 우리들의 할머니 할아버지를 살린 약용산나물을 치매나 암이 없는 건강한 노년을 만들기 위해 먹는 것은 당연한 일이다.

2. 생명과 건강을 지킬 수 있는 하늘이 내린 영초

약용산나물은 자연이 만들어 낸 마법 같은 약초(藥草)이다. 그리고 생명과 건강을 지킬 수 있는 하늘이 내린 영초(靈草)이다.

수많은 생명체의 희생으로 인간의 생명과 건강이 이어진다. 인간이 잊고 살아온 중요한 교훈이 있다. 건강이 얼마나 중요한 것인지. 인간이 노후에 건강하게 살아가느냐, 뜻하지 않은 질병인 치매나 암에 걸려 고통스럽게 죽어가느냐는 식생활의 비중이 크다. 무엇을 먹느냐에 따라 건강하게 오래 사느냐 아니면 고통스럽게 죽어가느냐로 나뉜다. 현대인의 식생활은 영양소(비타민, 미네랄)가 부족한 가공식품과 인스턴트식품을 먹고 탄산음료와 가당음료를 즐겨 마시며 건강을 무시하며 살아왔다. 건강은 먹는 것이 중요하다. 특히 뇌세포의 활성과 뇌 건강을 위해서는 식생활이 영향을 미친다. 뇌 건강에 잘못된 식생활은 뜻하지 않은 질병인 치매의 고통을 받게 된다.

인간은 자연치유력을 가지고 있다. 세월의 흐름에 병들지 않고 건강하고 가치 있게 살아갈 수 있게 자연치유력을 만들어 주는 것이 자연의 산물이다. 특히 뇌를 살리는 약용산나물은 치매나 암이 없는 자연인으로 만들어 준다. 먼 옛날부터 식물은 인간의 생명현상에 필요한 모든 약품의 원료를 제공해 왔다. 특히 수천 년 전부터 질병의 치료를 위한 약용식물의 이용은 효능(약성)에 기초한 근거를 가지고 발달하였다. 그리고 건강한 삶을 위한 식재료도 수백 년 전부터 약용산나물을 이용한 음식으로 다각적이고 풍성하게 발전시켜왔다. 특히 약용산나물의 특성은 음식으로서의 맛과 약성을 가지고 있는 약초 반찬으로, 그리고 몸을 보하는 건강 반찬으로, 질병을 예방하고 회복을 돕는 치료 반찬으로 최고의 음식이다. 이와 같이 옛 조상(선조)들의 지혜가 모아져 후손에게 전해진 약용식물의 효능을 이용하여 반찬으로 먹는 약용산나물은 참으로 고맙고 감사한 일이지만, 이 귀중한 전통음식을 오늘날 충분히 활용하지 못하고 있다. 할머니 할아버지의 밥상에 늘 함께했던 약용산나물은 오늘날까지 현대인의 건강한 삶과 밀접한 관계에 있다. 그 핵심적인 관계는 의술이 발달하지 못했던 시대에 질병을 치료했던 약성을 가지고 있는 약초이기 때문이다.

인간과 식물은 복잡한 상호작용을 통해 서로 적응하며 진화해왔다. 인간과 약용식물의 생명 끈은 끊이지 않고 연결되어 오늘날까지 질병을 치료하는 의술은 여전히 존재한다. 특히 약용식물의 약성을 이해하기 위해서는 인간과 식물의 격차를 좁혀나갈 수 있는 식물이 최초로 태어난 곳, 즉 자생지(식물이 최초로 만들어지고 나서 자란 땅. 인간의 뿌리를 찾는 것과 같다)의 환경과 생태를 알아야 한다. 식물은 자연중심의 야생환경에서 생장을 한다. 즉 자연환경에서 영양분(무기물)을 흡수하여 유용한 물질로 바꾸고 또한 필요한 효소와 성분을 합성하여 자기 통제 하에 스스로 영양의 균형을 잡아가며 생장하고 자식(씨앗, 종자)을 만든다. 그러나 인간은 도시중심의 인공환경에서 태어나 성장을 한다. 즉 합성된 양분을 외부로부터 섭취하여 에너지로 만들어서 살아가야만 하는 인간은 체내에서 스스로 영양의 균형을 잡아가며 살아가기가 무척 어렵다. 중요한 것은 영양의 균형을 맞추기 위해서는 무엇이든 어떠한 것이든 먹고 마셔야 한다. 그렇기 때문에 때 맞춰 신진대사에 꼭 소비되는 물질과 영양을 섭취하기가 쉽지 않다. 결국, 불균형한 영양상태와 부족한 영양 섭취는 외관상으로 뚜렷하게 나타나지는 않지만, 시간이 지나 반복되면서 부족한 영양결핍(미네랄, 비타민)이 원인이 되어 치명적인 병이 발생하기도 한다.

인공적인 환경 조건에서 재배된 채소는 시비된 비료의 양에 의해 일시적인 생장이 지배하지만, 자연의 식물이 풍부한 영양소를 가진 것은 야생의 토양에서 생장과 개화 시기에 맞게 단계적으로 양분을 흡수해 최적 생장을 위한 영양 균형을 스스로 맞춰간다. 재배하는 채소는 벌레와 병균이 침입하면 농약을 살포하지만 야생의 식물들은 벌레와 병균의 침입을 방어하기 위한 방어물질을 스스로 만들어 내거나 독성물질을 만들어 자신을 지킨다. 인간은 이처럼 적과의 싸움에서 이기기 위해 풍부하게 만들어지는 약용식물이 가지고 있는 물질과 영양 섭취를 통해 질병에 대한 면역력을 강화시킬 수 있다. 약용식물이 치매나 암에 좋은 약성을 왜 가지게 된 것인지 또는 왜 약용산나물이 질병에 좋은 효능을 가지고 있는지는 약용식물만이 가지고 있는 특이성이다. 특히 현대인이 겪고 있는 무서운 질병인 치매나 암을 예방하고 치유하기 위한 가장 좋은 방법은 천연산 약효성 화학물질과 다양한 비타민과 풍부한 미네랄을 가지고 있는 자연이 만든 약용산나물을 이용하는 것이다.

인간은 자연에서 태어나서, 자연이 만들어 놓은 세상에 잠시 머물다가 자연이 주는 산물을 이용할 수가 없어지면 다시 자연으로 돌아가게 된다. 이 기간이 길어야 백일 년(101) 또는 아주 길어야 백이십 년(120)이다. 자연에서 생존을 위한 생물들 간의 치열한 경쟁은 생명력을 더 강하게 만든다. 과학은 아직도 자연의 생명력을 완벽히 복제하는 기술을 만들지 못했다. 만약 미래의 과학이 생명력을 복제하여 질병 치료에 필요한 약성물질과 성분을 가진 맞춤형 식물을 만들어낸다면 인간의 기대수명도 120을 넘어 150까지 늘어나지 않을까? 즉 자신의 수명을 자기 스스로 조절하는 시대가 올 것이다. 우선 우리가 할 수 있는 것은 백한 살까지 치매나 암이 없이 건강히 살아가기 위해서는 야생의 기(氣: 생명체가 활동하는 데 필요한 육체적, 정신적 힘)를 가지고 있는 음식을 먹고, 좋은 환경에서 생활하고, 많이 움직이며 사는 것이 필요하다.

천혜의 경관, 즉 경치가 좋은 곳이 관광지가 되어 많은 사람을 끌어모으듯 식물도 살아가기에 좋은 장소가 있고, 약이 되는 물질을 만드는 자리가 따로 있다. 좋은 자리라는 것은 동북쪽, 서북쪽 방향에 부식질이 풍부하며 햇빛이 적당하게 비치고, 바람이 잘 통하고, 토양이 수분을 적당히 머금고, 배수가 잘되는 곳으로 사막의 오아시스 같은 지역을 말한다. 좋은 환경의 좋은 자리에는 약효성 물질과 성분을 만드는 특별한 식물 종이 분포한다. 특히 중요한 것은 식물이 살고있는 토양의 종류와 토양산도(pH : 토양이 산성이냐 중성이냐 알칼리성 토양이냐를 말하는 것) 차이로 미생물의 종류와 무기 성분의 조성이 달라진다는 것이다. 따라서 이런 곳에서는 희귀한 식물이 분포하게 되고 이러한 희귀식물은 일반 식물과 다른 특정한 물질과 성분을 갖는다. 이같이 특정 지역에서 환경 차이를 극복한 식물은 살아가기 위한 생존법으로 특정한 물질과 성분을 합성하게 된다. 식물은 이러한 환경 조건에서 살기 위해 만들어진 물질과 성분의 종류와 함량 차이가 약성이 크다(좋다) 작다(나쁘다)를 결정하는 요인이 된다.

식물이 가지고 있는 물질과 성분의 종류는 유전적인 차이를 보이지만 함량은 환경적인 차이에 의해 어느 정도 지배하는 것 같다. 지역적인 특산식물(특정한 지역에서만 자라는 식물)이 분포하는 것도 이러한 이유다. 식물자원을 약용식물로 이용하고 약성을 향상시키기 위해서는 식물(약용식물)이 자라는 곳과 자라는 곳의 환경이 큰 역할을 하게 된다. 좋은 환경에는 좋은 약성을 가진 식물이 살아가기 때문에 식물 약성에도 환경이 중요하다. 맹자(孟子)의 맹모삼천(孟母三遷 : 인간의 성장에 환경이 중요하다는 것)이 생각나게 한다.

건강한 삶은 생활환경이 크게 영향을 미친다. 식물도 마찬가지로 사는 곳의 환경이 얼마나 잘 생장할 수 있는가를 결정하는 요인이 된다. 약용식물 중에 큰 질병인 치매나 암에 효능을 가지고 있는 약용산나물의 생태적 특성은 대부분 사람의 발길이 닿기 힘든 험한 높은 산에 야생하는 고산성 식물이 대부분이다. 왜 높은 산 식물이 약성이 좋은 것인가? 특히 높은 산에 야생하는 고산성 식물의 특성은 야생의 거칠고 혹독한 환경을 극복하기 위해 강한 자생력과 생명력을 가지고 있다. 강한 햇빛과 거센 바람, 밤과 낮의 큰 일교차, 척박한 토양, 변화무쌍한 날씨 등 생존을 위해 거친 환경에 적응하고 진화해 왔다. 고산성 식물의 특성은 혹독한 환경 때문에 생장이 느리고, 거친 환경을 극복하며 살아남기 위해서는 생존에 필요한 특정한 화학물질(폴리페놀, 베타카로틴, 안토시아닌, 플라보노이드)을 합성하는 것으로 알려져 왔다. 특히 고산성 기후에서 진화한 식물은 고산의 혹독한 환경과 거친 날씨에 살아남기 위한 생존물질의 합성이 절대적으로 필요했다. 고산 식물이 약성이 큰 것은 이와 같이 혹독한 환경에 살아남았기 때문이다.

치매에 좋은 물질을 가지고 있는 높은 산 식물은 폴리페놀, 베타카로틴과 같은 항산화물질을 많이 가지고 있는 것이 특징이다. 특히 폴리페놀, 베타카로틴은 식물이 강한 자외선의 피해로부터 자신을 보호하기 위해서 만들어 내는 보호물질이고, 또한 초식동물, 곤충들이 먹을 경우 소화를 방해하여 섭식을 하지 못하게 하는 독성물질이다. 현대인은 이러한 물질과 성분을 많이 가지고 있는 식물을 약초 또는 먹거리인 나물로 이용하고 필요한 물질과 성분을 추출하여 질병을 치료하는 약으로 사용한다. 특히 고산성 식물에 많이 가지고 있는 폴리페놀은 강력한 항산화물질로써 암, 노화, 치매(알츠하이머), 심장질환과 뇌경색을 예방하고 치료하는 귀중한 약성물질이다. 또한 베타카로틴도 폴리페놀과 마찬가지로 강력한 항산화물질로서 뇌세포를 활성화시키고 뇌 기능을 향상시키는데 도움을 주어 치매를 예방하거나 치료하는 물질이다. 이와 같이 식물은 불량한 환경 스트레스에 의해 만들어지는 활성산소의 공격(피해)에서 식물체를 보호하기 위하여 활성산소를 효과적으로 소멸시킬 수 있는 강력한 항산화물질을 만들어 낸다.

식물의 진화과정에서 고산성 식물은 고산지대의 혹독한 기후에 적응하기 위해서 낮은 지대에 분포하는 식물 종과는 다른 유전자를 가지게 된다. 이 다른 유전자가 만들어 낸 특정한 물질이 옛날에는 선조들의 생명을 살렸던 약재이고, 오늘날에는 현대인의 큰 질병인 치매, 암과 만성질환인 고혈압, 당뇨를 예방하고 치료하는 효능을 가진 약품으로 각광을 받고 있다. 결국 고산의 혹독한 자연환경은 특정한 질병인 치매나 암을 예방하고 치료할 수 있는 약성이 좋은 화학물질을 만들어 낸다. 인간이 자연을 사랑하는 것은 자연환경에서 태어나서 진화했기 때문에 자연에 머무는 동안은 자연이 만든 약용식물(약용산나물)을 이용해 원초적인 건강을 지켜야 되기 때문이다. 즉 거친 환경을 극복하고 스스로 자생적 회복능력이 있고 좋은 환경에서 영양의 균형을 이루며 생장하는 약용산나물(약용식물)은 현대인의 건강과 삶의 질을 향상시키는 확실한 역할을 할 수가 있다.

찰스 다윈(1809~1882)의 진화론에서 말하듯이 인간과 달리 식물이 사는 곳의 결정은 주어진 환경에 자신을 맞추어 적응하여 정착하게 된 것이다. 식물은 자라는 곳의 환경이 서로 달라서 서로 다른 특이성(약성)을 가지고 있다. 물론 인류문명의 역사도 지리적 특이성에 따라 나라별로 서로 다르게 발달해왔다. 특히 자연계에서 지리적 특이성은 식물의 종류와 자생지 환경, 진화과정이 서로 다른 것과 연관이 있다. 그렇기 때문에 국가별 또는 한 국가의 지역별로 식물이 분포하는 종류도 다르고 성분과 함량도 차이가 난다. 한국의 고려인삼이 세계적으로 우수한 효능을 가진 것도 지리적 특이성 때문이다.

특별한 환경을 가진 지역에 특정한 성분을 가진 식물이 자란다. 인간과 같이 식물도 생존을 위한 최종적인 선택은 좋은 환경을 사는 장소로 정한다. 식물의 자생지 분포를 분석해보면 희귀하고 귀중한 식물은 풍수지리적으로 가장 좋은 장소 즉 명당자리에서 찾을 수 있다. 넓은 산야에 식물이 살아가는 곳은 각각 정해져 있다. 약용식물이 명당자리에서 자라면 다른 식물보다 좋은 약성을 가지게 된다. 옛날에 산이 높고 산수가 수려한 곳을 끼고 장수가 태어났다. 또한 역사적인 큰 인물이 태어난 것도 어려서부터 특정한 성분에 연관된 질 좋은 음식(풍부하고 균형 있는 영양 섭취 : 건강하고 두뇌발달이 좋아진다. 약수 : 미네랄이 풍부하다)이 지혜롭게 그리고 기골을 장대하게 만든 것이 아닌가 하는 생각을 한다. 국제적인 과학자가 되기 위해서는 먹는 음식의 질 또한 절대적이다. 미래의 많은 노벨상 수상자를 배출하기 위해서는 약용산나물을 많이 먹어야 한다. 왜 자식과 손자 손녀가 먹는 음식이 중요할까? 약용산나물의 특정한 약효성 화학물질과 다양한 비타민, 풍부한 미네랄은 뇌 기능 촉진을 활발히 하고 두뇌계발과 집중력 향상에 도움을 주기 때문이다.

자연의 좋은 환경, 즉 좋은 자리의 식물은 수십 년에서 수백 년에 걸쳐 식물 간의 경쟁과 경합에서 승리한 자만이 최종적으로 살아남은 자이다. 끝까지 살아남기 위해서 즉 주위의 식물과 경쟁하기 위해서 또는 외부의 경쟁 식물의 침입을 방어하기 위해서 그들보다 강한 독성물질이나 방어물질을 만들어야 한다. 이 생존을 위한 독성 또는 방어물질이 식물마다

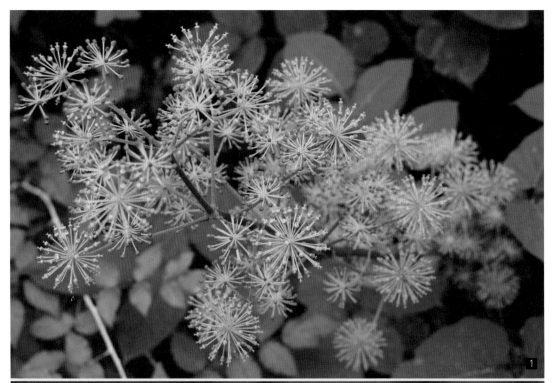

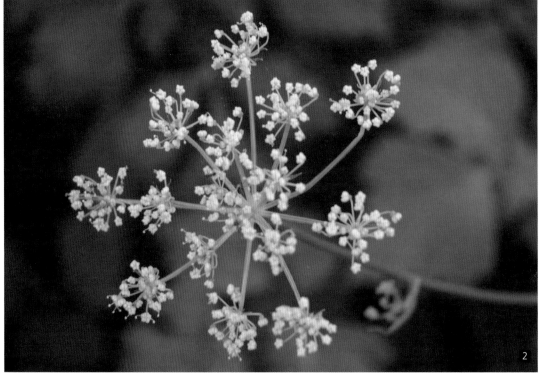

강한 생태적 특성을 가지게 되고, 식물마다 서로 다른 물질과 성분을 가지게 된 것이다. 식물에 따라 사는 곳이 서로 다른 것과 물질과 함량 그리고 약성이 차이가 있는 것은 바로 이와 같은 특이성 때문이다.

식물은 환경변화(온난화)에 끊임없이 적응하며 진화하고 있다. 즉 환경변화에 도태되지 않고 살아남는 식물은 강한 유전자를 가지고 있다. 강한 유전자를 가지고 살아남은 식물은 경쟁에서 이기기 위해 남들에게 없거나 남들보다 독특한 화학물질(화학성분)을 만들게 된다. 강한 사람 그리고 강한 건강을 위해서라면 강한 유전자에 의해 만들어진 강한 효능이 있는 물질과 성분이 필요하다. 환경의 변화는 식물이 사는 곳의 종 분포의 변화를 초래할 수 있다. 특히 식물이 환경변화에 적응하고 살아남기 위해서는 생존에 필요한 자기만이 필요한 화학물질을 합성하게 된다. 이 화학물질의 종류는 식물에 따라 다르며 함량도 다르다. 약용식물의 화학물질은 수만 년의 진화과정을 거쳐서 만들어진 것이다. 우리는 이 약용식물의 화학물질을 치매나 암을 치료하는 약으로 또는 이 식물을 먹어서 약이 되는 음식인 산나물로 이용한다. 특히 약용식물이 가지고 있는 독성이 강한 화학물질은 동물, 곤충들에게는 독이 되지만 이것을 잘 법제하면 인간에게는 치매나 암을 치료할 수 있는 약이 될 수 있다.

약용식물 중에서 약용산나물은 왜 약이 되는 음식일까? 대답은 간단하다. 일반 채소에는 없는 약효성이 큰 물질과 성분을 가지고 있기 때문이다. 일반 채소와는 사는 곳과 사는 방식이 다르고 특히 평상시 일반 채소에서 섭취할 수 없는 특정한 물질과 각종의 비타민, 미네랄을 골고루 가지고 있기 때문이다. 즉 약용산나물만이 가지고 있는 특정한 약효성 화학물질과 다양한 영양소(비타민, 미네랄)가 함께 흡수될 때 영양소의 밀도가 높아진다. 예를 들어 비타민C는 궁합이 맞는 성분으로 사포닌 흡수를 증가시킨다. 두 성분이 함께할 때 흡수력이 상승하는 것이다. 사포닌을 가지고 있는 식물은 대부분 비타민C를 같이 포함하고 있다. 일반 채소나 서양 채소에 비해 자연이 만든 토종채소인 약용산나물의 물질과 성분에 대해선 알려진 것이 너무나 부족하다. 한동안 외국산인 서양 채소보다 국산인 토종 채소란 핑계로 귀중한 자원을 너무 등한시하였기 때문이다. 자연산 약용산나물에는 아직까지 확실히 밝혀지지 않은 화학물질과 작용이 밝혀지지 않은 미량미네랄이 많다. 재배하는 채소보다 자연산 약용산나물을 먹어야 하는 또 다른 이유는 농약사용으로 토양미생물이 죽게 되면 토양미네랄의 유기화 과정의 실패로 채소의 미네랄 함량을 떨어트리게 된다. 또한, 농약은 흙 속의 유익균을 죽여 땅을 황폐하게 만든다.

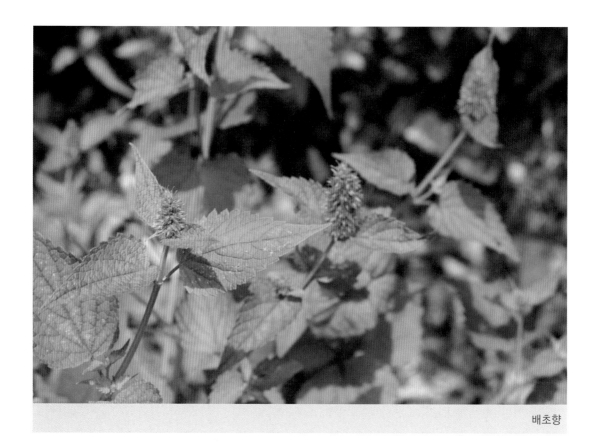

배초향

　귀중한 생약자원으로써 아직까지 약용산나물의 유용한 성분들에 관한 효능이 다 밝혀지지는 않았지만, 이들을 즐겨 먹는 것만으로도 암, 치매, 고혈압, 당뇨, 뇌졸중, 고지혈증, 동맥경화 등 현대인을 괴롭히는 많은 질병이나 난치병들을 멀리할 수 있다. 약용산나물은 미네랄과 비타민이 풍부한 건강 음식으로 또는 항산화물질이 풍부한 약이 되는 치료 음식으로 큰 질병인 치매와 암을 예방하고 치유하려는 국민들의 요구에 부응하여 확실한 희망을 줄 수 있다.

3. 유산상속본능은 식물도 똑같이 가지고 있다

왜 자연은 인간을 위해 초자연적인 약용식물을 탄생시켰을까? 부모가 자식을 사랑하는 유산상속본능은 식물도 똑같이 가지고 있다.

인간·자연·식물의 세계를 어떻게 이해해야 할까? 인간·동물·식물의 세계에서 모든 생명체는 독자적으로 생존할 수 없다. 모든 생명체는 유기물질형태 단위로 공유하고 공존하기 때문이다. 자연에서 공생하지 못하는 생명체는 죽을 수밖에 없다.

인간의 세계와 같이 식물의 세계도 같은 공간, 하나의 세계에서 각자의 생존 방법에 따라 때로는 공생하고 때로는 경쟁하면서 살아간다. 그러나 인간은 오로지 자연을 착취하면서 살아간다. 생태계의 다양한 식물 종의 분포는 다양한 유전자를 포함한다는 것을 의미한다. 다양한 유전자가 존재한다는 것은 많은 질병을 치료할 수 있는 약용물질과 성분을 만들어 낼 수 있다는 이야기이다. 조물주가 이 세상을 만들면서 이 세상에 발생하는 모든 질병의 치료약은 이 세상에 모두 내려보냈다고 한다. 아직도 치료약이 없어 고통받고 있는 질병이 이 세상 많이 존재한다. 식물이 가지고 있는 약용물질은 현재와 미래의 질병을 치료할 수 있는 귀중한 약성을 가지고 있지만 아직도 발견되지 않은 식물이 있다. 결국 비축된 약이 되는 약용물질이 세상의 어딘가에 숨어 있다는 것을 의미한다. 현대의술로 치료가 되지 않는 질병의 치료를 위해서는 약용물질이 숨어 있는 약용식물을 찾아야 한다.

자연환경의 변화로 끊임없이 새로운 종(돌연변이에 따른 새로운 변이종의 출현)이 만들어지고 있다. 즉 자연에서 돌연변이가 생겨 새롭고 유용한 유전형질 즉 새로운 식물이 출현하면 이 지구상에 또다시 새로운 물질과 성분이 만들어진다. 왜 조물주는 자연에 수많은 약용식물을 보낸 것일까? 인간이 겪게 되는 다양한 질병을 예측이라도 한 것일까? 조물주는 새로운 질병의 발생에 맞게 새로운 식물을 계속 만들어 내는 기술을 가지고 있다. 이 기술 때문에 인간이 이 지구상에 별 탈 없이 영원히 존재할 수가 있는 것이다.

사람이 먹고 있는 대부분 식품은 하늘(햇빛, 광합성)과 땅(흙, 무기 성분), 물을 이용해서 식물이 만들어 낸다. 자연에는 박테리아(세균), 바이러스, 곰팡이와 같은 미생물로부터 무수한 곤충과 동물에 이르기까지 식물을 먹고 분해하고 배설한다. 이러한 곳의 토양에는 1g당 10억 마리 이상의 미생물이 살고있다. 토양이 살아있다는 것은 분해자인 수많은 미생물이 존재한다는 의미이다. 야생의 토양에서 미생물에 의해 수백 년에 걸쳐 만들어진 부식토(부엽토)는 칼슘, 칼륨, 마그네슘, 철, 아연, 셀레늄 등의 특정 함량이 풍부한 무기질을 가지고 있다. 높은 산(고산지대) 식물은 거친 환경에 적응하기 위해서 특정한 화학물질(생리활성물질)을 합성하는데 특히 높은 지대 부엽토의 무기질은 특정한 물질과 성분을 합성하는 데 크게 작용한다.

자연의 혹독함을 견디고 거친 환경에서 살아남기 위해서 식물은 강해져야만 했고, 살아남기 위해서는 주위의 적을 퇴치할 수 있는 생존물질을 만들어야만 했다. 물론 가장 큰 목적은 이러한 쓰고, 맵고, 떫고, 시고, 달고 또는 향기로운 냄새와 고약한 냄새를 내는 생존물질의 합성은 초식동물에 대해 식물의 맛을 감소시키는 데 이용하는 것이다. 높은 산에 있는 식물의 특성은 약리성이 큰 폴리페놀류 성분이 많다. 예를 들어 폴리페놀(광합성 과정에 합성하는 물질이다. 대부분 색이 짙고 쓴맛과 떫은맛을 가진다)의 종류는 안토시아닌, 이소플라본, 플라보노이드, 탄닌, 카테킨 등이 있다.

식물은 생존을 위해 독성물질이라는 약품을 만든다. 인간은 식물이 가지고 있는 쓰고, 맵고, 떫은맛의 독을 해독을 시켜 인간에게 유용한 약품으로 만든다. 식물은 세포기관에 뛰어난 독성물질 생산(제조)공장을 갖추고 있다. 체내에 있는 독성물질 생산(제조)공장에서는 순간적으로 주위의 적의 공격에 방어할 수 있는 강한 독성의 물질을 만들어 낸다. 이 독성물질은 인간의 생명을 괴롭히는 치매나 암과 같은 질병을 예방하고 치료하는 데 크게 도움을 준다. 이와 같이 움직이지도 못하고 말도 못하는 식물일지라도 최선을 다해 생존영역 안에서 자기방어를 위해 살아간다. 자기방어를 위한 독성물질은 건강히 살아가라고 부모가 자식에게 준 유산물질이다. 식물에게 유산물질은 자기방어를 위한 생존물질이다. 이 유산물질의 특성은 첫째는 식물을 공격하는 동물이나 곤충에게는 매우 치명적인 독성물질이 될 수 있고, 둘째는 인간에게는 질병을 개선하거나 건강에 도움이 되는 약성을 가진 건강식품이 될 수 있고, 셋째는 인간의 생명활동에 고통을 주는 치매나 암과 같은 질병을 예방하거나 치료하는 치료물질이 될 수 있다. 특히 생리활성을 위해 만들어진 알칼로이드(니코틴), 페놀(안토시아닌, 플라보노이드), 테르펜(카로티노이드, 사포닌, 베타카로틴) 등의 식물이 가지고 있는 유산물질들이 없었다면 인간도 건강하게 살아가기가 힘들었을 것이다. 약용식물이 약성이 강한 것은 자기보호와 생존을 위해 만든 약효성 독성물질과 독특한 맛과 향을 내는 영양소(비타민, 미네랄)

를 다양하게 가지고 있기 때문이다.

우리의 선조들은 자연에서 다양한 식물을 채취하고 수집해서 이용하기 시작할 때부터 경험을 통하여 야생환경에서 생장한 식물이 강한 향과 특정한 물질이 몸에 좋다는 것, 즉 약이 되는 성분을 많이 가지고 있다는 것을 알게 되었다. 대부분의 약성이 큰 식물은 향과 맛(쓴맛, 매운맛)이 강하다. 약용산나물이 향과 맛이 강하다는 것은 많은 물질과 미네랄을 가지고 있다는 증거이다. 좋은 환경과 건강한 토양에서 건강한 식물이 살고, 다양한 성분을 합성하는 것은 자연의 이치이자 순리인 것 같다.

맹자도 "천지에 같은 것이 없다는 것은 자연의 이치이다(夫物之不齊 物之情也 부물지부제 물지정야)"라고 하였다. 식물이 살아가는 곳이 서로 다른 것은 토양과 환경이 가지고 있는 토성과 무기 성분의 차이다. 강화인삼(금산인삼), 정선황기, 단양마늘, 영양부추, 돌산갓, 성주사과, 나주배, 보은대추, 청양구기자, 울릉도산나물 등과 같이 지역적인 특산품이 있는데 분포지역에 따라 같은 식물이라 해도 토질이나 생육환경에 따라 형태와 성분도 다르고 효능도 차이가 있다. 이 때문에 지역에 따른 식물 분포, 즉 특산식물(특정한 지역에만 사는 식물)이 존재하는 것이다.

자연환경은 동물과 식물의 분포(사는 장소)에 영향을 준다. 특히 식물의 분포나 자생지를 결정하는 것은 환경 즉 햇빛, 온도, 수분, 지형, 토질에 의해서 결정된다. 식물과 동물, 곤충은 서로 연결되어 있는 생물 군집 속에서 함께 살아가기 때문에 한 종의 생존은 다른 종에게 필연적으로 영향을 미친다. 한 예로 생태계의 우점종(식물 군락에서 가장 수가 많거나 무성하여 넓은 면적을 차지하고 있는 식물의 종)으로 간주되는 식물 종은 자생지의 환경을 지배하지만, 소수의 희귀종들도 작은 범위에서 그들이 살아가는 생태계의 구성과 기능상에서 특정한 동물이나 곤충에게 큰 영향을 가지는 종(식물)이 될 가능성이 높다. 수(갯수)를 가지고 평가해서는 안 된다. 사람도 대면하는 외모를 보고 평가하지 말라는 말과 같다. 사람의 진정한 평가기준은 외모가 아니라 인격이며 내면적인 능력으로 평가해야 한다는 것이다. 특히 식물도 특정 지역의 높은 산에만 자생(약용산나물 중에서 참당귀, 서덜취, 어수리, 곰취, 산마늘, 는쟁이냉이, 병풍쌈)하는 소수의 종들은 살아남기 위해 적응하고 진화하는 과정에서 끊임없이 새로운 물질을 만들어 낼 수밖에 없었다. 이러한 특정 지역에 소수의 식물들이 특수한 효능을 하는 물질을 가지게 되는 것도 이 같은 이유이다.

결국 중요한 것은 식물 종의 지역적 분포와 다양성에 관여하는 자연환경의 차이는 식물

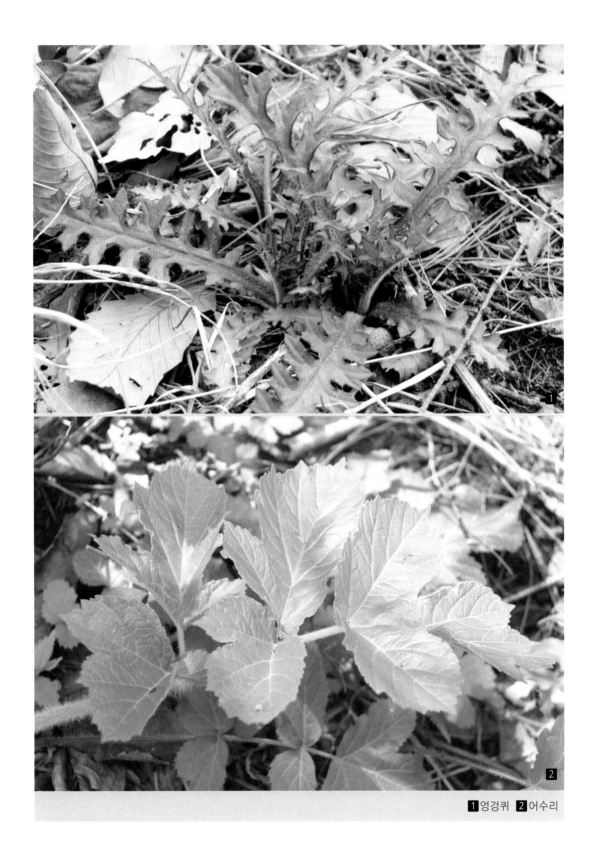

1 엉겅퀴 2 어수리

의 서로 다른 성분의 합성에도 크게 영향을 미친다는 점이다. 높은 산이나 주위의 경쟁자가 많은 열악한 환경일수록 더 많은 화학물질을 만든다. 같은 약용산나물이라도 낮은 산보다 높은 산이나 깊은 산에 사는 약용산나물이 더 좋은 향과 맛을 가지고 있는 것이 바로 이런 이유이다.

약용식물에 대한 전통 지식을 어떻게 보존할 것인가? 선조들의 약용식물에 대한 인식은 현대인보다 탁월했다. 우리의 선조들은 사람을 죽게도 할 수 있고, 병을 고치게도 할 수 있는 약용식물에서 약성의 위력을 흔히 보았다. 약용식물에 대한 약성의 비밀은 수천 년을 거쳐 후손들에게 잘 전달되었다. 오늘날 약용식물이 가지고 있는 약성의 비밀은 과학기술에 의해 하나하나 물질과 성분이 분석되어 밝혀지고 있다. 최근의 약효성 화학물질과 성분분석을 통해 야생하는 약용식물 중에서 우리가 먹고 있는 약용산나물은 일반 채소에 비해 영양소(비타민, 미네랄)가 다양할 뿐만 아니라 일반 채소에 없는 특정한 약효성 화학물질을 가지고 있는 것으로 밝혀지고 있다.

인간이든 식물이든 유산상속은 원초적 본능이다. 도시에 사는 사람과 시골에 사는 사람, 잘사는 사람과 궁핍하게 사는 사람, 잘난 사람과 못난 사람이 없이 모든 인간이 평등하고 중요하다는 것은 자연이 인간에게 만들어 준 유산상속 교훈이다. 후손을 지키려는 부모로서의 헌신적인 상속 본능은 인간과 식물이 똑같다. 유산상속물질은 모진 환경을 이기고 살아가라는 자식을 사랑하는 본능적인 유전물질이다. 식물마다 부모의 유전성에 의해 만들어진 화학물질은 각각의 식물만이 가지고 있는 고유의 유전물질이다. 결국 자식을 사랑하는 유전상속본능은 인간이나 식물이나 똑같은 원초적인 행위이다. 혹독한 세상에 건강히 살아가라고 부모가 살면서 겪고 이겨낸 강한 형질의 유전자와 약탈자들과 싸워서 이길 수 있는 생존에 필요한 유전자는 완벽하게 상속을 한다. 특히 약용식물(약용산나물)만이 가지고 있는 특정한 유산물질인 약효성 화학물질과 비타민은 현대인이 가장 무서워하는 치매나 암의 예방과 치유(치료)에 좋은 효능이 있다. 자연산을 찾는 것은 야생의 환경 조건에서는 유산물질(유전물질)이 정상적으로 만들어지지만, 인공적으로 재배하는 인공환경에서는 줄어들거나 없어지는 경우가 있다.

자연산 약용산나물은 칼륨과 칼슘과 같은 미네랄(무기질)이 높은 알칼리성 식품(혈액 산도는 pH7.4로 약알칼리성이다. 이 범위의 pH에서는 혈액순환이 잘되고 면역력이 강해진다)으로서 식생활이 서구화에 따른 현대인의 산성 체질을 알칼리성 체질로 바꾸는 데 대단히 큰 역할을 한다. 약용산나물은 영양의 균형을 잡아주는 다양한 약효성 화학물질과 풍부한 영양소를 가지고 있기에 몸이 아픈 사람은 서서히 건강을 회복하는 데 도움을 주고, 특정한 질병(치매, 암)에 고생하는 사람은 질병이 악화되는 것을 막고 치유하는 데 도움을 준다. 우리 가족에 맞는 화학물질의 기능성(효능) 위주의 식단구성은 치매, 암, 고혈압, 당뇨, 중풍 등을 예방하고 노후에 삶의 질을 높일 수 있는 첫걸음을 뛰는 길이다. 약용산나물을 먹어야 하는 이유는 짧은 시간에 내 몸의 신진대사를 활성화하여 신체에 큰 변화를 일으킬 수 있기 때문이다. 확실하게 약용산나물을 선택할 수밖에 없는 것은 미래의 국민건강프로젝트인 심혈관질환, 뇌혈관질환, 비만을 예방하고 치유할 수 있는 특정한 화학물질과 양질의 미네랄, 비타민을 골고루 함유하고 있기 때문이다. 폴리페놀이나 베타카로틴 같은 화학물질을 많이 가지고 있는 약용산나물을 먹어야 하는 이유는 현대인이 가장 무서워하는 치매나 암을 예방하고 치유할 수 있기 때문이다.

약용산나물은 치매나 암의 예방과 치유(치료)을 위해 자연이 만들어 놓은 유용한 약용식물이다. 우리가 약용산나물을 꼭 먹어야 하는 이유는 수백 수천 년 동안 이어져 내려오던 토종음식의 섭취가 갑자기 줄어들고 서구화된 식문화의 도입에 따른 서양 음식의 섭취가 늘어나면서 토종적인 약효성 화학물질과 미네랄, 비타민의 섭취가 줄어들거나 달라지면서 치매, 암, 고혈압, 당뇨, 뇌졸중(중풍) 등과 같은 질병을 일으키는 원인을 제공하게 되었다. 약용산나물은 우리 체질에 맞는 약 성분을 가지고 있는 자연이 준 생명의 유산물질이다. 약용산나물은 현대인이 가지고 있는 다양한 질병들을 치유를 통해 생명을 늘릴 수 있는 음식이다. 자연이 만든 약용산나물은 명(命, 목숨)을 연장시키는 유산음식이고 뇌 건강에 좋은 유전음식이다. 결국 약용산나물의 유산물질인 약효성 화학물질과 영양소는 우리의 생명을 지키는 데 직접적으로 영향을 주어 건강수명을 연장할 수 있음을 방증하는 것들이다.

4. 식물은 약탈자를 교란시키는 전략물질을 만들어 이용한다

식물의 전략물질이 없었다면 인간도 이 세상에 살아남기 힘들었을 것이다. 식물이 가지고 있는 전략물질이란 무엇인가? 생명을 지키기 위해서 만드는 화학물질이며 약탈자를 교란시키기 위한 물질이다. 식물은 인간이나 동물과 달리 한곳에 정착하면 절대 이동할 수가 없다. 거친 비바람, 강한 햇빛과 자외선, 주위의 경쟁 식물, 곤충과 동물로부터 자신을 지키려면 적들을 퇴치할 수 있는 화학물질 즉 공격성 전략물질이 필요하다. 전략물질은 첫째로 잎과 줄기, 과일의 표피(껍질) 또는 유전자를 가지고 있는 종자(열매)를 보호하고 안전하게 잘 살아갈 수 있도록 도움을 주는 독성물질을 말한다. 둘째로 자연의 거친 환경과 초식동물, 곤충과 병균으로부터 자신을 보호 또는 퇴치하기 위한 수단으로 만들어 내는 방어물질을 말한다. 식물은 적으로부터 공격을 받는 즉시 관련 유전자는 순간적으로 방어수단을 가동하여 필요한 물질을 발산하거나 즉각적으로 만들어 필요한 곳으로 보낸다. 이같이 움직일 수 없는 식물은 스스로 살아남기 위한 특별한 생존전략을 가지고 있다.

결국 움직일 수 없는 식물은 야생의 환경에 살아남기 위해 자신을 보호하고 지키기 위한 전략으로 강력하고도 놀라운 독성물질을 만드는 방법을 고안해 낼 수밖에 없었다. 특히 생존을 위한 방어전략으로 독성이 강한 물질이나, 악취, 흥분제 등을 합성하여 약탈자의 감성을 교란시키거나 강력한 독성물질을 이용하여 적을 물리치는 것이다. 그러나 인간은 이 전략물질을 가지고 있는 식물을 잘 선택하여 질병을 치료하는 약으로 사용하였다. 즉 전략물질의 합성을 통해 식물은 생명을 지키고 인간은 이 전략물질을 질병으로부터 생명을 지키는 약 성분으로 이용한다. 이 특정한 전략물질은 식물의 종류마다 성분 차이가 나서 질병을 예방하거나 치료하는데 식물에 따라 각기 다른 효능이 있다. 따라서 내 몸에 맞는 약용산나물이 가지고 있는 전략물질의 선택은 노후를 건강하고 행복하게 만들 수 있다.

인공지능의 만능 로봇을 만드는 세상이지만 아무리 유전공학기술이 발달되었다 하더라도 아직 자연의 새로운 식물체를 인간과 과학이 만들지 못한다. 인간과 동물같이 식물도 후손을 보존하기 위해 자신을 강하게 만든다. 인간이 생명을 지키기 위해 핵과 미사일 같은 전략무기를 만들 듯이 식물도 자기방어나 후손을 보존하기 위해 공격하는 적을 죽이거나 쫓아낼 수 있는 독성이 강한 전략물질을 만들어 낸다.

식물이 가지고 있는 전략물질은 인간의 현재와 미래의 생명현상에 관여하는 신진대사를 조율할 수 있는 약성을 가지고 있기 때문에 중요하다. 특히 식물이 인간에게 보내준 전략물질은 인간의 생명을 연장할 수 있게 하는 조물주가 만들어 준 자연의 선물이다. 식물의 생존에 필요한 전략물질, 즉 화학물질(페놀화합물, 테르펜, 알칼로이드)이 없었다면 인간도 이 지구상에 살아남기 힘들었을 것이다.

인간은 식량과 약품 원료 그리고 에너지 획득과 휴양을 위해 다양한 종(종류)의 식물을 필요로 한다. 특히 자연 속 식물의 종은 자연환경에서 물질순환과 에너지 흐름의 크기 결정을 가능하게 하고, 생태계를 형성하는 동물과 곤충의 존재 여부를 결정한다. 즉 동물과 곤충이 살아가는 장소를 만들게 되고, 결국 자연환경은 그 장소에 살아가는 식물의 종류를 결정하는 이유가 된다. 특정 지역의 희귀식물 종이 보호되고 보존될 때 식물자원의 이용 가치가 증대된다. 우리의 선조들은 이러한 특정 지역의 희귀한 식물을 찾아내 오랜 경험을 통해 질병을 고치는 약초로, 먹거리의 산나물로 또는 화단의 아름다운 꽃으로 이용하였다.

식물은 인간이 생각하는 것 이상으로 똑똑하다. 식물이 살아가는 치열한 생존경쟁은 자생력과 생명력을 더 강하게 하는 전략물질을 만든다. 한 장소에서 싹을 틔워 자리 잡은 식물은 움직일 수가 없어서 주위의 환경과 자신을 괴롭히거나 공격하는 동물이나 곤충을 퇴치시킬 방법이 없다. 동물과 같이 피해를 줄이기 위해 순식간에 장소를 이동할 수도 없고, 누군가의 도움이 없이는 절대로 자기 영역을 벗어날 수도 없다. 그러나 인간과 동물과 곤충은 다양한 방법으로 제한 없이 자기의 유전자를 이곳저곳으로 이동시킬 수 있다. 동물이나 곤충이 약으로 이용되는 물질과 성분이 적은 것은 적이 공격하면 필요에 의해 장소를 이동할 수 있기 때문에 식물 처럼 적의 침입이나 공격에 방어하기 위한 독성이 큰 전략물질을 만들 이유가 없다. 결국 식물이 약성이 큰 물질과 성분을 가지게 된 것도 살아남기 위한 진화전략으로 자연적인 생존본능 즉 생존물질을 가지게 된 것이다.

자연의 재미있는 현상은 동물과 곤충은 자기 자식(후손)을 퍼뜨리기 위해서 식물의 전략물질을 이용한다. 물론 식물은 자신의 생존과 번식에 도움이 되지 않는다면 많은 에너지를 사용해가면서 전략물질을 애써 합성할 이유가 없었을 것이다. 식물의 생존본능, 즉 전략물질을 합성하는 이유는 거친 환경을 극복하기 위한 생리활성물질로, 동물로부터 스스로를 보호하기 위한 독성물질로, 그리고 곤충으로부터 스스로 보호하기 위한 방어물질로, 또한 병균에 대한 강력한 항생물질로, 마지막으로 종 번식을 위해 수분을 돕는 나비와 벌을 끌어들이는 유인물질로 사용하기 때문이다. 사람과 달리 식물은 외부의 도움이 필요하거나 위험스러운 외부의 자극을 받으면 신속히 전략물질을 합성해서 동물과 곤충을 끌어들이기도 하고 쫓아내기도 한다. 이와 같이 자연계의 보이지 않는 싸움은 식물의 생존 방법으로 야생에서 식물이 살아가는 생존법이다. 물론 이 과정에서 합성된 물질은 인간에게 죽음(독)을 주거나 즐거움(향수)을 주거나 또는 질병을 고치는 약 성분이 된다. 수천 년 동안 우리의 선조들은 약용식물들이 가지고 있는 전략물질을 이용하여 질병을 예방하고 치료하는 생약으로 이용을 하였다.

왜 높은 산에서 자라는 약용식물의 약성이 큰 걸까?

충분한 빛을 받고 비옥한 토양에서 풍부한 양분을 흡수하고 자연의 거친 환경을 극복하고 자랐기 때문이다. 높은 산 식물의 특징은 인간이 요구하는 최상의 건강에 맞는 영양의 균형을 유지하는데 필요한 필수적인 영양소를 모두 만들어 낸다. 특히 높은 산 약용식물이 중요한 것은 오늘날 가장 문제가 되는 치매나 암을 예방하고 치료할 수 있는 전략물질을 가지고 있기 때문이다. 식물은 야생의 가혹한 환경과 적으로부터 살아남기 위한 전략물질을 합성하는데 이렇게 합성한 전략물질이 현대인을 괴롭히는 치매나 암, 중풍에 효능이 있는 좋은 약성을 가지고 있는 것으로 밝혀지고 있다.

약용식물 중에서 약성이 좋은 약용산나물은 왜 높은 산에 많이 자생을 하는가? 왜 높고 깊은 산 식물은 각각의 서로 다른 고유한 전략물질을 가지고 있는가? 혹독한 환경에 살아남기 위한 전략물질을 만들고 혹한의 긴 겨울을 나기 위해 주위의 양분을 강하게 끌어들이는 힘을 가지고 있기 때문이다. 물론 높은 산의 환경은 바람이 세고, 일사량과 자외선이 강하고, 온도와 기압은 낮으며, 기온의 일교차가 비교적 큰 지역이다. 그리고 생태적 특성은 교목, 관목과 초본이 잘 형성되어 수백 년에 걸쳐 유기물층이 잘 발달되어진 토심이 깊은 천연 지역이다. 식물이 생장하기에 최적의 양분층을 가지고 있다. 특히 높은 산 식물이 자생하는 지역은 구름이 통과하고 머무는 곳이라 이슬비

(안개비)가 만들어져 자연환경에 의해 충분한 수분이 공급되는 지역이다. 그리고 겨우내 쌓인 눈이 녹아 토양수분이 풍부하여 봄철에는 봄 가뭄의 피해가 거의 일어나지 않는 지역이다. 야간온도가 낮아 느린 생장을 하므로 식물체 조직이 조밀하고 치밀하다. 그리고 습도가 높아 낮과 밤의 온도 차에 의하여 응결수가 만들어져 수분이 공급되는 곳이다. 바위가 오줌을 싼다는 재미있는 이야기가 이런 이유이다. 이러한 환경이 지역에 맞는 특정 식물이 자생을 하게 되었고 생존을 위해 특수한 물질과 성분을 가지게 된 것이다. 높은 산의 토양의 특징은 특정 미네랄(칼슘, 칼륨, 마그네슘, 철, 아연, 셀레늄) 함량이 높다는 것이다. 수백 년에 걸쳐 자연에 의해 고목, 나뭇가지, 낙엽, 풀이 썩어 토양을 비옥하게 만들었고, 비옥한 흙에는 다양하고 많은 미생물이 살고 있다. 또한 높고 깊은 산 식물의 대표적인 특성 중의 하나는 뿌리 구조가 혹독한 자연환경에서 살아남으려고 땅속의 양분을 최대한 끌어들이기 위해서 깊고 넓게 잘 발달되었다.

이와 같이 환경변화가 심한 높은 산에 사는 식물이 열악한 환경을 극복하기 위한 강한 식물체를 만들기 위해서는 첫째, 생장기간이 짧아 짧은 시간에 필요한 양분의 흡수를 증가시키고 광합성을 증가시키는 생리적 특성과 둘째, 거칠고 혹독한 환경을 극복하기 위한 형태적 특성으로 뿌리 분포는 넓고 깊게, 잎은 작고 두껍고 잔털이 많은 쪽으로 진화하였다. 셋째, 야간온도가 낮게 떨어져 생장 속도가 크게 느려서 조직이 조밀하고 치밀하다. 특히 산삼이 50년, 100년 동안 야생에서 썩지 않고 살 수 있는 것은 거칠고 혹독한 환경 때문에 생장이 느려 조직이 조밀하고 치밀해졌기 때문이다. 그렇기 때문에 추위에 견디는 힘도 강하고 벌레나 균의 공격으로부터 방어할 수 있는 것이다. 이러한 형태적 특성이 새로운 전략물질을 만들어 높은 산의 환경에 적응하게 만든 것이다. 그렇기 때문에 높은 산의 식물은 거칠고 혹독한 환경에 견디는 생명력과 자생력이 강할 수밖에 없다. 그러므로 이러한 거칠고 혹독한 환경에서 합성된 특정한 전략물질들이 큰 약성을 가지게 된 것이다. 특히 고산지대 약용산나물이 효능이 좋은 것은 왜 그럴까? 약용산나물은 자신의 몸을 보호하기 위한 물질을 가지고 있는데 고산지대나 높은 산과 같은 거칠고 혹독한 환경을 이기고 살아가려면 낮은 지대에 사는 약용산나물보다 고산의 약용산나물은 자신의 몸을 보호하는 놀랍고 신비한 전략물질을 더 많이 가지고 있기 때문이다. 우리가 야생의 약용산나물을 먹어야 하는 가장 큰 이유가 바로 이것이다.

식물은 사람이나 동물과 달리 살아가면서 놀라울 정도로 필요한 전략물질의 합성을 어느 정도로 정해야 할지 스스로 계산한다. 식물은 흡수 가능한 양분을 파악한 다음 자기에게 맞는 생장 속도를 수립한다. 높고 깊은 산의 거칠고 가혹한 환경에 살아가는 식물이 특히 전략물질 중에 하나인 화학물질의 합성이 많은 것은 이와 같은 거칠고 가혹한 환경에 생장피해(손상)을 입지 않고 적응하여 살아남기 위한 생존법 중의 하나이기 때문이다. 높은 산의 약용산나물이 왜 약이 되는 약초인가? 우리 몸의 산화를 막아주고 염증을 제거하는 전략자산인 항산화물질을 풍부하게 가지고 있기 때문이다. 결국 높은 산의 거친 환경에 살아남기 위한 전략으로 생존에 유리한 쪽의 전략물질을 만들어 낸다. 야생의 동물(초식동물)이 식물이 가지고 있는 물질과 성분에 맞게 진화해 온 것과 같이 높은 산 식물도 그 환경에 맞게 혹독한 환경을 극복하는 폴리페놀과 같은 전략물질을 합성하게 된 것이다.

도시인의 일상은 자연에서 완전히 격리되어 있는 것이 아니라 자연에서 어느 정도 벗어나 있거나 아니면 자연과 같이 늘 생활한다고 생각한다. 자연의 전략물질이 사계절 내내 우리 주위에 있기 때문이다. 건강한 생활을 찾기 위해서는 복잡하게 얽혀진 생물들과 공존하는 자연의 세계와 늘 함께해야 한다. 건강은 스스로 지킬 수밖에 없다. 약용산나물의 전략물질은 현대인이 가장 무서워하고 죽음보다도 두려운 치매를 책임질 수 있는 우리 땅에 존재하는 가장 확실한 약용자원이다. 자연의 보물인 약용식물을 후손들의 건강한 삶을 위해 잘 보존하는 것 또한 무엇보다도 중요하다.

건강은 자연의 질서를 스스로 잘 관리하고 보존하는 사람에게만 다가온다. 자연에는 참으로 놀라운 물질과 신기한 성분들이 많이 있다. 특히 약용식물이 가지고 있는 미량의 약효성 화학물질과 성분은 인간이 겪고 있는 치매나 암과 같은 특정한 질병들을 예방하거나 치료한다. 특히 고산지대에서 자생하는 약용식물은 혹독한 야생환경에서 살아남기 위해 약효성 화학물질로 폴리페놀류인 플라보노이드, 안토시아닌과 테르펜류인 카로티노이드, 베타카로틴 등의 전략물질을 합성해서 이용해왔는데 이러한 전략물질들이 특정한 질병인 치매나 암을 예방하고 치료하는 데 좋은 효능을 나타내고 있다. 고산지대에서 자라는 식물은 수천 년 동안 혹독한 환경을 극복하면서 살아남았기 때문에 낮은 지대에 있는 식물과는 다른 물질대사를 하는 전략물질이 있다.

식물은 섭식하는 동물이나 곤충보다 자연환경 요인이 생장에 더 큰 영향을 미치는 것 같다. 고산지대에 자생하는 산나물이 약이 되는 약용식물로 높게 평가받는 것도 거칠고 혹독한 환경이라는 싸움에서 살아남기 위한 수많은 전략물질을 가지고 있기 때문이다.

PART 2

치매를 잡는
식탁 위의 명약,
약용산나물

CHAPTER 1

치매에 기적을 부르는
약효성 화학물질을 가진
영초

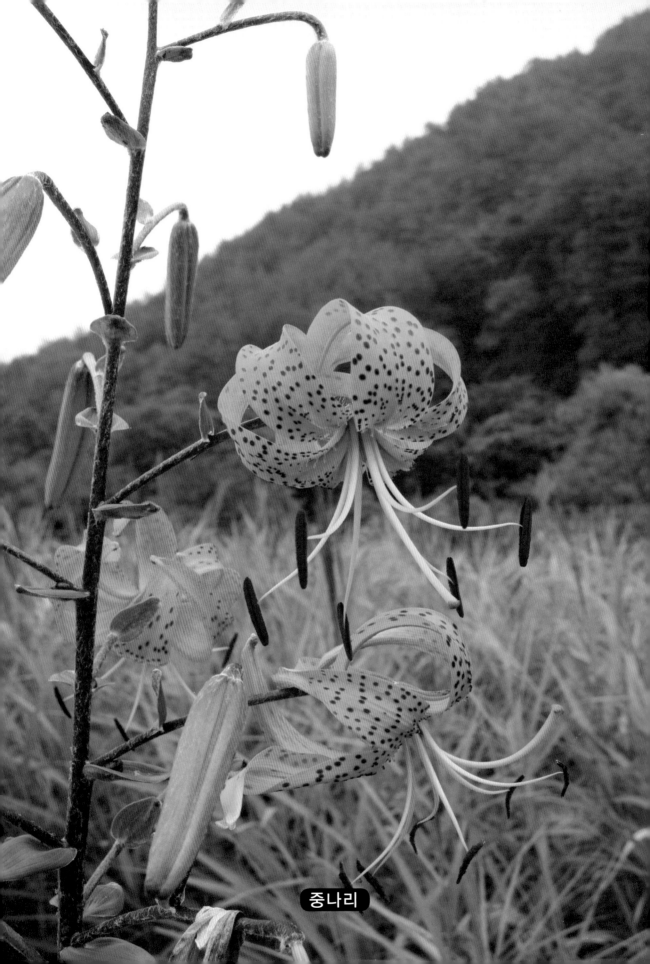

중나리

약용산나물은 영양만점의 면역 주사이다. 치매나 암 예방에 좋은 약효성 화학물질과 성분을 가지고 있는 약용산나물을 먹는다는 것은 면역력을 향상시키기 위해 비타민C, 비타민D 등의 비타민 주사, 태반 주사를 맞는 면역 주사의 효능과 그리고 특정 질병의 후천적 면역체계를 활성화시키기 위해서 백신주사를 맞는 것과 같다.

약용산나물은 자연이 만들어 낸 약이 되는 채소이다. 식탁 위의 최고의 명약(名藥)으로 불릴 정도로 약리적 효능(약성)이 풍부하다. 특히 치매 예방이나 치매 노인의 기억력, 인지기능 회복에 좋은 효능이 있다. 장수의 비결은 무엇보다도 치매나 암에 걸리지 않는 것이다. 백한(101) 살 장수시대에 장수의 최대 적은 치매와 암이다. 왜 약용산나물을 먹어야 하는가? 치매와 암을 예방하고 치유할 수 있기 때문이다.

약용산나물은 뇌를 살리는 기적의 약초이다. 첫째, 항산화물질이 풍부해서 두뇌 노화와 뇌세포 손상(파괴)의 원인인 활성산소를 제거하여 치매를 예방한다. 둘째, 비타민, 미네랄 등의 항산화 생리 활성물질을 많이 가지고 있어 기억력 향상과 두뇌활동에 도움을 주어 치매를 예방한다. 야생에서 자란 식물은 거친 환경을 극복하기 위한 생존물질 그리고 초식동물, 곤충의 섭식과 병균의 침입을 방어하기 위해 방어물질을 만들어 낸다. 이와 같이 식물은 침략자의 침입을 방어하기 위해 특수한 물질을 합성한다. 식물은 생존하기 위해 기후변화에 적응하고 진화를 한다. 자연산이 귀한 것은 거친 환경을 극복하기 위해 합성한 생존물질이 식물마다 서로 다른 약성을 가지고 있기 때문이다. 약용산나물은 치매를 예방하고 치유할 수 있는 특정한 약효성 화학물질과 영양소(비타민, 미네랄)를 가지고 있다. 치매나 암이 없이 건강하게 잘 늙어가는 것도 한평생을 살아가는 길에서 하나의 큰 복이다. 건강하게 늙어 가지 못하고 병을 가지고 늙어 가면 신체의 면역력과 회복력이 급격히 떨어진다. 노후를 건강하게 보내기 위해서는 젊고 건강할 때 건강에 신경을 써서 잘 관리해야 한다.

약용산나물과 약초를 먹는 것은 우리 선조들의 전통적인 음식문화 중의 하나이다. 선조들은 이른 봄의 산나물을 "자연이 만든 신춘(新春 : 겨울을 보내고 맞이하는 첫봄)의 의약(醫藥 : 병을 고치는 데 쓰는 약)"이라고 하였다. 현대인에게 닥친 가장 무서운 질병 중 하나인 치매를 예방하고 치유하기 위해서는 치매에 효능이 있는 약용산나물과 같은 자연음식이 필요하다. 야생의 식물은 초식동물과 곤충의 애벌레로부터 자신의 잎을 지키기 위해 섭식을 억제하는 폴리페놀, 베타카로틴, 안토시아닌과 같은 독성물질을 만들어 낸다. 이러한 독성물질과 방어물질들이 현대인이 겪고 있는 특정한 질병인 치매나 암을 예방하고 치료하는 데 효능이 좋다. 약용산나물을 먹어야 하는 이유는 우리에게 꼭 필요한 비타민과 미네랄을 공급하여 영양의 불균형(결핍)에 의해 발생할 수 있는 질병들을 예방하거나 치유할 수 있기 때문이다.

약용산나물은 우리 몸에 어떠한 작용을 하는가? 대답은 간단하다. 무엇보다도 혈액 정화능력과 면역력, 해독력이 뛰어나다. 특히 다양한 비타민과 미네랄은 면역력을 높이고, 풍부한 섬유소가 장(腸)을 비롯한 내장 기능을 활발하게 하여 신진대사를 왕성하게 하고, 피를 깨끗하게 해준다. 약용산나물을 꼭 먹어야 하는 또 다른 이유는 내 몸의 신진대사에 필요한 영양소를 공급해줄 수 있는 건강식이고, 금세기에 문제가 되는 질병인 치매나 암을 예방하고 치유할 수 있는 약효성 화학물질을 가지고 있는 치료식이 되기 때문이다. 약용산나물만이 가지고 있는 특정한 화학물질은 혈액순환을 잘되게 하여 뇌 신경세포를 활성화하고 뇌세포의 손상을 막아 준다. 치매를 예방하고 치유하기 위해서는 육류와 인스턴트식품의 섭취를 줄이고 약용산나물과 같은 자연음식의 섭취를 늘리는 채식요법이 가장 좋은 방법이 될 수 있다. 육류에 든 포화지방과 인스턴트식품에 많이 들어 있는 수소화지방(동물 또는 식물의 기름에 수소를 첨가한 것)은 혈관을 노화시키고 혈액순환을 나쁘게 하여 뇌의 노화를 촉진한다. 아직까지 현대의 의술로는 치매를 치료할 수 있는 별다른 방법이 없다면 예방을 하거나 발병을 늦출 수 있는 방법을 찾아야 한다.

치매 예방은 뇌 건강에 좋은 약효성 화학물질과 영양소를 가지고 있는 약용산나물을 꾸준히 먹어 뇌 상태를 건강하게 유지시키는 것이다. 건강한 노년의 삶은 나 스스로 만드는 것이다. 치매를 예방하고 극복하기 위해서는 가공식품과 즉석식품을 멀리하고 약용산나물과 같은 자연이 만들어 주는 음식, 즉 그 옛날 할머니가 만들어 주시던 토종음식으로 돌아가야 한다. 약용산나물은 치매의 예방과 치료에 꼭 필요한 약효성 화학물질과 비타민을 섭취를 할 수 있는 약이 되는 음식이다.

1. 약용산나물은 치매를 예방하는 건강 음식이고, 치료 음식이다

약용산나물은 치매에 기적을 부르는 약효성 화학물질을 가지고 있다. 그리고 진시황도 못 찾은 자연이 만든 불로초이다.

약용산나물은 자연이 만든 영초(靈草 : 약으로 영험한 효력이 있는 풀)이다. 현대인의 건강에 가장 큰 문제점은 영양 섭취의 불균형이다. 특히 젊은 층에서 인스턴트음식과 가공식품에 길들여져 채소나 나물을 먹지 않는 습관 때문에 특정한 미네랄과 비타민의 섭취가 안 되거나 부족하다. 영양 섭취의 불균형과 영양결핍이 진행되면 면역력을 떨어트리게 되고 나이가 들어가면서 예전에 없던 질병인 치매나 암, 생활습관병인 고혈압, 당뇨병, 고지혈증 등의 조기 발병을 부른다. 특히 건강을 지키기 위해 먹는 것, 즉 식생활을 개선하여 미네랄과 비타민이 풍부한 음식으로 균형 잡힌 영양 섭취가 이루어져야 한다.

먹는 음식이 몸의 건강을 좌우한다. 즉 건강한 음식이 건강한 신체를 만든다. 우리가 주로 먹는 약용산나물은 과거 선조들이 병을 고치는 약초로 사용되었던 영초이다. 약용산나물의 효능은 먹는 방법에 따라 약간의 차이가 있다. 생(생쌈)으로 이용하는 것과 데쳐서 무침으로 먹거나 삶아서 말린 후 묵나물로 사용하는 방법이 있다. 독성이 없는 약용산나물은 생으로 섭취하는 게 효소와 비타민이 파괴되지 않아 가장 좋다. 특히 효소가 살아 있는 상태인 생으로 먹는 약용산나물은 몸속의 노폐물이나 독소 제거에 큰 작용을 한다.

지금까지 연구된 약용산나물의 대표적인 효능은 치매 예방과 치유(치료), 항암, 항염 그리고 항산화작용 등이다. 특히 약용산나물의 가장 중요한 효능은 현대인에게 문제가 되는 큰 질병인 치매나 암을 예방하고 치유(치료)할 수 있는 약초의 효능을 가지고 있는 것이다. 약용산나물을 건조해서 만든 묵나물은 1년 내내 먹을 수 있는 음식이다. 묵나물로 만드는 건조과정에 발효·숙성되면서 영양 성분이 좋아지는 것이 많다. 베타카로틴과 비타민D는 햇빛에 건조할 때 더욱 많아지며, 일부 산나물은 항산화성분이 증가하기도 한다. 우리가 약용산나물을 어느 정도 먹어야 효능을 볼 수 있을까? 한 끼에 사용되는 산나물의 양은 성인 한 끼 밥(한 공기) 양인 약 150~200g을 기준으로 하면 산나물 3~5종을 약 3g(건물 기준)씩 9~15g 정도가 적정량이 된다.

우리가 약용산나물을 먹어야 하는 이유는 야생하는 식물은 스스로 생장과 생명을 유지하기 위하여 다양한 물질을 만들어 저장하는 능력이 있는데 이 저장된 물질의 대부분은 우리 몸에 유익한 성분으로 작용한다. 약용산나물에는 일반 채소에는 없는 특정한 약효성 화학물질과 비타민, 미네랄을 함유하고 있다. 특히 비타민과 미네랄(무기물)은 인체의 기능을 균형 있게 유지하여 면역력을 향상시키는데 없어서는 안 될 영양소이고, 특정한 약효성 화학물질과 항산화작용을 하는 항산화물질은 큰 질병인 치매, 암, 고혈압 그리고 당뇨를 예방하고 치유한다. 약용산나물을 건강식으로 또는 치료식으로 먹어야 하는 가장 큰 이유는 현대인에게 대표적인 질병인 치매와 암을 예방하기 위해서이다.

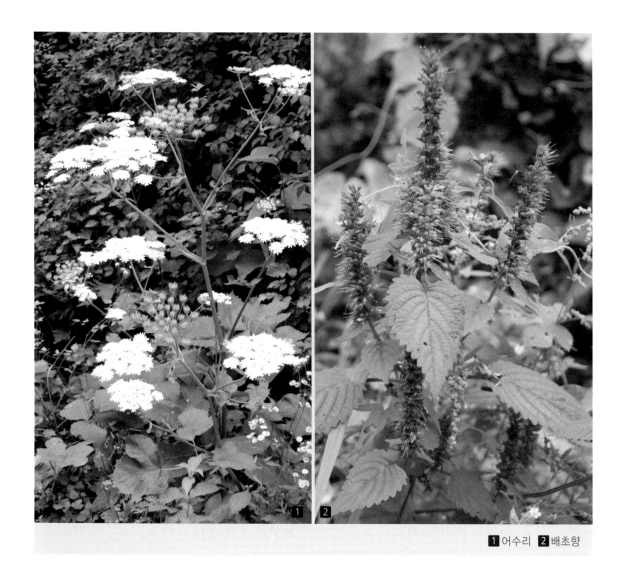

1 어수리 **2** 배초향

약용산나물은 건강을 지켜주고 생명을 만들어 주는 식탁 위에 명약이다. 우리 몸에 꼭 필요한 물질과 영양소를 공급하는 약용산나물은 치매를 예방하는 건강 음식이고, 치매에 약이 되는 치료 음식이다.

　식물은 야생의 환경에서 살아남기 위해 동물, 곤충 그리고 주위의 식물과 무언의 전쟁을 치르고 있다. 자연은 약육강식과 적자생존의 법칙에 의해 살아가고 살아남는 냉혹한 원칙이 존재하는 곳이다. 식물이 야생에서 살아남아 번성하게 된 또 다른 하나는 수천 년에 걸쳐 발생한 환경변화에 대한 적극적인 대처와 적응력 덕분이다. 환경변화에 대처하는 방법과 적응력은 식물이 생존을 위해 만들어 내는 생존물질(화학물질)이다. 자연에 살고 있는 식물은 거친 환경, 섭식자(초식동물, 곤충), 병균, 자외선과 생장에 방해를 하는 주변 식물들을 피해 이동할 수도 없다. 그리고 인간이나 동물과 같은 면역체계가 없기 때문에 살아남기 위해서 자신을 보호할 구조적 형태와 화학적 방어수단을 위한 수많은 시스템을 발전시켜야만 했다. 그 결과 식물의 방어시스템은 어마어마하게 다양한 유기화합물(화학물질 : 아직도 밝혀지지 않은 물질이 많다)을 합성하는 경이적인 능력으로 진화하게 되었다. 식물이 치열한 생존경쟁을 위해 만든 유기화합물(화학물질), 즉 인간은 이 유기화합물(화학물질)을 잘 추출하여 질병을 치료하는 약으로 또는 약품의 원료로 이용하였다. 그러나 이러한 다양한 유기화합물과 방어물질들은 인간에게 때로는 약이 되어 생명을 살리기도 하였고 독이 되어 죽이기도 했다. 이와 같이 야생의 환경에서 식물들은 인간이 아는 것보다 훨씬 다채로운 방법과 형태로 자신을 지키며 살아가고 있다.

　식물은 자연환경의 변화에 따라 형태와 구조를 변경시키고, 필요에 따라 강력한 화학물질(유기화합물)의 합성을 증가하거나 불필요한 물질을 분해하여 생존에 이용하는 시도를 끊임없이 반복한다. 특히 움직일 수 없기 때문에 주위의 거친 환경과 적으로부터 자신을 보호하기 위해 더 많은 종류의 독성물질을 합성하고 발산한다. 생장하는 젊은(어린) 잎과 저장기관은 식물의 가장 중요한 부분으로 많은 물질과 성분을 가지고 있는 곳이다. 인간은 식물이 생장하는 데 가장 중요한 부분인 어린잎과 저장기관의 물질과 성분을 건강을 위한 먹거리(산나물) 또는 병을 치료하는 약이나 약품의 원료로 이용한다.

　현대인이 겪고 있는 어린 시절의 잘못된 식습관은 성인까지 이어져 채식(채소와 나물)이 줄어들고, 과도한 동물성 단백질 섭취 등 식생활의 변화와 중금속, 농약 및 공해 등의 범람에서 초래되는 오염 식품은 치매나 암, 고혈압, 당뇨병과 같은 질병의 발생을 증가시켰고 조기(젊은이) 발병하는 현상이 나타나게 하였다. 오늘날 이같은 현상은 현대인들의 식습관이 자연과 격리되어가고 있다는 반증이다. 특히 이러한 현실이 현대인들에게 치매나 암이 없는 건강한 노후를 보내기 위해 약용산나물에 대한 관심을 갖지 않을 수 없는 상황을 만들었다. 무엇보다도 중년기 이후나 노년기 초기에 발생하는 치매(초로기치매)나 암, 고혈압, 당뇨병이 이제 젊은층까지 번지고 있는 현실은 젊은이들의 잘못된 식습관과 불건전한 생활습관이 그만큼 자연과 멀어져 가고 있다는 증거로 볼 수 있다. 결국 점점 자연과 격리시키는 도시 환경은 시간이 흐를수록 상대적으로 특정한 질병(치매, 암, 뇌졸중, 고혈압, 당뇨)의 발생이 늘어나게 할 것이다. 근본적으로 이와 같은 질병들을 극복하기 위해서는 다양한 처방들이 있겠지만 현실적으로 가장 적합한 것은 자연친화적인 방법으로 자연의 산물인 약용식물을 이용해 해결할 수 있다. 특히 조상들이 수천 년에 걸쳐 질병을 치료해 왔던 약용식물을 이용하는 게 좋은 방법이다. 결국 그 해답의 열쇠는 약용식물 중에 먹어서 약이 되는 산나물을 꾸준히 먹는 처방일 것이다. 치매에 가족력이나 유전력을 가지고 있는 사람이라면 더욱더 절실할 것이다. 동의보감에 "식용이 가능한 산나물은 피를 맑게 한다"는 말이 있는 것처럼 혈액을 정화하여 혈액순환을 좋게 하고, 산성체질을 개선하여 혈액을 알칼리성으로 바꾸어 주고, 체내에 쌓인 노폐물의 배설을 촉진하여 치매나 암을 비롯해 여러 가지 병기 및 증상을 해소시켜 준다.

약용산나물만이 가지고 있는 특수한 약효성 화학물질과 성분은 혈관을 강화시켜 치매 예방에 좋은 작용을 한다. 혈관이 튼튼해야 혈액순환이 잘되고, 산소가 뇌로 충분히 공급되어 뇌 손상이 되지 않으며, 특히 나이가 들어가면서 뇌에 쌓여 치매를 유발하는 독성단백질인 베타아밀로이드의 배출도 용이해진다. 특히 엉겅퀴, 서덜취, 참취, 곰취 등에 많이 들어 있는 폴리페놀 성분이 혈관을 강화시키는 작용을 한다.

약용산나물을 먹는 것은 자연에서 만들어진 물질과 성분을 그대로 섭취함으로써 자연과 공존하며 무병장수의 즐거움을 누릴 수 있게 한다. 우리가 먹어야 하는 약용산나물은 우리의 선조들이 육체적 건강을 유지하기 위한 건강 음식으로서 뿐만 아니라 정신적 건강을 지켜주던 조상의 혼이 담긴 약이 되는 치료 음식이었다.

왜 약용산나물을 먹는 것이 필요한가? 약용산나물은 가공식품과 인스턴트식품의 불균형한 영양에서 오는 부족한 영양소를 공급하여 면역력을 증강시킨다. 그리고 특정한 유기화합물(화학물질)과 비타민은 여러 가지의 질병들 치매, 암, 뇌졸중, 고혈압, 당뇨를 예방하고 치유할 수 있는 유일한 약성을 가진 음식이다. 특히 더욱 중요한 것은 약용산나물은 일반 채소에는 없거나 부족한 특정한 물질(항산화물질)과 비타민, 미네랄 등의 신진대사에 꼭 필요한 모든 영양소를 다 가지고 있다는 것이다.

한 국가의 역사도 변화하듯이 음식도 시대에 따라 변화한다. 시대의 변천에 따라 인간이 먹는 음식도 변화하였으며, 우리 몸의 유전자 역시 변화에 맞추어 빠르게 적응해 왔다. 인간은 사는 지역의 환경과 먹는 음식의 종류에 따라 유전자가 다르게 적응하며 진화해 왔다. 물론 강원도 설악산과 전라도 완도의 환경 차이에 따라 자생하는 식물도 다르고 그 지역의 주민들은 먹는 음식의 종류에도 차이가 있다. 음식은 그 지역의 지리적 환경과 밀접한 관계가 있다. 특히 장수하는 지역 즉 산촌에 사는 사람과 어촌에 사는 사람은 사는 장소와 사는 생활환경에 따라 그 지역에 맞는 토종음식이 결정되었다. 산촌에 사는 사람의 토종음식은 산나물을 재료로 하는 음식이 많았을 것이고, 어촌에 사는 사람들의 토종음식은 생선과 해초를 이용한 음식이 많았을 것이다. 세계의 장수지역인 블루존에 사는 장수 노인들은 식단의 80%가 식물성 음식으로 구성되어 있다. 즉 고기를 적게 먹고 다양한 산나물과 채소로 요리한 토종음식을 섭취한다. 결국, 블루존의 장수 노인들이 치매나 암의 발병률이 극히 낮은 것도 이같은 원인일 것이다. 지역에 따라 특수하게 발달해온 토종음식은 그 지역 사람들의 건강 상태나 질병의 종류 그리고 심지어 우리 몸의 유전자까지도 바꾸어 놓았다.

금세기에 들어와서 급격한 산업화와 국제화가 되면서 식문화도 크게 바뀌었다. 우리의 식문화도 전통적인 나물과 발효식품 위주의 식생활에서 갑자기 인스턴트식품과 육류 소비가 큰 서구화된 식습관으로 바뀌었다. 갑작스러운 식습관의 변화에 따른 전통적인 식생활의 변화는 먹는 음식의 종류가 바뀌면서 체내에도 새로운 변화가 나타났다. 특히 유전적으로 적응하지 못한 음식(가공식품, 인스턴트식품)을 먹게 되면서 생각지도 않은 전통적인 유전자의 부작용을 뜻하는 생활습관병(고혈압, 당뇨병, 고지혈증, 동맥경화, 관절염)과 희귀한 질병(치매, 암, 뇌졸중)에 시달리게 만들었다. 이와 같은 부작용은 새로운 음식 섭취에 따른 물질과 성분이 내 몸에 맞는 유전자가 아니기 때문에 우리 몸을 만들었던 전통적인 토종유전자의 반란이라고 생각하면 된다. 토종유전자의 반란을 잠재워야 한다. 우리 주위에서 쉽게 유전자의 반란을 잠재울 수 있는 자연산 먹거리인 약용산나물이 있다. 약용산나물은 토종유전자에 꼭 맞는 물질과 성분을 가지고 있다.

약용산나물은 왜 치매를 예방하고 치료할 수 있는 약초인가? 약용산나물은 다양한 항산화물질과 더불어 인체의 면역체계 구성에 도움을 주는 파이토캐미컬(식물성화학물질)을 다량으로 가지고 있기 때문이다. 이러한 파이토캐미컬은 식물이 외부환경에 반응하기 위한 방어기작의 일환으로 스스로 움직일 수도 도망을 갈 수도 없는 특성과 강한 자외선, 높고 낮은 온도, 날씨(폭우, 가뭄) 변화 등의 다양한 환경에 적응하고 초식동물, 곤충을 비롯한 여러 천적으로부터 자신을 보호하기 위해 생성하는 방어적인 유기화합물이다. 특히 야생에서 식물은 자연의 거친 환경에 대처하기 위해 방어기작의 일환으로 2차대사를 활성화시켜 생존을 위한 파아토캐미컬인 화학물질(폴리페놀, 베타카로틴)과 비타민(비타민B, 비타민C, 비타민E, 비타민K), 미네랄(칼슘, 칼륨, 마그네슘, 아연, 셀레늄)을 합성하여 거친 자연환경과 초식동물, 곤충에 대항하는 능력을 가지게 된 것이다. 약용식물은 인간의 생명현상에 꼭 필요한 항산화물질과 영양소(비타민, 미네랄)를 함유하게 된 것이다. 치매 없는 노후를 위해 약용식물인 약용산나물을 먹어야 하는 가장 큰 이유이다.

음식문화의 역사를 보면 서양의 음식문화는 샐러드 문화이고 우리의 음식문화의 본류(주류)는 나물 문화이다. 인간이 건강을 위해 필요한 영양을 흡수하기 위해서라면 먹는 종류와 방법도 중요하다. 특히 미량으로 들어 있고 소화 흡수율이 낮은 파이토캐미컬의 흡수량을 증가시키기 위해라면 생으로 먹기보다는 데치거나 삶은 나물로 먹어야 한다. 파이토캐미컬의 물질은 셀룰로우즈(섬유소)가 단단히 감싸고 있어 데치거나 삶아야 셀룰로우즈가 터지거나(파괴) 유연해진다. 따라서 파이토캐미컬의 흡수량을 높이기 위해서는 푹 데치거나 삶은 나물을 먹는 게 좋다. 파이토캐미컬을 생으로 먹을 경우 입으로 씹어서는 단단한 셀룰로우즈가 잘 터지거나 파괴되지 않기 때문에 흡수가 잘안 되는 경우도 있다. 결국 산나물은 요리하는 방법에 따라 파이토캐미컬의 흡수에 크게 영향을 미친다. 요리 방법은 푹 데치거나 삶아서 나물무침을 하거나 국을 끓여 먹는 것이 파이토캐미컬의 흡수를 증가시키는 가장 좋은 방법이다. 또한 발효식품도 흡수율을 높이는 하나의 방편이다.

왜 약용산나물을 먹어야 하는가? 전통적으로 한국인의 체질에 맞는 토속음식이기 때문이다. 또 다른 하나는 인체를 구성하는 필수 영양소를 골고루 가지고 있어 평상시 서구화된 식생활에서 영양적으로 부족한 결점을 보완해 줄 수 있기 때문이다. 약용산나물이 가지고 있는 특정한 항산화물질(화학물질)과 다양한 영양소는 첫째, 뇌의 활성을 돕고, 뇌 기능 개선에 도움을 준다. 둘째, 뇌 신경세포를 활성화시키고, 뇌 혈류량을 원활히 하는 작용으로 뇌 건강증진에 뛰어난 작용을 한다. 우리가 약용산나물을 많이 먹어야 하는 것은 다양한 영양소가 고혈압, 당뇨, 뇌졸중을 책임지는 건강 음식으로 그리고 특정한 약효성 항산화물질이 치매나 암을 예방하고 치유할 수 있는 치료 음식이기 때문이다. 치매 예방을 위한 음식의 구성은 식욕을 돋우고 뇌 건강에 도움을 주는 약용산나물을 이용한 전통음식 중심의 메뉴가 가장 바람직하다.

약용산나물은 약용식물이다. 식탁 위에 명약으로 불릴 정도로 약리적 효능(약성)이 풍부하다. 야생에서 자생하는 약용산나물의 가장 큰 특징은 자생지에 따라 고유의 맛과 향은 물론 일반 채소에는 없는 자연만이 만들 수 있는 약성이 큰 약효성 화학물질과 특수한 비타민을 가지고 있는 점이다. 즉 맛과 향이 좋다는 것은 다양한 영양소를 골고루 가지고 있다는 것이다. 그렇다면 왜 약용산나물인가? 일반 채소에는 없거나 부족한 것들, 즉 먼 옛날부터 약용식물로 질병을 치료하는 특정한 물질과 성분을 가지고 있기 때문이다. 또한 왜 약용산나물을 먹어야 하는가? 우리 몸은 늘 먹지 않았던 새로운 물질과 성분이 들어오면 순간적으로 세포유전자가 활성화된다. 음식 중에서 일상적으로 먹지 않았던 특정한 물질과 성분을 가지고 있는 약용산나물을 먹어서 만들어지는 세포의 활성반응이 치매나 암을 예방하고 치유할 수 있기 때문이다.

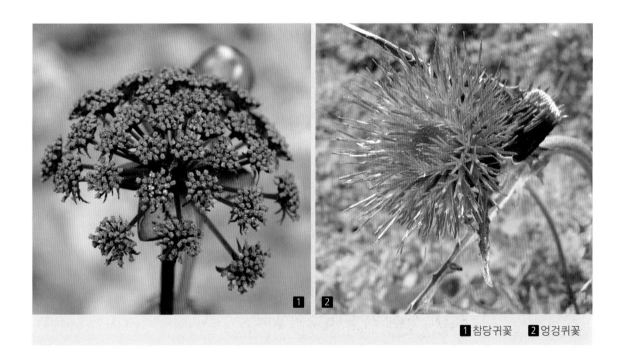

1 참당귀꽃   2 엉겅퀴꽃

먼 옛날 약용산나물은 배고픔을 달래주기도 한 구황식물이었고 백성들의 고단한 삶을 그나마 건강하게 유지할 수 있도록 약성을 가지고 있는 하늘이 내려준 보약 같은 먹거리이었다. 초봄의 산나물을 먹으면 보약을 한재 먹는 것과 같다고 한다. 물론 보약이 된다는 기준은 미량원소(미네랄)가 다양하게 얼마나 많이 가지고 있느냐에 달려있다. 약용산나물의 가장 큰 특징은 한국인의 체질에 맞아 효능이 크고, 고유의 맛과 향은 물론 일반 채소에는 없는 물질과 성분으로 약리적인 효능을 가지고 있다는 것이다. 그러나 아직까지 약용산나물의 유용한 물질과 성분들의 효능이 다 밝혀지지는 않았지만, 약용산나물을 즐겨 먹는 것만으로도 치매, 암, 뇌졸중(중풍), 고혈압, 당뇨, 고지혈증, 심장병 등 현대인을 괴롭히는 수많은 질병과 난치병을 멀리할 수 있을 것으로 확신한다.

노후의 건강을 위해서는 약용산나물을 많이 먹고, 육류와 가공식품 등을 조금 줄이고, 작은 욕심도 버려 덜 가지려 하고, 서로가 얼굴을 맞대고 많이 웃고 살아가는 즐거운 인생이 되어야 한다.

최근에는 약용식물(약초, 산나물)에서 치매나 암의 예방과 치유(치료)에 큰 효과가 있는 물질과 성분을 발견하여 의학계의 큰 관심을 받고 있다. 국민건강을 위해 치매 비극의 예방과 치유를 위해 모든 국민에게 약용산나물의 홍보를 실시하는 시기가 되었다. 결국 노후를 건강하게 살아가기 위한 치매의 필수지침서는 약용산나물의 선택과 섭취가 내 몸의 건강을 구하는 지름길이 된다는 것이다.

오늘날 음식문화의 새로운 밈(meme : 식습관의 문화적 요소)이 들어와 먹으면 약이 되는 효능이 좋은 음식으로 변하고 있다. 치매는 음식으로 예방이 가능하다. 약이 되는 음식의 새로운 밈의 산나물 레시피는 가족 건강을 위한 놀라운 음식 기술의 혁명이다.

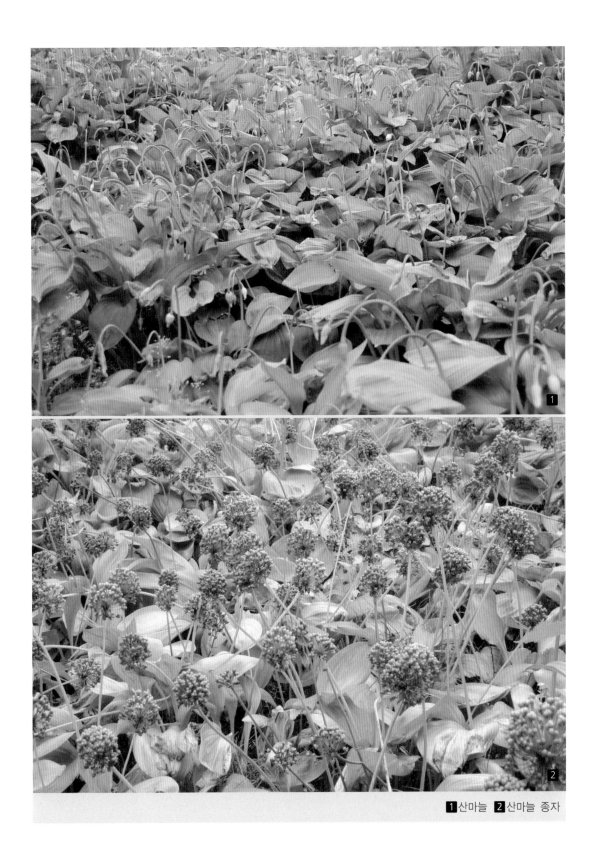

1 산마늘 2 산마늘 종자

2. 약용산나물 요리법

1. 산나물 선택의 기준과 구입

산나물은 비타민과 미네랄이 많은 음식이다. 먹는 것만으로 충분히 건강을 지킬 수 있다. 한 가지 산나물만 집중적으로 먹는 것이 아니라 가족에 맞는 3~5가지의 산나물을 선택해서 꾸준히 먹는다. 임금님 수라상에도 매일 5가지의 산나물이 진상되었다.

2. 간단한 요리법

치매를 이기는 약용산나물의 요리법이다. 자연에서 채취했거나 재배 농가나 마트에서 구입한 산나물을 요리하는 방법은 다음과 같다.

살짝 데쳐서 나물무침을 하고, 데친 나물을 말려서 묵나물로 저장하고, 또한 데친 것을 냉동보관을 하면 1년 내내 먹을 수 있다. 산나물을 데치면 생으로 먹는 것보다 더 많은 양을 섭취할 수 있고, 살짝 데치는 과정에서 독성물질이 빠지고 미네랄과 비타민 같은 영양소는 유지된다. 약용산나물의 이용은 생(샐러드, 생쌈)으로 먹음으로써 효능이 좋은 것이 있고, 묵나물(데쳐서 건조한 나물)로 만들면 건조 발효되면서 영양 성분이 좋아지는 것이 있다.

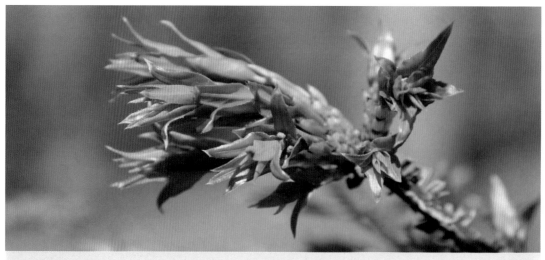

화살나무

3. 약용산나물의 요리 종류

1. 생 또는 생쌈으로 먹는다

독성이 없는 산나물은 생으로 또는 생쌈으로 먹는다. 생으로나 생쌈으로 산나물을 먹어야 하는 이유는 상큼한 미각을 충족시키고 그리고 효소가 살아있는 상태로 먹을 수 있기 때문이다. 또한 비타민, 미네랄의 파괴 없이 섭취할 수 있다. 중요한 것은 효소가 살아있는 것이다. 특히 효소는 우리 몸의 노폐물이나 독소 제거에 크게 영향을 준다. 또한 살아있는 상태이기 때문에 면역력 증가와 항산화력이 더 크다.

이와 같이 비타민이나 효소의 파괴 없이 약성이 좋은 산나물을 생으로나 생쌈으로 먹을 경우에는 치매 예방, 암 예방, 독소와 노폐물 제거 등의 효과가 더 크다.

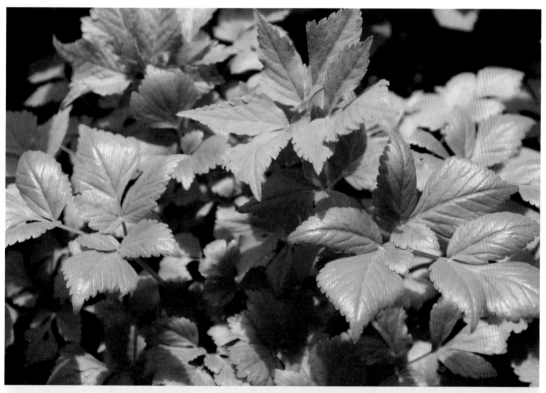

참나물

2. 나물무침을 요리하는 방법

1) 데치기 : 산나물은 섬유질이 질긴 편이므로 줄기를 눌러 보아 가며 충분히 데친다. 충분한 양의 물로 센 불에서 데쳐야 한다.

   ① 소금을 한 숟가락 넣고 데친다 : 소금을 넣고 산나물을 삶으면 색이 파랗고, 엽록소와 비타민C의 파괴를 줄여 준다.

   ② 줄기가 억센 산나물은 줄기 부분을 먼저 넣고 약 15초 후에 잎 부분을 마저 넣고 30~60초만 데치면 된다. 산나물을 알맞게 데치면 아삭하고, 너무 데치면 물러진다. 산나물의 종류에 따리 데치는 시간이 차이가 있다.

   ③ 산나물은 열과 공기에 접촉하면 초록의 색깔이 변한다. 데친 산나물은 바로 얼음물이나 찬물로 두세 번 헹구어준다.

2) 우려내기 : 데친 후 독성이 있는 산나물은 독한 성분이 우러나도록 찬물을 1~2회 갈아가며, 2~3시간에서 5~6시간 정도 충분히 우려낸다. 산나물별 요리법에 따라 실시하면 된다.

3) 산나물 다듬기 : 물기를 꼭 짜고 줄기의 질긴 부분을 잘라낸다. 데치기 전에 다듬을 수도 있으나, 데친 후에 다듬는 것이 뻣뻣한 줄기를 골라내기에 더 좋다.

4) 요리하기 : 산나물에 들기름 또는 참기름을 넉넉히 둘러서 살짝 볶는다. 여기에 간장(만능간장)으로 간을 맞추고, 파, 마늘 다진 것, 깨소금 등을 치고 다시 잘 볶는다. 산나물 요리과정에서 먹을 때 산나물의 독특한 향이 고추장, 된장과는 어울리지 않는 산나물은 고추장이나 된장 양념을 하지 않는다.

3. 묵나물을 요리하는 방법

묵나물은 나물을 데쳐서 말린 상태를 말한다. 제철에 뜯어서 말려두었다가 1년 내내 먹을 수 있는 나물이다. 묵나물의 장점은 영양 성분이 증가한다는 것이다. 또한 식이섬유, 칼륨, 갈슘이 농축되어 증가한다. 비타민D와 엽산, 베타카로틴은 건조할 때 더욱 많아지며 일부 산나물은 항산화물질과 항노화성분이 높아지기도 한다. 묵나물은 맛이 더욱 좋아진다. 특히 떫은맛, 쓴맛, 독성 성분이 빠져 감칠맛과 식감이 좋아진다. 변질 없이 장기간 저장보관이 가능하다. 건조하여 보관함으로 곰팡이, 세균, 벌레 발생이 억제된다.

1) 데치기 : 산나물 요리방법의 데치기와 같다.

2) 말리기 : 물기를 빼서 통풍이 잘되는 햇빛에 말리는 것이 좋다. 산나물을 묵나물로 만들면 건조·발효되면서 영양 성분이 좋아지는 것이 많이 있다.

3) 보관하기 : 2~3일에 걸쳐 완전히 말린 후 그물망 또는 비닐 팩에 넣어 습기가 차지 않는 실내에 보관한다.

4) 삶기, 우려내기 : 묵나물을 요리할 때는 물에 2~3시간 불린 후 손질하여 쓰며, 충분히 삶아서 나물무침과 같이한다. 묵나물 요리는 생나물을 요리한 것보다 그 향취가 더 은은하다. 그리고 압력밥솥을 이용한 묵나물 삶는 방법은 묵나물을 압력솥에 넣고 10~15분간 끓이고 5분간 뜸을 들인다.

4. 산나물 요리법

1) 생쌈, 숙쌈 : 많은 영양소가 살아있는 상태이다. 비타민, 효소의 파괴 없이 섭취할 수 있다. 효소가 살아 있다.

▶ 양념 : 된장(또는 고추장), 참기름, 다진마늘, 효소, 다진파.

▶ 만드는 방법

  ① 새순이나 어린잎을 채취하여 그냥 날로 또는 데쳐서 된장에 찍어 먹거나 쌈으로 먹는다.

  ② 씹는 맛이 좋고 깊은 향이 난다.

  ③ 맛과 향을 제대로 즐기려면 그냥 생으로 먹는 것이 제일 좋다.

  ④ 된장, 고추장에 잘 어울리는 나물이 있다.

2) 나물무침

새순이나 어린잎을 따서 살짝 데친 후 꼭 짜서 간장, 참기름, 다진마늘, 다진파를 넣고 조물조물 무쳐 먹는다.

▶ 양념 : 된장무침 : 된장, 효소, 설탕, 참기름, 깨소금,

     고추장무침 : 고추장, 식초, 설탕, 효소, 참기름, 통깨.

▶ 만드는 방법

  ① 새순이나 어린잎을 깨끗하게 씻어 끓는 물에 소금을 약간 넣고 살짝 데친다.

② 물에 우려낸 뒤 꼭 짜서 고추장, 참기름, 다진마늘, 다진파, 효소를 조금 넣고 조물 조물 무쳐 먹는다.

③ 간장무침은 만능간장, 다진파, 다진마늘, 참기름, 깨소금, 효소 등을 무치거나 새콤 달콤한 초고추장에 무쳐 먹어도 맛있다.

[만능 간장 만드는 법 : 간장에다 북어대가리, 표고버섯, 다시마, 무, 파뿌리를 넣고 끓인다. 끓인 간장에 대추물 (1/3)을 섞는다. 모든 산나물무침에 사용한다.]

3) 생무침(겉절이)

▶ 양념 : 간장무침 : 진간장, 효소, 설탕, 참기름, 깨소금

　　　　　고춧가루무침 : 고춧가루, 식초, 설탕, 효소, 참기름, 통깨.

▶ 만드는 방법

① 새순 또는 잎을 채취하여 진간장, 효소, 설탕, 참기름, 깨소금(간장, 고춧가루, 설탕, 식초, 효소)에 무쳐 먹는다.

② 새순 또는 잎을 채취하여 고춧가루, 식초, 설탕, 효소, 참기름에 무쳐서 먹는다. 먹을 때 통깨를 뿌린다.

③ 맛과 향을 제대로 즐기려면 그냥 생으로 먹는 것이 가장 좋다.

④ 나물에 따라 고춧가루, 간장 모두 어울리는 맛이 다르며 파, 마늘을 넣는 것과 넣지 않는 것이 있다.

4) 샐러드(겉절이)

▶ 양념 : 고춧가루, 멸치액젓, 매실청, 마늘, 생강(고춧가루, 다진파, 다진마늘, 채를 친 고추, 생강즙, 매실청, 간장)

▶ 만드는 방법 : 나물을 함께 넣어 새콤달콤하게 겉절이를 해서 먹으면 향기도 독특하고 입맛도 좋다.

5) 묵나물

▶ 양념 : 매실액 또는 효소, 국간장(만능간장), 들기름, 깨소금, 소금

▶ 만드는 방법

① 어린잎을 줄기째 데쳐서 햇볕에 말려둔다.

② 먹을 때는 물에 1~2시간 담가 불려준다.

③ 나물이 충분히 잠길 정도로 물을 붓고 삶아준다. 불을 끄고 뚜껑을 덮어 40~50분 간 삶은 물에 불려준다.

④ 불린 나물을 흐르는 물에 두 번 정도 씻어 건져 물기를 꼭 짠다.

⑤ 달군 팬에 나물과 들기름, 간장, 효소, 다진마늘, 다진파(또는 매실액, 국간장, 들기름, 효소)을 넣고 살짝 볶아준다.

⑥ 살짝 볶은 후 깨소금을 뿌려 먹으면 맛있다.

6) 장아찌

3~6월에 잎을 묵은 된장이나 묵은 고추장에 박았다가 이듬해 봄부터 꺼내 먹는다. 기호에 따라 간장에 식초, 효소나 설탕을 넣고 한소끔 끓인 맛간장을 완전히 식혀서 장아찌를 담가도 좋다. 맛간장으로 담근 장아찌는 빨리 익는 대신 반드시 냉장보관을 하여야 한다.

▶ 재료 : 물, 식초, 매실액 또는 효소, 간장, 설탕

▶ 만드는 방법

〈요리방법1〉

① 새순이나 어린잎을 씻어서 물기를 쪽 빼낸 뒤 소금물에 한나절쯤 절였다가 헹구어 말려서 꾸덕꾸덕해지면 묵은 된장, 묵은 간장, 묵은 고추장에 박았다가 이듬해 봄부터 꺼내 먹는다.

② 잎이 곰삭으면 매우 부드러워지고 그윽한 향이 감돌아 별미로 먹을 수 있다.

〈요리방법2〉

① 어린잎을 깨끗이 씻어서 물기를 먼저 빼서 놓는다.

② 장아찌 국물을 만들려면 먼저 맛이 나는 육수를 만들어야 한다. 과일, 다시마, 멸치, 양파, 술(청주)을 넣고 육수의 진한 맛을 우려낸다.

③ 조금 진하게 끓여서 건더기를 걸러 버리고 걸러낸 육수에 간장과 설탕(또는 효소), 식초를 1 : 1 : 1비율(물, 식초, 매실액 또는 효소, 간장, 설탕)로 넣어서 팔팔 끓인다.

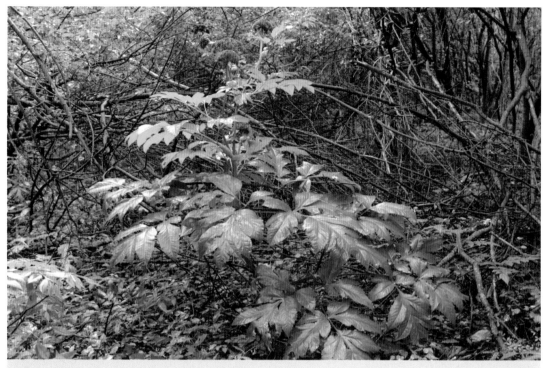

참당귀

④ 육수가 끓는 사이에 산나물을 켜켜이 잘 쌓아서 넣는다.

⑤ 육수가 완전히 식으면 산나물이 푹 잠기도록 육수를 부어주면 되는데 위로 떠오르지 않도록 무거운 것으로 산나물을 눌러 주면 된다.

⑥ 수분이 많은 재료는 뜨거운 장(육수)을 부어야 아삭거리지만 수분이 작은 산나물은 식혀서 장(육수)을 부어야 질겨지지 않는다.

⑦ 그늘지고 시원한 곳에 이틀정도 두었다가 싱거워진 간장을 졸여주면 된다.

⑧ 육수(간장)을 두세 번 정도 끓여서 식혀 붙기를 더하고 냉장고에서 천천히 숙성 기간을 거친다.

⑨ 1년 내내 입맛이 없을 때 새콤달콤한 맛이 좋고 고기를 먹을 때도 개운하게 싸서 먹을 수 있는 궁합이 참 좋은 산나물장아찌이다.

CHAPTER 2

치매를 예방하고 치료하는 8종의 뇌 치료 약용산나물

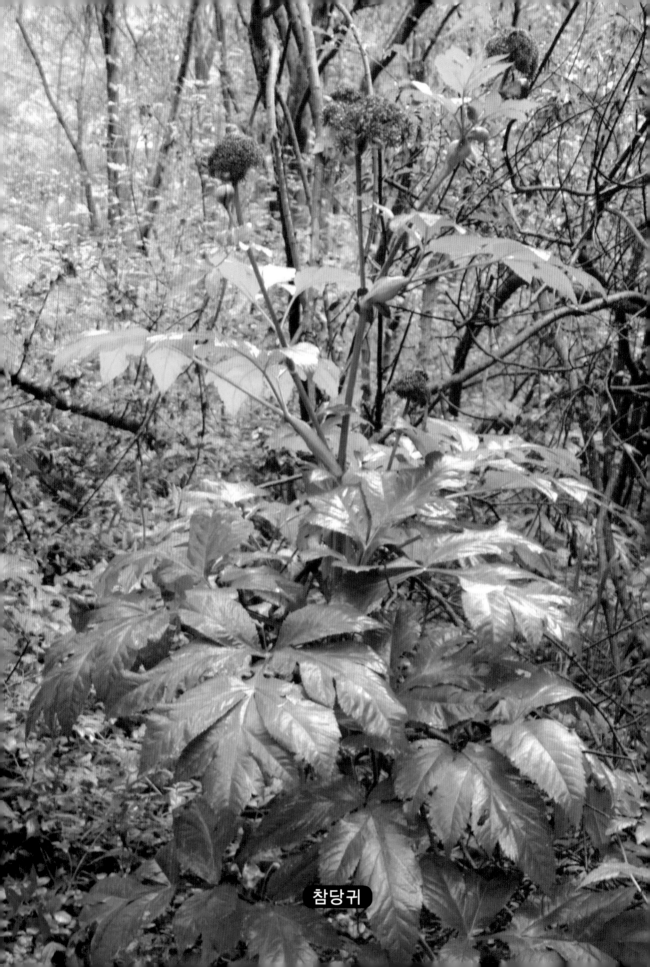

참당귀

1. 참당귀

과　　　: 산형과 (Apiaceae).

학 명 : *Angelica gigas* Nakai.

영 명 : Gagantic-angelica, Korean-angelica, Chinese-angelica.

일 명 : Oni-nodake

효 능 : 치매(알츠하이머), 뇌경색, 심근경색, 뇌졸중(중풍), 항암, 불면증에 좋다. 뇌 신
　　　경세포의 사멸 억제, 기억력과 집중력의 두뇌활동 향상에 좋은 효능이 있다.

이 용 : 숙쌈(생쌈), 샐러드, 나물무침, 묵나물, 장아찌.

식물 별명 : 조선당귀, 당귀, 토당귀.

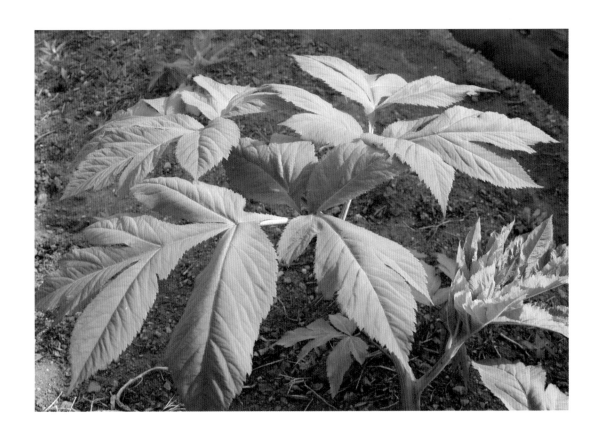

현대인들이 가장 고통스럽고 무서워하는 치매를 예방하고 치유(치료)할 수 있는 약용산나물이다. 백성들이 임금님께 진상한 몇 안 되는 임금님산나물 중 하나이다. 약리적인 효능이 풍부하여 신이 내린 식물이라고 한다. 중국에서는 여성질환에 좋은 효능을 보여 "여성을 위한 인삼"이라고 할 정도로 귀하게 여기고 있다. 참당귀는 떨어진 기력을 회복하고 피를 생성하고 몸을 따뜻하게 하며 특히 뇌 신경세포의 손상을 막아 치매를 예방하고 치유(치료)하는 약초이자 산나물이다. 참당귀 잎은 향과 식감이 좋아 봄철의 대표적인 산나물로 이용되며 뿌리는 가을에 굴취하여 약재로 쓴다. 참당귀가 약용산나물로서 귀중한 것은 치매를 예방하고 치료하는 약효성 화학물질과 성분을 가지고 있기 때문이다.

참당귀의 특별한 효능은 뇌 손상의 치료 효과이다. 특히 치매와 관련된 주요 성분인 데쿠르신은 뇌 속에 들어가서 치매를 일으키는 독성물질이라고 알려진 베타아밀로이드가 생성되는 것을 막아주거나 감소시킨다. 결국 참당귀나물을 먹음으로써 뇌세포를 보호하게 되므로 치매 예방과 치유(치료)효과를 얻게 된다. 또 다른 성분인 데쿠르시놀 안겔레이트는 혈관신생반응을 일으키는 것으로 발표되었다. 혈관을 다시 만들어 낸다는 것은 혈관과 혈액을 통한 영양물질의 공급과 함께 효소 활성을 증가시키며 이에 따른 호르몬대사도 관여하게 된다는 것이다. 이와 더불어 신경세포도 재생력을 얻게 되는 것이다. 또한 최근에 새롭게 밝혀진 페롤산은 폴리페놀의 일종으로서 ① 치매를 일으키는 독성단백질인 베타아밀로이드의 형성을 억제한다. ② 알츠하이머 발병의 원인 중 하나인 타우단백질의 축적을 저하시키는 작용을 한다. ③ 알츠하이머치매로 감소된 뇌 신경전달물질의 생성을 활성화시켜 기억력과 인지능력을 회복시켜준다.

참당귀가 가지고 있는 비타민B12, 비타민B9도 치매, 고혈압, 중풍의 예방과 치유 또는 각종 질병 치료에 효과가 큰 것으로 밝혀지고 있다. 특히 비타민B12는 엽산과 함께 치매를 일으키는 단백질인 호모시스테인을 제거하는 효능이 있다. 참당귀의 주요 효능은 치매의 예방과 치유(치료) 효과, 항암 및 뇌 신경세포의 사멸을 억제하는 역할을 하고, 여성질환 개선, 심근경색, 뇌졸중 예방, 면역 기능을 향상시키며 신경을 유지하고 세포를 재생하는 기능을 갖고 있다.

최근 연구에 의하면 참당귀는 뇌 혈액의 흐름을 원활하게 하고 뇌로 들어오는 독성물질(베타아밀로이드의 생성 억제, 타우단백질의 축적 저하, 호모시스테인 제거)을 차단하여 특히 치매를 유발시키는 독성을 무력화하는 효능이 있다고 발표되었다. 참당귀나물은 치매를 유발시키는 주요 물질인 베타아밀로이드의 독성을 데쿠르신, 데쿠르시놀 안겔레이트와 페롤산(알츠하이머치매로 인한 기억력 손상을 치유한다)이 차단하여 치매의 예방과 치유(치료)에 도움을 준다.

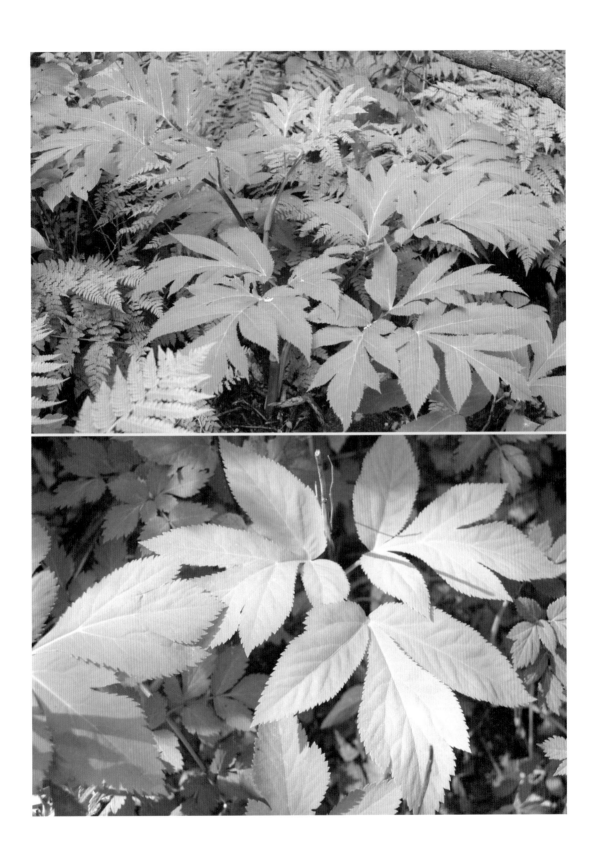

1. 참당귀 이야기

참당귀의 속명인 바디나물속은 천사라는 뜻으로 세계적으로 약 80여 종이고, 우리나라에는 약 12종이 있다. 특히 바디나물속에 해당되는 식물들은 강심효과가 있어 죽어가는 사람을 소생시킨다고 하여 이러한 이름이 붙여졌다고 한다.

참당귀는 해발 800m 이상의 지대가 높은 골짜기나 깊은 산속의 계곡과 같은 그늘지고 부엽이 두껍게 쌓이고 토양에 수분이 충분한 곳에서 자란다. 높은 산 자생지의 환경은 수백 년에 걸쳐 고목과 나뭇잎이 썩어 만들어진 토양과 깨끗한 물 그리고 맑은 공기가 있는 곳으로 최적의 생장 조건을 갖춘 곳이다. 이런 곳의 토양은 부식토(동식물의 유체나 그것들이 부패하여 생긴 부식질이 20% 이상 섞인 흙으로 칼륨, 칼슘, 마그네슘, 철, 아연, 셀레늄 등이 풍부하다)로서 부드럽고 수분을 적당히 머금고 있는 즉 흙살이 두터운 곳이다.

참당귀는 조선시대에 백성들이 임금님께 진상한 임금님산나물로 전해지고 있는 귀한 약용식물이다. 특히 높은 산을 올라가야 어렵게 만날 수 있는 참당귀는 오늘날 치매에 특별히 관심을 끌 수 있는 신비한 영초(약으로 영험한 효력이 있는 것)이다. 그리고 특정한 곳에만 분포하

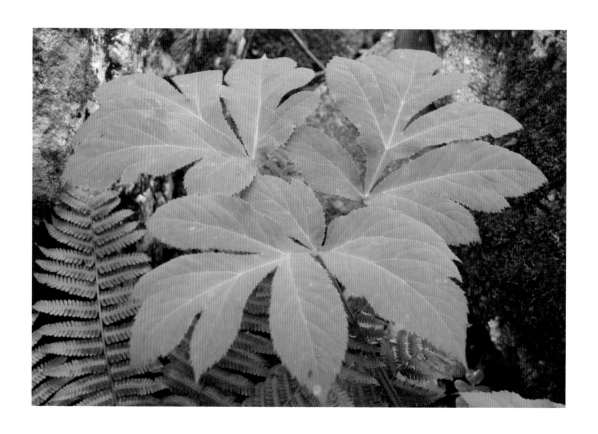

는 고산 식물이다. 전초(잎, 줄기, 뿌리)를 식용과 약용으로 이용한다. 과거에는 뿌리가 주로 약재로만 사용되었으나 최근에는 잎을 나물로 사용하며 여러모로 활용되고 있는 약용식물이다. 특히 잎은 향과 식감이 좋아 봄철의 대표적인 산나물로 이용되며 뿌리는 가을에 굴취하여 약재로 사용한다. 뿌리는 독성이 있으므로 생으로 먹어서는 안 된다.

한방에서 생약명은 전쟁터에 나가는 남편에게 꼭 돌아오라는 정표로 주었다 하여 당귀(當歸)라 한다. 전쟁에 나간 남편이 마땅히 살아 돌아오기를 바란다는 뜻으로 당귀라는 이름이 붙었다고 전한다. 이는 중국의 옛 풍습에 부인들이 전쟁터로 나가는 남편의 품속에 당귀를 넣어 준 것에서 유래하는데 전쟁터에서 기력이 다했을 때 당귀를 먹으면 다시 기운이 회복되어 건강히 돌아올 수 있다고 믿었기 때문이다. 또한 일설에는 당귀를 먹으면 기혈이 다시 제자리로 돌아온다고 하여 붙여진 이름이라고도 한다.

옛날부터 당귀는 여성에게 좋은 약재로 알려져 왔다. 중국에서는 당귀가 부인병에 좋은 효능을 보여 "여성을 위한 인삼"이라고 할 정도로 귀하게 여기고 있다. 옛날 중국에서는 잦은 외침 때문에 많은 부인들이 남편을 먼 변방의 싸움터로 보내는 시간이 많았는데 부인들은 남편을 기다리면서 당귀를 먹는 풍습이 있었다고 한다. 당귀를 먹으면 남편이 싸움터에서 죽지 않고 살아서 돌아올 수 있다고 믿었다. 부인이 당귀를 먹으면 몸은 건강해지고 피부는 고와지고 아름다워져 남편이 전쟁터에서 돌아왔을 때 맘껏 사랑을 나눌 수 있다고 하였다.

참당귀나물을 나이가 들어가면서 꼭 먹어야 하는 이유는 치매나 암을 예방하고 치유(치료)할 수 있는 좋은 약효성 화학물질과 영양소를 가지고 있기 때문이다. 우리는 나이가 들어 늙어갈수록 치매에 걸리지 않을까 하는 걱정과 두려움(공포) 속에 살아간다. 전 세계적으로 치매의 예방과 치료를 위한 연구와 약품개발이 매우 활발히 진행되고 있다. 최근에 참당귀가 노인들의 인지력을 개선하고, 알츠하이머치매를 예방하고 치유(치료)하는 효과가 있다는 것에 대한 연구에 상당한 진전이 있다. 참당귀의 추출물이 뇌에 신경독성을 일으키는 물질로부터 뇌를 보호하는 효능이 있는 것으로 연구되었으며, 특히 치매를 일으키는 물질로 알려진 베타아밀로이드의 독성을 억제하는 효과와 기억력을 개선시키는 효과도 입증되었다.

옛날부터 한방에서는 중요한 약재로 널리 알려진 약초이지만 최근에는 어린잎을 나물로 먹는 귀한 채소로 이용되고 있다. 참당귀나물은 뇌 혈류 및 심장질환계통의 혈액순환에 좋은 효능이 있다. 특히 인지력을 개선하여 치매(알츠하이머)를 예방하고 치유(치료)하는 효능이 있어 나이가 들어 늙어갈수록 꼭 먹어야 할 음식이다. 참당귀나물은 뇌 기능을 활발하게 유지시키기 때문에 어린아이들의 두뇌발달과 집중력 향상에 도움을 주며 공부하는 학생과 수험생에게도 아주 좋다. 꽃은 채취하여 잘 덖어서 꽃차로 이용한다.

2. 민간과 한방

조선에서 난다고 하여 조선당귀라고도 한다. 한방에서는 성질이 따뜻하고 독성이 없고, 맛은 달고 약간 매우며 특히 심장 기능을 보강하고 혈액생성을 촉진하고 혈액순환 효과가 큰 것으로 알려져 있다. 동의보감에는 "나쁜 피를 없애고 새로운 피를 생기게 해주며 하초(배꼽 아래 있는 장기)의 종양을 무르게 하고, 하혈을 멈추게 하며, 오장을 보하고, 새살을 돋게 한다"고 한다.

당귀는 부인과, 내과 질환에 중요하게 쓰이는 한약재이다. 부인과 질병에는 늘 당귀가 쓰이며 급만성 어느 쪽에도 뚜렷한 치료 효과가 있다고 하였다.

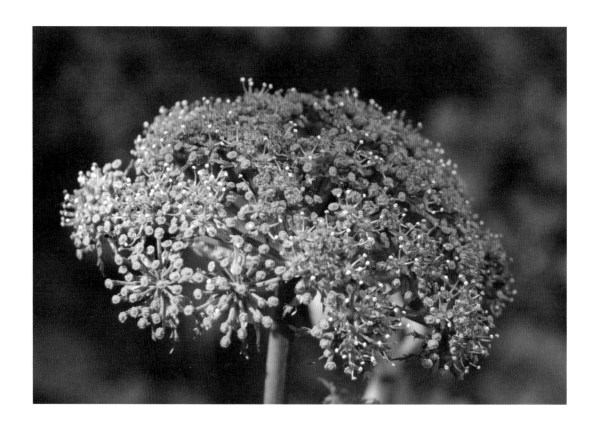

3. 성분과 효능

참당귀는 약리적인 효능이 다양하여 신이 내린 식물이라고 불리어진다. 참당귀의 주요 성분은 엽산[1], 비타민A[2], 비타민B6[3], 비타민B12[4], 비타민E[5]와 철분, 인 등의 미네랄 그리고 쿠마린, 데쿠르신, 데쿠르시놀 안겔레이트, 페룰산 등이다. 특히 참당귀에는 쿠마린의 함량이 비교적 많다.

쿠마린은 폴리페놀계의 물질로서 혈액 응고 방지작용이 있어 혈액 속의 암세포가 혈관벽에 정착하여 성장하는 것을 막아준다.

데쿠르신과 데쿠르시놀 안겔레이트는 항노화와 치매 예방, 당뇨합병증 예방 등의 효과가 밝혀진 천연물질이다. 특히 두뇌에 좋은 데쿠르신은 뇌세포의 손상을 막고 독성물질인 베타아밀로이드를 차단해 뇌를 보호하여 치매와 뇌경색을 막아준다.

페룰산[6]은 폴리페놀의 일종으로서

첫째, 치매를 일으키는 독성단백질인 베타아밀로이드의 형성을 억제한다.

둘째, 알츠하이머 발병의 원인 중 하나인 타우단백질의 축적을 저하시키는 작용을 한다.

셋째, 알츠하이머치매로 인한 기억력 손상을 치유한다. 뇌 신경세포에서 아밀로이드 전구단백질이 치매유발물질로 알려진 베타아밀로이드단백질로 쪼개지는 것을 차단한다.

넷째, 알츠하이머치매로 감소된 뇌 신경전달물질의 생성을 활성화시켜 기억력과 인지능력을 회복시켜준다.

---

1) 정상적인 뇌 기능에 필수적이다. 혈중 엽산 수치가 낮으면 기억력이 문제가 생기고 치매(알츠하이머)의 위험도가 높아진다. 엽산은 치매를 일으키는 호모시스테인이라고 불리는 해로운 아미노산의 혈중 수치를 낮추는 작용과 제거하는 효능이 있다.
2) 항산화작용을 통해 치매나 암의 발생을 억제한다. 기억력과 뇌세포 보존에 영향을 준다.
3) 신경전달물질 생산과 세로토닌(해마를 활성화하여 기억력 향상에 도움을 준다)의 분비에 관여한다. 치매를 일으키는 단백질인 호모시스테인(뇌세포를 파괴하고 치매를 비롯한 뇌 질환을 유발하고 몸을 노화시키는 독성 아미노산이다) 농도를 감소시킨다.
4) 비타민B12는 뇌세포 활성과 집중력, 기억력을 높여 치매 예방과 뇌 활성에 도움을 준다. 혈중 호모시스테인(아미노산이 분해되면서 만들어지는 일종의 독성물질이다. 체내에 과다하게 쌓일 경우 심혈관질환 및 뇌 조직 손상에 의해 치매를 일으키는 원인을 제공한다)이 높아지는 것을 방지하여 치매를 예방하고 치유(치료)할 수 있다.
5) 활성산소를 억제하여 뇌세포 손상을 막고 뇌세포를 보호하여 치매 예방 및 뇌 기능을 향상시킨다. 또한 기억력 상실을 경감시킨다.
6) 폴리페놀의 일종이다. 뇌 신경세포에서 아밀로이드전구단백질이 치매유발물질로 알려진 베타아밀로이드단백질로 쪼개지는 것을 차단한다. 그리고 베타아밀로이드단백질의 형성을 억제한다. 또한 알츠하이머치매로 감소된 뇌 신경전달물질의 생성을 활성화시켜 기억력과 인지능력을 회복시켜준다.

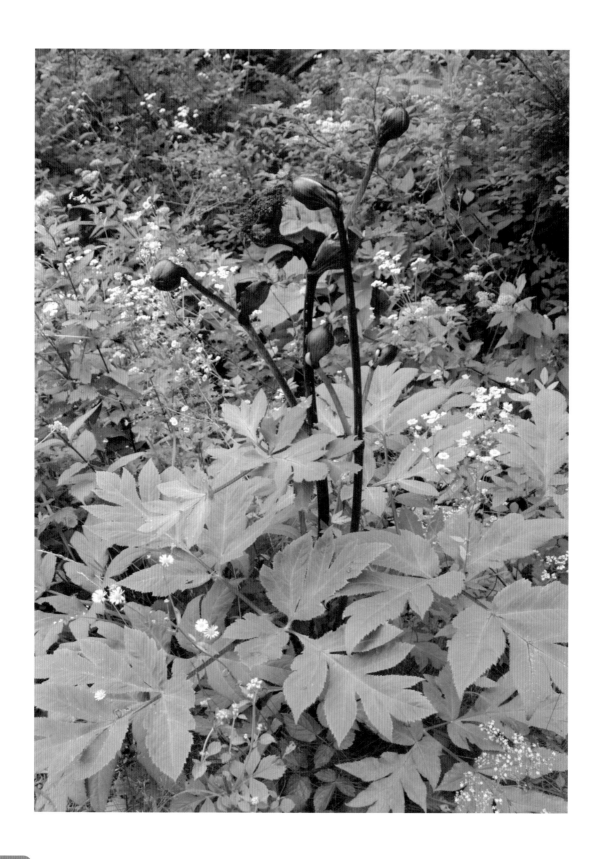

치매를 치유하고 뇌를 살리는 약용식물보감

참당귀는 치매를 유발시키는 주요 물질인 베타아밀로이드의 독성을 데쿠르신, 데쿠르시놀 안젤레이트와 페롤산이 차단하여 치매 예방을 하는 등 뇌를 보호하는 효능이 있는 것으로 입증되었다. 또한 비타민B12와 엽산이 들어 있어 적혈구 결핍, 혈색소 감소, 저혈당증을 개선하며 그리고 골수의 조혈 기능을 돕는다. 특히 비타민B12가 주로 작용하는 신체 부위는 뇌와 신경이다.

비타민B12는 치매 예방, 심근경색, 뇌졸중 예방, 면역기능 향상과 세포를 재생하는 기능을 하며, 강력한 항산화효과와 함께 치매 유발자인 호모시스테인의 생산을 억제하는 엽산 조효소를 활성화하는데 관여한다. 비타민B12의 적절한 섭취는 정상적인 혈액 생산과 신경 작용에 필수적이다. 또한 비타민E는 세포 재생, 노화 방지효과, 노인성 치매 증상을 억제하는 작용을 한다.

그리고 참당귀의 또 다른 효능은 혈당 강하작용이 있으므로 당뇨병 치료에 이용되고, 특히 콜레스테롤을 제거하여 혈압을 무조건 낮추거나 높이지 않고 정상화시키는 작용이 있어 동맥경화증, 고혈압 및 저혈압에 효과가 있다.

4. 오늘날의 연구와 효능

참당귀가 뇌를 보호하는 효능이 있는 것으로 입증되었다. 최근에 밝혀진 참당귀의 효능은 치매와 뇌경색 예방, 뇌졸중(중풍), 심혈관질환 예방, 항산화작용, 면역활성화작용, 항염, 그리고 항암 및 뇌 신경세포의 사멸을 억제하는데 좋은 효능이 있는 것으로 알려졌다. 참당귀는 뇌혈액의 흐름을 원활하게 하고 뇌로 들어오는 독성물질을 차단하여 치매를 유발시키는 독성물질을 무력화시키는 효능이 있다고 밝혀졌다.

참당귀나물은 체력이 약한 성장기 아이에게도 좋은 음식이다. 어린아이들의 두뇌발달과 집중력 향상에 도움을 준다. 또한 성인에게 참당귀의 데쿠르신은 뇌 안에 독성물질인 베타아밀로이드[7] 생성을 억제하여 뇌를 보호하고 뇌세포 손상을 막아 치매와 뇌경색을 예방하고 치유(치료)를 한다.

---

7) 몸속에서 만들어지는 단백질의 하나이다. 베타아밀로이드가 과도하게 생성될 경우 혈관을 통해 뇌로 올라가 뇌의 감각, 운동, 사고 등과 같은 복잡한 생명활동을 담당하는 신경세포에 쌓이게 되면 뇌세포를 파괴하거나 연결이 끊기면서 치매를 일으킨다.

최근에 치매에 관해 연구된 참당귀의 주요 효능은 다음과 같다.

① 뇌세포를 보호해 주는 효능이 있다. 데쿠르신과 데쿠르시놀 안겔레이트는 치매(알츠하이머)를 일으키는 뇌의 독성단백질인 베타아밀로이드를 감소시키는 작용을 한다. 특히 뇌세포를 보호하고 뇌 속의 독성물질을 감소 및 억제시켜 주고 뇌 기능 활성과 노화까지 막아 기억력 감퇴와 치매 예방과 치료에 좋다.

② 주요 성분은 쿠마린계의 데쿠르신, 데쿠르시놀 안겔레이트, 음벨리페론 등이 밝혀졌다. 데쿠르신은 뇌 속에 들어가서 뇌 안의 독성물질이라고 알려진 베타아밀로이드[8]가 생성되는 것을 차단하거나 감소시켜서 뇌세포를 보호하게 되므로 치매의 예방과 치료를 하게 된다. 그리고 스트레스, 과로 등에 의해 발생되는 인지기능 저하를 개선하여 치매를 예방한다. 또한 항암(폐암, 간암)작용을 한다. 데쿠르시놀 안겔레이트는 혈관신생반응을 일으키는 것으로 발표되었다. 혈관을 다시 만들어 낸다는 것은 혈관과 혈액을 통한 영양물질의 공급과 함께 효소활성을 증가시키는 것이며, 이에 따른 호르몬대사도 관여하게 되는 것이다. 그뿐만 아니라 신경세포도 재생력을 얻게 된다.

③ 치매를 유발시키는 주요 물질인 베타아밀로이드의 독성을 데쿠르신, 데쿠르시놀 안겔레이트와 페롤산(치매를 일으키는 독성단백질인 베타아밀로이드의 형성을 억제한다. 알츠하이머치매로 인한 기억력과 인지능력을 회복시킨다)이 차단하여 치매 예방에 도움을 준다.

④ 혈액순환과 대사를 활성화시켜서 강한 항산화작용은 물론 체내에 독성이 있는 활성산소를 제거하는 데에도 기여하여 뇌세포 기능을 활발하게 한다.

⑤ 비타민B12는 엽산과 함께 치매를 일으키는 독성단백질인 호모시스테인[9]을 제거하는 효능이 있다.

⑥ 두피에 혈액을 잘 돌게 해주는 효능이 있어 흰머리 및 탈모를 예방하는 효과도 있다.

5. 나물 채취 및 요리법

참당귀는 이른 봄 깊은 계곡의 눈이 녹기 시작할 무렵이면 싹을 내밀기 시작한다. 어린잎, 줄기를 이용하여 다양한 먹거리로 활용할 수 있는 대표적인 산나물 중에 하나이다.

---

8) 베타아밀로이드는 뇌 신경세포에 있는 단백질로 이들이 서로 뭉쳐서 플라크를 형성하면 신경세포가 죽으면서 치매가 발생한다.

9) 뇌세포를 파괴하고 치매를 비롯한 뇌 질환을 유발하고 몸을 노화시키는 독성 아미노산이다.

봄이나 초여름까지 손바닥만큼 자랐을 때 따서 쌈으로 먹거나 또한 살짝 데쳐서 숙쌈이나 나물무침을 해 먹는다. 약간 큰 잎은 장아찌를 담근다. 냄새는 향기롭고 맛은 약간 맵고 달다. 미국에서는 잎을 샐러리, 아스파라거스 등과 함께 샐러드로 이용하고 연한 줄기는 껍질을 벗겨서 생으로 먹는다. 수프를 만드는 데 이용하기도 한다.

채취 시기는 3~6월에 어린잎을 채취하여 그냥 생으로 또는 데쳐서 된장에 찍어 먹거나 쌈으로 먹는다. 맛은 약간 매운맛이 있기는 하지만 향긋하고 씹는 맛이 좋다. 맛과 향을 제대로 즐기려면 그냥 생쌈으로 먹는 것이 가장 좋다. 잎을 살짝 데쳐서 들기름이나 참기름을 넣고 무쳐 먹어도 좋다.

요리법은 생쌈(쌈채), 숙쌈, 나물무침과 묵나물, 장아찌(간장 또는 고추장 절임) 등으로 이용한다.

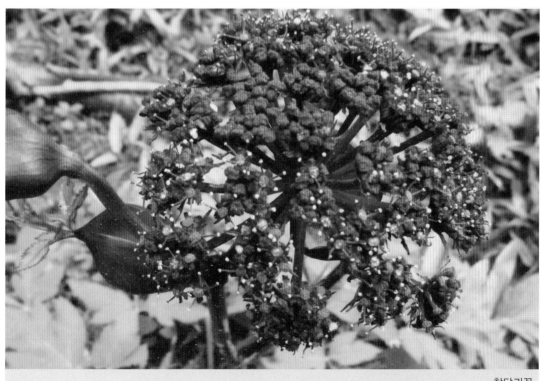

참당귀꽃

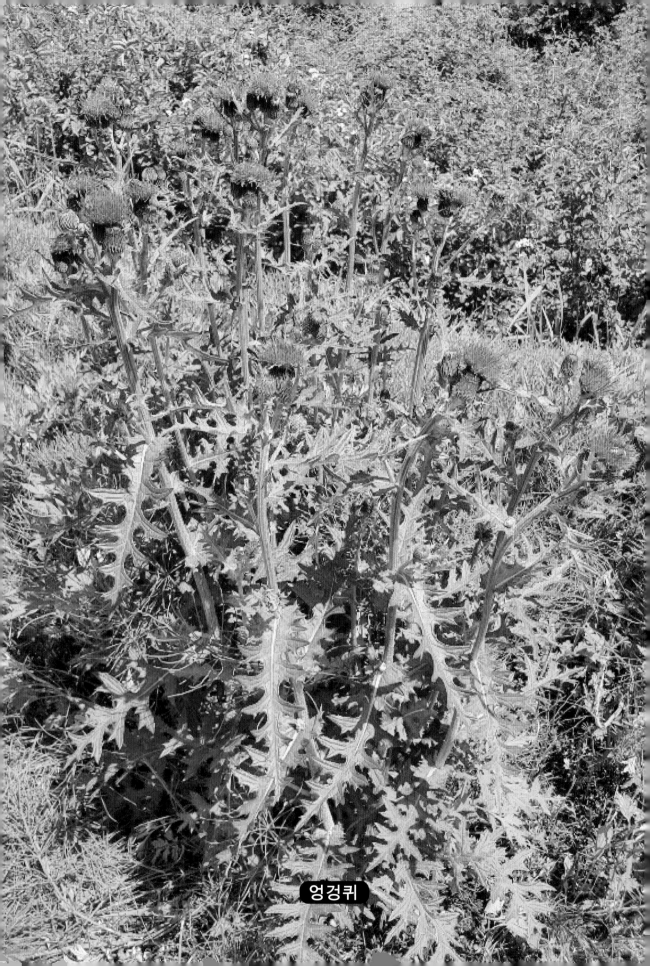

엉겅퀴

2. 엉겅퀴

과　　명 : 국화과(Asteraceae)

학　명 : *Cirsium japonicum* var. *ussuriense* KITAMURA

영　명 : Wild- thistle, Japanese-thistle

일　명 : Karanoazami, Noazami

효　능 : 치매(알츠하이머) 예방, 항산화작용, 간염, 간경화, 고혈압, 당뇨병, 항염(관절염),
　　　　 항암(폐암, 간암, 유방암), 강장작용 등에 좋다.

용　도 : 나물무침, 묵나물, 장아찌.

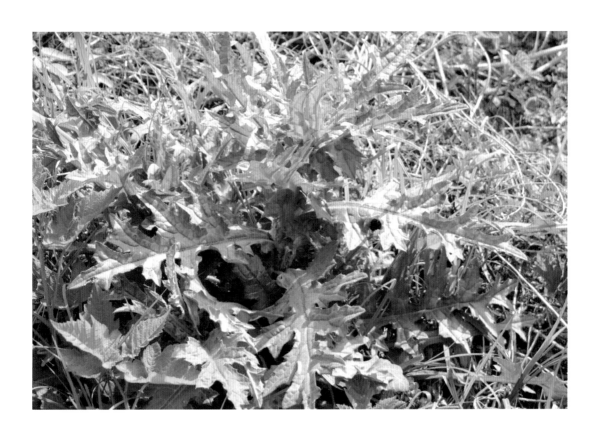

전 세계적으로 엉겅퀴는 간질환 치료에 효과가 있는 것으로 연구되고 있다. 효능은 치매 예방, 간염, 간경화, 고혈압, 항염, 항산화작용, 항암효과(간암, 폐암, 유방암)가 있다. 관상동맥경화에 의한 고혈압 치료에 현저한 효과가 있다. 피를 맑게 하는 베타아말린이 들어 있다. 특히 실리비닌은 폐암의 전이를 막는다. 최근 알츠하이머치매에 치료 효과가 있는 것으로 연구되었다.

엉겅퀴의 중요 성분인 실리마린은 항산화작용으로 손상된 간세포와 뇌세포를 재생시킨다. 그리고 간 회복, 간 해독작용과 항염증작용을 한다. 암세포 증식을 억제하여 항암효과가 있다. 폴리아세틸렌은 신경돌기 생성을 촉진하여 알츠하이머치매 예방에 도움을 준다. 또 폴리페놀계통인 탁시폴린은 뇌내 노폐물 축적을 억제하고 베타아밀로이드라는 이상단백질의 응집을 방해하여 알츠하이머치매 예방과 치료 효과가 있다. 강력한 항산화물질인 폴리페놀을 다량 함유하여 치매 예방에 좋은 효과를 가지고 있다. 폴리페놀은 알츠하이머치매에 있어 뇌의 병적 특징인 플라크가 형성되고 얽히는 것을 억제해 신경세포를 보호하는 것으로 나타났다.

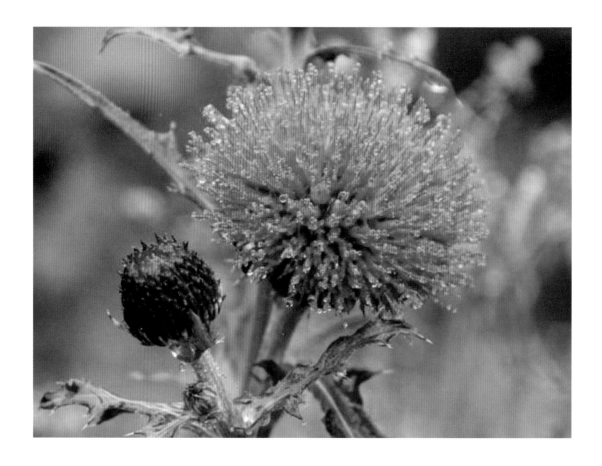

1. 엉겅퀴 이야기

전국 각지의 숲이나 냇가 또는 골짜기의 풀숲 혹은 들녘의 약간 습기가 있는 풀밭과 간혹 깊은 산 등에 야생한다. 줄기는 50~100cm 높이로 자라며 줄기와 잎에 가시가 나 있다. 줄기에 어긋나는 기다란 잎은 새 깃처럼 갈라지고 밑 부분은 줄기를 감싼다. 6~8월에 줄기와 가지 끝에 붉은색 꽃이 핀다.

봄에 가시가 있는 잎을 뜯어서 나물로 먹기 때문에 가시나물, 항가새 그리고 거문도에서는 항각구나물이라고도 한다. 또한 지방에 따라 엉겅퀴꽃, 피를 엉기게 하는 가시(거시)가 있다고 엉거시, 가시가 돋아 있다고 가시나물 등으로 부른다.

엉겅퀴는 연한 잎과 줄기를 나물로 하고 성숙한 뿌리를 약용으로 한다. 결각된 잎의 톱니가 모두 가시로 되어 있다. 또한 잎이 부드럽고 가시가 없는 울릉도에 자생하는 물엉겅퀴(섬엉겅퀴)도 있다. 주위의 산이나 들에서 흔하게 볼 수 있던 엉겅퀴는 많이 사라져 깊은 산에서나 찾아볼 수 있는 귀한 식물이 되었다.

엉겅퀴나물은 독특한 향과 씹는 질감이 좋아 나물로 안성맞춤이지만, 떫은맛이 강하기 때문에 데쳐서 떫은맛을 우려내야 한다. 가시가 있는 거친 생김새와는 달리 맛좋은 나물이다. 일본 미국 유럽 등에서는 어린순보다는 크게 자란 줄기를 이용한다. 특히 요리는 연한 줄기를 잘라 잎은 따버리고 껍질을 벗긴 후 대공(줄기)을 생으로 샐러드를 만들거나 튀김으로 이용한다. 또한 볶음, 조림 등 다양한 요리에 사용한다.

독특한 향과 씹는 질감이 좋으며 사각거리는 맛이 있다. 꽃이 필 무렵 식물 전체를 채취하여 잘게 썰어서 말린다. 한번에 15~20g을 200ml 물에 은근하게 끓여서 차로 마신다.

민간요법으로는 엉겅퀴 생즙을 내어 "마시는 천연정력제"로 이용해 왔다. 30㎖씩 생즙을 내서 마시면 탁월한 정력 강화 효과가 있다.

2. 성분과 효능

한방에서는 대계(大薊)라고 한다. 엉겅퀴는 옛날부터(2000년전) 간과 담낭의 질환을 치료하는데 사용해 온 토종약초이다. 동의보감에는 "엉겅퀴는 성질이 평하고 맛은 쓰며 독이 없다. 어혈을 풀어주고 피를 토하는 것을 치료하고 코피를 멎게 한다. 정(精)을 보태고, 혈(血)을 보한다"라고 기록되어 있다.

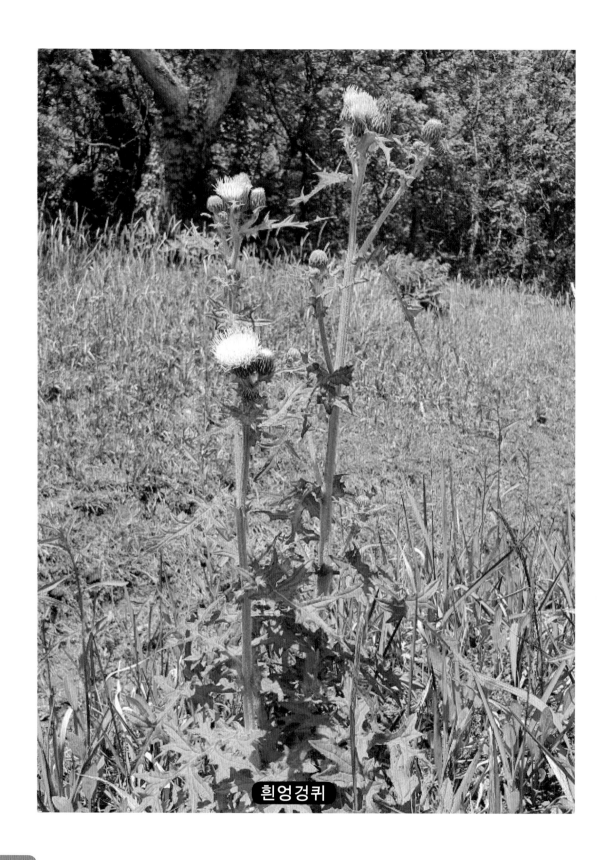

흰엉겅퀴

엉겅퀴의 주요 성분은 칼륨, 칼슘, 마그네슘, 인, 아연, 엽산[1], 비타민C[2], 플라보노이드, 폴리페놀, 베타아밀린, 스티그마스케롤(혈관을 깨끗하게 하고 피를 맑게 함), 정유, 알카로이드, 수지, 이눌린, 루틴[3](모세관혈관 강화, 뇌출혈 예방, 항산화작용, 치매 예방), 베타아말린, 실리마린(실리비닌, 항산화물질인 글루타치온 농도를 증가시켜 간경변 개선에 도움을 준다), 아피제닌, 폴리아세틸렌, 펙토리나게인, 탁시폴린 등이 있다.

엉겅퀴가 가지고 있는 주요한 성분의 효능은 고혈압에 쓰며, 피를 맑게 하고 소염작용을 하는 베타아말린이 들어 있다. 실리비닌(실리마린의 활성 성분 중 하나이다)은 폐암의 전이를 막는다. 플라보노이드[4]는 지방간 개선에 좋다. 폴리페놀[5]은 강한 항산화작용을 한다. 실리마린[6]은 자주색 꽃과 씨방에 많이 포함되어 있다. 항산화작용으로 손상된 간세포와 뇌세포를 재생시킨다. 또한 간 기능 회복, 간 해독작용과 항염증작용을 한다. 암세포 증식을 억제하여 항암효과가 있다. 아피제닌[7]은 관절염, 불면증에 좋은 작용을 한다. 폴리아세틸렌[8]은 신경돌기 생성을 촉진하여 알츠하이머치매의 예방에 도움을 준다. 펙토리나게인은 항암, 항당뇨, 유방암에 도움이 되고 자살유도물질 생성을 억제한다.

우리 몸의 염증은 치매(알츠하이머) 발병과 밀접한 관계가 있다. 뇌에 염증을 없애주면 알츠하이머치매 예방과 치료에 도움을 준다. 특히 염증이 조직으로 가면 암이 되고, 관절로 가

---

1) 치매에 걸리면 도파민, 세로토닌, 노르아드레날린의 3종류 신경전달물질이 부족해지는데 이런 물질의 원료가 되는 아미노산을 만드는 데 중요한 역할을 한다. 치매를 일으키는 호모시스테인이라고 불리는 해로운 아미노산의 혈중 수치를 낮추는 작용을 한다.
2) 수용성 항산화제의 하나로서 치매(알츠하이머)의 억제에 중요한 역할을 한다. 특히 비타민C의 결핍 시 치매 발병에 중요한 역할을 하는 베타아밀로이드의 축적이 일어난다.
3) 뇌출혈을 예방한다. 모세혈관을 튼튼히 하여 치매를 예방한다. 항산화작용을 한다.
4) 피를 맑게 해주고 항산화작용과 모세혈관을 강하게 하는 효능이 있다. 특히 혈액을 정화시켜 뇌의 혈액순환이 원활해져 치매 예방에 좋다. 강력한 항산화작용, 노화 방지, 암과 치매 예방 등에 효과가 있다.
5) 폴리페놀은 강력한 항산화물질이다. 폴리페놀의 항산화력은 알츠하이머치매에 있어 뇌의 병적 특징인 플라크가 형성되고 얽히는 것을 억제해 신경세포를 보호하는 것으로 나타났다. 폴리페놀은 뇌의 특정 부위에 축적되어 알츠하이머치매의 발병에 중요한 역할을 할 수 있는 플라크를 제거한다.
6) 실리마린은 항산화작용을 하는 내부 효소인 SOD(활성산소를 제거하는 효소) 농도를 증가시키고 과산화로 인한 세포 괴사를 막는 효능이 있다. 엉겅퀴의 실리마린은 SOD 효소 활성을 돕는다.
7) 뇌세포를 생성시키는 효능이 있어 노인성치매나 파킨슨병에 좋다. 또한 관절염, 불면증에도 좋다.
8) 비사포닌계열 중에 하나이다. 항암, 항염, 뇌 손상 예방에 효과가 있다. 또한 신경돌기생성을 촉진하여 알츠하이머치매의 예방에 도움을 준다.

면 관절염이고, 뇌로 가면 치매가 된다. 아피제닌, 탁시폴린, 루틴이 이 염증을 가라앉힐 수 있다. 이러한 염증은 간의 대사에서 없애준다. 그러므로 간의 대사력과 면역력을 도와주는 엉겅퀴를 먹게되면 뇌가 좋아진다.

엉겅퀴의 효능은 치매(알츠하이머), 간 기능(간세포 재생 기능, 간염, 간경화, 지방간, 간암), 고혈압, 항산화작용, 결석 제거(실리마린의 효과), 혈액순환(피를 맑게 함 : 베타아말린, 스티그마스케롤), 항염, 항암 강장효과가 있다. 특히 관상동맥경화에 의한 고혈압 치료에 현저한 효과가 있다.

3. 오늘날의 연구와 효능

첫째, 폴리페놀의 일종인 '탁시폴린'은 치매를 일으키는 독성단백질인 베타아밀로이드의 축적을 억제하여 치매 예방과 치료에 효과가 있다.

둘째, 항암작용을 한다. 실리비닌이 암세포의 억제작용을 하여 폐암세포의 수와 종양의 크기를 줄여주는 효과가 보고되었다(미국 국립암연구소 저널 : 미국 콜로라도대학).

셋째, 간세포 보호 및 신장질환 치료에 효과가 있다. 특히 엉겅퀴 잎은 간세포 보호 및 소생작용이 있고 독성물질에 대한 저항력과 이뇨효과가 뛰어나다는 연구결과를 발표하였다 (이집트 국립연구소).

넷째, 관절염에 효과가 있다. 강력한 항산화 및 항염증 효과가 있어서 관절염에 좋다.

다섯째, 콜레스테롤을 낮춰서 동맥경화, 심장질환을 예방하고 치료하는 데 도움을 준다.

여섯째, 당뇨병을 개선시킨다. 플라보노이드 성분인 실리마린은 항산화효과로 간을 보호하고 혈당을 낮춰 준다. 실리마린은 인슐린 상태를 정상화시키고 혈당을 조절해서 당을 정상적으로 에너지화시킨다.

일곱째, 고혈압에 좋다. 어혈을 풀어주어 혈액순환을 좋게 하고, 혈액순환이 좋아지면 혈압 수치 조절에 도움을 준다.

여덟째, 항산화물질인 폴리페놀(잎의 가시와 꽃에 다량 함유)을 다량 함유하여 치매를 예방한다. 폴리페놀은 알츠하이머치매에 있어 뇌의 병적 특징인 플라크가 형성되고 얽히는 것을 억제해 신경세포를 보호하는 것으로 나타났다.

아홉째, 실리마린은 항산화작용으로 손상된 간세포와 뇌세포를 재생시킨다. 또한 간 기능 회복, 간 해독작용과 항염증작용을 한다. 암세포 증식을 억제하여 항암효과가 있다.

열째, 폴리아세틸렌은 항암, 항염, 뇌 손상 예방에 효과가 있다. 특히 신경돌기 생성을 촉진하여 치매 예방에 좋다.

최근 연구에 의하면 엉겅퀴는 치매(알츠하이머) 치료에 효과가 있는 것으로 발표되었다. 폴리페놀계통인 '탁시폴린'은 뇌내 노폐물 축적을 억제하고, 치매를 일으키는 베타아밀로이드라는 이상단백질의 응집을 방해한다. 알츠하이머치매를 일으킨 쥐에 탁시폴린을 먹인 결과 뇌내 혈류량과 인지능력이 정상에 가까운 상태까지 회복되었다(일본 국립순환기병연구센터 연구팀).

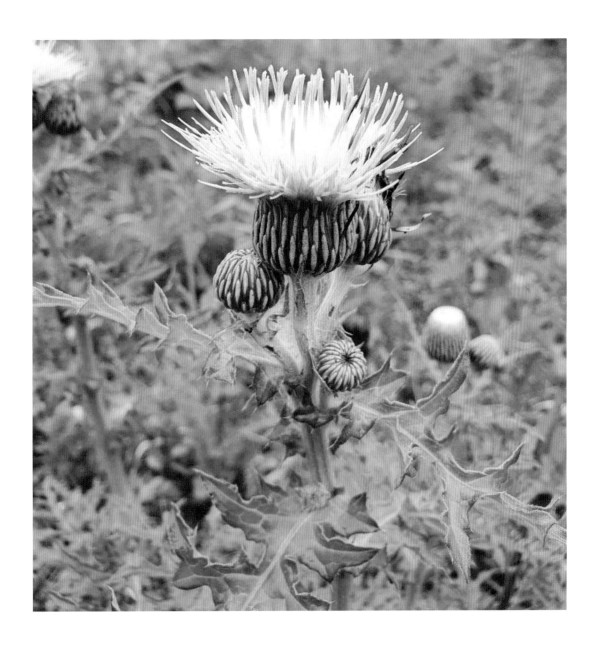

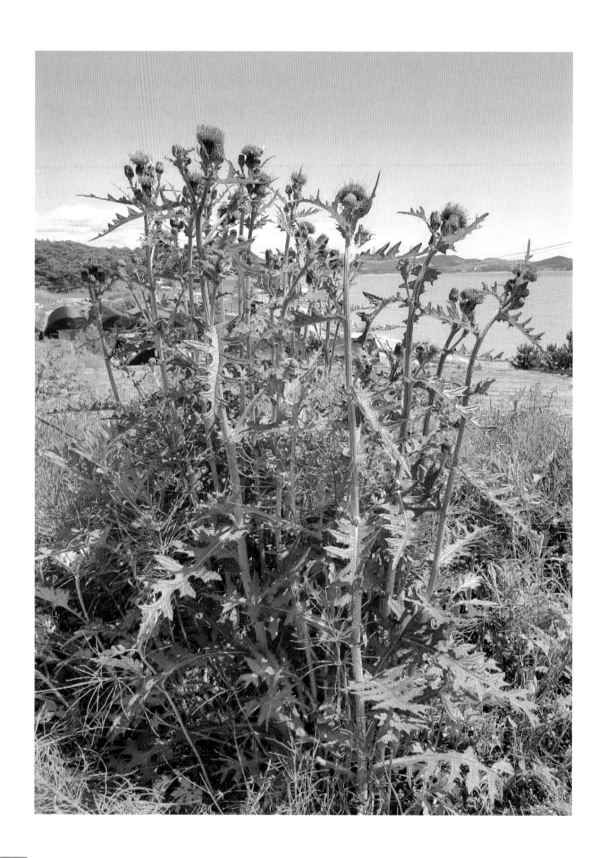

치매를 치유하고 뇌를 살리는 약용식물보감

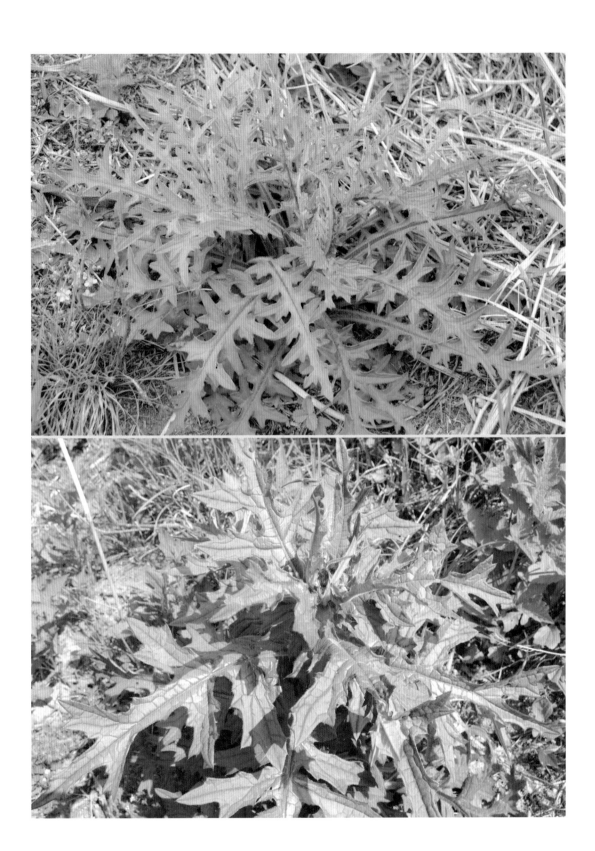

울릉도 물엉겅퀴

울릉도에서는 물엉겅퀴를 섬엉겅퀴, 울릉엉겅퀴라고 부른다. 울릉도의 계곡이나 들에서 자라며 재배하기도 한다. 강원도 홍천까지도 재배를 하고 있어 내한성도 있다. 수확 시 줄기에서 유액(밀크)이 나온다. 나물로써 맛이 부드럽다. 억세지도 않고 엉겅퀴와 달리 가시도 없고 독성이 없다. 울릉도에서 생산되는 다른 산나물에 비해 최근에 알려진 나물이다.

어린잎을 생쌈, 숙쌈, 샐러드, 장아찌, 나물무침, 묵나물 등으로 사용한다. 숙취 해소에 좋아서 울릉도에서는 숙취 해장국으로 유명하다. 또한 울릉도 물엉겅퀴꽁치조림도 최고의 요리이다.

칼슘, 인, 칼륨, 마그네슘 함량이 높다. 실리마린 성분은 간세포의 신진대사를 도와 간세포 손상을 막아준다. 간 기능 개선 및 염증 억제에 효능이 있다. 엉겅퀴와 같은 효능이 있다.

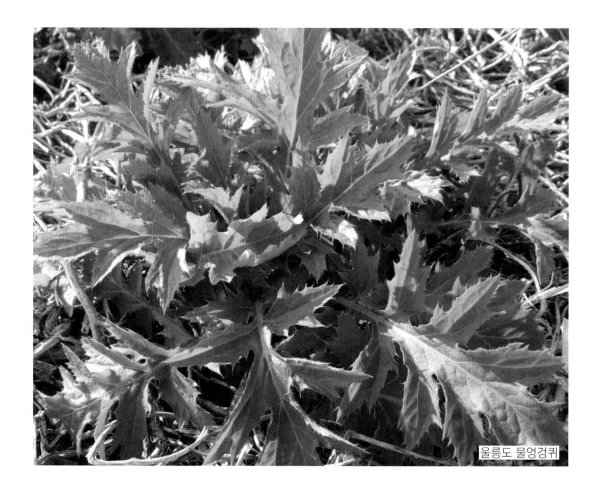

울릉도 물엉겅퀴

4. 나물채취 및 요리법

엉겅퀴는 독특한 향과 씹는 질감이 좋아서 나물로 안성맞춤이지만 떫은맛을 충분히 우려내야 한다. 가시가 있는 거친 생김새와는 달리 부드럽고 식감이 좋은 나물이다. 엉겅퀴에 들어 있는 플라보노이드는 지방간을 개선시키고 알코올을 분해하여 간 건강에 도움을 준다. 술자리가 잦은 분들은 쉽게 간이 피로하기 때문에 엉겅퀴나물, 엉겅퀴된장국이 좋다. 폴리페놀계통인 '탁시폴린'은 치매 예방과 치료에 효과가 있다.

채취 시기는 3~4월에 어린잎을 나물로 식용한다. 새순을 살짝 데쳐서 먹는 숙회, 새순을 데쳐서 무쳐 먹는 나물무침, 어린잎을 말려서 먹는 묵나물, 간장과 식초로 만든 절임장에 담아 장아찌를 한다.

요리법은 나물무침과 묵나물, 장아찌(간장 또는 고추장 절임) 등으로 이용한다.

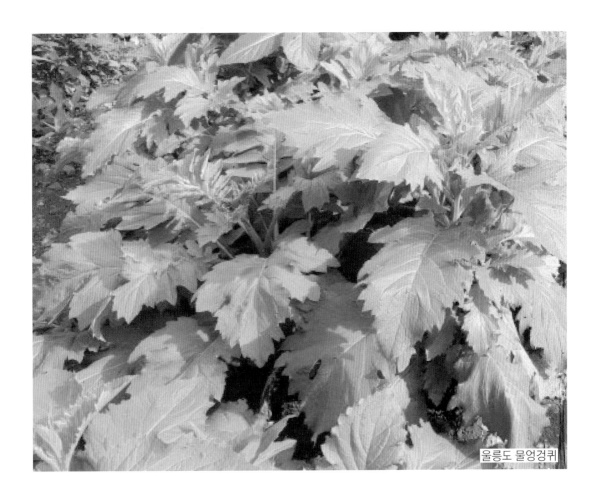

울릉도 물엉겅퀴

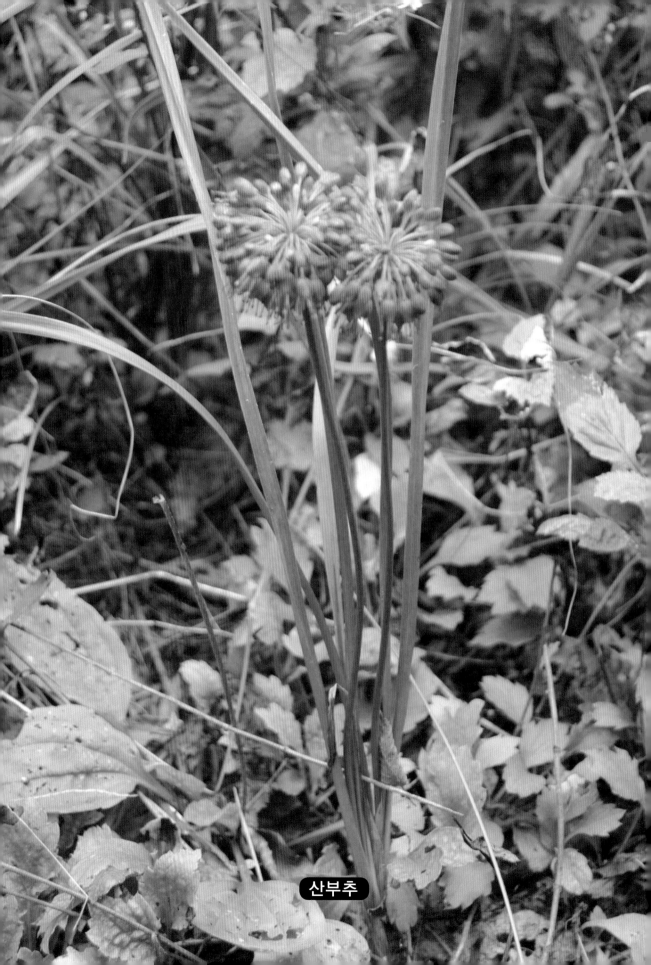

산부추

3. 산부추(야생부추)

과　　：백합과 (Liliaceae)

학 명 : *Allium thunbergii* G. Don

영 명 : Thunbergonion

일 명 : Yamarakkyo

주요 성분 : 알리산, 엽산, 콜린, 셀레늄, 베타카로틴, 페롤산, 비타민K

효 능 : 치매(알츠하이머), 혈액순환, 항암, 고혈압, 동맥경화, 심장병, 당뇨병에 좋고, 항산
　　　화작용을 한다.

용 도 : 생으로 먹는다. 샐러드. 겉절이, 생무침, 나물무침

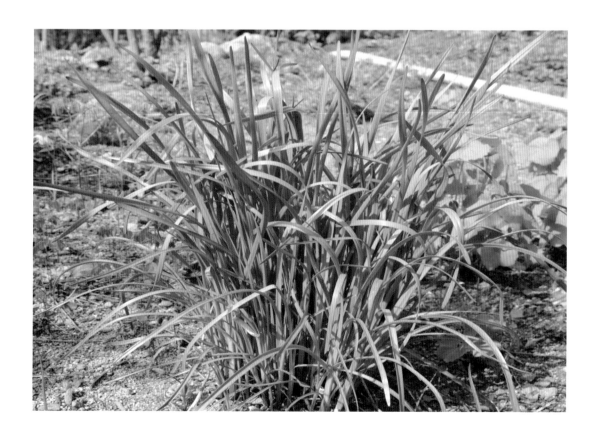

산부추(야생부추)는 치매를 예방하고 치유할 수 있는 약용산나물이다. 독성이 없고 성질은 따뜻하고 매운맛이 있다. 위장에 좋고 기력이 약한 사람에게 기력을 보해준다. 매운맛을 내는 알리신은 심장질환과 치매(알츠하이머)의 예방과 치유에 효능이 있다. 또한 강력한 항균작용 그리고 피를 맑게 하여 세포를 활성화하고 혈액순환을 촉진시켜 노화 방지에 좋다. 엽산이 풍부하여 치매를 일으키는 범인인 호모시스테인의 수치를 낮추어 알츠하이머를 예방한다. 산부추(야생부추)는 간과 신장에 좋은 약용산나물이다. 특히 간 기능 활성과 해독작용이 탁월하다. 산부추는 활성산소 자체의 발생을 억제하는 작용을 한다.

최근 연구를 종합해보면 ① 혈액을 깨끗이 하고 ② 치매에 좋고 ③ 고혈압, 동맥경화, 심장병, 당뇨병, 간 기능 활성과 해독작용에 좋고 ④ 암을 예방(위암, 유방암, 간암세포의 성장을 억제하고 항돌연변이 효과)하고 ⑤ 항산화효과가 있다. ⑥ 특히, 페롤산은 알츠하이머치매를 일으키는 독성단백질인 베타아밀로이드의 형성을 억제한다. 또한 알츠하이머치매로 인해 감소된 뇌 신경신호전달물질의 생성을 활성화하여 기억력과 인지력을 회복시켜준다.

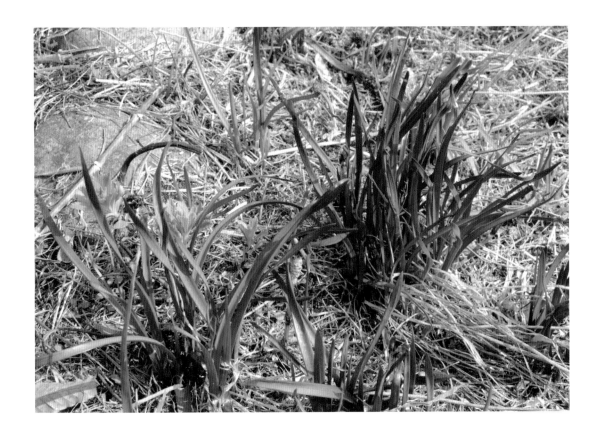

치매를 치유하고 뇌를 살리는 약용식물보감

1. 산부추 이야기

전국 각지에 야생하는 다년생 식물로 높이는 30~60cm이고 인경은 길이가 2cm 정도이다. 땅속에 있는 굵은 기둥 모양의 비늘줄기는 파뿌리와 비슷하다. 높은 산지의 건조한 능선이나 경사지의 바위 지대에 많이 분포한다. 산부추(야생부추)는 정력에 좋다고 정구지, 솔잎 같다고 하여 솔, 맹산부추, 큰산부추, 참산부추 등으로 불리어진다.

조선시대에 백성들이 임금님께 진상한 임금님산나물로 전해지고 있는 귀한 약용식물이다. 특정한 지역의 높은 산을 올라야 어렵게 만날 수 있는 산부추는 치매에 특별히 관심을 끌고 있는 산나물 중 하나이다. 잎을 비벼서 향을 맡으면 부추 향과 마늘 향이 나며 부추와 닮았고 산에서 자라기 때문에 산부추라고 한다. 옛날부터 산부추는 식용과 약용으로 사용되었다. 특히 민간요법으로 이용되던 약초이고 나물로 먹었던 약용식물이었다.

산부추(부추)는 지역에 따라 과부집 담을 넘을 정도로 힘이 넘친다고 하여 월담초, 부부간의 정을 오래 유지시켜 준다고 하여 정구지, 남자의 양기를 세워 정력을 증강하여 준다고 하여 기양초, 운우지정을 나누면 초가산간이 무너진다고 하여 파옥초, 장복하면 오줌줄기가 벽을 뚫는다고 하여 파벽초라고도 한다. 또한 신장을 따뜻하게 하고 생식 기능을 좋게 한다고 하여 온신고정이라고도 불린다. 산부추(야생부추)나물은 부추와 마찬가지로 몸을 덥게 하므로 몸이 찬 사람에게 좋으며, 소화를 돕고 장을 튼튼하게 해준다. 특히 피를 맑게 하여 생활습관병의 예방효과가 크다고 알려져 있다. 열매는 구자(韭子)라고 하여 비뇨기계 질환의 약재로 쓴다.

2. 민간과 한방

민간에서 산부추(야생부추)는 소산(小蒜)이라 하여 매운맛이 있고, 비장과 신장을 돕고, 몸을 따뜻하게 하고, 소화를 촉진시킨다 하였다. 산부추를 자연초라 하여 갑상선질환에 달여먹기도 한다. 한방에서는 참산부추와 두메부추 등과 함께 산구(山韭)라고 하여 위를 튼튼하게 하고 소변을 자주 보는 증상에 사용하고 있으며 비늘줄기에는 항균작용과 염증제거작용이 있는 것으로 알려지고 있다.

3. 성분과 효능

산부추는 특히 간과 신장에 좋다. 몸을 따뜻하게 하고 소화를 촉진시키는 효능이 있다.

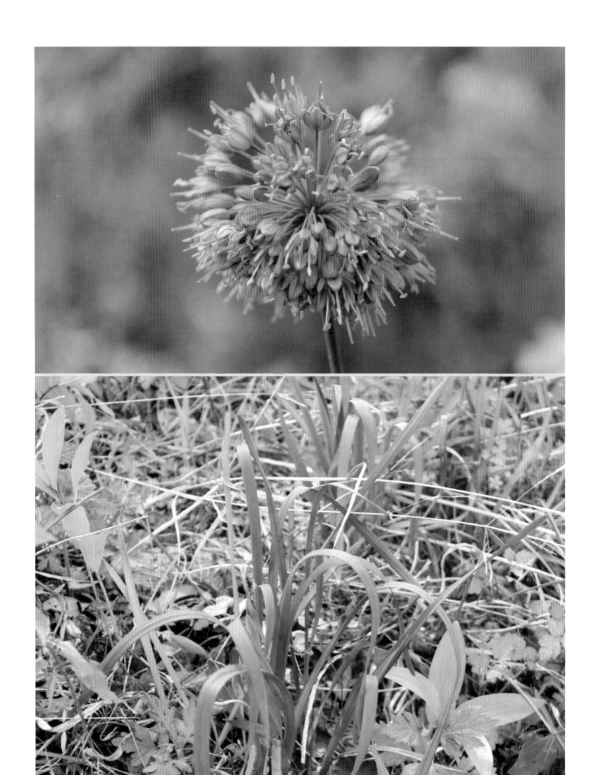

치매를 치유하고 뇌를 살리는 약용식물보감

또한 동맥경화나 심장질환에도 효과가 있다. 잎과 비늘줄기에는 연한 마늘 냄새가 나는데 이것은 알리신[1]이라는 성분 때문이며 마늘과 부추에서 나는 향과 같다.

주요 성분은 알리신, 아스코르빈산, 알리티아민, 알칼로이드, 사포닌[2], 나이아신[3], 나트륨, 단백질, 당질(탄수화물), 레티놀(비타민A1), 베타카로틴[4], 비타민A[5], 비타민B1[6], 비타민B2[7], 비타민B6[8], 비타민C[9], 비타민E[10], 비타민K[11], 아연, 엽산[12], 지질, 콜린[13], 인, 황, 셀

---

1) 비타민B1의 흡수를 도와 우리 몸속에 오래 머물도록 하는 알리티아민으로 변해 뇌 신경과 말초신경을 활성화한다. 또한 지질과 결합하여 피를 맑게 해주고 혈관에 혈전이 생기는 것을 막아 혈액순환을 원활히 한다.

2) 사포닌은 뇌의 에너지원인 포도당 흡수를 도와 뇌의 혈액순환을 원활하게 하여 기억력을 개선한다. 또한 학습과 기억력에 중요한 뇌 신경전달물질인 아세틸콜린의 농도를 높여 치매 예방에 도움을 준다. 피를 맑게 하고 위와 장을 튼튼하게 해주며 면역력을 높여준다.

3) 나이아신의 적당한 섭취는 알츠하이머치매에 걸릴 확률을 줄여준다.

4) 뇌 영양제이다. 항산화작용, 치매 예방, 항암, 노화 방지에 좋다.

5) 항산화작용을 통해 치매나 암의 발생을 억제하고 기억력과 뇌세포 보존에 영향을 준다.

6) 뇌에 직접적인 영향을 한다. 포도당 흡수에 관여한다. 신경전달물질의 생합성에 관여하여 두뇌의 활동을 도와 학습능력을 향상시킨다. 신경전달물질의 생합성에 관여한다. 부족하면 뇌세포가 손상되면서 치매 증상이 생길 수 있다.

7) 뇌 혈류를 증가시킨다. 신경전달물질을 만드는 조효소이다. 각종 대사작용에 조효소로 작용한다. 탄수화물과 지방을 에너지로 사용하는 데 중요한 역할을 한다. 노화를 촉진하는 활성산소를 없애는 항산화 기능을 한다. 면역 기능을 강화한다.

8) 신경전달물질 생산과 세로토닌(해마를 활성화하여 기억력 향상에 도움을 준다)분비에 관여한다. 치매를 일으키는 단백질인 호모시스테인(뇌세포를 파괴하고 치매를 비롯한 뇌 질환을 유발하고 몸을 노화시키는 독성 아미노산이다) 농도를 감소시킨다.

9) 신경전달물질을 통제한다. 수용성 항산화제의 하나로서 알츠하이머치매 억제에 중요한 역할을 한다. 특히 비타민C의 결핍 시 치매 발병에 중요한 역할을 하는 베타아밀로이드의 축적이 일어난다. 강력한 항산화제로 작용한다. 철분 흡수를 증가시켜 면역체계를 강화시킨다. 항암, 치매, 노화를 예방한다.

10) 항산화제이다. 세포 내 독소를 제거해 뇌 혈액순환을 촉진하며 알츠하이머치매의 진행을 억제한다. 뇌혈관을 강하게 한다. 활성산소를 억제하여 뇌세포 손상을 막고 뇌세포를 보호하여 치매 예방 및 뇌 기능을 향상시킨다.

11) 심혈관질환, 당뇨병, 항암, 두뇌 세포의 기능을 향상시켜 치매 예방, 뇌 발달과 인지기능을 개선한다.

12) 치매에 걸리면 도파민, 세로토닌, 노르아드레날린 이 세 가지 신경전달물질이 부족해지는데 이런 물질의 원료가 되는 아미노산을 만드는 데 중요한 역할을 한다. 치매를 일으키는 호모시스테인이라고 불리는 해로운 아미노산의 혈중 수치를 낮추는 작용을 한다.

13) 알츠하이머치매의 예방과 치료를 한다. 뇌 기능을 활성화시켜 기억력과 집중력을 향상시키고 손상된 뇌세포를 치료한다. 뇌 신경전달물질인 아세틸콜린의 원료가 되어 기억력을 개선시키는 작용을 한다. 콜린은 우리 몸에 있는 신경전달물질인 아세틸콜린을 구성하는 주요 성분이다. 콜린은 알츠하이머병의 원인 물질로 추정되는 베타아밀로이드단백질 플라크의 생성을 차단한다. 호모시스테인(뇌세포를 파괴하고 치매를 비롯한 뇌 질환을 유발하고 몸을 노화시키는 독성 아미노산)의 수치를 낮춘다. 그리고 암이나 당뇨병을 예방하는 물질이다. 치매 환자의 치료 목적으로 투여한다.

레늄[14], 철분, 칼륨, 칼슘 등이 있다.

4. 산부추의 효능

산부추(야생부추)에는 아스코르빈산, 알리티아민이 있다. 아스코르빈산은 수용성 비타민C를 말한다. 아스코르빈산은 항산화물질로 신체를 활성산소로부터 보호하여 암, 동맥경화, 류머티즘 등을 예방하고 면역체계도 강화시킨다. 또한 비타민C는 노인의 인지능력과 기억력 유지를 도와 알츠하이머치매의 예방과 치유를 한다.

알리티아민[15]은 마늘 냄새의 성분인 알리신과 비타민B1을 결합하여 만들어진다. 비타민B6[16]은 우리 몸에 신경세포를 보호하는 기능을 한다. 그래서 신경비타민이라고 한다. 특히 신경전달물질 생산과 세로토닌[17](해마를 활성화하여 기억력 향상에 도움을 준다)의 분비에 관여한다.

사포닌은 학습과 기억력에 중요한 뇌 신경전달물질인 아세틸콜린의 농도를 높여 치매 예방에 도움을 준다.

엽산은 기억력 감퇴와 뇌졸중과 관련이 있는 호모시스테인(치매를 일으키는 범인)의 수치를 낮추어 뇌의 노화 현상과 치매를 예방한다.

알리신은 강력한 살균, 항균작용, 피를 맑게 하여 세포를 활성화하고 혈액순환을 촉진시켜 노화 방지 기능을 한다. 특히 알리신은 심장질환을 예방하여 치매(알츠하이머) 예방에 효과가 있다. 알리신은 혈관을 넓혀 혈전을 막아주기 때문에 고혈압에 도움을 준다. 알리신이 비타민B1과 결합하면 피로회복 및 정력 증강 효능을 나타낸다. 또한 사포닌 성분도 혈압을 낮추고 심장혈관을 확장시킨다.

콜린은 뇌세포 안으로 쉽게 흡수되어 뇌 기능 향상을 도와주고 기억력 감퇴를 예방한다. 그리고 손상된 뇌세포를 치료해 준다.

산부추는 활성산소를 없애주는 작용을 한다. 특히 황(S)이 강력한 활성산소의 제어효과가

---

14) 항산화작용이 있고 정상세포가 암세포로 가는 것을 잡아주는 역할을 한다. 그리고 뇌세포의 노화와 인지기능 장애를 억제하여 치매를 예방한다. 셀레늄은 신체 조직에 비타민E의 흡수를 도와준다.

15) 알리신 성분과 비타민B1이 결합하게 되면 알리티아민이 만들어진다. 보통 비타민B1에 비하여 3배의 흡수력이 있다.

16) 호모시스테인을 제거하는 작용을 한다. 호모시스테인은 혈관 독소로 작용하며 혈관 벽을 파괴하고 동맥경화를 일으켜 치매를 유발하는 위험인자이다.

17) 행복호르몬이라고 한다. 수치가 낮으면 치매 걸릴 확률이 높아진다.

있고, 베타카로틴도 강력한 항산화작용을 해서 활성산소를 억제한다. 그리고 매운맛은 황화알린으로 혈액순환을 좋게 한다. 또한 약간 신맛 비슷하게 느껴지는데 이는 간 기능 향상과 해독작용을 한다.

5. 오늘날의 연구와 효능

최근 연구에 의하면 산부추는 첫째, 엽산, 베타카로틴, 콜린, 셀레늄이 풍부하여 치매와 중풍을 예방하고 치유(치료)하는 효과가 있다.

둘째, 알리신은 치매(알츠하이머) 예방과 치유(치료)에 효과가 있는 것으로 연구되고 있다.

셋째, 비타민B1, 비타민B2, 비타민B6, 비타민C, 비타민E, 비타민K는 치매 예방에 좋은 작용을 한다.

넷째, 활성산소 자체의 발생을 억제한다. 동맥경화나 심장질환에 효과가 있다고 알려지면서 협심증 등 심장 건강에 좋은 작용을 한다.

다섯째, 혈액순환에 좋다. 알리신을 섭취하게 되면 체내에서 분해되어 알리티아민으로 변한다. 말초신경을 활성화시키고 에너지 생성을 도와주는 역할을 한다. 특히 혈액순환을 원활하게 해서 몸이 냉한 사람은 몸을 따뜻하게 해준다. 오래 먹으면 혈액이 깨끗해지고 고혈압, 동맥경화, 심장병, 당뇨병 등에 예방 효과가 있다.

여섯째, 위암, 유방암, 간암세포의 성장을 억제하고 항돌연변이 효과가 뛰어나다. 특히 산부추의 특이한 향을 내는 황화알릴(아릴설파이드)은 소화작용을 도와주고, 강력한 암 예방(위암, 대장암, 피부암, 폐암, 유방암, 간암) 효과가 있다.

일곱째, 페롤산[18]은 치매를 예방한다. 페롤산은 폴리페놀의 일종으로서 ① 알츠하이머 발병의 원인 중 하나인 타우단백질의 축적을 저하시키는 작용을 한다. ② 알츠하이머치매로 인한 기억력 손상을 치유한다. 뇌 신경 세포에서 아밀로이드전구단백질이 치매유발물질로 알려진 베타아밀로이드단백질로 쪼개지는 것을 차단한다. ③ 치매를 일으키는 독성단백질인 베타아밀로이드의 형성을 억제한다. ④ 알츠하이머치매로 감소된 뇌 신경전달물질의 생성을 활성화시켜 기억력과 인지능력을 회복시켜준다.

---

18) 폴리페놀의 일종이다. 뇌 신경 세포에서 아밀로이드전구단백질이 치매유발물질로 알려진 베타아밀로이드단백질로 쪼개지는 것을 차단한다. 치매를 일으키는 독성단백질인 베타아밀로이드의 형성을 억제한다. 또한 알츠하이머치매로 감소된 뇌 신경전달물질의 생성을 활성화시켜 기억력과 인지능력을 회복시켜준다.

야생부추(*Allium tuberosum* Rottler)는 산이나 초원에 자생하는 다년생 식물이다. 높이는 30~40cm이고 줄기는 곧게 자라고 잎은 30cm 내외로 뿌리에 뭉쳐난다. 꽃은 7~8월에 우산 모양으로 갈라진 꽃대 끝에 하얗게 핀다. 독특한 향기가 있다.

부추는 중국에서 들어와 정착한 식물로 조선시대에 재배하였다는 기록이 있다. 그러나 강원도 영월, 정선과 충북 단양지역에 야생부추가 대량으로 자생한다. 한약명은 한자의 구(韭) 자처럼 자라는 풀(艹) 나물이라 하여 구채(韭菜)라 한다. 한방에서는 위를 보호하고 위의 열을 없애주며, 신에 양기를 보하고, 아울러 어혈을 없애고 담을 제거한다. 야생부추도 산부추나물과 같은 효능으로 치매, 혈액 정화, 항암, 고혈압, 동맥경화, 심장병, 당뇨병 등에 효과가 있다.

6. 나물 채취 및 요리법

높은 산에 나는 부추라 하여 산부추라고 한다. 두 가지 향인 부추 향과 마늘 향이 난다.

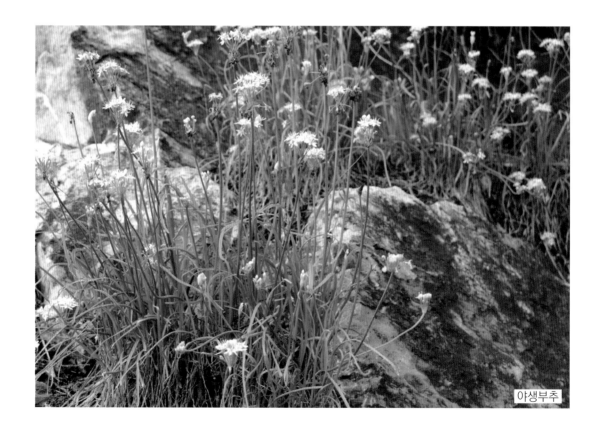

야생부추

어린잎을 뿌리째 채취하여 그냥 날로 또는 살짝 데쳐서 먹는 생회, 숙회, 어린잎을 생으로 무쳐서 먹는 생무침, 살짝 데쳐 무쳐 먹는 나물무침, 어린잎을 적당히 썰어서 무쳐 먹는 겉절이가 있다.

채취 시기는 3~5월에 비늘줄기와 더불어 어린순을 나물로 먹는다. 매콤하면서도 향긋하다.

요리법은 나물무침, 생무침, 샐러드, 겉절이, 장아찌(간장 또는 고추장 절임) 등으로 이용한다.

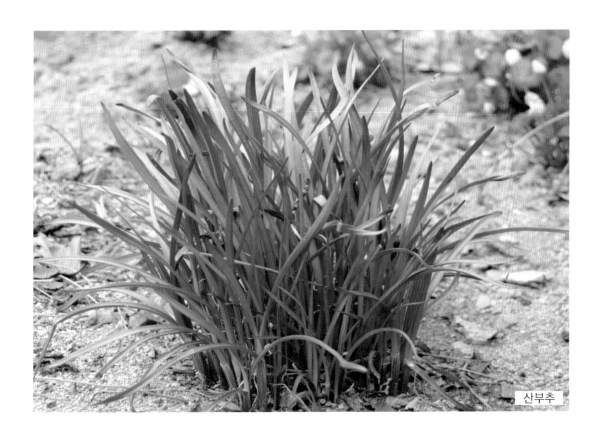

산부추

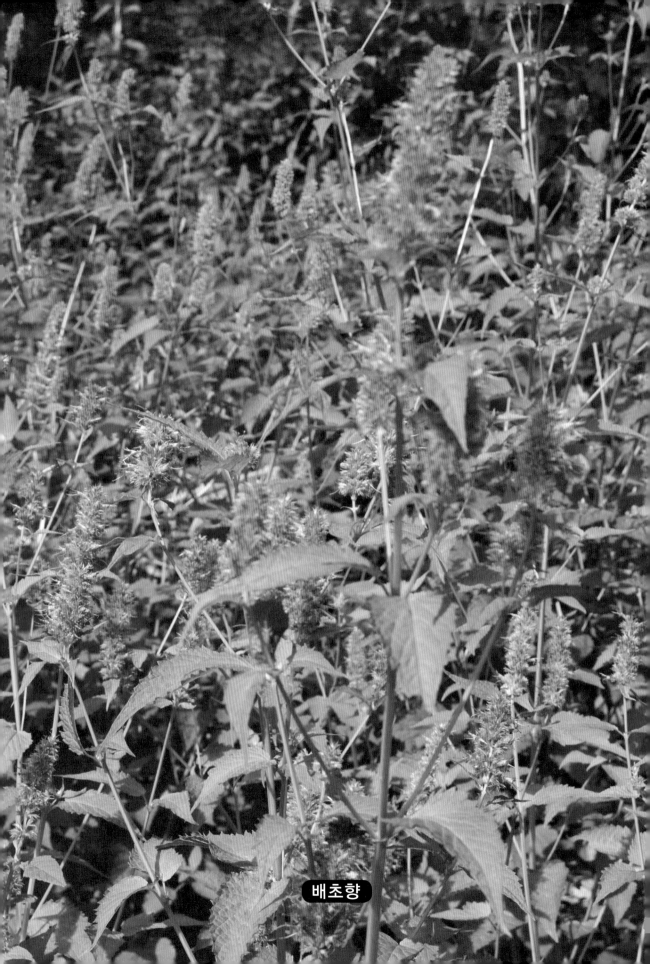

배초향

4. 배초향

과   : 꿀풀과(Lamiaceae)

학 명 : *Agastache rugosa* (Fish. & Mey) Kuntze

영 명 : Wrinkled-giant-hyssop

일 명 : Kawamidoei

주요 성분 : 로즈마린산, 베타카로틴, 루테인, 플라보노이드(틸리아닌)

효 능 : 치매 예방, 항암, 동맥경화, 항산화작용, 천식 개선, 소화에 좋다.

용 도 : 쌈, 나물무침, 차

식물 별명 : 방아잎, 방아풀, 주애풀, 깨나물

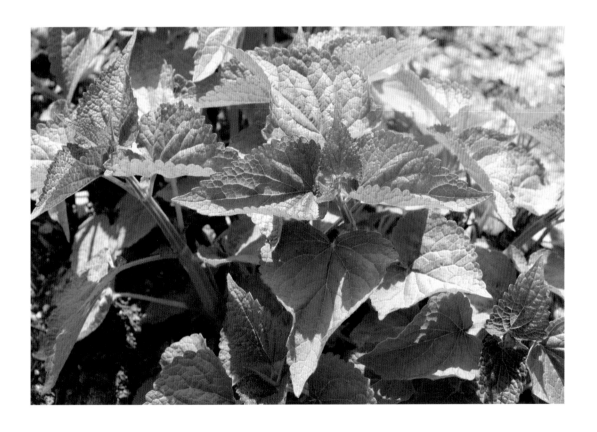

배초향은 죽어가는 환자를 살리는 효능이 있다 하여 연명초(延命草)라고도 한다. 곽향이라고 알려진 약초이다. 배초향은 치매를 예방하고 치유하는 효능이 있다. 특히 뇌세포 손상과 노화를 막는다. 그리고 뇌 기능을 활발하게 하는 효능이 탁월해 치매는 물론 성장기 어린아이들의 두뇌계발에 좋다. 배초향은 뇌 신경세포의 손상을 막고 신경세포를 보호하여 치매, 뇌졸중(중풍) 등의 뇌 질환 예방 및 치료에 효과가 있다. 배초향의 추출 성분이 폐 조직의 염증을 현저히 줄이고 천식유발에 따른 세기관지 상피세포 손상과 비후 및 점액 증가를 억제함으로써 폐를 보호하고 기도 확장을 통해 천식 개선에 효과가 있다.

최근에 항산화물질인 로즈마린산이 잎에 많이 함유된 것으로 밝혀졌다. 특히 치매(알츠하이머) 환자들은 뇌의 신경전달물질인 아세틸콜린이 분해되어 없어지는 증상을 겪는데 배초향이 가지고 있는 로즈마린산은 이런 작용에 의해 아세틸콜린이 분해되는 것을 막아주는 작용을 한다.

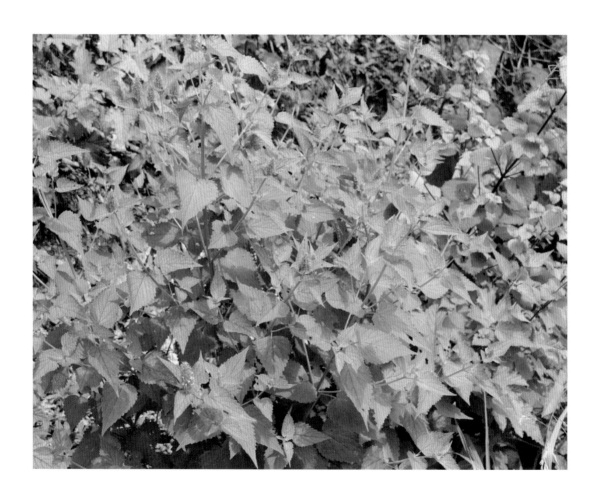

1. 배초향 이야기

여러해살이 식물로 부식질이 풍부한 양지 혹은 반그늘에서 자란다. 키는 40~100㎝이고, 잎은 마주나며 끝이 뾰족하고 심장형이다. 꽃은 7~9월에 자주색으로 피는데 가지 끝과 원줄기 끝에 우산 모양으로 달린다. 외국에서 발간되는 허브백과에는 "코리아 허브"로 소개되어 있다. 특히 배초향은 죽어가는 환자를 살리는 효능이 있다 하여 연명초(延命草)라고도 한다. 민간에서는 방아풀이라 하여 널리 이용되고 있다.

배초향은 매운맛과 따뜻한 성질 그리고 향은 입맛을 돋게 하고 위장의 미주신경을 자극해 위액의 분비를 촉진시키는 효능이 있다. 또한 위벽을 보호하고 위장을 튼튼하게 만들어 소화를 돕고 속을 편안하게 하여 복통, 구토, 설사 등을 예방하고 개선한다.

어린순과 잎은 나물로 먹고 꽃을 포함한 성숙한 줄기와 잎을 약용한다. 배초향나물의 쓴맛을 제거할 때는 소금물에 데쳐서 찬물에 반나절 동안 담가 우려낸다. 나물로 무쳐 먹거나 초고추장에 찍어 먹는다. 볶음, 튀김으로 만들어 먹기도 한다. 꽃은 향기가 아주 진하며 오일을 뽑아 방향제로 이용한다.

2. 한방과 민간

한방에서 생약명은 곽향(藿香)이라고 한다. 여름과 초가을에 개화 전에 꽃을 포함한 전초를 말린 것을 사용한다. 한방에서는 주로 우울증, 감기, 두통, 구토, 해열, 설사, 소화불량, 식체, 장염, 위염에 다른 약재와 처방한다. 또한 곽향은 뇌세포에 많이 존재하는 신경교세

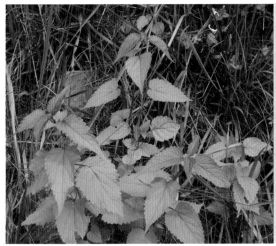
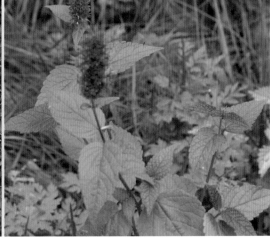

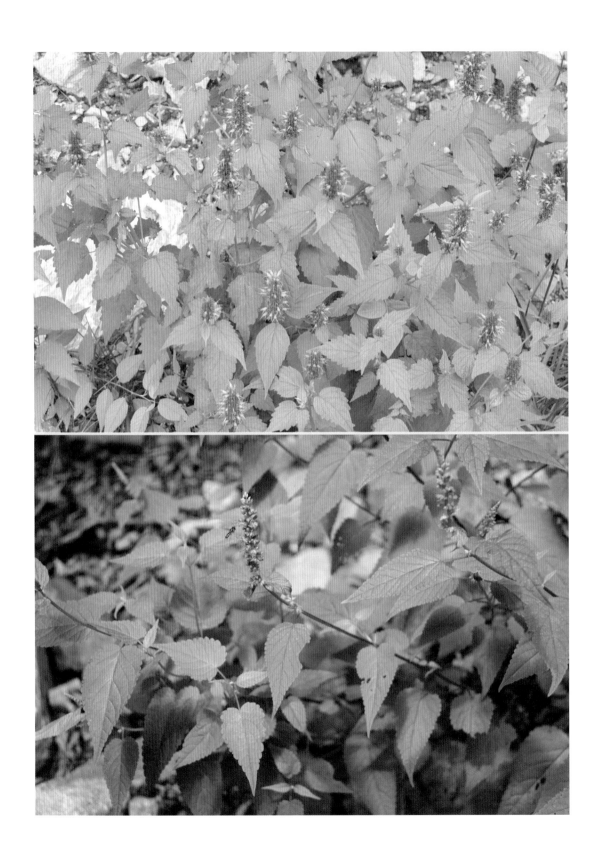

치매를 치유하고 뇌를 살리는 약용식물보감

포를 산화적 손상으로부터 보호할 수 있기 때문에 치매, 중풍 등 뇌 질환의 예방과 치료에 사용한다. 감기에 의한 두통에는 전초 10g을 달여 먹는다. 구취에는 전초를 달인 물로 양치질을 한다.

3. 성분과 효능

배초향의 주요 성분은 칼륨[1], 엽산[2], 비타민B1[3], 비타민B2[4], 베타카로틴[5](뇌 영양제, 항산화작용, 치매 예방, 노화 방지), 루테인[6], 로즈마린산[7] 등이다. 그리고 플라보노이드[8] 성분인 아가스타코사이드 및 아카세틴, 틸리아닌 등은 동맥경화를 개선하고, 정유 성분인 모노테르펜과 세스퀴테르펜은 항암, 항염, 항균작용을 한다.

최근에 항산화물질인 로즈마린산이 어린잎에 많이 함유하는 것으로 밝혀졌다. 로즈마린산은 뇌세포 대사기능을 촉진시켜 인지능력 향상에 도움이 되고 기억력 감퇴를 예방한다. 또한 인체에 쌓이는 독성물질인 활성산소를 제거함으로써 노화와 동맥경화, 암을 예방하는 천연 항산화물질이다.

---

1) 체내 노폐물과 나트륨배설이 용이하게 한다. 혈압강하, 동맥경화, 고지혈증, 심장병 등 혈관질환 개선 및 예방에 좋다.

2) 치매에 걸리면 도파민, 세로토닌, 노르아드레날린 3종류의 신경전달물질이 부족해지는데 이런 물질의 원료가 되는 아미노산을 만드는데 중요한 역할을 한다. 또한 치매위험인자 중 하나인 호모시스테인의 양을 줄여주는 역할을 한다. 또한 정상적인 뇌 기능에 필수적이다. 혈중에 엽산 수치가 낮으면 기억력이 문제가 생기고 알츠하이머치매의 위험도가 높아진다.

3) 신경전달물질의 생합성에 관여하여 두뇌의 활동을 도와 학습능력 향상과 신경전달물질의 생합성에 관여하며 부족하면 뇌세포가 손상되면서 치매 증상이 생길 수 있다.

4) 뇌 혈류를 증가시킨다. 신경전달물질을 만드는 조효소이다. 각종 대사작용에 조효소로 작용한다. 탄수화물과 지방을 에너지로 하는 데 중요한 역할을 한다. 노화를 촉진하는 활성산소를 없애는 항산화 기능을 한다. 그리고 면역기능을 강화한다.

5) 뇌세포를 활성화시키고 뇌 기능을 향상시키는데 도움을 주어 치매를 예방한다. 강력한 항산화작용을 한다.

6) 신경보호작용과 인지기능을 향상시킨다. 그리고 암세포 성장분화와 관련된 신호전달의 한 부분 결합을 저해한다.

7) 폴리페놀의 일종으로서 강력한 항산화물질이다. 뇌세포 대사기능을 촉진시켜 인지능력 향상, 기억력 감퇴를 예방한다. 베타아밀로이드의 응집을 억제하여 알츠하이머치매를 예방한다. 뇌 신경전달물질 생성에 영향을 주어 우울감과 불안감을 완화시킨다. 특히 아세틸콜린이 분해되는 것을 막아주는 작용으로 치매 예방 및 치료를 한다.

8) 피를 맑게 해주고 항산화작용과 모세혈관을 강하게 하는 효능 그리고 혈액을 정화시켜서 뇌의 혈액순환이 원활해져 치매(알츠하이머)를 예방한다.

배초향의 주요 효능은

첫째, 치매를 예방한다. 뇌세포 손상과 노화를 막고 뇌 기능을 활발하게 하는 효능이 탁월해 치매는 물론 성장기 아이들의 두뇌계발에 좋다.

둘째, 감기를 예방한다. 몸의 체온조절과 감기로 올 수 있는 발열을 개선하는 데 좋고 특히 여름 감기에 좋다.

셋째, 체내 독소와 노폐물 배출 및 제거를 촉진하여 세균의 번식을 막아 여드름, 피부 트러블에 좋다.

넷째, 폐 조직의 염증을 줄이고 천식유발에 따른 세기관지 상피세포 손상과 비후 및 점액 증가를 억제하여 폐를 보호하고 기도 확장을 통해 천식 개선에 효과가 있다.

다섯째, 소화기능을 개선한다.

여섯째, 우울증에 좋다.

4. 오늘날의 연구와 효능

최근 연구에서 배초향은 뇌 신경세포의 손상을 막고 신경세포를 보호하여 치매, 뇌졸중(중풍) 등의 뇌 질환 예방 및 치유(치료)에 효과가 있다고 알려졌다. 배초향에는 암세포 성장 분화와 관련된 신호전달의 한 부분의 결합을 저해하는 능력이 있는 루테인과 항산화작용을 하는 로즈마린산이 함유되어 있다. 특히 로즈마린산은 폴리페놀의 일종으로 치매 예방(베타아밀로이드의 응집을 억제하여 알츠하이머치매를 예방한다)과 노화를 방지해주는 대표적인 항산화물질이다.

뇌는 신체 중에서 지방을 가장 많이 함유하고 있는 장기이다. 지방이 많으므로 활성산소의 공격으로 인해 산화되기 쉽다. 그렇기 때문에 뇌에 항산화물질을 지속적으로 공급해주는 것이 중요한데 로즈마린산이 뇌의 항산화작용에 큰 기여를 한다. 또한 치매(알츠하이머) 환자들은 뇌 신경전달물질인 아세틸콜린[9]이 분해되어 없어지는 증상을 겪는데 로즈마린산은 아세틸콜린이 분해되는 것을 막아주는 작용을 한다.

5. 나물 채취 및 요리법

배초향의 강한 향과 쓴맛을 제거할 때는 소금을 약간 넣고 데쳐서 반나절 정도 찬물에 담

---

9) 베타아밀로이드의 억제 효과로 치매의 예방과 치료 효과가 있다.

가 우려낸다. 나물로 무쳐 먹거나 초고추장에 찍어 먹고, 볶음이나 튀김으로 만들어 먹기도 한다. 어린잎은 향미료로 이용된다. 상추에 한두 장씩 얹어서 같이 쌈을 싸서 먹으면 없어졌던 입맛이 살아난다.

채취 시기는 3~8월 어린잎과 순을 나물로 먹는다. 요리는 물에 소금을 넣고 팔팔 끓여서 살짝 데쳐내고 찬물에 헹군다. 물기를 꼭 짜서 고추장, 된장, 식초, 들기름, 효소, 깨소금을 넣고 조물조물 무친다. 향이 강하기 때문에 고추장, 된장을 같이 넣고 요리한다.

요리법은 나물무침, 생쌈, 묵나물, 장아찌(간장 또는 고추장 절임) 등으로 이용한다.

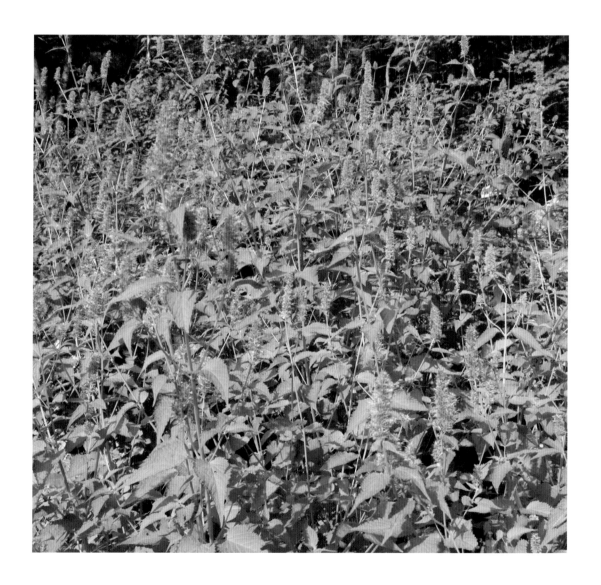

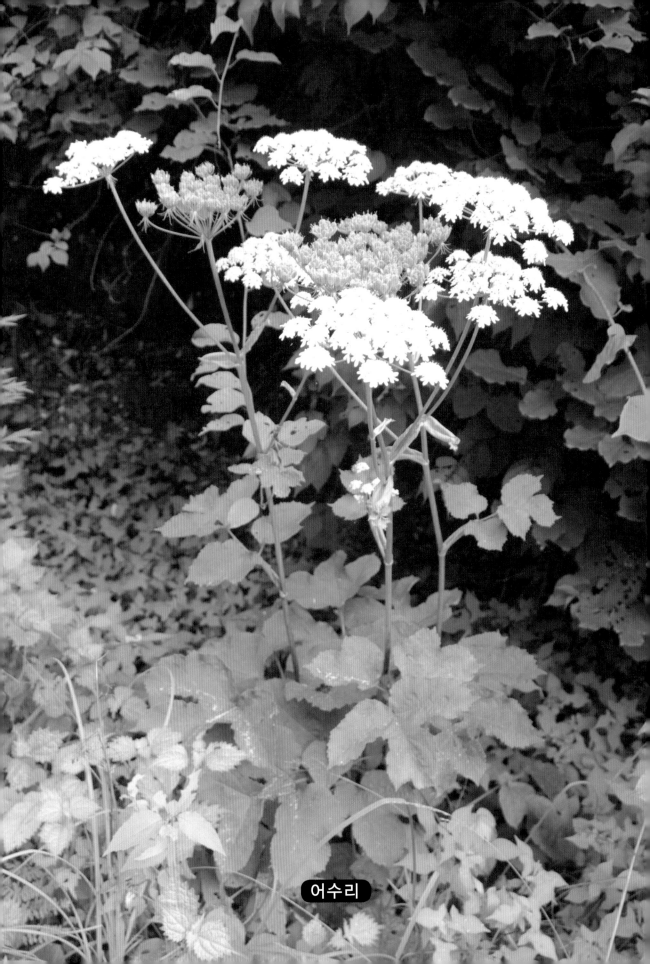

어수리

5. 어수리

과   : 산형과 (Apiaceae).

학 명 : *Heracleum moellendorffii* HANCE

영 명 : Moellendorffi-cow-parsnip, Cow-parsnip, Hogweed.

일 명 : Hanaudo

효 능 : 치매 예방, 항암, 당뇨병, 고혈압, 뇌졸중(중풍), 고지혈증, 심장질환, 노화 방지에 좋고 피를 맑게 한다.

용 도 : 숙쌈(회), 나물무침, 묵나물, 장아찌.

식물 별명 : 여느리, 어느리, 어너리, 은어리, 에누리, 개독활.

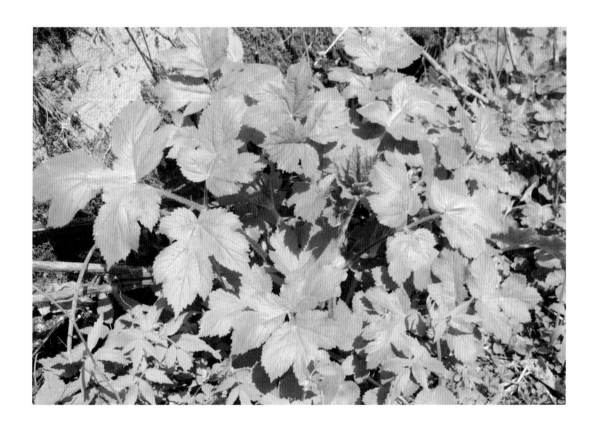

높고 깊은 산의 청정지역에서 싹을 틔우고 이른 봄 일찍 나는 약용산나물이다. 어수리는 산나물의 제왕이라 할 만큼 향이 좋은 방향성 식물이다. 치매를 예방하고 치유할 수 있는 좋은 약초 나물이다. 임금님수라상에 오른다 하여 "어수리"로 붙여졌을 정도로 귀하게 취급받아 온 임금님산나물이다. 부드럽고, 향이 좋고, 약효도 뛰어난 산나물로서 특히 맛(식감)과 향, 약성의 3박자를 모두 갖춘 산나물이다.

효능은 치매 예방, 노화 방지, 당뇨, 고혈압, 중풍에 좋다. 특히 강력한 항산화작용을 하는 베타카로틴은 뇌세포를 활성화시키고 뇌 기능을 향상시켜 치매를 예방한다. 쿠마린은 혈액순환을 도와 치매, 중풍 예방에 좋으며 암세포 활동을 억제하여 암 예방에도 좋은 효능을 한다. 피를 맑게 하는 어수리는 임금님의 정신적인 건강을 유지하는 데 도움을 주어 그 시절에 임금님의 고혈압, 중풍을 예방하는 좋은 산나물이다.

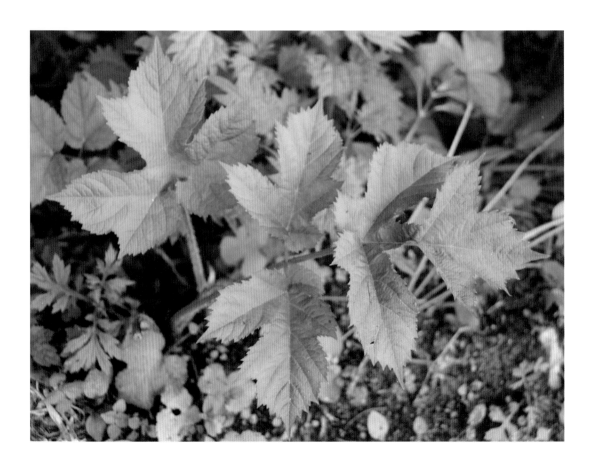

1. 어수리 이야기

해발 700~800m 이상의 일교차가 큰 높은 산 깊은 계곡의 청정지역에 자라는 다년생 식물이다. 겨울철 눈 속에서 싹을 틔우고 이른 봄 일찍 생장하는 식물이다. 간혹 깊은 산의 낮은 곳에서도 눈에 띄나 개체 수가 적으며 보통 높은 산의 계곡을 따라 습기가 많은 곳에 분포되어 있다. 또한, 정상 부근 북동향의 음지쪽에 작은 군락으로 있는 경우도 있다. 높이는 150cm에 이르나 굵은 가지가 갈라지고, 원줄기 속은 비어 있고, 줄기 전체에 연한 털로 덮여 있다. 6~8월 사이에 줄기와 가지 끝에 흰색 꽃이 모여 핀다. 꽃 모양은 바깥쪽의 꽃잎이 안쪽 꽃잎보다 훨씬 더 크다. 씨앗은 거꾸로 된 달걀형으로 독특한 무늬가 있고 향이 있다.

어수리는 비옥한 토양과 맑은 공기가 있는 쾌적한 환경에서 살아간다. 낙엽과 흙이 잘 썩어(부엽토) 부드럽고 수분이 적당히 머금고 있는 곳, 즉 흙살이 두꺼운 곳에 자생을 한다. 어수리를 지방에 따라 여느리, 어느리(임금님께 드리는 나물이라 함), 어너리, 은어리, 에누리, 개독활 등으로 불린다.

조선시대 임금님께 진상된 임금님산나물로 전해지고 있다. 특히 이름도 임금님 수라상에 오른다 하여 어수리라 붙여졌을 정도로 귀하게 취급받아 온 산나물이다. 임금님이 드시던 거니 얼마나 맛도 좋고 몸에도 좋을까 하고 생각을 해본다.

어수리는 산나물의 제왕이라고 할 만큼 향이 좋은 방향성 식물이다. 특히 향과 맛(식감), 약성의 3박자를 모두 갖춘 산나물이다. 은은한 향은 늦봄에 깊은 잠을 자던 삶의 리듬을 깨워주는 달콤한 꽃향기와 같은 부드러운 맛을 느낀다. 어수리는 부드럽고 독특한 향이 좋은 데다 약효도 뛰어나 약초꾼들 사이에서는 삼(蔘) 중의 왕인 왕삼(王蔘)으로 불리어진다.

어수리나물은 세월의 아픔과 함께 진한 향을 느끼는 임금님산나물이다. 어수리나물에 대한 역사적 유래를 찾아보면 궁궐의 가슴 아픈 기록을 볼 수 있다. 어수리나물은 강원도 영월의 백성들이 단종임금께 진상했던 산나물이다.

숙부인 세조(수양대군)에게 왕위를 찬탈당하고 강원도 영월의 청령포로 유배된 어린 단종임금이 궁궐에 대한 생각과 두고 온 정순왕후에 대한 그리움으로 식음을 전폐하고 계셨다. 당시 영월의 백성들은 단종임금에 대한 충성심과 동정심에서 몸에 좋고 맛있는 갖가지 재료로 음식을 만들어 올렸지만 단종 임금은 여전히 수라를 들지 않으셨다고 한다. 이때 영월의 높은 산 깊은 계곡에 자생하며 여인의 분내음과 같은 은은한 향이 풍기는 어수리나물을

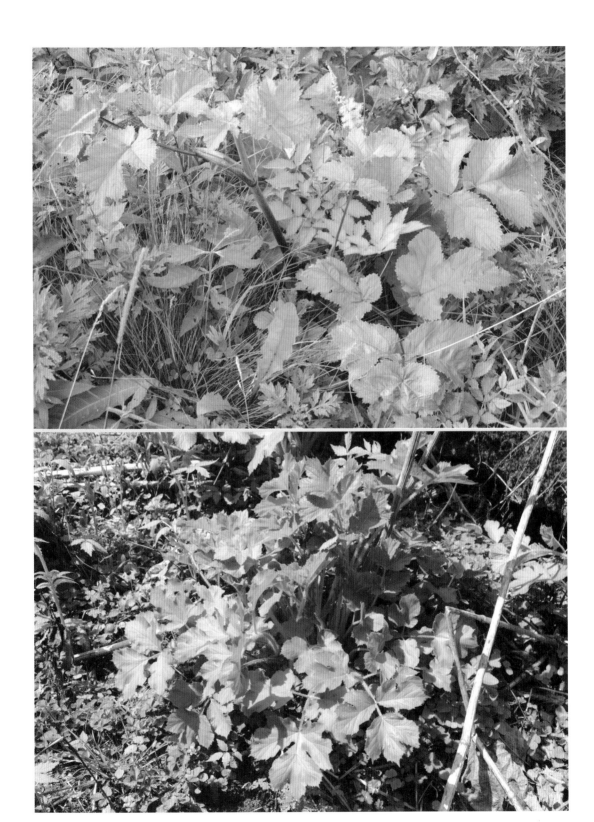

접하게 되셨다.

단종 임금은 정순왕후에 대한 애틋함의 사무친 정으로 어수리나물에서 정순왕후의 향내음을 느껴 정순왕후가 그리울 때마다 어수리나물을 찾았다는 슬프고 안타까운(가슴 저린) 이야기가 전해지는 산나물이다.

영월의 높은 산과 청령포 주위의 산과 계곡에는 독특한 향을 내는 많은 양의 어수리가 야생을 한다.

2. 민간과 한방

동의보감에 "혈액순환에 좋고 피를 맑게 하는 성분이 풍부하고, 당뇨, 진정, 진통, 항염, 항경련, 항궤양, 항균, 노화 방지, 심혈관계통에 좋고, 혈압을 내리는 작용을 한다"고 하였다. 『본초도감』에는 진정, 최면, 진통, 항염증작용을 하고, 심혈관계통에 작용하여 혈압을 내리고, 항경련작용, 항궤양작용이 있으며, 햇빛에 의한 피부염에 효과가 있다고 하였다.

어수리는 잎부터 뿌리까지 버릴 것이 없는 약용식물로 다양한 효능 때문에 한방에서 즐겨 사용하는 약재이다. 선조들은 한방에서는 거풍, 조습, 소종, 지통의 효력으로 두통, 풍한습의 바람과 추위, 습기로 인한 근육통, 관절염, 요통, 무릎과 하지의 동통 및 무력증, 조습작용으로 피부 가려움증의 치료, 외감성의 발열, 두통, 오한, 사지의 통증에 널리 사용하였다. 또한, 산종작용으로 종기치료에도 사용하였으며, 간염을 앓고 난 후의 협통, 백전풍, 불면증 등에도 사용되어 왔다.

민간에서도 나물보다는 약용으로 많이 사용한 귀한 약초이다. 특히 중풍, 신경통, 관절염, 요통, 가려움증, 당뇨, 변비, 소화, 거담, 종기 등에 사용하였고, 열매는 피부병에 약재로 이용하였다. 민간요법으로 중풍에 뿌리 4~5g을 끓여 2~3회씩 복용하는 방법도 많이 알려져 있다. 또한, 잎으로 즙을 내어 피부병에 사용하였다.

3. 성분과 효능

생약명으로는 토종당귀라는 뜻으로 토당귀(土當歸)라고 한다. 잎, 줄기는 식용하고 뿌리는 약재로 쓰여 왔다. 특히 비타민C와 무기질이 풍부하며 독특한 향이 일품이다. 또한 마그네슘(치매 예방, 기억력 향상), 규소(치매 예방), 게르마늄[1], 엽산[2], 콜린[3]을 다량 함유하고 있다. 특히 게르마늄은 오래된 약초 또는 약용산나물에 많이 함유돼 있다.

효능은 항산화작용, 항암(폐암, 방광암), 알츠하이머치매에 효과가 있다. 특수한 성분으로 쿠마린[4], 베타카로틴[5], 플라보노이드[6], 세스퀴테르펜(항암, 면역력 강화), 사포닌[7], 정유 성분, 비타민B1[8], 비타민B2[9], 나이아신[10], 비타민C를 가지고 있다. 비타민C[11]는 면역력 증강과 항산화작용을 하며, 특히 약리성에서 플라보노이드는 당뇨병, 비만, 고지혈증, 심장질환 등의 예방과 치료에 효과가 있는 물질이다.

---

1) 뇌 기능의 쇠퇴를 막아 치매를 예방한다. 치매의 원인인 독성단백질인 베타아밀로이드를 분해시켜 배출시키는 데 도움을 준다.

2) 치매에 걸리면 도파민, 세로토닌, 노르아드레날린의 3종류 신경전달물질이 부족해지는데 이런 물질의 원료가 되는 아미노산을 만드는 데 중요한 역할을 한다. 치매를 일으키는 호모시스테인이라고 불리는 해로운 아미노산의 혈중 수치를 낮추는 작용을 한다.

3) 알츠하이머치매의 예방과 치료를 한다. 뇌 신경전달물질인 아세틸콜린의 원료가 되어 기억력을 개선시키는 작용을 한다. 콜린은 우리 몸에 있는 신경전달물질인 아세틸콜린을 구성하는 주요 성분이다. 호모시스테인(뇌세포를 파괴하고 치매를 비롯한 뇌 질환을 유발하고 몸을 노화시키는 독성 아미노산이다)의 수치를 낮춘다. 암이나 당뇨병을 예방하는 물질이다. 치매 환자의 치료목적으로 투여한다.

4) 폴리페놀계의 물질로서 혈액응고방지작용이 있어 혈액 속의 암세포가 혈관 벽에 정착하여 성장하는 것을 막아준다.

5) 뇌세포를 활성화시키고 뇌 기능을 향상시키는데 도움을 주어 치매를 예방한다. 특히 식물이 자외선으로부터 보호해주는 항산화작용을 한다.

6) 강력한 항산화작용, 노화 방지, 치매 및 암 예방에 효과가 있다.

7) 사포닌은 뇌의 에너지원인 포도당 흡수를 도와 뇌의 혈액순환을 원활하게 하여 기억력을 개선한다. 또한 학습과 기억력에 중요한 뇌 신경전달물질인 아세틸콜린의 농도를 높여 치매 예방에도 도움을 준다. 피를 맑게 하고 위와 장을 튼튼하게 해주며 면역력을 높여준다. 뇌의 노화를 방지, 뇌세포를 활성화하여 노인성치매 예방과 신경전달물질인 아세틸콜린의 분비를 촉진한다.

8) 신경전달물질의 생합성에 관여하여 두뇌의 활동을 도와 학습능력의 향상과 신경전달물질의 생합성에 관여한다. 부족하면 뇌세포가 손상되면서 치매 증상이 생길 수 있다.

9) 뇌 혈류를 증가시킨다. 신경전달물질을 만드는 조효소이다. 각종 대사작용에 조효소로 작용한다. 탄수화물과 지방을 에너지로 사용하는 데 중요한 역할을 한다. 노화를 촉진하는 활성산소를 없애는 항산화 기능을 한다. 면역기능을 강화한다.

10) 나이아신의 적당한 섭취는 알츠하이머치매에 걸릴 확률을 줄여준다.

11) 수용성 항산화제의 하나로서 알츠하이머치매의 억제에 중요한 역할을 한다. 특히 비타민C의 결핍 시 치매 발병에 중요한 역할을 하는 베타아밀로이드의 축적이 일어난다. 강력한 항산화제로 작용한다. 철분 흡수를 증가시켜 면역체계를 강화시킨다.

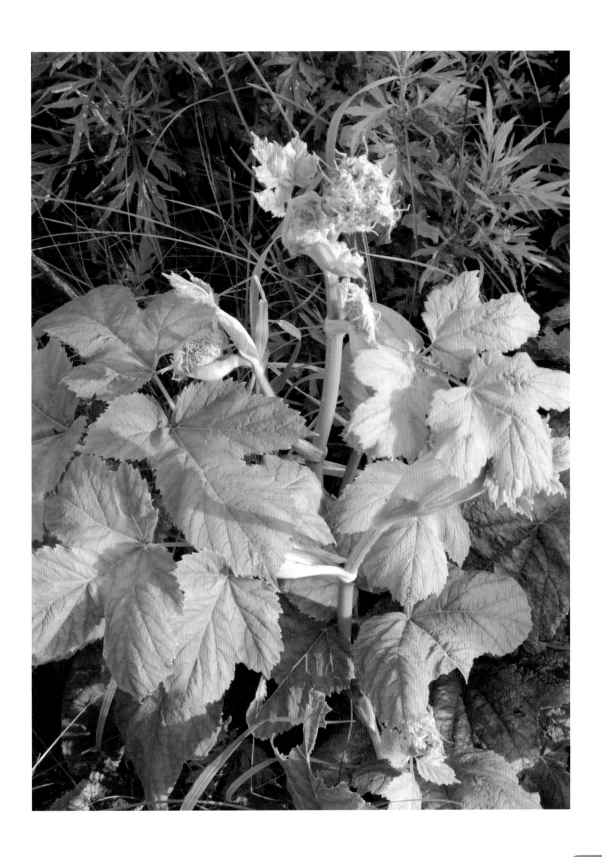

최근 연구에 의하면 혈액을 정화(피를 맑게 한다)시켜 뇌의 혈액순환을 원활하게 하여 치매 예방에 좋다고 한다. 또한, 강력한 항산화작용을 하는 베타카로틴은 뇌세포를 활성화시키고 뇌 기능을 향상시켜 치매 예방에 좋고, 사포닌은 학습과 기억력에 중요한 뇌 신경전달물질인 아세틸콜린의 농도를 높여 치매 예방에 도움을 준다. 쿠마린은 혈액순환을 도와 치매, 중풍 예방에 좋으며 암세포 활동을 억제하여 암 예방에도 효능이 좋다. 화학물질인 테르펜 계열의 세스퀴테르펜은 향긋한 냄새를 내는 물질로 항염증과 심혈관질환에 좋으며, 항암과 암 치료 효과를 증진하는 효과가 있다.

어수리는 치매, 항암, 고혈압, 당뇨, 중풍, 노화 방지, 면역력 증진, 혈액순환, 항바이러스, 염증성질환에 좋은 효능을 가지고 있다. 어수리는 그 당시 고혈압이 심했던 임금님에게 가장 적합한 음식 중의 하나였을 것이다.

4. 오늘날의 연구 및 효능

최근 연구에서는 치매 예방, 항암, 당뇨병, 항산화작용, 항바이러스, 항염증과 피를 맑게 하여 심혈관계통에 좋고, 신장에 좋다. 또한 중풍과 통증을 없애는 효능이 있다. 어수리는 뇌 건강을 유지하는 데 좋은 산나물이다. 특히 뇌 질환인 치매, 고혈압, 뇌졸중(중풍)을 예방하고 치유(치료)하는 좋은 산나물이다.

5. 나물 채취 및 요리법

어수리는 봄을 알리는 대표적인 산나물로서 맛과 향이 일품이다. 눈 속에서 가장 먼저 싹을 틔워 봄나물의 시작을 알려주는 산나물이다. 일교차가 큰 높은 산에서 나는 것이 향이 짙고 식감이 부드럽다. 어린순을 생으로 먹거나 데쳐서 나물로 무쳐 먹는다. 향이 좋기로 소문이 난 향채의 일종이다. 사람들은 주로 취나물, 참나물의 향을 최고로 치지만, 어수리는 성질은 따뜻하고 달며 약간 당귀 향이 나는 것 같으면서도 씹다 보면 입 안에 취나물 향이 가득 퍼지는 향을 먹는 산나물이라고 할 수 있다.

채취 시기는 3~6월 봄철에 어린순을 생으로 먹거나 데쳐서 나물로 먹는다. 향이 좋기로 소문난 향나물의 일종이다. 어수리는 산나물의 제왕이라고 할 만큼 향이 좋으며 옛날에는 임금님의 수라상의 대표적인 산나물이었다.

요리법은 생쌈, 나물무침, 묵나물, 어수리밥, 장아찌(간장 또는 고추장 절임) 등으로 이용한다.

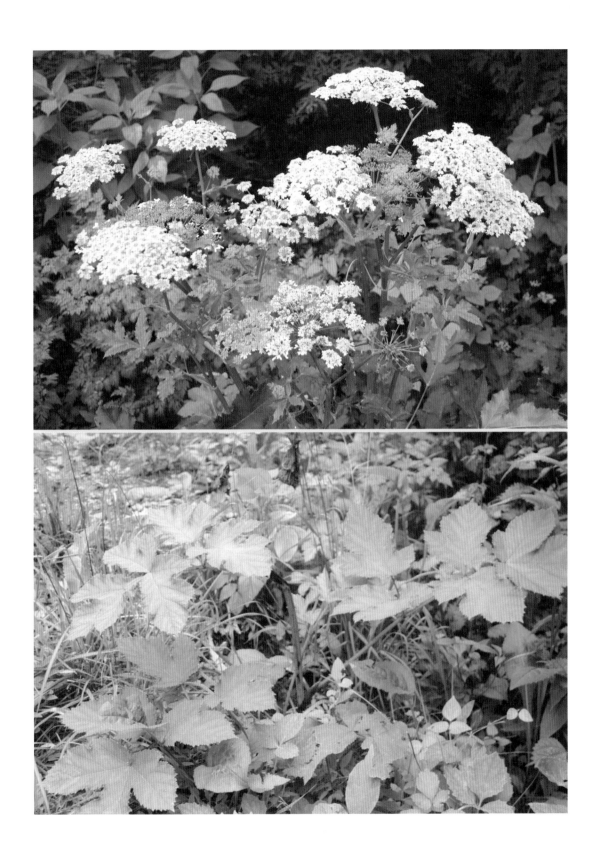

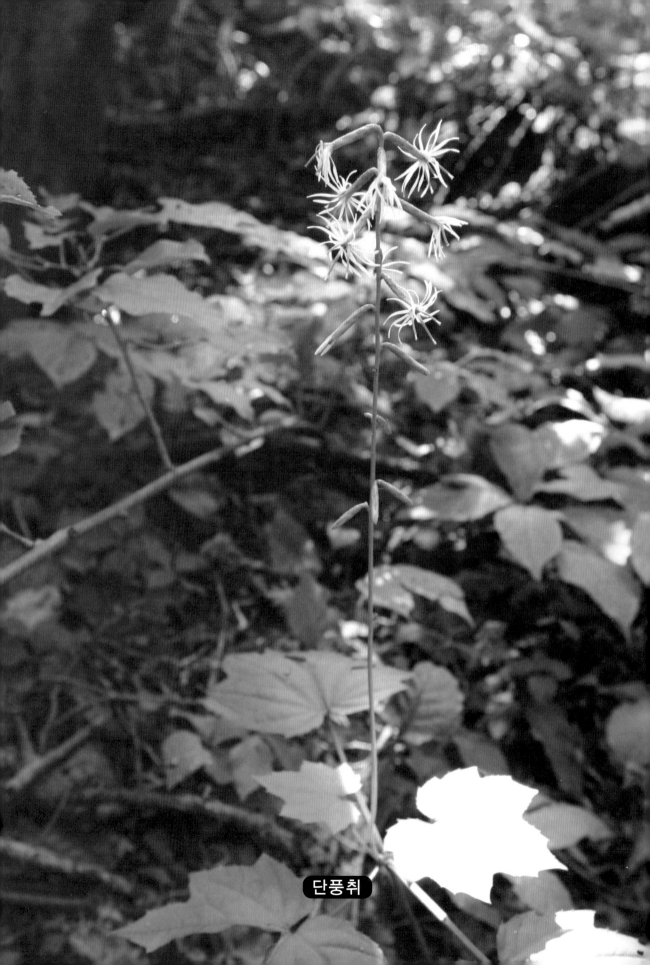

단풍취

6. 단풍취

과　　명 : 국화과 (Asteraceae)

학　　명 : *Ainsliaea acerifolia* SCH.–BIP.

영　　명 : Mapleleaf-ainsliaea

일　　명 : Momiji-haguma

주요 성분 : 아피제닌, 세스퀴테르펜락톤, 카페오일퀴닉산, 비타민B12

효　　능 : 치매 예방, 항암, 항염증, 뇌졸중(중풍)예방, 동맥경화, 고혈압, 심장병, 당뇨병,
　　　　　숙취 해소에 좋다.

용　　도 : 숙쌈(생쌈), 묵나물, 나물무침, 장아찌.

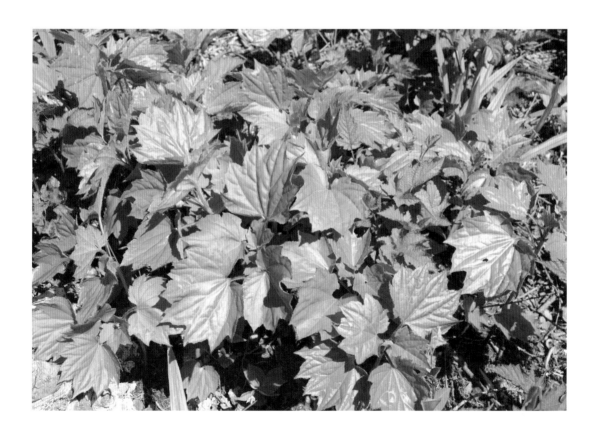

치매를 예방하고 치유(치료)할 수 있는 좋은 약용산나물이다. 산나물의 여왕이라고 불리는 높은 산 식물이다. 플라보노이드 성분인 쌉쌀한 맛의 아피제닌과 세스퀴테르펜락톤은 항산화물질로서 숙취 해소 및 콜레스테롤 수치를 낮추고, 항암, 항염증효과가 있다. 비타민B군, 비타민C, 아미노산이 풍부하여 뇌졸중(중풍) 예방, 동맥경화, 고혈압에 효과가 있으며 류마티스관절염과 장염 및 피로회복에 좋다.

최근 연구에 의하면 플라보노이드, 비타민B1, 비타민B3, 비타민B9, 비타민B12, 비타민C가 풍부하여 치매를 예방하고 치유(치료)하는 효과가 큰 산나물이다. 특히 카페오일퀴닉산은 퇴행성 뇌 질환을 막아주어 치매(알츠하이머)의 예방과 치유(치료)에 효과가 있다.

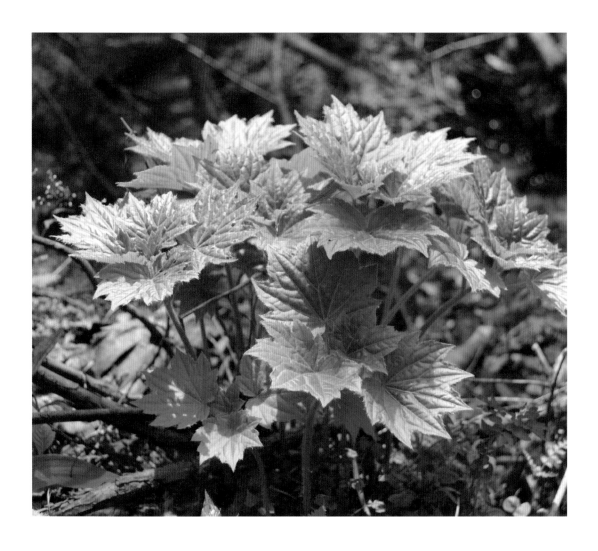

1. 단풍취 이야기

높은 산의 숲속 반그늘지고 습기가 충분한 계곡에 접한 사면 혹은 하부에 자란다. 줄기 가운데에 돌려나는 둥근 잎은 단풍나무의 잎을 닮았다 하여 단풍취라고 한다. 7~9월에 줄기 끝에 흰색 꽃송이가 돌려가며 달린다. 지방에 따라 고양이 발을 닮았다고 괴발딱지, 새순이 나올 때 게발과 같다 하여 게발딱지 또는 괴발땅취, 장이나물 등 여러 이름으로 부른다.

특정한 지역의 깊은 산과 해발 700~800m 이상의 높은 산에 걸쳐 어렵게 만날 수 있는 단풍취는 치매에 특별히 관심을 끌 수 있는 산나물이다. 산나물의 여왕으로 불리는 단풍취는 4~5월(고산지대는 6월까지 채취 가능)에 새순, 어린잎과 줄기를 나물로 먹는다.

새순이 올라올 때 하얀 털이 보송보송한 채 달려 있다. 갓 올라온 새순을 살짝 데쳐서 숙회와 나물무침을 한다. 또한 삶아서 말려두었다가 묵나물로 이용한다. 잎이 미처 다 퍼지기 전에 작은 순을 채취해서 잎을 따내고 남은 줄기를 고사리처럼 데쳐서도 먹는다.

향이 독특하고 씹는 맛(식감)이 좋다. 입맛이 없을 때나 숙취 해소에 좋다. 높은 산으로 올라갈수록 대(줄기)가 굵은데 줄기가 굵을수록 들큼한 감칠맛이 강하게 난다. 높은 산 식물이라 낮은 곳에서는 만나기 어려운 산나물이다.

2. 민간과 한방

민간에서는 중풍 초기에 줄기와 잎을 달여서 이용하였고, 피로회복 또는 피부가 거칠어졌을 때 줄기와 잎을 달여서 차로 마신다. 한방에서는 토혈, 보익(기를 보태고 더해줌), 해소, 창종(피부에 생기는 온갖 부스럼), 이뇨, 인후종(목구멍에서 생기는 부스럼 종기) 등의 약재로 쓴다.

3. 성분과 효능

생약명은 싹이 한 개씩 올라오는 단풍잎이라 하여 색엽일아풍(色葉一芽風)이라 한다. 단풍취는 아피제닌, 세스퀴테르펜락톤, 카페오일퀴닉산, 비타민A[1], 비타민B1[2], 비타민B3[3], 비

---

1) 항산화작용을 통해 치매나 암의 발생을 억제한다. 기억력 영향, 뇌세포 보존에 영향을 준다.
2) 신경전달물질의 생합성에 관여하여 두뇌의 활동을 도와 학습능력을 향상시키고, 신경전달물질의 생합성에 관여하며 부족하면 뇌세포가 손상되면서 치매 증상이 생길 수 있다.
3) 혈액순환 촉진, 기억력 향상, 치매 예방, 신경전달물질 생산과 콜레스테롤을 낮춘다.

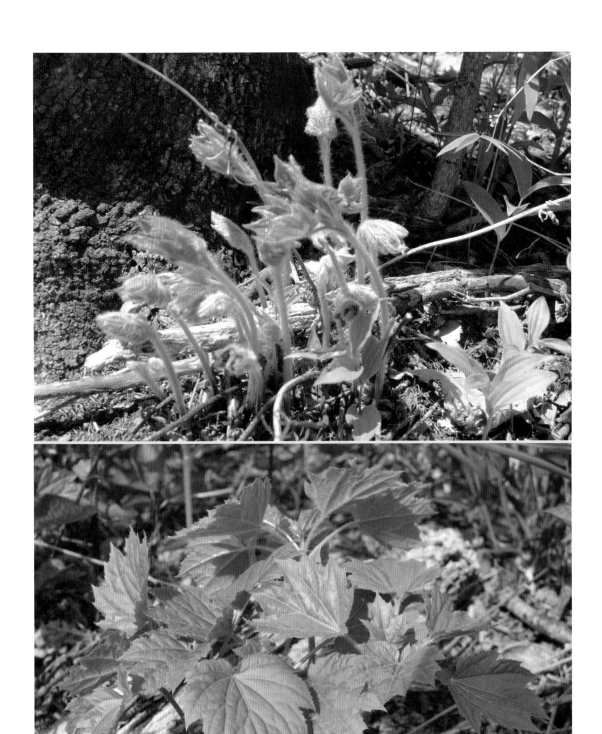

치매를 치유하고 뇌를 살리는 약용식물보감

타민B9[4], 비타민B12[5] , 비타민C[6]와 칼륨[7], 아미노산, 엽록소 등의 함량이 풍부하다.

주요 성분인 비타민B12가 주로 작용하는 신체 부위는 뇌와 신경이다. 비타민B12는 치매 예방, 심근경색, 뇌졸중 예방, 면역기능 향상과 세포를 재생하는 기능을 한다. 그리고 강력한 항산화효과와 함께 치매 유발자인 호모시스테인의 생산을 억제하는 엽산 조효소를 활성화하는 데 관여한다. 비타민B12의 적절한 섭취는 정상적인 혈액 생산과 신경작용에 필수적이다.

플라보노이드 성분인 쌉쌀한 맛의 아피제닌은 항암작용과 뇌 신경을 안정시키고 테르펜의 세스퀴테르펜락톤은 항산화물질로서 숙취 해소 및 콜레스테롤 수치를 낮추고 항암, 항염증에 효과가 있다.

단풍취는 숙취를 풀어주는 산나물인데 이는 아피제닌이라는 성분을 다량으로 함유하고 있어 이 성분이 알코올 대사를 도와 숙취 해소에 도움을 주는 것이다. 또한 카페오일퀴닉산은 퇴행성 뇌 질환을 막아주어 치매(알츠하이머)의 예방과 치유(치료)에 효과가 있다. 그리고 독성물질인 과산화아질산염을 배출시킨다. 단풍취는 혈액 생성에 관여하는 것으로 알려져 있는 엽록소[8]와 변비를 예방해 주는 식이섬유가 풍부하다. 특히 엽록소는 기억력 저하 및 치매 예방에 효과적이다.

단풍취은 치매, 뇌졸중(중풍), 동맥경화, 고혈압, 심장병, 당뇨병에 좋은 효능이 있다. 또한 류마티스 관절염과 장염 및 피로회복에도 좋다.

---

4) 혈액의 호모시스테인(뇌세포를 파괴하고 치매를 비롯한 뇌 질환을 유발하고 몸을 노화시키는 독성 아미노산이 다) 수준을 정상으로 유지하는데 필요한 비타민이다.

5) 비타민B12는 뇌세포 활성과 집중력, 기억력을 높여 치매 예방과 뇌 활성에 도움을 준다. 치매 예방, 심근경색, 뇌졸중 예방, 면역기능 향상과 세포를 재생하는 기능, 특히 치매를 일으키는 단백질인 호모시스테인을 제거하는 효능이 있다. 비타민B12가 결핍되면 인지능력이 떨어진다.

6) 수용성 항산화제의 하나로서 치매(알츠하이머)의 억제에 중요한 역할을 한다. 특히 비타민C의 결핍 시 치매 발병에 중요한 역할을 하는 베타아밀로이드의 축적이 일어난다. 강력한 항산화제로 작용하며 특히 철분 흡수를 증가시켜 면역체계를 강화한다.

7) 체내 노폐물과 나트륨 배설이 용이하고, 혈압 강하, 동맥경화, 고지혈증, 심장병 등 혈관질환 개선 및 예방에 좋다.

8) 광합성의 중요한 역할을 담당한다. 엽록소에는 항산화효소가 있어 활성산소의 기능을 억제한다. 신체에서 헤모글로빈으로 변하는 엽록소를 많이 섭취하면 뇌에 산소 공급량이 증가한다. 특히 엽록소의 섭취를 통해 뇌에 산소가 충분히 공급되면 기억력 저하 및 치매 예방에 탁월한 효과가 있다.

4. 오늘날의 연구와 효능

최근 연구에 의하면 치매 예방, 심근경색, 뇌졸중(중풍) 예방, 고혈압, 동맥경화, 항암 및 혈소판 응집 억제효과 등에 큰 효과가 있다. 또한 항산화, 항염증과 멜라닌 생성 억제로 미백효과가 큰 것으로 밝혀졌다.

5. 나물 채취 및 요리법

채취 시기는 4~5월(고산지대는 6월까지 채취 가능)에 새순과 어린잎을 나물로 먹는다. 은은한 향이 일품이다. 향이 독특하고 씹는 맛이 좋다. 생쌈, 샐러드 또는 데쳐서 나물무침, 숙쌈으로 먹으며, 말려서 묵나물로 이용한다.

요리법은 생쌈, 샐러드, 나물무침, 묵나물, 장아찌로 이용한다.

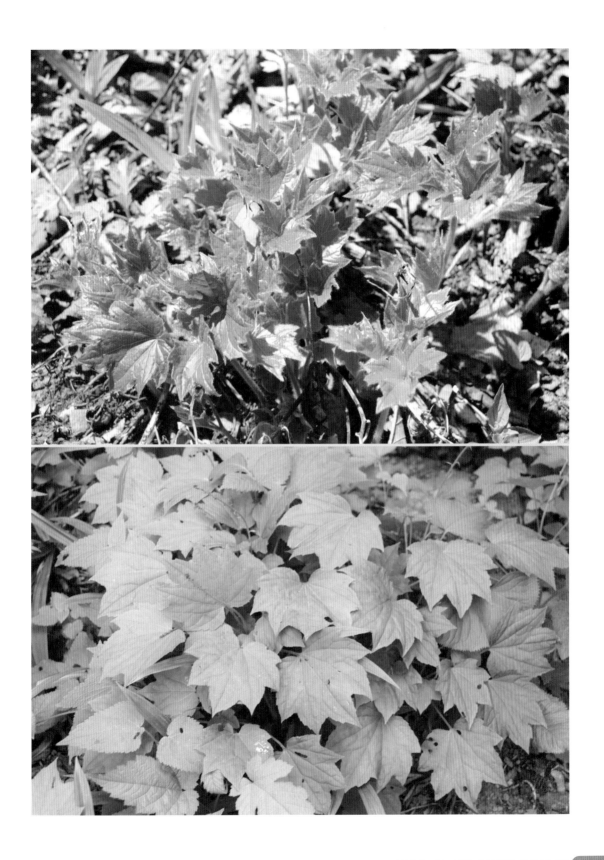

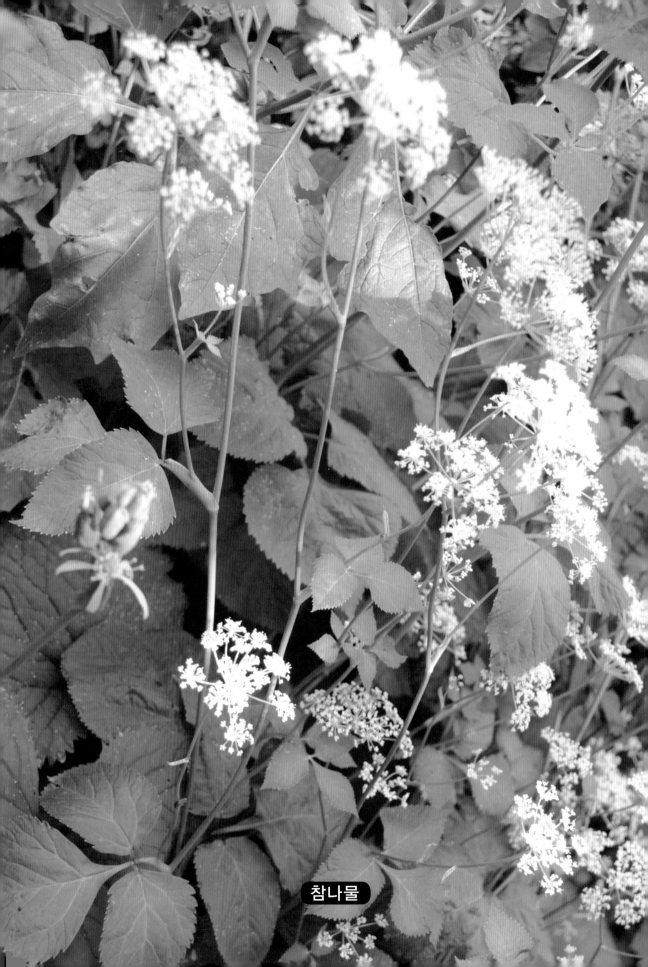

참나물

7. 참나물

과　　: 산형과(Apiaceae)

학 명 : *Pimpinella brachycarpa* (KOM.) NAKAI

영 명 : Shortfruit-pimpinella. Shortfruit-burnet-saxifraga.

일 명 : Mitsubahikagejeri

효 능 : 치매, 빈혈 예방, 시력 향상(눈을 좋게 함), 고혈압, 중풍, 뇌졸중, 간염, 간경화, 항암에 좋고, 어린이의 주의력과 집중력을 향상시킨다.

용 도 : 생쌈. 겉절이, 샐러드, 나물무침

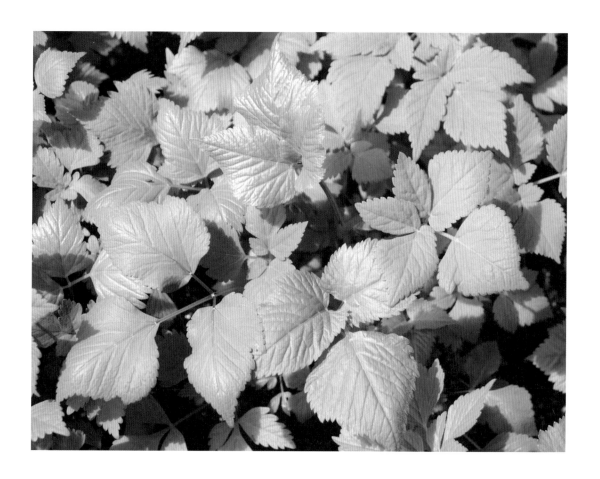

참나물은 건강한 삶을 위해 남녀노소가 꼭 먹어야 하는 대표적인 약용산나물이다. 참나물은 치매를 예방하고 치유할 수 있으며 산나물 중에서 비타민을 가장 많이 함유하고 있다. 주요 성분인 비타민B군과 베타카로틴, 엽산은 뇌세포를 활성화시키고 뇌 기능을 향상시키는데 도움을 준다. 그리고 섬유질이 풍부하여 노화 방지 및 신진대사 촉진 효과가 우수하고, 발암물질의 작용을 억제하는 항돌연변이 기능이 뛰어나다.

참나물은 뇌를 활성화시켜 치매를 예방하고, 특히 성장기 어린이들이 학습하는데 주의력과 집중력을 향상시키는데 상당한 효과가 있다. 특히, 페닐알라닌, 발린, 아르기닌, 아스파르트산 등의 아미노산은 뇌의 활동을 활성화하여 치매를 예방하고 치유한다. 참나물 잎에는 칼륨이 풍부해서 혈압을 떨어뜨려 고혈압과 중풍을 예방하는 데 좋다. 또한 간염, 감암, 간경화의 치료음식으로 각광을 받고 있다.

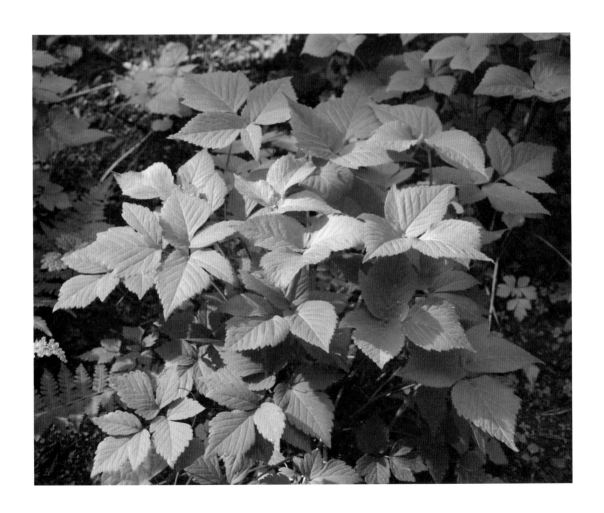

1. 참나물 이야기

해발 800~1,000m의 높은 산에 분포하는 고산성 식물이다. 깊고 높은 산골짜기 나무 숲속 또는 약간의 습기가 있어 낙엽과 흙이 잘 썩어 부드럽고 수분을 적당히 머금고 있는 곳, 즉 흙살이 두터운 지역에서 자란다. 높이는 50~80cm이고 줄기는 곧게 서고 둥글며 밋밋하거나 세로로 난 주름이 있고, 줄기 아랫부분에는 털이 빽빽하게 있다. 잎은 어긋나게 붙고 잎자루가 있으며 3개씩 갈라지며 가장자리에 톱니가 있다. 6월에서 8월 사이에 줄기와 가지 끝에 자잘한 흰색 꽃이 모여 핀다. 산노루가 먹는다고 산노루참나물, 잎이 3장씩 겹쳐 있다고 겹참나물로도 부른다.

특정한 지역의 높은 산을 올라야 어렵게 만날 수 있는 참나물은 치매에 특별히 관심을 끌수 있는 산나물이다. 붉은 줄기와 맨질맨질한 잎이 특징이 있다. 특유의 향긋한 냄새가 나고 맛이 좋아 나물 중에 최고의 나물이라고 해서 참나물이라고 부른다. 독성이 없어 생으로 먹을 수 있는 몇 안 되는 산나물 중의 하나이다. 곰취와 더불어 산나물의 여왕으로 부르며 봄부터 가을까지 먼저 나온 곁가지 위주로 뜯으면 중간에서 계속 새순이 올라와 오랫동안 신선한 나물로 먹을 수 있다.

맛과 향이 좋을 뿐만 아니라 영양과 효능이 뛰어난 산나물이다. 줄기 잎에서 미나리처럼 독특한 향이 난다 하여 산미나리라고도 한다. 참나물은 생즙을 내어 매일 한 잔씩 복용하면 뇌의 활동을 활성화시켜주어 치매 예방에 좋고, 눈이 밝아지고, 체질이 개선되며, 간장 기능도 강화된다. 특히 철분이 풍부하게 함유되어 있어 빈혈에 좋다. 고기를 먹을 때 미네랄 함량이 높은 참나물과 함께 먹게 되면 서로 부족한 영양분을 보충할 수 있어서 균형 잡힌 영양 섭취에 도움이 된다.

2. 민간과 한방

한방에서는 지혈, 양정, 대하, 해열, 경풍, 고혈압, 중풍, 폐렴, 정혈, 윤폐, 신경통, 당뇨병 등에 약재로 쓴다. 또한 고혈압의 합병증으로 나타나는 중풍을 치료하는 약재로 쓰이기도 한다.

민간에서는 간염, 고혈압, 해열, 혈액순환이 잘 안될 때, 눈이 침침할 때, 불면증, 신경통, 여성의 대하증 등에 잎과 잎자루를 생즙을 내어 마신다.

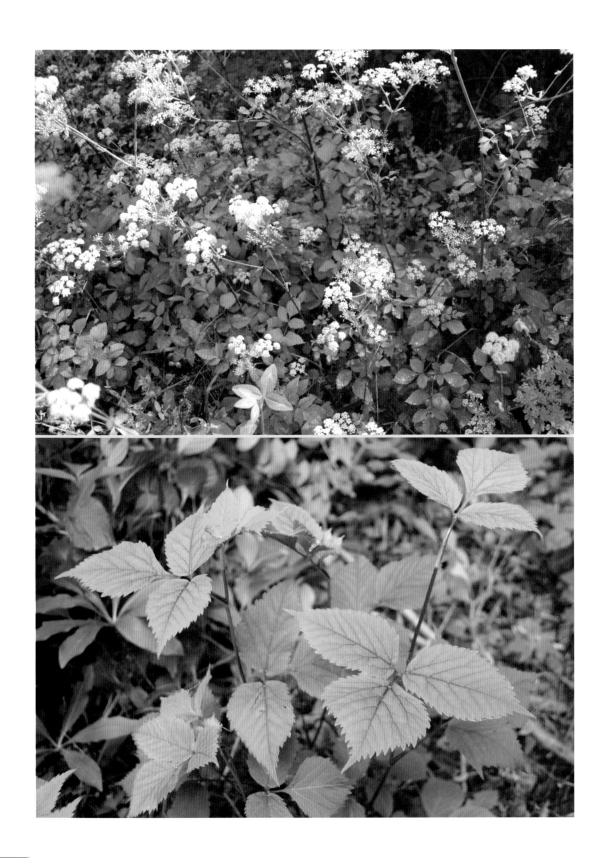

치매를 치유하고 뇌를 살리는 약용식물보감

3. 성분과 효능

　생약명은 야근채(野芹菜)라고 한다. 참나물의 주요 성분은 베타카로틴[1], 폴리페놀[2], 비타민A[3], 비타민B1[4], 비타민B2[5], 비타민B3[6], 비타민B6[7], 비타민C[8], 비타민E[9], 비타민P[10]와 아연, 엽산[11], 인, 철분, 칼륨[12], 칼슘, 단백질, 아미노산 등이다.

　산나물 중에서 비타민A, 비타민B군이 가장 많은 식물이다. 특히 베타카로틴, 폴리페놀, 비타민B1, 비타민B2, 비타민B3, 비타민B6, 비타민C, 비타민E, 비타민P, 엽산 등은 뇌를 활성화시키고 기억력을 향상시켜 치매를 예방하고 치유하는 효과가 크다.

　비타민A가 풍부한 참나물은 시력을 보호하는데 안구가 뻑뻑하고 고통을 주는 안구건조증을 예방하고 증상을 완화시킨다. 참나물의 잎에는 칼륨이 풍부해서 혈압을 떨어뜨려 고혈압과 중풍을 예방하는 데 좋다.

---

1) 뇌세포를 활성화시키고 뇌 기능을 향상시키는 데 도움을 주어 치매를 예방한다. 강력한 항산화작용을 한다. 발암물질의 생성, 증식을 억제한다.
2) 강력한 항산화작용을 하며 피를 맑게 한다. 특히 치매 예방, 항암, 노화 예방, 심장질환과 뇌경색을 예방한다. 폴리페놀은 강력한 항산화물질이다. 폴리페놀의 항산화력은 알츠하이머치매에 있어 뇌의 병적 특징인 플라크가 형성되고 엉키는 것을 억제해 신경세포를 보호하는 것으로 나타났다. 폴리페놀은 뇌의 특정 부위에 축적되어 알츠하이머치매의 발병에 중요한 역할을 하는 금속(철분, 구리)을 제거할 수 있다.
3) 항산화작용을 통해 치매나 암의 발생을 억제한다. 기억력과 뇌세포 보존에 영향을 준다.
4) 신경전달물질의 생합성에 관여하여 두뇌의 활동을 도와 학습능력을 향상시키고, 신경전달물질의 생합성에 관여하고 부족하면 뇌세포가 손상되면서 치매 증상이 생길 수 있다.
5) 뇌 혈류를 증가시킨다. 신경전달물질을 만드는 조효소이다. 각종 대사작용에 조효소로 작용한다. 탄수화물과 지방을 에너지로 하는 데 중요한 역할을 한다. 노화를 촉진하는 활성산소를 없애는 항산화 기능을 한다. 면역기능을 강화한다.
6) 혈액순환 촉진, 기억력 향상, 치매 예방, 신경전달물질 생산과 콜레스테롤의 수치를 낮춘다.
7) 호모시스테인을 제거하는 작용을 한다. 호모시스테인은 혈관 독소로 작용하며 혈관 벽을 파괴하고 동맥경화를 일으켜 치매를 유발하는 위험물질이다.
8) 수용성 항산화제의 하나로서 치매(알츠하이머)의 억제에 중요한 역할을 한다. 특히 비타민C의 결핍 시 치매 발병에 중요한 역할을 하는 베타아밀로이드의 축적이 일어난다.
9) 활성산소를 억제하여 뇌세포 손상을 막고 뇌세포를 보호하여 치매 예방 및 뇌 기능을 향상시킨다.
10) 혈관을 튼튼하게 하고, 혈액순환, 동맥경화, 고혈압 예방, 노화 방지, 항산화효과, 항염증효과, 치매 예방 등에 영향을 준다.
11) 치매를 일으키는 호모시스테인이라고 불리는 해로운 아미노산의 혈중 수치를 낮추는 작용을 한다.
12) 체내 나트륨을 배출시켜 혈관 건강을 개선하고, 고혈압, 심근경색, 뇌졸중 예방. 동맥경화, 고지혈증, 심장병 등 혈관질환 개선 및 예방을 한다. 신장이 나쁜 사람은 칼륨이 많은 성분을 가지고 있는 식품은 좋지 않다. 그러나 건강한 사람에게 칼륨이 풍부한 음식은 산성화된 몸을 중화시키고, 혈관건강을 지켜주고, 몸을 가볍게 한다.

참나물의 효능은 치매 예방, 항암, 시력 향상, 빈혈, 고혈압, 간염(간염 치료 및 간의 해독작용을 돕는다), 간경화, 중풍, 신경통, 방광염에 좋다. 또한 빈혈을 막아주는 철분, 뼈에 좋은 칼슘을 많이 가지고 있다.

4. 오늘날의 연구와 효능

참나물을 먹어야 하는 가장 큰 이유는 다음과 같다.

첫째, 혈관 및 뇌를 활성화시키고 기억력을 향상시켜 치매를 예방하고 치유(치료)하는 데 좋다.

둘째, 성장기 어린이들이 학습에 주의력과 집중력을 향상시키는 데 상당한 효과가 있다.

셋째, 간염 치료제로써 이용과 간의 해독작용을 돕는다.

넷째, 철분을 비롯해서 비타민이 풍부한 참나물은 고혈압을 예방하고 증상을 완화시켜주며, 뇌졸중을 예방하는 혈관질환에 도움을 준다.

다섯째, 항알레르기 효능이 있다. 알레르기성 비염, 아토피 피부염, 각종 알레르기성 질환의 예방에 좋다.

여섯째, 칼로리가 매우 낮고 식이섬유가 풍부해 다이어트 및 체중 관리에 좋다.

최근의 연구에는 섬유질이 풍부하여 노화 방지 및 신진대사 촉진 효과가 우수하고, 발암물질의 작용을 억제하는 항돌연변이 기능이 있다. 베타카로틴(뇌세포 활성화, 뇌 기능 향상)이 풍부하여 치매 예방에 도움을 준다. 또한 페닐알라닌(뇌 신경에 영향을 준다. 너무 적어도 너무 많아도 뇌 신경에 악영향을 미친다), 발린(뇌 안의 여러 신경조직의 기능을 활성화시킨다. 인지능력 유지에 도움을 준다), 아르기닌(뇌를 튼튼히 해주어 치매를 예방한다. 동맥을 확장시켜 혈액순환을 원활히 한다. 혈액순환이 잘되어 뇌 건강에 좋다), 아스파르트산(뇌혈관을 확장한다) 등의 아미노산이 풍부하여 혈관과 뇌의 활동을 활성화하여 치매를 예방하고 치유(치료)를 한다. 또한 간염, 간암, 간경화 환자들의 치료를 위한 약용음식으로 각광을 받고 있으며 고혈압, 중풍 예방에도 효능이 좋다.

5. 나물 채취 및 요리법

특유의 향을 가진 산나물 중 하나인 참나물은 알칼리성 식품으로 부드러운 잎과 섬유질이 풍부한 것이 특징이다. 생으로 먹는 나물 중 맛과 향이 가장 뛰어나 다양한 요리로 이용한다. 특히 향긋한 향과 식감이 좋아 나물 중에 나물 참나물이라고 부른다.

이와 같이 독특한 향이 있고 맛이 좋아 예로부터 나물 중에 으뜸으로 알려져 왔다. 봄철에 연한 잎과 줄기를 생으로 쌈을 싸서 먹으면 향이 좋고 씹는 맛도 일품이다.

채취 시기는 참나물은 봄부터 가을까지 먼저 나온 겉가지 위주로 뜯으면 중간에서 계속 새순이 올라와 오랫동안 신선한 나물로 식용할 수 있다. 새로 올라온 줄기를 잎째 따서 그냥 날로 된장에 찍어 먹는다.

요리법은 생쌈, 샐러드, 겉절이, 나물무침, 묵나물, 장아찌(간장 또는 고추장 절임) 등으로 이용한다.

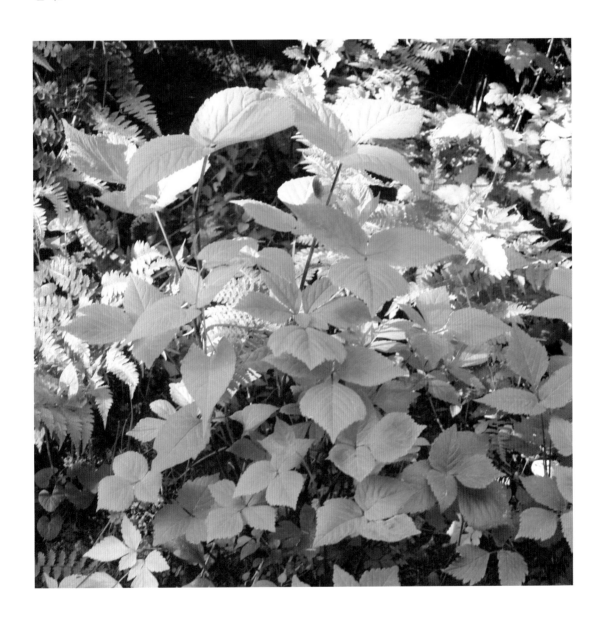

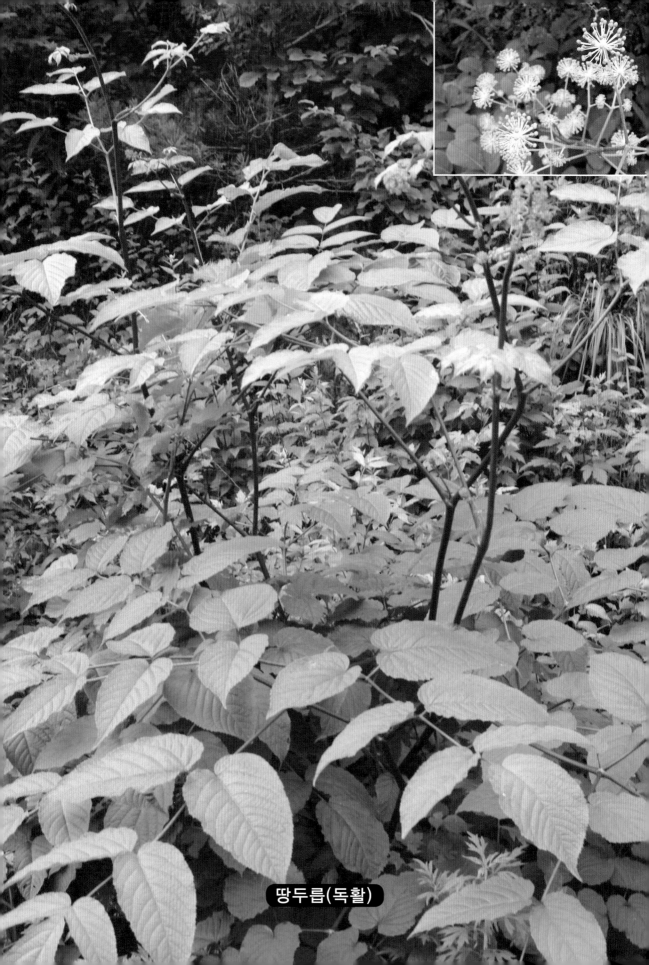

땅두릅(독활)

8. 독활(땅두릅)

과　　　：두릅나무과(Araliaceae)

학 명：*Aralia cordata* THUNB, *Aralia continentalis* Kitag.

일 명：Udo, Mansenudo

주요 성분：알리산, 엽산, 콜린, 셀레늄, 베타카로틴, 페롤산, 비타민K

효 능：치매 예방, 면역력 증강, 강장, 항암(위암), 혈액순환, 간질환, 당뇨병, 혈압, 기관지
　　　　천식, 중풍, 호흡기질환, 관절, 노화 방지에 좋다.

용 도：숙회, 나물무침

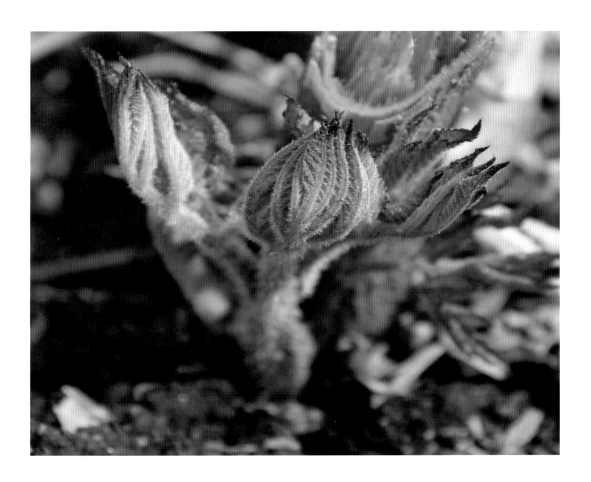

독활의 새순(어린싹)을 땅두릅 혹은 땅두릅나물이라 부른다. 치매를 예방하고 치유할 수 있는 좋은 약용산나물이다. 미국과 유럽에서는 샐러드(데쳐서 이용)로 이용하고, 일본에서도 고급 요리재료로 취급하는 세계적인 채소이다. 주 성분인 비타민B1과 비타민B2는 두뇌 회전을 향상시키고 신경을 안정시키는 효과가 있어 불안감과 초조감을 없애주며 스트레스 완화에 도움을 준다.

사포닌과 비타민C는 피를 맑게 하고 혈액순환을 촉진하여 고혈압, 동맥경화증 같은 각종 혈관질환을 예방하고 그리고 암 예방에도 효능이 있다. 특히 비타민K, 사포닌, 폴리페놀, 페롤산, 엽산, 셀레늄은 심혈관질환, 당뇨병, 항암효과와 두뇌 세포의 기능을 향상시켜 치매를 예방한다. 땅두릅은 치매 예방, 중풍 예방, 면역력 증강, 강장, 항암(위암), 혈액순환, 간질환, 당뇨병, 고혈압, 호흡기질환에 좋다. 또한, 관절염에 쓰며 통증을 가라앉히는 스코폴레틴이 들어 있다.

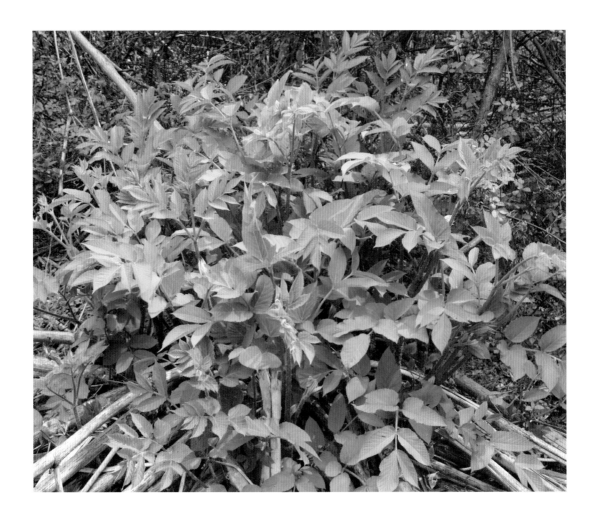

치매를 치유하고 뇌를 살리는 약용식물보감

1. 땅두릅 이야기

산에서 자라는 다년생 식물이다. 줄기는 가지가 갈라지며 1~2m로 크게 자란다. 꽃을 제외한 전체에 털이 약간 있다. 줄기에 어긋나는 잎은 계란형으로 가장자리에 톱니가 있다. 7~8월에 가지 끝마다 자잘한 연녹색 꽃이 핀다. 작고 둥그런 열매는 가을에 흑자색으로 익는다. 주로 산속의 양지바르고 기름진 반그늘 숲속의 풀밭이나 숲가장자리 계곡에 접한 경사면의 윗자락 등에 자란다.

재배는 반그늘지고 바람이 잘 통하는 경사지에 하는 것이 좋다.

옛날부터 독활은 봄나물의 제왕이라 하여 산채(나물)와 약초로 사용하였다. 땅에서 나는 두릅이라는 말이 변하여 땅두릅이라고도 하였다. 독활의 새순을 땅두릅 혹은 땅두릅나물이라 부른다.

독활이란 바람에 움직이지 않는다고(비바람이 강하게 불어도 잘 크고 잘 견딘다는 것) 하여 붙여진 이름이다. 미국과 유럽에서는 고급 샐러드(데쳐서 이용)로 이용하고, 일본에서도 고급 요리재료로 취급하는 세계화된 채소이다.

뿌리를 자르면 끈적끈적한 진액이 나온다. 땅두릅나물은 뿌리에서 5~6개의 새순이 땅속에서 올라온다. 땅속 깊이 뿌리를 내리고 영양분을 빨아올려 4월이면 땅 위로 모습을 드러낸다.

새순이 땅 위로 모습을 드러낼 때 땅속의 줄기를 잘라서 나물로 이용한다. 줄기와 잎은 약간 쌉싸래하고 아린 맛이 나지만 아삭아삭 씹히는 특유의 식감이 일품이다.

요리는 새순을 채취하여 살짝 데친 후 초장에 찍어 먹는 숙회, 무쳐 먹는 나물무침, 그리고 된장에 박거나 간장과 식초 등을 만든 절임장에 담가 장아찌를 만든다.

2. 성분과 효능

한약명은 새순이 나비애벌레 모양인 개두릅이라 하여 독활(獨活)이라고 한다. 동의보감에는 성질은 온하고 맛은 매우며 무독하다. 특히 모든 적풍과 백절의 통풍에 오래된 것이나 근래 발생한 것이나 가리지 않고 다스리고, 중풍으로 온몸의 마비 및 근육이 신경의 자극으로 쑤시고 아픔을 다스린다고 한다.

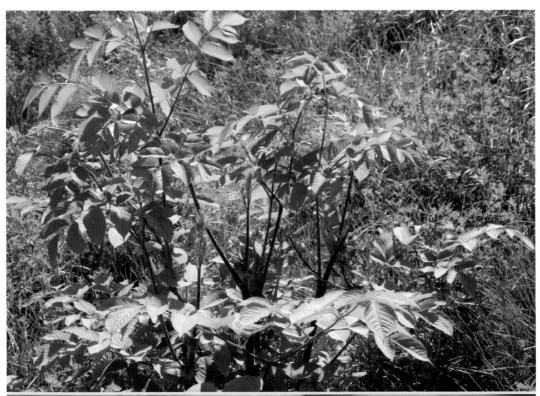

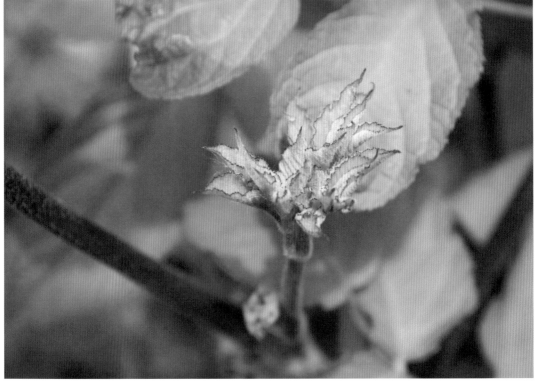

치매를 치유하고 뇌를 살리는 약용식물보감

주요 성분은 비타민B1[1], 비타민B2[2], 비타민B7[3], 비타민C[4], 비타민K[5], 엽산[6], 사포닌[7], 페롤산과 셀레늄[8], 단백질, 당질, 섬유질 등이 있다. 비타민B1과 비타민B2는 두뇌 회전을 향상시키고, 신경을 안정시키는 효과가 있어 불안감과 초조감을 없애주며 스트레스 완화에 도움을 준다. 사포닌과 비타민C는 피를 맑게 하고 혈액순환을 촉진하여 고혈압, 동맥경화증 같은 각종 혈관질환을 예방한다. 또한, 천연항암제라고 불릴 정도로 암 예방과 치유에 효과가 있다. 사포닌은 학습과 기억력에 중요한 뇌 신경전달물질인 아세틸콜린의 농도를 높여 치매 예방에 도움을 준다. 특히 비타민C는 궁합이 맞는 성분으로 사포닌 흡수를 증가시킨다. 사포닌과 비타민C는 암유발물질인 나이트로사민을 억제하는 효능이 있다.

비타민K는 심혈관질환, 당뇨병, 항암작용에 좋으며 그리고 두뇌 세포의 기능을 향상시켜 치매를 예방한다. 스테로이드와 폴리아세틸렌[9]은 항암(암세포 증식을 억제), 항염, 그리고 뇌 손상 예방과 신경돌기 생성을 촉진하여 알츠하이머치매를 예방한다. 독활이 간에 좋은 이유는 독활에는 사포닌 성분과 비오틴이라 불리는 비티민B7이 함유되어 있기 때문이다. 페롤

---

1) 신경전달물질의 생합성에 관여하여 두뇌의 활동을 도와 학습능력을 향상시킨다. 부족하면 뇌세포가 손상되면서 치매 증상이 생길 수 있다.
2) 뇌 혈류를 증가시킨다. 신경전달물질을 만드는 조효소이다. 각종 대사작용에 조효소로 작용한다. 탄수화물과 지방을 에너지로 하는데 중요한 역할을 한다. 노화를 촉진하는 활성산소를 없애는 항산화 기능을 한다. 면역기능을 강화한다.
3) 신경전달물질의 신호전달과 활동을 증가시켜 기억 기능과 두뇌 건강을 향상시킨다. 알츠하이머치매에 도움을 준다.
4) 수용성 항산화제의 하나로서 알츠하이머치매의 억제에 중요한 역할을 한다. 특히 비타민C의 결핍 시 치매 발병에 중요한 역할을 하는 베타아밀로이드의 축적이 일어난다.
5) 심혈관질환, 당뇨병, 항암작용을 한다. 두뇌 세포의 기능을 향상시켜 치매를 예방한다.
6) 치매에 걸리면 도파민, 세로토닌, 노르아드레날린 등 3종류의 신경전달물질이 부족해지는데 이런 물질의 원료가 되는 아미노산을 만드는 데 중요한 역할을 한다. 또한 치매위험인자 중 하나인 호모시스테인의 양을 줄여주는 역할을 한다.
7) 사포닌은 뇌의 에너지원인 포도당 흡수를 도와 뇌의 혈액순환을 원활하게 하여 기억력을 개선한다. 또한 학습과 기억력에 중요한 뇌 신경전달물질인 아세틸콜린의 농도를 높여 치매 예방에 도움을 준다. 피를 맑게 하고 위와 장을 튼튼하게 해주며 면역력을 높여준다. 뇌의 노화를 방지한다. 뇌세포를 활성화하여 노인성치매를 예방한다. 신경전달물질인 아세틸콜린의 분비를 촉진한다.
8) 항산화작용과 정상세포가 암세포로 가는 것을 잡아주는 역할을 한다. 그리고 뇌세포의 노화와 인지기능 장애를 억제하여 치매를 예방한다.
9) 비사포닌계열 중에 하나이다. 항암, 항염, 뇌 손상 예방에 효과가 있다. 또한 신경돌기 생성을 촉진하여 알츠하이머치매의 예방에 도움을 준다.

산[10]은 치매를 예방한다. 페롤산은 폴리페놀의 일종으로서 ① 알츠하이머 발병의 원인 중 하나인 타우단백질의 축적을 저하시키는 작용을 한다. ② 알츠하이머치매로 인한 기억력 손상을 개선한다. 뇌 신경 세포에서 아밀로이드전구단백질이 치매유발물질로 알려진 베타아밀로이드단백질로 쪼개지는 것을 차단한다. ③ 치매를 일으키는 독성단백질인 베타아밀로이드의 형성을 억제한다. ④ 알츠하이머치매로 감소된 뇌 신경전달물질의 생성을 활성화시켜 기억력과 인지능력을 회복시켜준다.

독활은 치매 예방, 면역력 증강, 중풍 예방, 항산화작용, 강장, 항암(위암), 혈액순환, 간질환, 당뇨병, 저혈압, 기관지 천식, 호흡기질환에 좋다. 그리고 관절염, 신경통에 쓰며 통증을 가라앉히는 스코폴레틴이 들어 있다.

3. 최근의 연구와 효능

줄기와 잎에는 정유 성분[11]과 사비넨(항암, 천식, 피부 재생에 좋다)이 있다. 또한 디테르펜(테르펜 물질로서 암의 전이를 예방한다)이 있다. 항산화물질인 폴리페놀[12]이 풍부하고, 혈당을 떨어뜨리는 나이트로사민이 있어 당뇨병 환자에게 좋다. 비타민B1, 비타민B7, 비타민K, 엽산, 비타민C, 비타민E[13], 셀레늄, 폴리페놀, 폴리아세틸렌, 페롤산 등은 두뇌 세포의 기능을 향상시켜 기억력 손상에 대한 억제 효과와 뇌 조직의 손상을 억제하는 것으로 치매 예방 및 치유(치료)에 도움을 준다.

4. 나물 채취 및 요리법

식탁 위의 명약으로 불릴 정도로 약리적 효능이 좋다. 향과 식감이 뛰어나고 어린순을 나

---

10) 폴리페놀의 일종이다. 뇌 신경세포에서 아밀로이드전구단백질이 치매유발물질로 알려진 베타아밀로이드단백질로 쪼개지는 것을 차단한다. 치매를 일으키는 독성단백질인 베타아밀로이드의 형성을 억제한다. 또한 알츠하이머치매로 감소된 뇌 신경전달물질의 생성을 활성화시켜 기억력과 인지능력을 회복시켜준다.

11) 피넨(모노테르펜)의 함량이 높고 이것은 독활의 독특한 향이다. 피넨의 효능은 항감염작용, 조직재생작용, 항염증작용 등이 있고 감기 바이러스로부터 몸을 보호하여 감기를 예방한다.

12) 강력한 항산화작용을 하며 피를 맑게 한다. 특히 치매 예방, 항암, 노화 예방, 심장질환과 뇌경색을 예방한다. 폴리페놀은 강력한 항산화물질이다. 폴리페놀의 항산화력은 알츠하이머치매에 있어 뇌의 병적 특징인 플라크가 형성되고 얽히는 것을 억제해 신경세포를 보호하는 것으로 나타났다. 폴리페놀은 뇌의 특정 부위에 축적되어 알츠하이머치매의 발병에 중요한 역할을 하는 금속(철분, 구리)을 제거할 수 있다.

13) 활성산소를 억제하여 뇌세포를 보호하고 뇌세포의 손상을 막아 치매 예방과 뇌 기능을 향상시킨다.

물로 먹는다. 뿌리에서 5~6개의 새순이 땅속에서 4월이면 땅 위로 모습을 드러낸다. 새순이 땅 위로 모습을 드러낼 때 땅속의 줄기를 잘라서 나물로 이용한다. 독활은 독성이 있으므로 생으로 먹어서는 안 된다.

채취 시기는 4~5월 어린순을 나물로 먹는다. 잎이 전개되면 줄기가 억세져서 먹지 못한다. 봄에 올라오는 새순을 데쳐서 고추장이나 된장에 찍어 먹거나 무쳐 먹는다. 튀김이나 전을 만들어도 좋다. 묵나물로 먹어도 향이 독특하다.

요리법은 숙쌈, 나물무침, 장아찌(간장 또는 고추장 절임) 등으로 이용한다.

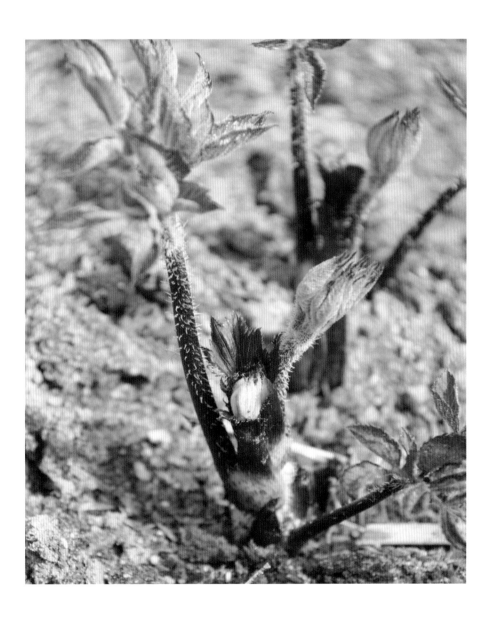

PART
3

뇌를
깨우는
약용산나물

CHAPTER 1

노년을 방해하는 가장 심각한 질병, 치매

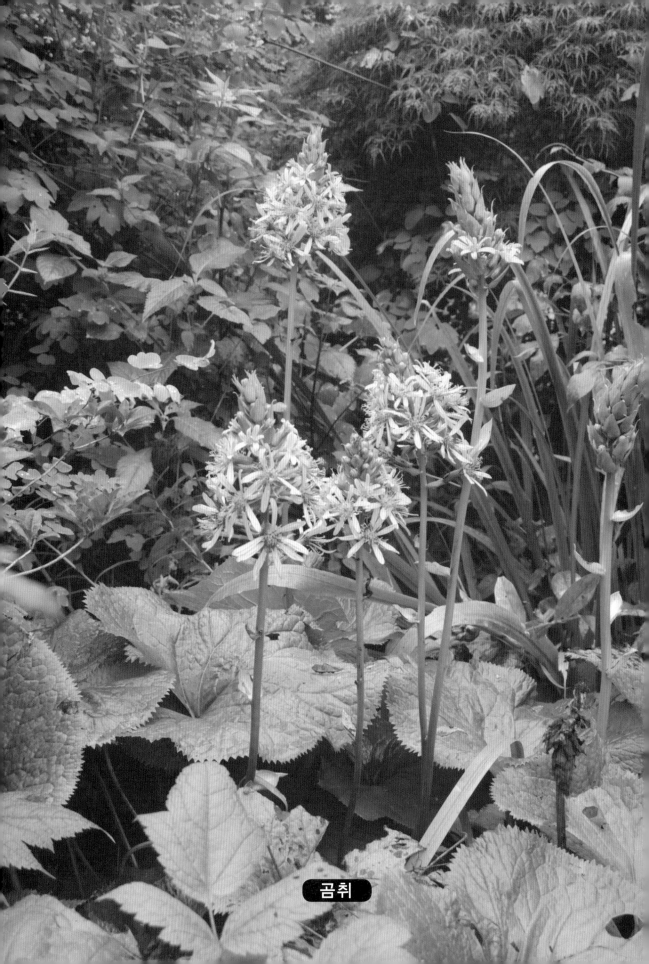

곰취

우리 모두가 치매에 결석과 지각을 할 수 있다. 우리는 왜 약용산나물을 먹어야 하는가? 약용산나물은 야생환경에서 자연이 만들어준 약초로 이것을 먹으면 치매에 결석 또는 지각을 할 수 있기 때문이다. 파괴되고 오염된 토양에서 화학비료와 농약을 사용해서 가꾸어진 채소는 사람이 인공적으로 재배한 것이다. 같은 종류의 식물을 가지고 두 가지 방법 – 자연에서 자랐느냐 또는 사람에 손에 의해 키워졌느냐 – 에 의해 생장하는 두 부류의 식물은 물질과 성분을 만드는(합성하는) 유전자에 차이가 난다.

즉, 같은 종류의 식물이라도 자연에 야생하는 것과 육종되어 재배한 것은 유전자가 차이가 난다. 이 유전자가 물질과 성분의 차이를 만든다. 결국 자연산이나 재래종만이 가지고 있던 영양소가 육종과정에서 많이 변화하여 줄어들었기 때문에 물질과 성분의 차이가 나는 것이다. 우리가 자연산이나 재래종을 선호하는 것도 이같은 이유이다. 자연산이나 재래종만이 가지고 있는 적은 양의 특수한 화학물질과 성분이 현대인이 겪고 있는 큰 질병인 치매나 암을 예방하고 치유(치료)하는데 직접적인 영향을 줄 수 있다. 결국 자연의 식물은 사람보다는 동물, 새, 곤충을 위해 존재해 왔다. 그러나 작물(벼, 보리, 밀, 콩, 옥수수, 감자, 고구마)은 단순히 인간을 위해서만 순화되어 만들어진 것들이다. 자연에서는 생장의 최적화가 자연스럽게 이루어진다. 필요한 물질의 합성과 분해는 자연환경이 결정한다. 자연산인 약용산나물이 치매와 암을 예방하고 치유할 수 있는 것은 자연환경이 이러한 특정한 물질과 성분을 만들어 내기 때문이다.

현대인이 겪고 있는 치매나 암을 예방하고 치유하기 위해서라면 약용산나물, 즉 자연이 만든 약효성 물질과 성분이 필요하다. 그렇다면 약용산나물이 왜 약리성이 좋은 건강 음식이고 치료 음식인가? 식물은 양분(무기 성분)을 뿌리로부터 흡수하지 않으면 생장하기가 어려워진다. 토양은 모암(암석)의 종류에 따라 무기 성분이 다르고, 또한 그곳에 사는 나무와 풀의 종류에 따라 자연적으로 무기 성분의 함량에 차이가 있다. 약용산나물은 야생의 생명력과 에너지를 합성하여 그대로 농축되어진 자연이 만든 약이 되는 채소이다. 약용산나물의 약리성이 큰 것은 이와 같이 뛰어난 생명력과 자생력을 가지고 있기 때문이다. 야생의 거친 환경을 극복하려는 치열한 생존경쟁은 약용산나물의 생명력과 자생력을 더욱더 강하게 만든다. 깊은 산의 약용산나물은 맑은 공기와 오염 없는 깨끗한 물과 수백 년에 걸쳐 만들어진 비옥한 부식토양에서 살아간다. 부식토양은 수백 년에 걸쳐 고목과 풀, 낙엽이 썩어 만들어진 자연산 퇴비이다. 약용산나물은 이와 같이 흙살이 두꺼운 비옥한 부식토양에 자리 잡고 생장한다. 이러한 토양환경은 약용산나물만이 가지는 특수한 약효성 화학물질을 합성할 수 있는 완벽한 조건이 된다.

건강한 토양에서 자라는 약용산나물은 단백질, 지방, 탄수화물 등도 일반 채소보다 많다. 특히 치매나 암에 좋은 약효성 화학물질과 비타민, 미네랄, 섬유질 등이 다양하고 풍부하게 함유되어 있다. 약용산나물이 일반 채소에 비해 월등히 높은 영양분을 함유하고 있는 것도 좋은 토양 환경에서 건강한 생장을 하기 때문이다. 약용산나물에는 현대인들에게 부족하기 쉬운 각종 비타민과 효소, 무기질, 섬유질 등이 풍부하게 들어 있다. 따라서 산나물을 오랫동안 골고루 섭취하게 되면 치매나 암, 고혈압, 당뇨, 중풍과 같은 질병을 예방함은 물론 치유(치료)에도 큰 도움을 줄 수 있다. 약용산나물이 가지고 있는 특정한 약효성 화학물질은 무엇보다도 항산화작용이 뛰어나다. 그리고 풍부한 비타민과 미네랄, 섬유소가 신진대사를 왕성하게 하여 혈액을 맑고 깨끗하게 해준다. 특히 초식동물과 곤충의 섭식을 방지하고 야생의 거친 환경에 살아남기 위해 만들어진 특정한 화학물질들은 강한 항암작용과 치매 예방 및 치유에 효과가 있다.

무기 성분(미네랄)은 토양 속의 광물질이 물에 녹아 있는 것을 말하고 이것을 식물이 뿌리에서 흡수하고, 우리는 식물을 음식으로 먹음으로써 인체에 필요한 다양한 비타민과 미네랄을 공급받는다. 식물은 무기 성분(미네랄)을 흡수하지 않으면 생장이 어려워진다. 무기 성분을 품고 있는 토양은 토양의 종류와 자생하는 환경과 식물의 종류에 따라 함량 차이가 있다. 약용산나물이 우리에게 보약이 되는 기준은 미네랄을 얼마나 다양하게 가지고 있느냐에 따라 결정된다. 현대인의 식생활에서 미네랄에 대한 깊은 지식을 갖고 있지 않으면 우리는 미네랄의 결핍증에 빠져 건강마저 위협할 상황에 처할 수 있다. 특히 토양에 각종 미네랄이 부족하면 식물 역시 미네랄의 흡수가 부족하게 되기 마련이고, 식물체는 미네랄이 결핍되는 상태가 된다. 척박한 토양에서 자라난 먹거리를 먹을 경우, 자연적으로 우리 몸은 미네랄과 비타민의 부족 현상이 나타난다. 우리가 명심해야 할 것은 미네랄과 비타민의 결핍이 오랫동안 지속될 경우 치매나 암의 발병에 놓이게 된다는 것이다. 그러므로 건강한 토양, 기름진 땅에서 자라난 먹거리를 먹어야 하는데, 이러한 먹거리는 야생의 것일 때에 가장 적합하다. 식물이 생장과정에서 어떤 성분의 결핍이 생기면 그만큼 식물체 내의 각종 유기물 합성에 균형을 잃어 꼭 필요한 영양분을 우리들에게 공급하지 못하게 된다. 비타민, 미네랄, 섬유소와 효소를 풍부하게 공급하여 우리 몸에 영양공급의 균형을 이룰 수 있게 하는 것은 야생의 환경에서 자연이 만든 약용산나물이다. 약용산나물을 먹을 경우 보통 두세 가지를 섞어 먹을 때 효능이 상승한다. 약용산나물만이 가지고 있는 특정한 약효성 화학물질과 비타민은 치매나 암의 예방과 치유를 위해 이제는 우리 가족이 꼭 먹어야 할 건강 반찬이자 치료 반찬이 되었다.

과학과 문명의 발달은 인간에게 기대수명의 연장과 편리하고 쾌적한 생활환경 그리고 풍성하고 다양한 음식을 제공하는 등의 수많은 혜택을 제공하였다. 그러나 수명연장에 따른 뜻하지 않았던 질병인 치매나 암의 발생 증가는 노년기 삶의 질 향상을 외면하게 만들었다. 또한 음식은 넘쳐나지만 정작 현대인의 건강 상태에 맞는 이로운 음식은 제공하지 못하였다. 오늘날 현대인은 왜 인간에 의해 재배된 일반 채소가 아닌 자연에 의해 만들어진 산나물에 관심을 갖는가? 대답은 간단하다. 자연에서 태어난 인간과 마찬가지로 약용산나물도 자연에서 태어나 자연의 맑은 기운을 먹고 자란 자연산이기 때문이다. 자연의 식물은 생존을 위해 거친 환경에 적응하며 자신과 경쟁하는 식물의 생장을 방해하거나 각종 미생물, 해충, 동물 등으로부터 자신의 몸을 보호하기 위해 특정한 화학물질을 만들어 낸다. 이와 같이 야생식물만이 가지고 있는 특정한 화학물질이 현대인이 겪고 있는 치명적인 질병인 치매와 암을 치료하는데 좋은 효능을 보이고 있다.

　　현대인은 전자화와 자동화된 사회에서 복합적인 생활 스트레스를 겪으며 살고 있다. 언제부터인지는 모르겠지만 서구화된 식문화가 들어오면서 토종음식(산나물, 발효음식)이 우리들의 식탁에서 멀어지기 시작하면서 과거에는 발생이 적었던 질병들(치매, 암, 고혈압, 당뇨, 뇌졸중, 심장병)의 발병이 증가하기 시작하였다. 이 중에서 발생 수가 급격히 증가하는 대표적인 질병 중의 하나가 치매이다. 물론 수명이 늘어나 오래 사는 원인도 있겠지만, 가장 무서운 이야기는 우리나라도 머잖아 다섯 가구 중에 한 가구는 치매 가구가 된다는 것이다. 특히 치매 환자가 힘든 것은 기억을 잃어버린다는 것보다 이상한 돌출행동을 보여 가족과 주변 사람을 괴롭혀 고통을 가져다주기 때문이다. 아직까지는 첨단의학기술로도 정확한 발병 원인과 치료 방법을 찾지 못하고 있는 것도 안타까운 현실이다. 치매의 치료 방법이 없다면 가장 바람직한 방법은 예방하는 것뿐이다. 지금까지 밝혀진 치매의 가장 좋은 예방법은 균형 있는 영양 섭취와 좋은 식생활이다. 한 가족의 균형 있는 영양 섭취와 식생활은 가정주부의 역할이 큰 비중을 차지하고 있고, 가정주부의 식단구성이 가족건강을 지킬 수 있는 가장 중요한 역할이 되었다.

　　식문화의 발달에 따라 서구화된 식생활에 익숙한 젊은 주부들은 우리의 전통적인 음식의 중요성을 과소평가하고 있다. 확실한 것은 균형 있는 영양 섭취와 식생활이 뇌 건강에 크게 영향을 미친다는 점이다. 치매에 가족력이나 유전력을 가지고 있는 사람이라면 뇌 건강을 위해 중년기에 접어드는 40대 초반부터 예방해야 한다. 왜냐하면 뇌는 생각보다 일찍 노화가 시작되기 때문이다. 특히 젊어서부터 치매에 탁월한 효능이 있는 음식을 충분히 먹음으로써 특정한 화학물질의 공급과 필수 영양소(비타민, 미네랄)의 균형을 유지시켜주는 것이 이제까지 밝혀진 치매 발병을 예방할 수 있는 가장 확실한 방법이다.

최근의 연구에 의하면 약용산나물이 가지고 있는 뇌에 좋은 물질인 데쿠르신, 아세틸콜린, 페롤산, 폴리페놀, 베타카로틴 등은 치매 유전자의 발동(발현)을 억제하는 것으로 밝혀졌다. 이러한 결과에 따라 치매 위험군에 노출돼 있는 사람들이 예방을 위해서 약용산나물을 먹어야 하는 가장 큰 이유가 된다. 앞으로 치매의 발병을 줄이고 예방하기 위해서는 특히 젊은층의 치매에 대한 관심이 절대적으로 필요한 시대이다.

오랜 기간 무엇을 먹어왔느냐가 노년의 건강을 결정짓는다. "먹는 음식이 나를 만든다"는 말이 있다. 어떠한 음식을 먹느냐가 자신의 수명을 결정하게 된다. 내가 먹는 음식의 종류에 따라 아들과 손자까지 영향을 미친다. 오늘 요리하는 음식을 통해 내 자식과 내 손자의 건강을 지켜주고 싶은 것이 할머니, 어머니의 애끓는 마음일 것이다. 그리고 오늘 요리한 약용산나물이 가족의 삶을 건강하고 행복하게 할 수 있다.

치매 발병을 5년만 늦출 수 있다면 환자를 3분의 1 줄일 수 있다고 한다. 치매는 의학계가 직면한 가장 중대한 도전이고, 새로운 치료법을 찾기 위한 연구에 끊임없이 투자해야 한다. 끝으로 우리 가족에게 해줄 수 있는 유일한 치매의 예방과 치유책은 자연이 만들어 준 약용산나물이라는 것을 잊어서는 안 된다. 약용산나물은 내 가족에게 행복을 나누는 생명보약의 음식이다.

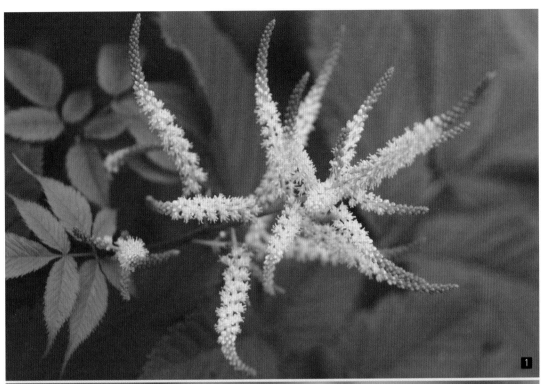

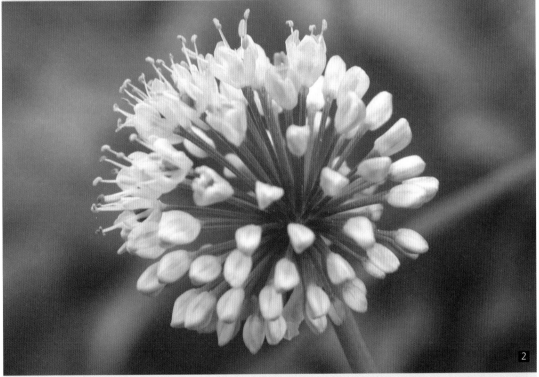

1. 약용산나물의 항산화물질은 치매를 예방하고 치유한다

치매는 아름다운 노년을 방해하는 가장 심각한 질병이다. 약용산나물의 항산화물질은 노년의 행복한 인생을 만든다.

자연과 건강, 건강과 약용산나물, 약용산나물과 무병장수, 그러나 무병장수는 치매 또는 암과 상관관계가 있다. 아름답게 늙기 위해서는 치매와 암의 예방과 관리가 절대적으로 필요한데 특히 먹는 것, 즉 균형 잡힌 영양 섭취가 필요하다. 자연이 만든 약용산나물의 항산화물질이 현대인의 무병장수를 푸는 열쇠다. 오래 사는 것도 좋지만 치매나 암이 없는 건강한 장수가 필요하다. 최근에 큰 병 없이 장수하는 기저의 지역으로 불리는 세계 장수마을의 노인들은 치매, 암 또는 우울증이 거의 없다고 한다. 세계 장수마을의 생활환경을 분석해 보면 먹는 음식이 다르고, 맑은 공기와 깨끗한 물 그리고 삶의 목적이 뚜렷하다. 장수마을에서 치매를 잊게 하는 생활 중 하나는 평생 자연에서 얻은 채식(산나물) 위주의 식단을 구성한다는 것과 꾸준한 운동(규칙적인 운동은 신경계의 염증을 줄이고, 뇌세포 손상률이 감소하여 뇌세포를 보호하고 뇌세포를 성장하도록 하는 뇌 영양인자가 많이 만들어진다. 그리고 뇌 신경의 재생과 기능을 유지시킨다. 또한 규칙적인 운동은 알츠하이머치매에 걸릴 확률이 31%가 낮아진다고 한다)을 한다는 것이 차이다.

어떠한 생활패턴이 치매나 암 없이 건강히 오래 살 수 있는 길인가? 장수노인들의 모두는 육류 섭취를 조금 줄이고 채식 위주의 식단을 강조하고 있다. 그리고 중요한 것은 재배하는 채소보다 야생의 환경에서 자란 자연산 채소, 즉 산나물을 많이 먹는 것이다. 물론 나라별로 먹는 산나물의 종류와 요리 방법은 조금씩 차이가 난다. 우리는 산나물을 끓는 물에 살짝 데쳐서 [데치는 과정에서 식물의 독성이 빠져나가고 살짝 데치므로 비타민의 파괴도 줄이고 영양의 흡수율도 커진다. 그러나 파이토케미컬(식물성 화학성분)은 섬유소(막)가 단단히 감싸고 있어 데치거나 삶을 경우 섬유소(막)를 유연하게 하거나 파괴하여 흡수를 증가시킬 수 있다] 무침을 해서 먹지만, 유럽에서는 생(샐러드)으로 먹는 경우가 우리보다 많고 무침은 끓는 물에 푹 삶아서 요리한다(완전히 푹 익힌다. 거친 것을 싫어하여 곱고 부드럽게 하는 방법, 독성을 중화시키거나 흡수를 증가시키는 방법이다. 수프에 많이 이용한다). 데치는 경우 소금을 넣는 것은 우리와 같다. 산나물을 무침 할 경우에 서양에서는 올리브유를 사용하지만 우리는 산나물 종류에 따라 참기름, 들기름과 간장, 된장, 고추장을 사용한다. 또 과거부터 이어져 내려오는 다른 지역 장수마을에 사는 장수노인들이 전 세계 노인들에게 관심을 끄는 이유는 무엇일까? 물론 이곳 장수 지역 대부분의 노인들도 치매나 암 발생이 없이 건강하게 노후생활을 하고 있다. 이같은 상황을 분석해 보면 치매나 암이 없는 무병장수의 건강한 삶을 살아가기 위해서는 결과적으로 먹는 것이 중요한데 특히 자연이 내어준 식탁이 중요하다.

치매 없는 장수를 위해서라면 첫째, 자연에서 얻는 식재료로 자연친화적인 음식을 많이 먹어야 한다. 즉 자연산 산나물은 선대부터 수백 수천 년 이상 내려온 검증된 고유의 전통음식이다.

둘째, 육식의 섭취를 줄이고 채식 위주의 식단을 만들어야 한다. 거친 음식인 산나물(가장 서민적인 음식), 즉 장수마을의 노인들은 산나물을 어려서부터 수십 년에 걸쳐 꾸준히 먹는 식습관이 이어졌다. 여기에서 우리가 알아야 할 중요한 내용은 채식 위주의 식사는 항산화물질과 미네랄, 비타민을 충분히 공급하고 또한 이러한 물질과 성분은 뇌에 산소를 많이 공급하고 혈관을 깨끗이 하는 작용을 한다. 뇌 건강을 위해서는 일찍부터 채식 위주의 식단에 길들이는 것이 좋다. 나이가 들어 병적인 증상이 발견된 후부터는 이미 때가 늦은 것이다.

셋째, 특정한 항산화물질과 비타민을 섭취할 수 있는 음식인 약용산나물을 먹어야 한다. 치매 없는 건강한 장수를 위한 식탁은 특정한 항산화물질(폴리페놀, 아세틸콜린. 안토시아닌, 베타카로틴, 비타민B1, 비타민B3, 비타민B9, 비타민B12, 비타민K, 엽산)과 마그네슘(혈관 확장, 혈액순환 개선), 칼슘(뇌 신경 안정), 칼륨(기억력 감퇴 예방), 셀레늄 등의 항산화 생리활성물질이 풍부해야 한다. 결국 장수를 위해서나 또는 치매나 암을 예방하는 데는 비타민B군(B1, B3, B6, B9, B12), 비타민C, 비타민E와 항산화물질(폴리페놀, 엽산, 아세틸콜린, 베타카로틴)을 많이 가지고 있는 채소의 섭취가 중요하다. 항산화작용이 큰 폴리페놀, 베타카로틴이 아주 높은 약용산나물이 많이 있다. 항산화물질을 섭취하기 위해서는 항산화물질이 풍부한 약용산나물을 먹어야 한다. 그리고 커피보다는 자연에서 얻은 치매와 암에 효능이 좋은 야생 차를 수시로 마시는 것이 중요하다. 야생식물 중에는 치매와 암에 좋은 효능이 있는 차(참당귀차, 삼지구엽초차, 감국차, 배초향차)가 있다.

넷째, 삶의 방식을 바꾸어야 한다. 장수노인의 일상생활을 분석해보면 저마다 살아가는 방식이 다르다. 나이가 많음에도 불구하고 꾸준한 자기 일이 있으며 또한 주어진 일에 만족하며 목적이 있는 삶을 살아간다. 생활환경은 자연과 함께하는 일상적인 움직임(농사, 운동), 건전한 생활과 가족이 화목하다. 특히 노인에게 화목한 가족은 믿고 의지할 대상이 있는 생활을 통해 소속감과 안정감을 주어 인지력과 기억력 쇠퇴를 막는다. 생활방식에서 값비싼 고급 음식, 편리한 전자제품이 꼭 좋은 것만은 아니다. 장수마을의 건조하고 척박한 환경과 넉넉지 않은 약간 부족하고 평범한 생활이 장수의 요건이 되었기 때문이다. 거친 환경의 고산지역에서 자란 약용산나물이 약성이 큰 것과 같은 맥락일 것이다.

우리 모두가 건강한 노후를 위해 약용산나물을 먹어야 하는 가장 큰 이유는 뇌 속의 혈액순환을 돕고, 뇌세포 손상을 막는 성분인 데쿠르신, 페롤산, 로즈마린산, 폴리페놀, 베타카로틴, 플라보노이드를 가진 치료 음식이고 비타민A, 비타민B군(비타민B1, B2, B3, B4, B9, B12), 비타민C, 비타민D, 비타민E, 비타민K 등의 기억력 향상과 뇌 기능을 강화시키는 균형이 잡힌 영양 섭취를 할 수 있는 건강 음식이기 때문이다. 건강과 수명은 고른 영양 섭취를 할 수 있는 좋은 식습관과 적당한 운동이 결정한다. 전 세계 장수마을의 노인들을 분석한 공통적인 특징은 치매와 암의 발병률이 거의 없고, 현장에서 일을 할 수 있는 정도로 건강하다는 것이다. 또한, 장수 지역 노인들이 공통적으로 특이한 점은 오염되지 않은 좋은 공기와 물을 마시고, 많이 움직이고, 채식 위주 즉 자연산 산나물을 선대로부터 오랫동안 먹어 왔다는 것이다.

음식도 시대에 따라 변화하고 진화한다. 현대인이 무병장수를 위해서라면 서구화된 인스턴트 음식을 줄이고 자연이 만들어준 옛날 음식으로 되돌아가야 한다. 야생의 토양에는 자연이 만든 미네랄이 있고 또한 그 속에서 혹독한 환경을 이겨내며 거칠게 살아온 자연산인 약용산나물이 자라고 있다. 치매 예방을 위해서라면 가족의 장기적인 건강프로그램을 계획해서 식습관과 생활습관을 바꾸어 나가야 한다. 결국 101세까지 건강하게 살기 위해서는 적절한 영양 섭취와 식습관 개선이 필요하다. 무엇을 먹어야 할까? 아직 늦지 않았다. 나와 내 자식, 토끼 같은 내 손자와 여우 같은 내 손녀를 위해 자연이 만들어 낸 약효성 화학물질과 영양소를 가지고 있는 약용산나물을 먹는 것을 결정하는 일이다.

궁극적인 인간의 바람은 올바른 삶의 의미를 갖고 행복하고 건강하게 오래 사는 것이다. 특히 치매와 암이 없는 즐거운 삶을 살아가기 위해서는 건전한 생활습관과 올바른 식습관이 중요하다. 보이지 않는 자연이 우리를 살릴 수 있다. 다시 한번 우리가 명심할 것은 인생의 기나긴 여정에서 무병장수가 되든 유병장수가 되든 빠트려서는 안 되는 것은 우리만이 가지고 있는 고유한 토종음식, 자연산 약용산나물을 더 먹는 것이다. 약용산나물에는 항산화물질이 풍부하게 들어 있어 두뇌 노화의 원인인 활성산소를 없애는 것은 물론 기억력 향상에 도움을 주어 오랫동안 골고루 섭취하게 되면 치매와 암을 비롯해 각종 생활습관병을 예방함은 물론 치료에도 크게 도움이 되어 노후에 건강한 삶을 영위할 수 있다. 약용산나물의 항산화물질을 먹는 것은 뇌혈관 순환을 돕고 뇌세포 손상을 막는 효과가 있어 중년 이상의 사람들에게 치매나 암을 예방하기 위해서 꼭 필요한 음식이다.

약용산나물을 꼭 먹어야 하는 이유는 특정한 약효성 항산화물질을 가지고 있기 때문이다. 세포 속에 존재하여 에너지를 만드는 공장인 미토콘드리아는 산소를 이용해 에너지를 발생시키고, 이 과정에서 활성산소라는 부산물을 함께 만들어 낸다. 이 활성산소란 불안정한 전자 즉 공기 중에서처럼 짝이 맞아 안정화된 산소 분자가 아니라 신체 내 산소 대사과정에서 발생하는 불안정한 상태로 짝이 없어 무엇이든 달라붙어 결합하려는 성질이 강한 산소를 말한다. 이렇게 발생된 활성산소는 유기과산화물을 만들고 세포막을 공격하게 되어 단백질 합성을 저해하거나 미토콘드리아 기능을 소실시켜 세포에 손상을 입힌다. 특히 과산화지질(불포화지방산이 산소를 흡수하여 산화된 물질)이 만들어지는 원인이 되어 각종 질병의 발생을 일으킨다.

인체의 간에서 활성산소를 해독하는 효소(SOD)가 분비되나 나이가 들어가면서 감소한다. 따라서 이러한 활성산소를 줄이기 위해서는 부족한 만큼의 항산화물질을 섭취해야 한다. 항산화물질은 자신의 전자를 내주어 활성산소를 안정된 상태로 만들어주는 물질이다. 결국 나이가 들어 늙어감에 따라 뇌세포 내에 항산화물질이 줄어듦으로 세포 내 활성산소는 더욱 늘어나게 된다. 그렇기 때문에 나이가 들어 부족해지는 항산화물질인 SOD(활성산소를 제거하는 항산화효소)를 보충해야 한다. 확실한 것은 활성산소의 수치를 줄이면 치매를 늦추거나 치료가 될 수 있기 때문이다. 이것이 항산화물질을 다량 가지고 있는 약용산나물을 먹어야 하는 가장 큰 이유이다. 특히 나이가 들어갈수록 단백질, 지방, 탄수화물, 미네랄(칼슘, 마그네슘), 비타민이 들어 있는 음식을 골고루 섭취하는 것이 중요하다.

최근의 연구에 의하면 치매와 암 발생의 주범은 활성산소로 밝혀지고 있다. 유해산소인 활성산소를 잡는 것은 항산화물질인데 우리가 먹고 있는 강력한 항산화제는 비타민B군, 비타민C, 비타민D, 비타민E, 안토시아닌, 플라보노이드, 이소플라본, 폴리페놀, 베타카로틴 등이 있다. 큰 질병인 치매나 암을 예방하기 위해서는 활성산소 제거에 필요한 항산화물질을 많이 가지고 있는 음식을 먹어야 한다. 특히 높은 산에 자생하는 야생식물은 혹독한 자연환경에서 살아남기 위해 강력한 항산화물질의 합성을 증가시킨다. 그중에서 약용산나물은 항산화물질을 다량 가지고 있어 우리의 건강과 생명을 지켜주는 건강 음식이다. 우리가 늘 먹어야 하는 이유가 바로 여기에 있다.

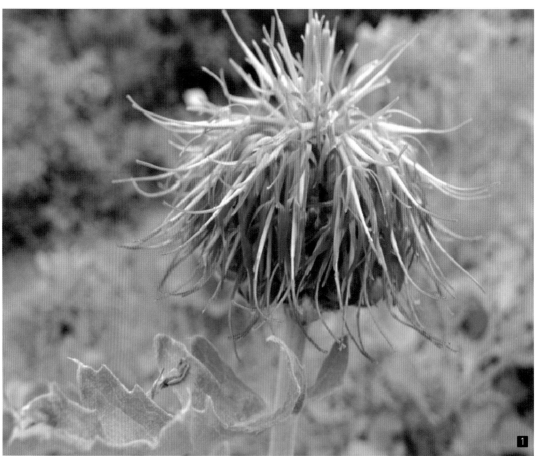

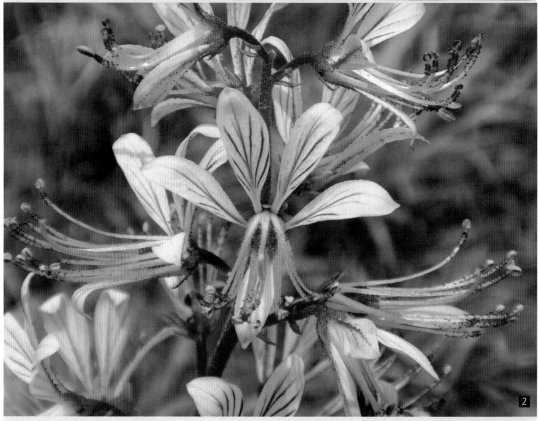

1 뻐꾹채꽃 2 백선꽃

1) 만병의 근원이 되는 활성산소를 잡는 약용산나물

활성산소는 만병의 근원이 된다. 약용산나물은 만병의 근원이 되는 활성산소를 잡는다.

인류가 지향하는 의학의 최종목표는 무엇일까? 삶의 질 향상과 질병의 고통 없이 이 세상에 오래 머물 수 있게 하는 것이다. 즉 인간의 삶을 하루라도 더 이 땅에 건강하고 편안하게 머물러 있게 하는 것이다. 과학과 산업의 발달로 인해 문화는 화려하고 생활은 풍요로워졌지만 건강한 노후를 괴롭히는 치매나 암, 뇌졸중(중풍) 같은 예기치 못한 질병의 발생을 증가시키고 있다. 보이는 것 모두가 아름답고 행하는 것 모두가 즐거운 세상에 고상하게 늙어가며 치매나 암의 고통 없이 건강한 노후를 보내는 것이 현대인이 추구하는 행복한 삶의 최종 바람일 것이다. 세상에 좋은 것을 주위 사람과 함께 나누며 즐겁게 살아가는 것이 노후의 행복이고 편안한 삶이다.

노후의 행복은 치매나 암, 뇌졸중이 없는 건강한 삶에서 찾을 수 있다. 건강한 노후를 위해 오늘 해야 할 일은 무엇일까? 활성산소를 공부하여 건강지식의 지평을 넓혀나가는 것이다. 사람에게 발생하는 약 36,000가지의 대부분 질병(만성 질병의 약 90%)의 원인은 활성산소(생체조직을 공격하고 세포를 손상시키는 산화력이 강한 산소이다)가 만든다. 치매나 암, 뇌졸중과 같은 큰 질병의 고통 없이 건강하게 장수하기 위해서는 만병의 적인 활성산소를 잡아야 한다. 활성산소는 세포벽을 구성하는 불포화지방산을 산화시키기 때문에 세포 기능이 악화되고 손상되는 원인으로 노화나 치매와 암을 일으키게 된다. 우리 주위에는 활성산소를 잡는 다양한 항산화물질(비타민A, 비타민B, 비타민C, 비타민D, 비타민E, 안토시아닌, 폴리페놀, 플라보노이드, 베타카로틴, 이소플라본)을 가지고 있는 약용산나물, 채소, 과일 등이 있다. 이 중에서 대표적인 약용산나물은 생명을 살리는 약효성 화학물질과 생명을 유지하는 필수 영양소(미네랄, 비타민)를 가지고 있는 영초(靈草 : 약으로 영험한 효력이 있는 풀)이다. 우리가 활성산소를 잡는 약용산나물을 먹는 것은 큰 병인 치매나 암의 공포 없이 좀 더 오래 살 수 있는 것과 좀 더 건강한 삶에 도움을 줄 수 있다.

일상생활에서 치매나 암, 뇌졸중을 예방하기 위한 가장 확실한 방법은 활성산소의 발생을 줄이는 좋은 식습관이다. 현대인은 음식을 너무 많이 먹는 반면에 영양소가 결핍되는 상태에 처하기 쉽다. 일상적으로 음식을 먹으면 소화과정에서 산소가 발생하는데 특히 과식을 하게 되면 활성산소의 발생이 많아진다. 소식을 하면 장수하는 것도 활성산소와 연관이 있다. 음식 섭취량을 줄임으로써 치매(알츠하이머)를 예방할 수 있다는 연구도 발표되었다.

즉, 공복일 때 분비되는 식욕 증진 호르몬이 뇌에 작용해 뇌 기능을 좋게 만든다. 노년에 건강을 유지하기 위해서라면 소식을 하면서 영양소를 골고루 가지고 있는 약용산나물과 같은 자연에 기초한 음식을 먹는 것이 필요하다. 음식의 종류는 넘쳐나지만 정작 건강에 이로운 음식다운 음식은 찾기 힘들다. 현대인은 과거에 비해 많은 종류의 음식과 고열량의 음식을 먹고 있지만, 필수 영양소가 절대적으로 부족한 편식을 하는 것이 문제이다. 일부 비타민과 미네랄의 섭취가 특히 부족하다. 영양과잉 시대에 영양결핍이 생기는 것도 아이러니다. 젊은이들이 선호하는 메뉴는 특정 비타민과 미네랄 부족이 일어날 가능성이 높은 입맛에 맞는 음식만을 주로 먹고 있다. 즉 너무 많은 가공식품과 인스턴트식품의 섭취로 인해 일부 비타민과 미네랄이 부족한 상황에 처해있다. 이와 같이 잘못된 식습관에 의한 불균형한 영양공급이 활성산소의 발생을 증가시켜 젊은이들의 불안한 건강과도 직결되는 것이 문제이다.

특히 현대인의 식생활은 시장성의 요구에 따른 육종, 즉 크기, 당도, 색상 등으로 기존의 야생종과 재래종이 가지고 있는 미네랄과 비타민의 감소 또는 부족으로 인해 필수원소 특히 미네랄(칼슘, 칼륨, 마그네슘, 아연, 철)과 특정 비타민(비타민B군, 비타민C, 비타민D, 비타민E)의 섭취가 극히 적어졌다. 결국, 시장성의 요구에 맞추어 새로운 품종을 만드는 육종 기술은 영양소(비타민, 미네랄)의 희생을 강요받게 된 것이다. 일례로 청소년들의 채소와 나물 섭취량 부족에 따른 비타민, 미네랄과 섬유소 섭취의 부족과 감소는 날로 심각해지고 있는 실정이다.

화학농법으로 키워진 채소들은 자연산 산나물에 비해 비타민과 미네랄 함량이 현저히 떨어진다. 농약 살포와 비료 시비는 채소의 성장을 촉진하게 되어 세포가 조밀하고 치밀하지 못하고 엉성하게 생장하여 충분한 영양소를 가지지 못한다. 또한 과일의 육종과정에서 당도를 높이는 쪽으로 품종개량을 하게 되면 당도를 높이는 만큼의 다른 부분의 영양 가치를 떨어트리게 된다. 즉 비타민, 미네랄과 같은 생리활성물질이 일부 당분으로 바뀌기 때문에 합성되어야 할 비타민, 미네랄들은 당분에 자리를 내주게 되어 특히 비타민이나 미네랄 함량이 줄어드는 것이다. 그리고 농약 사용(살충제, 살균제, 제초제)으로 인해 토양 미생물들이 줄어들게 되면 토양 미네랄의 유기화 과정이 감소하여 채소의 미네랄 함량은 떨어지게 된다.

이와 같이 오랫동안 영양소(비타민, 미네랄)의 부족과 영양소가 결핍된 채소의 섭취는 오늘날 문제가 되고 있는 암, 치매, 고혈압, 당뇨병, 뇌졸중(중풍), 심장병 등과 같은 질병을 일으키는 원인에 포함된다.

현대인의 식습관은 칼로리가 높은 음식과 비타민, 미네랄, 섬유소가 낮은 음식을 먹으며 많은 양의 가공식품과 패스트푸드를 소비한다. 특히 막대한 양의 정제된 탄수화물, 백설탕, 밀가루 등을 섭취하고 있어 문제가 발생한다. 특히 20세기에 백설탕은 희귀했기 때문에 한 때 귀한 식품으로 사용된 적도 있었으나 오늘날은 건강의 적으로 취급받고 있다. 현대인이 겪고 있는 큰 병인 치매나 암을 예방하기 위해서는 가공식품보다는 약용산나물과 같은 정제되지 않은 식물성 음식을 충분히 먹는 것이다.

현대인의 식습관은 탄수화물과 단백질은 넘쳐나지만 미네랄과 비타민 섭취가 부족한 음식을 먹고 있다. 특히 다양한 비타민과 미네랄의 섭취가 부족하고 포화지방산이 높은 육류, 그리고 발암성 성장호르몬이 많이 포함된 가공식품과 인스턴트식품을 섭취하고 있다. 전 세계인의 1/3이 미네랄과 비타민이 결핍된 상태라고 한다. 따라서 현대인에게 건강상 가장 필요한 것은 칼로리는 줄이고 다양한 미네랄과 비타민을 가지고 있는 음식을 섭취하는 것이다.

옛날 우리의 선조들은 먹을 것을 찾아다니면서 불규칙한 음식 섭취와 빈약한 음식을 먹으면서 생활을 했으나 이 시기에도 먹을 수 있는 산나물(오늘날 먹고 있는 채소의 기원이 되는 야생식물)을 다양하게 채취하여 섭취한 기록이 많아 기본적인 건강을 유지한 것으로 보인다. 물론 선조들이 오염되지 않은 좋은 환경에서 활발한 생활을 하면서도 장수하지 못한 것은 감염(세균에 무방비 상태여서 전염병의 피해가 큼)이나 영양 섭취의 불균형 또는 영양결핍이 원인이 되었다. 그리고 또 다른 하나는 잘못 먹은 독초(독성식물)나 독충의 피해도 사망의 원인에 포함이 된다.

현대인의 건강에 가장 큰 적이 되는 것도 영양 섭취의 불균형이다. 청소년과 젊은이들이 인스턴트음식에 길들여져 채소나 나물을 먹지 않는 식습관에 따라 특정 비타민과 미네랄의 섭취가 안 되거나 부족하여 질병에 대한 면역력이 떨어져 젊은 층의 생활습관병(고혈압, 당뇨, 고지혈증, 동맥경화) 조기 발병이 증가하는 원인을 제공하고 있다. 특히 생활습관병 예방을 위해서라면 식생활을 개선하여 비타민과 미네랄이 풍부한 음식으로 균형 잡힌 고른 영양소의 섭취가 이루어져야 한다. 동의보감[1610년(광해군) 허준이 지은 의서. 국보 제319회]을 집필한 허준도 질병의 예방과 치료를 위해서는 "몸의 전반적인 영양의 균형"과 "몸을 건강하게 하는 기본은 음식이고, 음식을 적당히 먹을 줄 모르는 사람은 생명을 보존할 수 없다"라고 식습관을 중요시하였다.

또 다른 하나는 식물의 섬유소는 건강한 소화기관의 유지 측면에서 중요하다. 고섬유식을 하는 집단층은 치매나 암, 심장병의 발병률이 훨씬 낮고 뇌졸중(중풍)의 예방에도 효과적이라고 한다. 우리나라는 발표된 데이터가 없지만, 미국의 경우 하루 식이섬유 섭취 권장량을 충족시키는 사람은 유감스럽게도 3% 미만이다. 이것은 미국인의 97%가 식이섬유가 부족한 음식을 먹고 있다는 뜻이다. 우리나라도 청소년과 젊은이들이 식이섬유가 부족한 인스턴트식품과 패스트푸드에 과도하게 노출돼 있는 것이 문제이다.

현대인의 식생활에서 두 가지의 주요한 위험인자는 고지방과 정제된 탄수화물이다. 이들의 위해성을 인지하여 오늘날 흰 밀가루를 이용하는 제과/제빵을 죽음의 조력자라고 여길 정도로 식생활에서 높은(많은) 수준의 섭취에 대해 많은 경고를 하고 있다. 밀가루처럼 정제된 딘수화물은 소화와 흡수가 빠르다. 과다 섭취할 경우 혈당치가 급격히 올라가 혈당을 조절하기 위한 인슐린이 다량 분비된다. 또한 높아진 혈당을 다시 떨어뜨리는 과정에서 저혈당 증세와 함께 허기를 느낀다. 불균형의 식단에 따른 과량의 소화성 탄수화물 섭취는 오늘날 건강을 해치는 최악의 길이다. 특히 탄수화물의 과다 섭취로 당 수치가 올라가고 인슐린이 다량 분비되어 체내에 지방을 저장하는 신호를 보내 살이 찌게 된다. 이 원인에 의해 자연스럽게 당뇨병, 고혈압, 고지혈증, 동맥경화, 심장병에 노출된다.

특히 우리가 늘 먹고 있는 도정된 쌀과 제분된 밀가루는 껍질의 섬유질이 제거되고 탄수화물이 많이 남아있는 상태이다. 이러한 탄수화물은 우리 몸에서 빠르게 당으로 분해되어 혈당을 높이는 작용을 한다. 한 번에 너무 많은 양의 탄수화물을 섭취하게 되면 인슐린의 기능이 저하되어 당분을 먹어도 뇌세포가 당을 제대로 이용하지 못해 두뇌활동이 떨어지게 된다. 그러나 약용산나물과 같은 자연식품은 복합탄수화물과 비타민 그리고 풍부한 섬유소를 중심으로 섭취가 이루어지므로 정반대의 활동을 보인다. 특히 정크푸드(칼로리는 높으나 영양가는 낮은 스낵류의 식품, 즉 햄버거, 피자 같은 즉석식품)는 당을 빠르게 에너지로 만들어 낸다. 그리고 이것이 용해되어 빠르게 혈류로 이동된다. 이후 체내에서 무리한 유입의 대사작용을 통해 과도한 인슐린을 생산하게 되어 췌장에 과중한 부담을 지우고 과잉분은 지방으로 저장을 한다. 그 결과 지방이 많아져 살이 찌게 되고 곧 배고픔을 쉽게 느끼게 되어 음식 소비를 촉진하게 되는 악순환이 일어난다.

그러나 산나물과 같은 복합탄수화물[복합탄수화물은 분자량이 큰 거대 분자로 되어 있고, 수백 개의 포도당 분자로 구성되어 진 것들이 체인(사슬)으로 연결되어 있다. 전분, 섬유소와 같은 비가용성 복합탄수화물은 당 분자가 서로 다른 방법으로 연결되어 있어 화학적, 물리적 성질이 서로 다르기 때문에 부서지는 시간도 오래 걸리고 쉽게 부서지지 않는다]은 분해가 더디게 일어나고 에너지로 유입되기 전까지 긴 시간을 머무르게 된다. 그러므로 복합탄수화물은 건강을 지키는 데 도움을 주고 과체중을 쉽게 막을 수 있게 해주어 살찌는 것을 예방할 수 있다. 그렇기 때문에 건강을 위해서라면 약용산나물과 같이 복합탄수화물로 만들어진 채소 위주의 식생활이 절대적으로 필요하다.

자연에서 만들어진 약용산나물은 어떠한 다른 채소보다도 많은 비타민, 미네랄, 섬유소를 가지고 있다. 비료와 농약을 사용하는 화학농법은 토양을 오염시키고 토양의 무기질(미네랄)을 점점 줄어들게 만든다. 이와 같이 오염된 토양에서 생산하는 채소는 양분 흡수가 부족하여 음식의 질을 떨어트리는 것이다. 건강을 지키기 위해서라면 비옥한 토양에서 자란 풍부한 영양소를 가진 자연산 산나물이나 농약과 비료를 사용하지 않은 유기농 채소를 선택해야 한다.

현대인은 왜 약용산나물을 필요로 하는 것일까? 정확한 답은 약용산나물에 의해 다양하고 충분한 비타민과 미네랄을 공급함으로써 현대인의 준임상적 영양결핍이나 영양의 불균형을 보충할 수 있기 때문이다. 또한 확실한 것은 약용산나물만이 가지고 있는 특정한 약효성 화학물질이 현대인의 큰 질병인 치매나 암을 예방하고 치유하는 약성을 가지고 있기 때문이다. 약용식물(약용산나물)은 다양한 효소와 조효소를 가지고 있다. 이러한 특정한 효소의 연구분석이 더 진행되면 이들의 약리적 효능뿐 아니라 약품으로서의 가치도 보다 더 확실해질 것이다.

활성산소란 무엇인가? 활성산소는 호흡과정에서 몸속으로 들어간 산소가 산화, 대사과정을 거치며 생성되는 유해산소를 말한다. 이 유해산소는 생체조직을 공격하고 세포를 손상시키는 산화력이 강한 산소이다. 자연이 만든 약용산나물은 치매와 암을 일으키는 활성산소를 잡는다. 약용산나물이 가지고 있는 항산화물질은 인지능력 개선과 기억력 쇠퇴를 막는 강력한 해독제이다. 사람에 발생하는 모든 질병의 발생 원인은 활성산소와 연관이 있다고 한다. 활성산소는 유전자를 공격하는 물질이다. 활성산소는 인체의 대사과정에 자연발생적으로 생기는 부산물이다. 활성산소의 생성은 호흡을 통해 몸속으로 유입된 산소와 영양분이 미토콘드리아에서 활성산소와 에너지로 변한다. 또한 활성산소의 발생은 여러 요인에 의해 그 발생 정도가 변화하는데 스트레스, 과식, 흡연, 과도한 운동 등은 활성산소의 생성을 촉진한다. 또한 활성산소는 자외선, 방사선, 농약, 살충제, 담배 연기 등에 과다 노출되어도 급격하게 증가한다.

활성산소는 부정적인 영향만을 나타내지는 않는다. 긍정적인 기능으로, 적당한 활성산소는 세포 사이의 신호전달기능, 세균을 사멸시키는 면역기능작용, 호르몬 분비조절, 근육재생 등을 들 수 있다. 반면에 활성산소의 부정적인 기능 면을 보면, 과도한 활성산소는 세포[세포핵, 세포막, 미토콘드리아, 유전자(DNA)]를 공격하여 기능을 떨어트린다. 그러나 항산화물질과 만나면 물로 변해 몸 밖으로 배출되는데 이 과정이 적정하지 못하면 체내에서 부정적인 작용을 하게 된다. 혈당이 상승하면 활성산소의 양이 증가한다. 활성산소가 증가하면 활성산소의 산화력이 증가하고 그 결과 동맥의 내피 세포층에 상처를 입힌다. 혈당지수가 높은 음식을 섭취할 경우 활성산소의 산화력을 증가시킴과 동시에 활성산소를 제거하는 산화방지제의 숫자는 상대적으로 낮아지게 된다. 활성산소는 매우 불안정한 상태로 존재하기 때문에 생체조직을 공격해 세포를 산화·손상시킨다. 활성산소가 생체 내 단백질의 아미노산을 산화시키거나 세포막의 지질을 산화시키면 신체의 기능이 저하된다. 또한 유전자(DNA)에 손상을 주면 유전자 염기의 변형을 초래하여 돌연변이나 암의 원인이 되기도 한다. 활성산소가 혈중 지질을 산화시켜 동맥 벽에 붙으면 동맥경화가 생긴다. 활성산소에 대항하는 항산화 능력이 떨어지면 노화가 급격히 진행된다. 활성산소는 피부를 촉촉이 하고 탄력 있게 유지하도록 하는 콜라겐과 섬유질을 공격하는데 그 결과 피부가 처지고 노화가 생기는 것이다.

활성산소의 발생을 줄이고 항산화력을 높이면 치매, 암, 동맥경화 등과 각종 만성질환의 발생을 줄일 수 있는 것은 물론 노화의 진행도 지연시킬 수 있다. 특히 유해 활성산소는 노화, 암, 뇌졸중(중풍), 치매(알츠하이머), 파킨슨병, 심장질환, 동맥경화, 피부질환, 소화기질환, 면역기능 등의 이상을 유발한다. 활성산소는 세포를 파괴시키고 그 과정에서 죽은 세포들로 인해 혈액이 탁해지며 그 결과로 세포는 산소 결핍 상태가 되면서 발암 환경에 노출된다. 또한 활성산소가 몸속에서 강력하게 산화작용을 하면서 세포와 단백질, 유전자가 손상되어 세포의 구조나 기능 신호전달체계에 이상이 발생하여 치매나 암이 유발되는 환경을 만들게 되는 것이다.

혈관으로 산소가 충분히 공급되지 않으면 활성산소가 활개를 치며 나쁜 콜레스테롤(LDL 콜레스테롤)을 증가시키고 이는 곧 혈관의 지질화로 이어진다. 혈관의 지질화가 이루어지면 유전자(DNA)세포막이 손상되고 이러한 악순환으로 일부 세포가 돌연변이를 일으켜 면역시스템의 명령을 어기고 세포 분화를 거듭하는 제멋대로의 활동을 한다. 이런 이유로 염증이 장기화되고 심각한 경우에는 난치성 관절염이나 암으로 발전을 한다.

활성산소 방어시스템에는 항산화효소, 항산화물질이 상호작용을 통해 활성산소의 불활성력, 무독화 기능을 담당한다. 활성산소의 해결사 효소로서 카탈라아제, 퍼옥시다아제와 SOD(슈퍼옥사이드 디스뮤타제 : 활성산소를 제거하는 항산화효소)이다. 특히 SOD는 슈퍼옥사이드를 과산화수소나 일반적인 산소로 변환시키며, 카탈라아제, 퍼옥시다아제는 과산화수소를 물과 산소로 분해한다. 항산화를 잡는 항산화물질로는 수산기(OH)를 2개 이상을 가지고 있는 물질인 폴리페놀 화합물이 대표적이며, 비타민C, 비타민E는 항산화 기능을 가지고 있어 대표적인 항산화성 비타민이라고 한다. 또한 항산화작용을 하는 대표적인 물질로는 카로티노이드류(베타카로틴, 라이코펜, 루테인), 플라보노이드류(안토시아닌, 카테킨, 레스베라트롤, 프로안토시아니딘), 이소플라본류(제니스테인, 다이드제인) 등이 있다.

우리가 먹고 있는 항산화효소를 활성화시키는 특별한 항산화제는 폴리페놀, 안토시아닌, 비타민A, 비타민C, 비타민E, 베타카로틴, 라이코펜, 루틴, 루테인, 실리마린, 글루타티온, 알리신, 플라보노이드(플라본, 카페인), 커쿠민, 셀레늄, 아연, 망간 등이 있다. 특히 셀레늄 효능은 치매 예방, 뇌 기능 활성화, 혈관 정화, 항산화작용을 한다. 안토시아닌은 노화 방지 효과가 있다. 폴리페놀은 활성산소를 제거하고 체내 콜레스테롤을 낮추어 심장병 예방, 항산화작용, 항암, 치매 예방, 노화 방지, 심혈관질환 예방을 하는 특급 식물성 화학물질이다. 치매를 예방하기 위해서는 항산화효과가 뛰어나 뇌세포 노화를 막는 녹황색 채소를 많이 섭취해야 한다. 특히 활성산소가 뇌 신경세포에 침투하면 치매를 일으키는 원인이 된다. 과도한 운동, 잘못된 식습관과 생활습관 그리고 불량식품도 활성산소를 과도하게 만든다.

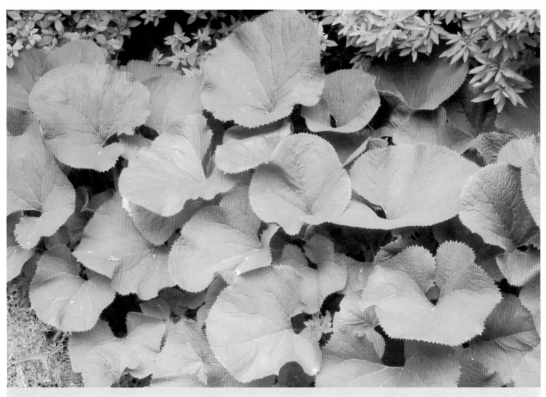

곰취

　사람은 음식물을 섭취하여 영양분을 만들고, 영양분을 에너지로 전환하여 활동하는데, 이 과정에서 에너지를 생성하고 남은 여분은 몸 밖으로 배출시키거나 체내 축적시킨다. 세포는 우리가 먹는 탄수화물과 지방 같은 영양분에 의해 만들어진 전자의 전달로부터 에너지를 얻는다. 복잡한 에너지 대사과정의 반응을 통해 전자는 산소 분자를 흡착하여 활성산소를 만들어 낸다. 활성산소의 과도한 생성은 핵심유전물질에 돌연변이를 일으키는 원인이 될 수 있다. 이러한 돌연변이는 유전자(DNA)의 복제과정과 세포분열을 통해 노화의 주요한 원인이 되며 특히 암이 진행되는 첫 단계가 된다. 그리고 부가적으로 과로나 정신적·육체적 스트레스는 활성산소의 양을 증가시키고 불량 단백질인 베타아밀로이드를 뇌에 쌓이게 하여 뇌 신경세포를 손상시키면서 치매를 일으키게 한다. 이와 같이 지속적인 스트레스도 알츠하이머치매를 유발한다. 일상생활에서 활성산소의 발생의 예를 들면 저품질의 마가린과 오일도 암이나 치매의 원인이 되는 활성산소를 생산한다. 또한 인공방부제, 인공색소 그리고 인공적인 향료도 같은 원인이 된다.

활성산소는 세포막을 공격하여 단단하게 함으로써 기능을 떨어뜨리고 단백질을 공격하여 기능을 변화시킨다. 그리고 유전자(DNA)의 염기 변화를 시키고 유전자 코드의 배열을 바꾼다. 또한 뇌 신경세포도 활성산소에 의해 손상이 된다. 이와 같이 활성산소는 세포 자체의 유전 형질을 변형시켜 손상된 세포가 재생되는 것을 방해한다. 우리 몸의 세포 내 유전자는 자기 수명의 정보를 가지고 있다. 그러나 활성산소가 생성되어 들어오면 전자를 빼어내 유전정보를 흩트려서 자기 수명 안에 사멸(죽어서 없어짐)하지 않는 유전자가 되는 경우가 발생한다. 이 사멸하지 않는 유전자가 치매나 암을 발생시키는 원인이 될 수 있다. 우리가 먹는 음식 중에서 약용산나물에는 산화과정을 막을 수 있는 성분인 항산화제를 다량으로 가지고 있다. 비타민A, 비타민B, 비타민C, 비타민D, 비타민E, 안토시아닌, 폴리페놀, 베타카로틴, 플라보노이드 등이 약용산나물에 들어 있는 대표적인 항산화제이다. 콩과식물에 존재하는 이소플라본(뇌혈관을 깨끗하게 해준다)도 강력한 항산화제이다.

약용산나물을 먹는다는 것은 우리 몸의 생체리듬을 야생의 자연환경에 맞추어 면역력을 강화시킬 수 있고, 복원력을 활성화시킴으로 자연의 생물학적 혜택을 받게 되는 것이다. 약용산나물을 먹어서 활성산소에 의한 손상으로부터의 복원을 위한 산화억제물질을 공급하는 것이다.

노후의 건강을 지키기 위해 약용산나물을 먹어야 하는 가장 큰 이유는 항산화물질을 다량 가지고 있는 약용산나물을 꾸준히 먹음으로써 치매나 암을 일으키는 유전자의 발생 빈도를 줄이는 것이다. 이는 약용산나물만이 가지고 있는 항산화물질과 비타민이 치매나 암을 예방하고 치유(치료)하는 유전자의 변화를 만들어주기 때문이다.

2) 치매와 암을 예방하고 치유하는 강력한 항산화물질이 든 음식

치매, 즉 알츠하이머의 발병 양상은 유전적 요인과 환경적 요인에 의해 복합적으로 일어난다. 최근의 발병 원인을 분석해 보면 알츠하이머는 선천적(유전력, 가족력) 요인도 큰 영향이 있지만, 나쁜 식습관과 불건전한 생활습관(생활환경)에 의한 후천적 요인에 더 많이 좌우된다. 나이를 먹어 갈수록 많은 사람이 치매에 안심할 수 없는 불안한 삶을 살고 있다. 우리가 후천적 요인에 따른 발병을 차단하기 위한 확실한 방법은 건전한 식습관과 생활습관을 갖는 것이다.

왜 중년기부터 생활습관병이 급증하는 것인가? 과음, 과식, 흡연, 스트레스 등이 원인이다. 또한 신체의 노화가 시작되는 중년기에 들어감에 따라 노화와 질병 발생에 관여하는 항산화효소(SOD)의 생성능력이 줄어들어 활성산소에 대한 억제력이 약해지기 때문일 수도 있다. 결국 치매나 암 그리고 생활습관병의 예방을 위해서는 부족한 항산화효소의 보충이 필요하다.

치매 예방은 다량의 항산화물질을 가지고 있는 약용산나물을 늘 섭취함으로써 좋은 효과를 볼 수 있다. 결국 알츠하이머치매도 크게 생각하면 생활습관성 질병으로 분류할 수 있어 고른 영양 섭취와 규칙적인 운동(뇌 건강을 위해서 운동은 필수이다. 하루 30분 이상 꾸준히 해야 한다. 규칙적인 운동은 첫째, 뇌 혈류를 개선시켜 뇌세포의 활동을 촉진시키고 뇌세포의 위축을 막음으로써 뇌 위축과 인지기능 저하를 막아준다. 둘째, 뇌에 안정적인 산소가 풍부한 혈액을 공급할 수 있기 때문에 뇌에 단백질 플라크가 형성되는 것을 방지한다)만으로도 어느 정도 예방이 가능하다.

현대인의 잘못된 식습관이 치매를 일으키는 원인을 제공할 수 있다. 특히 치매 발병에 관여하는 영양 섭취는 에너지원이 되는 탄수화물, 단백질, 지방의 불균형보다도 대사과정에 도움을 주는 비타민, 미네랄의 섭취 불균형이 영향에 더 크게 작용한다. 이러한 이유가 치매에 취약한 체질을 가지고 있는 사람에게 치매 발병을 억제하거나 지연시키기 위해서는 뇌 건강에 좋은 물질과 각종 영양소를 풍부하게 가지고 있는 약용산나물을 먹어야 하는 절실한 이유이다. 질 좋은 음식, 즉 균형 있는 영양 섭취와 식습관의 중요성은 확실한 치매의 예방과 개선책으로 인식되고 있다. 나이가 들어갈수록 비타민과 미네랄의 결핍이 일어나지 않게 하는 식생활이 치매 예방을 위해 가장 중요하다. 뇌졸중, 고혈압, 고지혈증 등 뇌혈관질환, 즉 뇌 손상을 입어 발생하는 혈관성치매는 뇌 기능이 떨어지는 질병이다. 치매는 철저한 자기관리를 통해 예방이 가능한 질병이다.

약용산나물은 치매와 암을 예방하고 치유(치료)하는 강력한 항산화물질을 가지고 있다.

활성산소는 만병을 일으키는 원인이다. 신체 건강에 관련하여 유해물질로 알려진 활성산소는 뇌(심)혈관질환과 노화 촉진을 일으키는 것으로 알려져 있다. 활성산소가 뇌 신경세포에 침투하면 치매 발병의 원인이 된다. 특히 활성산소에 유도된 세포 손상은 치매, 암, 심장병 등의 주요한 질병의 발생 원인이다. 그러나 활성산소가 인체에 해로운 것만은 아니다. 활성산소는 우리 몸에 없어서는 안 될 중요한 생체방어기능을 한다. 병원체나 이물질을 제거하기 위한 생체방어과정에서 과산화물[슈퍼옥사이드(O_2) : 활성산소의 일종이다. 세포를 파괴하고 유전자(DNA)와 접촉하면 유전자를 손상시킨다. 손상된 유전자(DNA)가 복구되지 않으면 염색체 돌연변이가 일어나 암세포가 생길 수 있다], 과산화수소(H_2O_2) 같은 활성산소의 강한 살균작용을 통해 인체를 보호하는 것이 그것이다.

이와 같이 우리 몸에서 발생하는 활성산소는 살균작용을 한다. 그러나 과다 발생할 경우 세포를 구성하고 있는 지질(물에 녹지 않으며 동식물의 조직에 분포되어 있는 기름 모양의 물질)을 산화시켜 과산화지질(불포화 지방산이 산소를 흡수하여 산화된 물질)로 만들어 이것이 몸속의 단백질에 엉겨 플라크를 형성한다. 이 플라크가 뇌에 응집될 경우 치매(알츠하이머), 파킨슨병, 뇌졸중(중풍)을 일으키고, 췌장에 응집되어 베타세포 파괴로 인한 당뇨병 발생, 신경에 응집되어 신경염을 일으킨다. 따라서 자연이 만든 약용산나물과 색깔이 진한 과일, 채소 등의 강력한 항산화작용을 하는 항산화제(활성산소의 작용을 중화시키고 활성산소의 공격에 지질, 단백질, 핵산의 손상을 차단 또는 억제하고 지연시켜 질병을 예방하는 물질)인 폴리페놀(플라보노이드, 안토시아닌, 이소플라본, 탄닌)과 베타카로틴, 비타민A, 비타민C, 비타민E 등이 풍부한 음식의 섭취가 치매나 암 예방에 절대적으로 도움이 된다.

특히 엉겅퀴, 서덜취, 참취는 항산화물질인 폴리페놀을 다량 함유한 대표적인 약용산나물이다. 항산화작용이 큰 베타카로틴은 참나물에 많다. 결국 활성산소의 수치를 줄이면 치매를 늦추거나 치료될 수 있다. 우리 몸은 균형 있는 영양을 섭취할 때 많은 병에 대한 면역력을 가지게 되고 병을 이겨낼 수 있다. 더불어 적당한 운동, 휴식과 심리적·정신적 웰빙을 함께할 때 질병에 대한 면역력이 더욱 커진다.

인간은 다음의 세 가지 이유 때문에 자연이 만든 약용산나물을 먹어야 한다. 첫째는 영양소(미네랄, 비타민)의 우수한 공급원으로써 먹어야 하고, 둘째는 특정한 약효성 화학물질이 특수한 질병(치매, 암, 고혈압, 당뇨)을 예방하고 치유할 수 있으므로 먹어야 한다. 그리고 셋째는 치매나 암을 예방하고 치유하는 특정한 항산화물질을 가지고 있기 때문에 먹어야 한다.

우리 몸에는 활성산소를 해가 없는 물질로 바꾸어 주는 항산화제인 SOD(활성산소를 제거하는 항산화효소)가 있어 활성산소의 무제한 증가의 피해를 막아 준다. 문제는 나이가 들어갈수록 SOD 생산능력이 급격히 줄어들어 활성산소의 제거능력이 급격히 떨어지기 때문에 강력한 항산화물질인 폴리페놀, 베타카로틴을 많이 가지고 있는 산나물(엉겅퀴, 서덜취, 참취, 참나물)을 섭취하는 것이 치매나 암을 예방하기 위해서 절대적으로 필요하다.

사람들은 자연이 만든 약용산나물이 약초인지 채소인지를 자주 혼동하는 경우가 많다. 정확히 둘 다 해당된다. 약용식물로서의 특수한 약성을 가지고 있는 약용산나물은 치매나 암을 예방하고 치유할 수 있는 치료 음식으로서의 효능과 영양소(비타민, 미네랄) 결핍에 의해 빌생하는 질병을 예방힐 수 있는 긴강 음식으로서의 효능을 기지고 있기 때문이다. 치매 환자의 대부분을 차지하고 있는 알츠하이머는 이상단백질(베타아밀로이드는 뇌 신경세포에 있는 단백질로 이들이 서로 뭉쳐서 플라크를 형성하면 신경세포가 죽으면서 치매가 발생한다)이 뇌에 과다하게 축적되거나 또한 활성산소로 인해 뇌세포가 죽거나 손상되는 것이다. 평상시 뇌혈관을 강화시키고 활성산소를 제거하는 항산화물질이 많은 약용산나물이나 과일을 먹는 것이 치매 예방에 크게 도움을 줄 수 있는 건강식이다. 물론 약용산나물이 우리를 영원히 살 수 있게 해주는 것은 아니다. 그러나 약용산나물을 먹는다는 것은 약용산나물만이 가지고 있는 약효성 화학물질과 영양소가 미래에 발생할 수 있는 치매나 암 예방에 도움을 주고 퇴행성질환(비만, 고혈압, 당뇨, 류머티즘을 비롯한 자가면역질환들을 말함)을 치유할 수 있기 때문이다. 자연이 만든 약용산나물만이 가지고 있는 화학물질과 영양소가 특별한 약초의 효능을 한다. 즉 우리가 평상시 먹고 있는 일반 채소에는 없고 약용산나물만이 가지고 있는 약효성 화학물질이 우리의 건강과 생명을 지키는 데 큰 도움을 줄 수 있다.

활성산소를 잡는 약용산나물은 우리의 선조들이 수백(천) 년에 걸쳐 식용으로(반찬으로 사용) 사용하고 있는 전통적인 약용식물이다. 특히 약용산나물이 가지고 있는 항산화물질은 현대인에게 가장 치명적인 질병 중의 하나로 분류되고 있는 치매나 암을 예방하고 치유를 할 수 있다.

식물은 탄수화물, 지방, 단백질, 비타민, 미네랄(무기질), 섬유소 그리고 수분으로 구성되어 있다. 인간은 이러한 식물(채소)의 구성물을 음식으로 섭취하여 물질을 분해해서 양분으로 흡수한다. 그리고 이 양분을 인체의 구조와 에너지로 사용한다. 그러나 식물은 또 다른 대사과정을 통해 자신의 필요에 의해 생물학적인 활성을 갖는 생리활성물질(화학물질)을 만든다. 식물이 자연 선택에 의해 합성하고 분해하는 이와 같은 화합물(생리활성물질)은 치명적인 독이나 악한 냄새 등으로 약탈자의 침입을 방어하는 수단으로써 사용한다. 그러나 인간은 이 화합물을 질병을 치료하는 약으로 사용하였고 약품의 원료로 개발하였다. 특히 이 약이 되는 화합물(화학물질)은 신체의 특수한 기관 또는 조직의 내부기관 및 세포 간의 화학반응에 적극적으로 작용하여 질병을 치료하는 데 큰 영향을 발휘한다.

우리가 몸에 이상이 생겼을 때 먹는 약은 생물학적으로 활성이 크다. 그리고 약은 사용 특성상 효과가 빠르게 나타나야 하므로 농축되어야 했고, 병에 즉각적인 반응이 있어야 했다. 약은 장기 복용할 경우에는 해롭고 부작용은 더욱더 많아진다. 약용식물의 약성과 제조된 약의 효능은 같은 성분으로 사용되는 것이다. 그러나 약으로 사용하는 것은 정상적인 약이며 식물은 약이 될 수 없고, 보통 독성을 가지고 있어 위험하고 효능이 작다는 생각을 가지고 있다. 음식으로 사용할 때 일반적으로 우리가 먹을 수 있는 산나물에 함유된 성분들은 몇몇 식물(동의나물, 삿갓나물, 윤판나물, 피나물, 자리공, 요강나물)을 제외하고는 독성 수준까지 그 함량이 그렇게 높지는 않다. 특히 생장하는 어린잎은 독성이 거의 없다. 일부 약용산나물은 독성을 가지고 있지만 해독(데치거나 삶아서 우려낸다)이 가능하여 위험하지 않으며 이러한 과정을 거치면 사람이 독성을 느낄 정도의 함량이 남지는 않는다. 그러니 수백 년에 걸쳐 선조들이 먹어서 확인된 음식이므로 약용산나물을 먹는 것에 크게 염려할 필요는 없다.

식물의 독성성분으로 약을 만든다. 약초의 특정한 성분을 약으로 만들기 위해서 농축시킨다. 인간이 이용하는 약품 원료의 많은 종류는 식물로부터 왔다. 예를 들어 사람은 수 세기 동안 고통과 염증을 감소시키기 위해 버드나무 수피를 이용하였다. 화학자들은 버드나무에 함유된 살리실산을 추출해서 독성이 약한 아스피린으로 만들었다. 그러나 이 편리한 약도 때로는 위궤양의 원인이 된다. 의사들은 정제된 약용물질을 이용하는 경우가 아닌 약용식물(약초)을 약으로 처방할 경우에 정확한 투여량을 측정할 수 없기 때문에 약용식물을 좋아하지 않는다.

약이 되는 식물은 수백 년(수천 년)을 내려오는 동안 선조들의 노력으로 약초로서 약효가

정립되었다. 물론 모든 식물은 독성을 가지고 있다. 그러나 사람은 생사의 문턱에 직면했을 때 독성이 있다는 것을 생각하지 않고 필요한 약초를 이용할 것이다. 장기적으로 약을 사용할 경우에는 부작용의 피해를 피하는 것이 특히 중요한데 약용식물에는 이런 부작용의 피해가 상대적으로 매우 낮다. 그러나 불행하게도 많은 사람이 약용식물을 잘 알지 못하고 그 효능도 잘못 이해하고 있다. 약용식물이 모든 질병의 증상을 치료하는 것으로 생각하여 약초로, 음식으로 그리고 치료제로 모든 병을 치료하고 건강을 회복시켜준다는 조금은 잘못된 상식을 가지고 있는 경우가 있다. 즉 부언하면 약용식물(약용산나물)의 풍부한 약리적 효능에 만병통치약으로 착각해서는 안 된다.

흑과 백으로 정확히 약용식물인 약용산나물의 효능을 측정할 수는 없다. 그러나 약용산나물은 음식이나 약초로 특정한 질병(치매, 암)의 예방, 만성질환자, 생명을 위협하는 질병 그리고 트라우마에 효과가 있는 것은 확실하다. 우리가 권장하는 것은 약용식물, 즉 약용산나물을 모든 질병의 문제들을 예방하고 치료할 수 있는 것이 아니라 약이 되는 음식으로써 관련 질병을 예방하고 개선하기 위해서 이용하자는 것이다. 병의 진단과 치료는 전문가(의사, 한의사)를 통해 꼭 해야 한다. 특히 위험이 있는 병의 주요한 처방은 전문가의 정확한 진료 없이 남용해서는 안 된다.

우리 몸에서 발생하는 활성산소는 건강을 위협하는 질병과 노화를 일으키는 주범이다. 특히 얼 스타트만(미국, 생화학자)은 "노화도 하나의 질병"이라고 하였다. 활성산소로 인한 손상이 세포에 축적되는 수치를 보면 인간의 수명도 예측할 수 있다고 한다. 세포가 많이 손상되면 제대로 못 견디고 죽어 버리기 때문이다. 또한 데이비드 싱클레어(미국 하버드대학교, 유전학자)도 "노화는 질병이고 그것도 치료할 수 있는 질병에 불과하다"고 하였다. 즉 노화가 인간의 필연적 운명이 아니며 다른 질병을 고치듯이 노화의 원인을 제거하면 젊고 건강하게 오래 사는 것이 가능하다고 하였다.

노화를 막는 방법은 우선 건강이 유지될 만큼 적게 먹는 식습관(과식을 하면 활성산소의 발생이 많아진다)과 운동(치매와 인지능력 저하를 예방한다)이 중요하다. 즉 활성산소의 발생을 줄이는 식습관과 생활습관이 필요하다. 최근의 연구에 의하면 활성산소는 세포막을 구성하는 불포화지방산을 산화시켜 세포 기능을 약화시키고 손상하는 주원인으로 치매와 암을 일으킨다고 한다.

왜 야생식물은 많은 양의 항산화물질을 가지고 있는 것인가? 자연환경에서 식물은 주위의 동물과 식물과의 경쟁에서 이기기 위해 그리고 햇빛의 강한 자외선을 받게 되면 활성산소의 발생에 의한 산화작용의 피해를 방어하기 위해서다. 결국 식물은 주위의 적으로부터 자신을 방어하기 위해서 그리고 자외선으로부터 자기 몸을 보호하기 위해서 비타민A, 비타민C, 비타민E 등의 항산화비타민과 폴리페놀, 베타카로틴, 플라보노이드, 이소플라본 같은 항산화물질을 다량으로 만들어 낸다. 우리는 왜 항산화비타민과 항산화물질을 먹어야 하는가? 항산화물질과 항산화비타민은 치매나 암을 예방하고 치유할 수 있기 때문이다.

세계 치매전문가들은 치매를 예방하기 위해서는 육류의 섭취를 줄이고 채소를 많이 먹을 것을 강조한다. 이것은 식물이 가지고 있는 항산화물질과 항산화비타민의 섭취를 장려하는 것이다. 중요한 것은 식물성 식품이 가지고 있는 항산화물질은 동물성 식품이 가지고 있는 항산화물질보다 더 많이 가지고 있기 때문이다. 일례로 항산화물질은 케일 1,770단위((m㏖/g), 단위는 100g당 활성산소의 흡수 능력을 나타낸다), 시금치 1,260단위, 브로콜리 890단위, 근대 840단위, 양파 450단위이고 닭고기는 5단위, 달걀은 4단위, 신선한 연어는 3단위로 나타내고 있다. 약용산나물은 케일보다 더 큰 단위로 가지고 있을 거라 예상하지만 아직까지 연구된 데이터(자료)가 없다.

치매를 예방하기 위해서는 뇌 건강이 중요하다. 뇌 건강을 유지하기 위해서는 먹는 것이 크게 영향을 미친다. 특히 활성산소는 치매(알츠하이머)를 일으키는 원인을 제공한다. 활성산소를 잡는 것은 곧 뇌 건강이나 치매 예방과 직결된다. 치매에 대한 특별한 치료법이 없는 현실에서 활성산소의 공격으로부터 뇌세포의 손상을 막아주는 항산화제를 충분히 먹는 것이 치매 예방을 위한 건강한 뇌를 만드는 방법이다. 활성산소를 잡는 항산화물질(항산화제)의 섭취는 간단하다. 항산화물질이 많이 들어 있는 음식인 약용산나물을 먹으면 된다. 우리는 모두 불안한 뇌 건강에 위협을 받고 있다. 뇌 건강은 큰 위기에 빠져있다. 치열한 경쟁사회에서 뇌가 받는 스트레스는 계속 증가하고 있다. 특히 산업발달에 따른 수많은 오염물질, 가공식품의 첨가물이 일상화된 현실에서 잘못된 식생활은 끊임없이 우리의 뇌를 망가트리고 있다. 일상생활에서 뇌를 관리하는 정도에 따라 특유의 가소성(생체가 외부 변화에 대응하여 정상 상태를 유지하는 성질)으로 뇌를 계속하여 건강하게 유지할 수 있다.

특히 뇌는 지방이 많고 산소와 포도당을 많이 사용하기 때문에 활성산소의 공격을 받아 산화되기가 쉽다. 뇌의 세포막지방(인지질)이 산화되면 뇌의 영양제로 쓰이는 포도당 운반이 잘되지 않고 신경전달물질의 분비 기능이 떨어진다. 노화를 방지하고 치매를 예방하기 위해서라면 체내에 손상된 세포의 손상회복을 돕는 항산화물질을 섭취함으로써 활성산소의 피해를 막고 세포막을 보호해야 한다. 뇌를 건강하게 만들기 위해서 자연의 섭리에 순응하는 약용산나물을 섭취하여 평상시 뇌를 보호하는 습관을 생활화해야 한다. 결국, 산화를 막아주는 항산화물질의 단위(단위는 100g 당 활성산소의 흡수 능력을 나타낸다)가 높은 식물성 식품(약용산나물, 유기농 채소)을 먹는 것이 치매나 암의 발병을 막을 수 있다. 치매 없는 노년의 건강을 위해서 약용산나물의 섭취는 절대적으로 필요하다.

웰빙 바람을 타고 채식 위주의 식습관이 최고의 식문화로 자리 잡고 있다. 새로운 식문화를 위해 왜 약용산나물이 필요한 것인가? 마흔 살을 넘기면 젊었을 때와 달리 건강을 위협하는 치명적인 질병들에 대한 방어력이 급격히 떨어진다. 40대 후반과 50대 전반에 걸쳐 질병 발생이 많은데 여러 가지 이유가 있겠지만 가장 큰 요인은 나이가 들어가면서 우리 몸을 지키는 슈퍼 항산화효소인 SOD(활성산소를 제거하는 항산화효소)의 생성능력이 급격히 떨어져 활성산소와의 싸움에서 불리해지기 때문이다.

50대가 되면 부족해지는 SOD를 위한 항산화효소의 공급이 절대적으로 필요한 시기이다. 특히 치매 없는 노후의 건강한 삶을 위해서는 활성산소가 불필요하게 과잉으로 생성(과식, 과음, 스트레스, 흡연, 과도한 운동)되는 것을 막고 항산화물질이 많이 들어 있는 음식인 약용산나물을 먹음으로써 항산화력을 강화시키는 것뿐이다. 결국 활성산소의 산화활동을 억제하는 항산화물질을 다양하게 가지고 있는 약용산나물을 먹는 것은 노화와 치매, 암을 예방하고 치유할 수 있는 처방이 되는 것이다. 치매나 암을 예방하기 위해서는 약용산나물이 가지고 있는 항산화물질의 섭취를 늘리는 새로운 식습관의 접근법이 필요하다. 나이가 들어갈수록 치매나 암을 예방하기 위해서는 가공식품보다는 다양한 영양을 골고루 섭취할 수 있는 채식 위주의 자연산 음식이 필요하다. 약용산나물은 부족한 영양의 균형을 맞추어 주는 확실한 음식이다.

치매를 예방하기 위해서는 뇌 건강에 필요한 약용산나물을 먹는 식습관이 더욱 중요시되고 있다. 풍부한 영양성분과 다량의 항산화물질을 가지고 있는 엉겅퀴, 곰취, 참당귀, 는쟁이냉이, 잔대, 땅두릅, 홑잎나물, 산부추, 어수리, 서덜취, 단풍취, 참나물, 참취, 두메부추, 눈개승마, 고비, 미역취, 개두릅, 산옥잠화 등의 약용산나물은 치매를 예방하고 치유할 수 있는 약이 되는 귀중한 토종약초이다. 이제는 우리의 식탁을 치매를 일으키는 원인제공이 없는 음식으로 바꾸어야 한다.

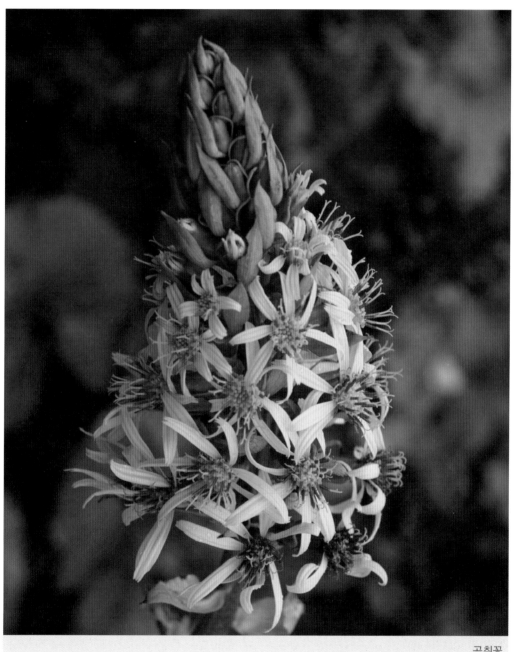

곰취꽃

2. 치매 전쟁에서 이길 수 있는 새로운 전술을 짜라

치매를 일으키는 전쟁은 방비(방어)할 수 있을까? 치매라는 전쟁을 이길 수 있는 전술이 있을까? 승리할 수 있는 특별한 전술이 없는 현재 내 몸에 치매라는 전쟁을 일으켜서는 안 된다. 전쟁터에서 폭탄이 터지는 장면처럼 살아남을 수가 없기 때문이다. 전쟁의 결말은 아픔과 슬픔만 남는다. 승리하는 쪽이든 패배하는 쪽이든 양자 모두에게 커다란 상처를 남기기 때문이다. 유비무환, 즉 전쟁이 일어나지 않게 평상시 내 몸을 잘 관리하여야 한다.

사람에게 발생하는 수많은 전쟁 중에서 가장 무섭고 승리하기 힘든 것이 치매라는 전쟁이다. 치매라는 전쟁을 비껴갈 수만 있다면 백인(101) 세 삶을 넘어 건강하게 장수할 수 있을 것이다. 우리가 생각하는 치매라는 전쟁은 어떠한 것인가? 나이를 먹어 갈수록 닥칠 가장 안타까운 전쟁이고 누구나 피하고 싶은 무서운 전쟁이다. 전쟁 중 70~80%를 차지하고 있는 알츠하이머와의 전쟁은 가장 고통스러운 싸움이다. 알츠하이머전쟁의 시작은 불량 단백질인 베타아밀로이드가 과도하게 생성될 경우 혈관을 통해 뇌로 올라가 쌓이게 된다. 이것이 뇌의 감각, 운동, 사고 등의 복잡한 생명활동을 담당하는 신경세포에 축적되면 뇌세포를 파괴하거나 연결이 끊기면서 치매라는 전쟁이 일어나는 것이다. 이 전쟁에서 이길 수 있는 전술은 아직까지 정확히 찾지 못하고 있다.

알츠하이머치매의 예비 전쟁은 8~10년에 걸쳐 서서히 진행된다. 이 전쟁을 잘 방어하고 승리하기 위해서는 뇌 건강을 좋게 하는 식습관, 즉 먹는 음식의 종류가 대단히 중요하다. 내가 먹는 음식이 나를 만든다는 말이 있듯이 오늘 내가 어떤 음식을 먹느냐가 내일의 전쟁을 승리할 수도 있고 패할 수도 있다. 전쟁에 승리하기 위해서는 약용산나물을 먹어야 하는데 왜 그럴까? 치매라는 전쟁을 방어하고 승리할 수 있는 좋은 약효성 화학물질과 영양소(미네랄, 비타민)를 가지고 있기 때문이다. 치매라는 전쟁에 승리하기 위해서는 일상생활에서 먹는 음식의 종류가 중요한데 특히 치매에 좋은 물질과 영양소를 가지고 있는 약용산나물은 우리 조상들의 질병을 치료하던 약성이 큰 약용식물이다. 약용산나물이 치매에 좋은 것은 뇌의 혈액을 깨끗이 해주어 혈액순환을 좋게 하고, 뇌의 노화를 막아주며, 특히 뇌에 활력을 채워주는 일반 채소에 없는 약효성 화학물질을 가지고 있기 때문이다.

현대인의 건강을 위한 치매테라피(치유)는 약용산나물과 같이 치매에 좋은 음식을 이용하는 것이

제일이다. 노년에 큰 병 없이 건강하게 치매전쟁에서 승리하여 치매에 자유스러워질 수 있다면 지금 당장 치매에 좋은 음식을 먹어야 하지 않겠는가? 치매라는 전쟁은 평생 진행되고 관리해야 하는 질병이다. 싸울 수 있는 탄약을 만드는 데는 식물의 종류에 따라서 차이가 난다. 어떤 식물은 작은 질병과 싸우기 위해서 소총탄을 만들고 또 다른 식물은 큰 질병과 싸우기 위해서 미사일을 만들기도 한다. 특히 이 전쟁을 이길 수 있는 전술은 어떤 음식을 먹느냐가 결정하는데 약용산나물을 먹는 것이 미사일 한방으로 치매라는 전쟁을 이길 수 있는 가장 확실한 전술이다.

오늘 우리 가족이 먹는 음식이 내 건강뿐만 아니라 세대를 거쳐 내 자식, 내 손자의 건강까지도 영향을 미치기 때문이다. 특히 오늘 당장 약이 되는 약용산나물을 먹는 식습관의 개선, 즉 이기는 전쟁을 시작한다면 20년 또는 30년 후의 상상하지도 못할 완벽한 건강을 맞이하게 될 것이다.

뇌를 깨우고 치매를 예방하고 치료하는 약용산나물이 있다. 노년에 건강히 살기 위해서는 치매라는 전쟁을 이길 수 있는 새로운 전술의 개발이 필요하다.

인간의 삶이란 풀잎에 맺힌 이슬과 같은 초로인생(草露人生)이다. 이른 아침 잠시 풀잎에 맺혔다가 태양이 솟아오름과 동시에 스스로 사라지는 이슬과 같은 것이다. 세월이 흘러 나이를 먹어 갈수록 한 번뿐인 이슬과 같은 짧은 삶을 어떻게 사는 것이 큰 병(치매, 암)에 걸리지 않고 행복한 삶을 살아갈 수 있는 것인지 생각한다. 인생이 영화관의 필름처럼 다시 되돌릴 수만 있다면 얼마나 좋을까? 행복한 부분만 다시 살았으면 한다.

바다로 향해 유유히 흘러가는 강의 잔잔한 물결처럼 힘없이 떠밀려 내려가는 것이 인생이다. 한평생을 살아가면서 후회 없는 인생이란 사람같이 살다가 사람같이 생을 마감하는 것이다. 인생은 빈 수레에 끌려 와서 잠시 자연에 머물다가 다시 빈 수레에 끌려 다시 자연으로 돌아가는 짧은 노정이다. 치매 노인의 하루는 늘 먼 길을 떠날 준비를 위해 수레를 걸고 기다리는 늙은 당나귀의 모습과 같다. 백년도 살지 못하면서 천년의 근심을 품고 살고 있는 (人生不滿百 常懷千歲憂 인생불만백 상회천세우) 것이 인생이다. 사는 동안 치명적인 질병들(치매, 암, 중풍)을 비껴갈 수 있는 것만이 근심 걱정 없는 행복한 삶일 것이다.

짧은 인생에 치매 없는 건강한 삶은 나 스스로 만들어야 한다. 내가 할 수 있는 것은 무엇일까? 결국 나이가 들어 늙어갈수록 치명적인 질병인 치매를 멀리하고 건강하게 오래 살 수 있는 비결은 젊어서부터 영양결핍이 일어나지 않는 고른 영양 섭취를 할 수 있는 좋은 식습관과 적당한 운동(운동을 하면 신체가 활성화되어 건강해지고 뇌의 운동중추와 감각중추가 자극을 받아 뇌로 들어가는 혈류량이 증가하여 뇌 기능을 활성화시킨다. 또한 규칙적인 운동은 뇌 혈류를 개선시켜 뇌세포의 활동을 촉진시키고 뇌세포의 위축을 막음으로써 뇌 위축과 인지기능 저하를 막아줄 수 있다. 그리고 규칙적인 운동은 신경계의 염증이 줄고 뇌세포 손상률이 감소하며 뇌세포를 보호하고 성장하도록 하는 뇌 영양인자가 많이 만들어진다), 즉 거친 음식(산나물, 채소, 과일)을 즐겨 먹고 가벼운 마음으로 많이 움직이는 것뿐이다.

세계보건기구(WHO)에서는 치매를 "자연적인 노화로 인해 생기는 피할 수 없는 현상이 아니라 기억과 언어인지와 생각 등의 일상생활을 수행하는데 필요한 두뇌(인지) 기능의 손상"으로 정의하고 있다. 치매는 안타깝게도 나이가 들어 늙어감에 따라 세월의 힘을 이기지 못하고 생기는 병이다. 나이를 먹어 늙어가는 것도 서러운데 치매라는 치명적인 질병이 앞을 막고 있으니 앞날을 막막하게 하는 것이 인생인가보다. 특히 지구상의 수많은 질병 가운데 치매는 인간의 존엄성을 잃어버리게 하는 가장 두렵고 고통스러운 질병 중의 하나로 꼽고 있다.

인류의 역사를 통해 14~15세기 전부터 알려졌던 질병 중에 오늘날까지 병의 발생 원인과 치료 방법이 밝혀지지 않은 경우는 거의 없는 것 같다. 그러나 치매만은 현대의학에서도 정확한 발병 원인과 치료 방법을 아직은 찾지 못한 실정이다. 옛날에는 치매를 단순히 나이가 들어 노인이 되면 당연히 겪게 되는 자연스러운 노화 현상 중의 하나라고 생각하였다. 최근에는 뇌에 물리적인 손상을 가하는 뇌 질환의 하나로 인식하고 있다. 치매에 가족력이나 유전력을 가지고 있는 사람이라면 큰 고통을 가슴에 품고 한평생을 살아가야만 하는 무서운 질병이다. 그러나 큰 무서움보다는 지피지기하면 백전백승한다는 말과 같이 치매를 극복하기 위해서는 발병에 관련이 있는 원인들을 잘 찾아서 관리하는 것이 필요하다. 과거에 치매에 대한 질병을 잘 알지 못하였을 때는 정신적인 불안 상태로 단순히 늙어서 망령을 부리는 "노망이 들었다" 또는 늙거나 정신이 흐려져서 말이나 행동이 정상을 벗어난 상태로 "망령을 떤다 또는 망령이 들었다"라는 정도로 생각을 하였다.

치매라는 단어의 어원은 라틴어의 데멘타투스에서 유래하고 "정신이 없어진 것, 정신이 나간 것"을 의미한다. 서양에서 치매는 기억력과 추론능력을 심각하게 손상하는 두뇌 질환이라고 하였다. 프랑스에서는 1381년부터 '데멘스'라는 용어로, 영국에서는 1592년부터 '데멘티아'라는 용어를, 스페인에서는 1791년부터 '데멘시아'라는 용어를 사용했다. 프랑스의 피넬(Pinnel, 1745-1826)은 최초로 노인성 치매, 즉 "정상적으로 생활해오던 사람이 65세

이후 다양한 원인에 의해 뇌 기능이 손상되면서 이전에 비해 인지기능이 지속적이고 전반적으로 저하되어 일상생활에 상당한 지장이 나타나고 있는 상태"라는 용어를 사용하였다.

치매는 뇌세포가 죽거나 뇌 손상을 입어서 생겨나는 신경퇴행성 뇌 질환과 인지기능에 문제가 생겨서 장애가 발생하는 것이라는 것은 명확하다. 치매의 전조(초기)증상을 환자 자신이 스스로 자각할 수 있을까? 전문가는 환자 자신은 절대로 인지(자각)하기 힘들다고 한다. 환자의 대부분은 병이 어느 정도까지 진행된 후 의사의 진단을 받는 순간 비로소 치매 환자로 판명되기 때문이다. 만약에 자신이 치매의 증세가 나타난 걸 안다면 어떠한 행동을 하여야 할까? 자신이 할 일은 무엇이고 자신에게 닥칠 삶의 방향이 앞으로 어떻게 변해 갈까를 생각할 수 있을까? 나 자신이 치매로부터 평생 자유로워지기 위해서는 당장 지금부터 무엇을 어떻게 하여야 하나? 어차피 치료가 불가능한 질병이라면 안타까운 이야기이지만 치매를 예방하는 방법 또는 발병을 늦추는 방법을 찾는 것도 차라리 하나의 치료 방법이 되지 않을까?

치매는 진행 기간이 짧게는 10년에서 20년, 길게는 30년까지 걸린다고 하니 철저한 예방관리와 건강관리가 오랜 기간에 걸쳐 필요할 것이다. 치매의 발병 원인은 수십 가지가 된다고 하지만 예방을 위해서라면 뇌 건강을 돕는 영양소의 섭취와 뇌를 건강하게 하는 식습관이 가장 중요하다. 우리 주위에서 치매 가족이 겪는 고통은 누구에게도 말할 수 없는 슬픔 어린 눈물뿐이라고 한다. 가장 초라하게 죽음에 이르게 하는 병이기 때문이다. 우리가 치매에 관심을 가질 수밖에 없는 것은 내 가족과 내 자식의 고통을 덜자는 것이다.

한평생을 살아가며 치매와 암을 멀리하면서 장수하는 것이 현대인의 가장 큰 소원이자 바람일 것이다. 특히 치매는 현대의학이 직면한 가장 큰 난제 중의 하나이고 나이가 들어가면서 닥치는 가장 무서운 질병으로 꼽고 있다. 명쾌한 해결방법이 없는 시점에서 치매를 치료하는 방법보다는 치매를 극복하는 방법이 타당할 것이다.

치매는 올바른 식습관 즉 무엇을 먹느냐와 건전한 생활습관을 통해 예방하거나 치유가 가능하다. 과거 선조들의 고전자료에서 보면 무병장수의 식습관을 식무구포(論語 논어 學而編 학이편 君子 군자 食無求飽 식무구포 居無求安 거무구안 敏於事而愼於言 민어사이신어언 就有道而正焉 취유도이정언 可謂好學也己 가이호학야이 : 군자는 먹는데 배불리 먹기를 바라지 않고, 거주함에 있어 편안하기를 바라지 않으며, 일을 함에 있어서는 민첩하고, 말을 함에 있어서는 신중하며, 도덕이 있는 사람에게 찾아가 자신의 잘못을 바로 잡나니, 이렇게 되면 배우기를 좋아한다고 할 수 있다)의 양생법(먹을 것을 가리고 몸과 마음을 다스려 건강한 몸으로 오래오래 살게 하는 방법)을 제시하고 있다. 그리고 양생요결[동의보감(東醫寶鑑) 신형문(身形門)의 양생요결(養生要訣)은 말을 적게 하여 내기(內氣)를 기르고, 색욕(色慾)을 경계하여 정기를 기르고, 기름진 음식(滋味 자미)을 먹지 않아서 혈기(血氣)를 기르고, 침을 뱉지 않고 삼켜서 장기(臟氣)를 기르고, 크게 분노하는 것을 삼가하여 간기(肝氣)를 기르고, 음식을 가려 먹어서 위기(胃氣)를 기르고, 생각과 고민을 적게 하여 심기(心氣)를 기른다는 것이다]에 따르면 양생이란 인체를 보호하여 생명현상을 섭양(병에 걸리지 않고 건강하게 오래 살도록 몸 관리를 잘하는 것) 보존하며 건강히 장수하도록 하는 것이라 하였다. 결과적으로 식무구포의 양생법과 양생요결은 어떠한 음식을 많이 먹느냐가 아니라 자신의 몸에 맞는 음식을 가려먹고 기름진 것을 피하고 배불리 먹는 것을 삼가라는 뜻으로 몸과 마음에 여유를 주는 식습관을 통해 육체적·정신적 건강의 조화를 강조하고 있다.

이와 같이 우리의 선조들은 무병장수를 위한 질병 치료의 근본은 섭생(병에 걸리지 않도록 건강을 잘 관리하여 오래 살기를 꾀하는 방법)과 양생(먹을 것을 가리고 몸과 마음을 다스려 건강한 몸으로 오래오래 살게 하는 방법)에 있다고 하였다. 동의보감에도 약물에 앞서 음식물로 다스리는 것을 말하였다. 즉 내 몸은 내 스스로 잘 다스리고 병이 왔을 때는 먼저 음식물로 치료하고, 음식물로 치료가 되지 않을 때 약물을 쓴다고 하였다. 물론 병은 당연히 의사가 진료하고 치료해야 하지만 평상시 개인의 건강을 관리하기 위해서는 먹는 음식이 중요하다는 것을 강조한 말이 아닌가 생각한다. 결국 식의(음식으로 질병을 다스림), 즉 먹는 음식이 건강과 수명을 결정한다는 것이다. 과거나 현재나 마찬가지로 건강과 장수를 위해서는 먹는 것이 중요하다는 것을 강조하고 있다.

또 하나 우리가 꼭 간과해서는 안 되는 말 중에 "당신이 먹는 것이 당신을 만든다"라는 말이 있다. 오늘 내가 먹는 음식이 건강한 삶을 위한 신체의 기능을 향상시키기도 하고 또는 해롭게 만들기도 한다. 즉 약이 되기도 하고 독이 되기도 한다. 또한 우리들의 건강한 삶의 최초 시작점은 건강한 유전자, 즉 출생의 순간이 아니라 어머니 뱃속에서 수정될 순간부터 시작된다고 한다. 그러므로 이것이 부모로서 진정 잘 먹어서 부모가 건강한 것이 바로 자식을 위해 줄 수 있는 최고의 선물이다.

또한 자식의 건강은 부모의 손맛이 직접 영향을 미친다. 부모가 어려서부터 만들어준 음식이 오늘의 나를 만들었다는 말과 같다. 즉 오늘 어떠한 음식을 먹느냐가 앞으로의 내 건강과 내 자식과 내 손자, 손녀의 건강을 결정하게 된다. 과거와 현재, 동양과 서양, 모두가 먹는 음식이 건강을 만든다는 말을 가지고 있다. 치매에 가족력이나 유전력을 가지고 있는 사람이 치매에 좋은 음식을 먹는 습관을 통해 치매유전자의 형질발동(발현)을 조절(발동을 예방 또는 억제)할 수 있는 것이다. 이와 같이 우리가 관심이 있게 생각할 것은 부모가 잘못 먹었던 음식 때문에 나와 내 자식에서 손자, 손녀까지 원치 않는 질병(유전력이 있는 질병 치매, 암, 고혈압, 당뇨병)을 일으킬 수 있다. 오늘 하루의 부적절한 영양 섭취는 자신뿐만 아니라 후손의 유전 정보(생물의 자기 복제를 위하여 필요한 모든 정보)까지도 연관이 있는 것과 같이 언제 어떻게 무엇을 먹느냐가 건강을 결정하게 된다. 나 자신과 소중한 자식들의 건강한 삶을 위해서라도 오늘 내가 먹는 것은 분명히 중요하다. 치매라는 무서운 병이 나 자신과 내 자식, 내 손자, 손녀 가 피해 갈 수 있다면 무엇을 먹어야 하는지, 왜 먹는 것이 중요한지, 그리고 지금부터 내가 먹어야 하는 약용산나물이 치매를 예방하고 치유하는 음식으로 또는 치료를 하는 음식으로 왜 중요한가를 알게 될 것이다.

우리가 명심할 것은 너무 고급스러운 서양음식(열량이 높은 음식)보다는 약용산나물과 같은 거친 토종음식을 먹고, 좋은 환경보다는 조금은 덥고 추위를 느끼며 육체적으로 약간은 힘 이 드는 일로 땀을 흘릴 때 오히려 인간의 생명력은 최적화될 수 있다. 세계 장수마을에서 보듯이 건강과 장수를 위해서라면 풍족한 삶보다는 조금은 힘에 부치는 부족한 듯한 여백 의 미를 남기는 배려의 삶을 살아야 한다. 식물도 약간은 부족한 듯한 양분과 약간은 조악한 환경 조건에서 생존을 위한 물질합성을 증가시킴으로써 병균을 이기는 자생력이나 자연치유 력이 커지기 때문이다. 평상시 소식하는 식습관이 건강에 좋다는 것이 이와 같은 이유이다.

치매에 대해 가족력과 유전력을 가지고 있는 사람은 젊은 시절부터 철저한 식습관과 생 활습관의 관리와 주변 환경관리를 통해서 발병을 예방하거나 지연되게 해야 한다. 또한 가 족력과 유전력을 가지지 않은 건강한 사람일지라도 불균형한 영양 섭취와 나쁜 식습관, 불 건전한 생활습관의 원인에 의해 발병될 수 있으므로 철저한 건강관리와 음식 선택이 중요 하다. 치매에 가족력이거나 유전력을 가지고 있다 하더라도 후천적으로 관리를 잘하면 확 실하게 예방하고 치유할 수 있기 때문이다.

즉, 나이가 들어가면서 음식을 단순히 생명활동(생명유지)을 위해서 먹는 것이 아니라 앞으 로 발병할 가능성이 있는 질병(치매, 암, 고혈압, 당뇨)을 예방하기 위한 특별한 건강기능식으로 먹는 것이 필요하다. 옛날에 임금님이 드시는 음식도 약과 같은 효능이 있다고 하였다. 약 식동원 즉 약과 음식은 근원이 같다는 개념을 갖고 궁중음식(궁궐에서 왕과 왕비를 위해 차리는 음 식)을 선정하고 수라상을 준비하였다고 한다.

식물은 생존과 방어를 위한 수많은 종류의 물질을 합성한다. 특히 생존전략을 위해 특정한 물질을 필요로 하는 식물이 있다. 식물이 가지고 있는 생존물질은 식물에 따라 다르고 성분(약성)도 차이가 있다. 현대인이 오늘날 약용식물에 관심이 큰 것은 경제적인 여유로움과 수명이 늘어나면서 건강의 중요성이 대두되고 있기 때문이다. 과거 우리의 선조들은 건강을 지키기 위해서 다양한 방법을 동원하였다. 조선시대에는 음식으로 몸을 다스려 전염병에 대비했다고 하는 예방의학도 이루어졌다. 그중에서 첫째로 『식료찬요』[食療纂要 : 조선시대 편찬된 최고의 식이요법서 1460년(세조 6년) 어의 전순의(全循義)가 편찬하였음]는 일상생활에서 쉽게 구할 수 있는 식재료를 통해 질병을 치료하는 방법을 기록한 책이다.

『식료찬요』에 보면 식료(食療)는 음식으로 질병을 다스린다는 뜻으로 식치(食治 : 음식으로 질병을 치료하거나 몸을 조리하는 것)와 같은 개념이다. 식치는 예방의학이다. 좋은 식자재로 만든 음식을 먹어 면역력을 키우는 게 핵심이다. 왕실의 식의(궁중의 음식물을 검사하는 일)는 선대 왕이 가진 질병을 연구하고 현재 왕의 체질을 살펴서 음식으로 병을 예방하고 부족한 부분을 채워주었다고 한다. 식치는 그동안 알려진 궁중음식보다는 담백하고 자연적인 음식으로 몸의 기를 채우라고 강조한다. 식치를 위해 임금님께 진상된 자연산 산나물은 참당귀, 는쟁이냉이, 산부추, 어수리, 곰취, 서덜취, 병풍쌈 등이다. 특히 『식료찬요』에는 사람이 세상을 살아가는 데는 음식이 으뜸이고 약이 다음이라는 말이 나온다. 우리 조상들은 질병을 치료하는 데 있어서 반드시 음식으로 치료하는 것을 우선했다는 것을 엿볼 수 있다.

둘째로 식치를 강조한 조선시대 의서는 비단 『식료찬요』만 있는 것이 아니다. 『식료찬요』를 필두로 여러 의서가 식재료와 함께 소개되었는데 그중 가장 잘 알려진 것으로는 동의보감[東醫寶鑑 : 1596년(선조 29년) 왕명으로 의관 허준(許浚, 1539~1615)이 1610년(광해군 2년)에 완성한 의학서]이 있다. 동의보감에는 "음식은 약물의 근원과 같다"라는 말이 적혀 있는데 이는 매일 섭취하는 음식은 의약 못지않은 중요성을 가지고 있다는 뜻이다. 그래서 일부 질병은 음식으로도 치료할 수 있고, 치료를 보조하는 방편으로 음식을 사용할 수도 있다고 하였다. 특히 "몸을 건강하게 하는 기본은 음식물에 있고, 음식물을 적당히 먹을 줄 모르는 사람은 생명을 보존할 수 없다"라며 상당 부분을 식이요법 처방과 관련된 내용에 할애하고 있다.

셋째로 의식동원(醫食同源), 즉 음식을 먹는 것과 병을 치료하는 것은 인간이 건강을 유지하도록 하므로 그 근원이 같다는 말을 자주 쓰곤 하였다. 평상시 개인적으로 가지고 있는 건강의 문제점들을 약리적인 기능이 있는 약용식물을 이용하여 병을 예방하고 치료하는 방법이다. 약용식물은 특별히 약리작용을 하는 성분을 가지고 있어 병을 치료하기도 하는데 잘못 사용할 경우 병을 악화시키기도 한다. 약이 되는 약용식물은 약초라 하고, 먹을 수 있는 약용식물은 약용산나물이라고 말한다. 음식의 동양의학에서는 명은 재식이라 하고 식은 후천의 기를 양한다 하여 음식이 생명의 유지와 인간 활동의 근원임을 말하고 있다.

넷째로 약식동원(藥食同源), 즉 약과 음식은 근원이 같다는 뜻으로 좋은 음식은 약과 같은 효능을 낸다는 것이다. 결국 먹는 것이 곧 약이라는 뜻이 담겨있는 말이다. 인스턴트식품이나 육류의 과잉 섭취는 치매, 암 그리고 생활습관병(고혈압, 당뇨, 고지혈증, 동맥경화)과 같은 질병의 발생과 밀접한 관련이 있다. 그리고 약선(藥膳), 즉 약과 선이 근본적으로 같은 것이라는 인식 아래 생약이나 그 밖에 약용가치가 높은 음식을 잘 배합하여 요리한 음식이란 말을 자주 접하게 된다. 약선은 원래 중의학의 이론에 기초하여 여러 가지의 생약을 요리에 첨가한 것을 말한다. 그 목적은 크게 식료(食療)와 식양(食養) 두 가지로 나눌 수 있다. 식료는 질병 치료의 보조적인 의미가 강하고, 식양은 건강증진, 불로장생을 목적으로 하는 보건적인 의미가 강하다.

오늘날은 작물과 채소를 재배하여 먹거리를 얻듯이 옛날에도 어떠한 형태로든 자연의 식물을 질병을 치료하는 약초와 영양소(비타민, 미네랄)를 공급하는 채소(나물, 산나물)로 이용해 왔다. 생약(生藥)의 기원은 식물을 먹고 어떤 반응이 신체에 일어난 것이 계기가 되었을 것이다. 이후 많은 경험을 쌓아 나가는 과정에서 점차 약초로서의 사용법이 확립되면서 어떤 것은 민간약으로 이용되었고, 또 어떤 것은 중국의 고대 사상에 기초한 한방의학(중의약, 한의학)이 성립하는 과정에서 그 이론을 바탕으로 이용된 것이다. 특히 약용산나물은 야생의 약용식물 중에서 식용이 가능한 식물로서 성분에 약리성을 가지고 있고 질병에 직접적인 영향을 미치는 식물로 분류할 수 있다. 우리가 약용산나물을 생으로 먹거나, 무침을 해서 먹거나, 묵나물을 해서 먹었든 간에 음식으로 먹는다는 것은 자연의 혜택을 받아들이는 즐겁고 행복한 의식이다.

약용산나물은 약용식물인 경우가 대부분으로 특정한 물질과 다양한 비타민, 무기질(미네랄), 섬유소(식이섬유)를 풍부하게 함유하고 있는 알칼리성 식품이다. 따라서 약용산나물을 먹음으로써 산성체질을 개선하여 알칼리성체질로 만들어 면역력을 높여주고, 질병과 노화를 예방해주고, 정신적 육체적 피로를 회복하는데 도움을 준다. 특히 약용산나물은 모든 장기의 기능을 강화하고 정상화시켜 건강을 유지할 수 있는 작용을 만들어 준다. 최근에 약용산나물이 가지고 있는 특정한 물질(화학물질)과 비타민은 현대인에게 가장 문제가 되는 큰 질병인 치매나 암을 예방하고 치유(치료)하는데 효능이 좋은 것으로 속속 밝혀지고 있다.

노년에 건강을 유지하기 위해서는 신진대사에 필요한 물질에서 비타민, 미네랄이 풍부한 음식을 선택하는 것이 중요하다. 오늘날 경제 수준도 이제는 가족의 건강에 맞는 음식을 찾아 골라 필요한 것을 선택해서 먹을 수 있는 시대에 살고 있다. 치매를 극복하기 위해서 할 수 있는 것은 평상시 치매에 좋은 물질과 영양소를 가지고 있는 음식을 먹음으로써 발병을 예방하거나 진행을 지연시키는 것이 최선의 방법이다. 특히 먹는 음식만 바꾸어도 뇌의 노화와 뇌 위축을 예방할 수 있다.

수백 년에 걸쳐 조상들이 먹어온 약용산나물은 이른 초봄부터 1년 내내 계절감 없이 어디서나 쉽게 먹을 수 있는 고유의 토종음식이다. 약용산나물을 이용한 치매에 좋은 식단의 구성은 내 가족의 건강과 행복을 가져다줄 수 있다. 모두가 명심할 것은 치매의 치료는 의사가 하지만, 치매의 예방과 관리는 자기 스스로 해야 한다는 것이다.

나이가 들어 늙어지면 모든 기관의 기능이 떨어지고 병이 오는 것은 누구도 피해갈 수 없는 자연의 섭리이다. 인간의 수명도 자연의 질서와 조화를 따라 순응하고 자연의 순리에 따라 늙어가며 자연스럽게 병이 들어 죽어가는 것이다. 오늘 하루 불편 없는 삶을 살았다 하지만 내일 바로 본인에게 벌어질 일은 아무도 예측하지 못한다. 그러나 확실한 것은 나이가 들어 늙어가는 과정에 건강관리만 잘하면 내일이 걱정 없고, 병들지 않고, 건강하게 살아가는 시간을 연장시킬 수 있다.

인간이 가지고 있는 수많은 질병 중에서 치매라는 병은 누구에게나 예측할 수도 없고 피해갈 수도 없는 가장 무서운 병이 될 수 있다. 그러나 다른 질병과 마찬가지로 치매도 잘만 관리하면 예방과 치유가 가능하게 되었다. 당장은 건강할지 몰라도 나이가 들어 늙어 가면 치매에 걸릴 확률은 점점 높아져가므로 우리 모두가 살아가면서 치매에 대해서만은 자유스러운 처지가 되지 못한다. 그러나 머잖아 암과 더불어 치매도 완벽하게 정복될 것이라 믿고 있다.

21세기의 눈부신 의술의 진보는 이제 인간의 수명을 101세를 넘어 120세 시대를 앞두고 있다. 질병의 단계를 추적해보면 중·장년층이 되면서 크게 발생되는 고혈압, 당뇨병, 동맥경화 그리고 노년층에 접어들면서 발생되는 암, 치매, 뇌졸중(중풍)이 있지만 앞으로 120세 시대가 된다면 무슨 병이 또 발생이 될지는 아무도 모른다. 오래 산다는 것은 좋은 일이지만 예상치 못한 질병들이 발생되어 고통을 줄 수 있으므로 질병을 예방하기 위해서는 스스로 올바른 식습관과 꾸준한 운동으로 건강을 지켜나가야 할 것이다.

치매란 어떤 질병인가? 치매 발병의 원인(의학전문지와 의학전문가의 발표 내용을 대부분 인용하였음)은 수십에서 수백 가지가 제시되고 있지만 완벽하게 밝혀지지는 않았다. 최근의 연구에 의하면 뇌세포 표면에 불량 단백질이 쌓여 신경세포들 사이의 신호가 전달되는 통로를 차단해 뇌세포가 죽으면서 생긴다고 한다. 특히 치매 중에 독성물질의 축적이 발생하여 뇌가 줄어드는 알츠하이머는 가장 흔한 치매이다. 치매를 일으키는 대표적 퇴행성 뇌 질환인 알츠하이머는 65세 이상 노인에서 주로 나타나는데 한번 발생하면 되돌리기 어려운 질병이다.

알츠하이머는 정확한 발병 원인이나 기전이 밝혀지지는 않았다. 그러나 알츠하이머치매는 뇌세포에 달라붙은 불량 단백질(베타아밀로이드)이 독성물질을 내뿜어 뇌 신경세포를 파괴해 생기는 것으로 밝혀져 있다. 결과적으로 학계에서는 발병 환자의 뇌에서 발견된 것들을 바탕으로 독성단백질인 베타아밀로이드가 응집하거나, 또한 세포 내 신경섬유다발을 구성하는 타우단백질이 뭉치고 쌓여 치매가 생긴다고 보고 있다. 베타아밀로이드는 뇌의 정상적 활동에 따른 부산물이다. 이 단백질 성분이 지속해서 많아지면 일종의 찌꺼기가 쌓이고 이로 인해 인근 뇌 신경세포와 신경회로가 손상된다. 베타아밀로이드로 알려진 단백질은 철이나 구리 같은 금속에 달라붙으면 뇌 손상이 일어난다. 이 과정에서 단백질의 잘못된 접힘 현상이 일어나며 단백질이 뭉치면서 덩어리(플라크)를 이루게 되어 염증과 산화작용을 촉진한다. 베타아밀로이드는 알츠하이머 증상이 나타나기 20~30년 전부터 축적이 된다고 한다. 70세에 치매 증상이 나타난다면 뇌 속에 베타아밀로이드단백질 응집과 엉킴은 이미 40~50대부터 시작됐다는 것이다. 치매는 다양한 원인에 의해 뇌 기능이 손상되면서 생기는 대표적인 노인성 질환이다. 치매 환자가 되면 기억력, 언어능력 등의 인지기능이 저하되면서 정상적인 일상생활이 어렵다.

최근 국제알츠하이머학회의 보고서에 의하면 전 세계적으로 치매 환자는 이미 약 4천만 명에 육박하며 그 수치도 20년마다 2배 이상 증가하고 있는 추세라 한다. 평균수명 증가에 따른 노인 인구 증가로 앞으로 2030년, 2040년경에는 약 8천~9천만 명, 2050년에는 1억 1만 명이 훌쩍 넘어 1억 2천만 명 이상 될 것으로 예상한다. 우리나라도 2000년 고령화(65세 이상 인구 비율 7%이면 고령화사회, 14% 이상이면 고령사회, 20% 이상이면 초고령사회로 정의함)에서 12년 만인 2012년에 고령화사회(14.5%)에 진입하였다. 프랑스는 115년, 미국은 65년, 일본은 24년에 비해 너무 빠르게 진행되었다. 우리나라는 준비가 안 된 고령화사회의 진입으로 노인들에 대한 노후대책이 부족한 것이 가장 큰 문제이다. 특히 우리나라의 치매 환자 발생을 분석해보면 2013년 상반기 기준한 데이터에는 환자 수가 약 58만 명이었던 것이 2015년에 64만 명, 2024년에는 100만 명, 2030년에는 130~150만

명, 2050년에는 280~300만 명으로 20년마다 약 2배씩 증가할 것이라는 더 어두운 전망을 하고 있다. 노령화 사회에 진입함에 따라 현재 우리나라도 치매유병율(65세 이상 전체 노인 인구 중 치매 환자가 차지하는 비율)의 상승으로 치매 환자가 급격히 증가해 가는 추세이다. 또한 최근에 예상하지도 못한 50대의 초로기치매(젊은 치매, 조기치매)가 많이 발생하고 있는 것 또한 문제다. 식습관과 생활환경의 변화로 젊은 나이에 초로기치매가 늘고 있다. 특히 전체 치매 환자의 9~10%가 초로기치매로 치매 환자 10명 중의 1명은 초로기치매인 것으로 밝혀지고 있다. 특히 초로기치매는 유전력이 크게 영향을 미치는데 이 부류의 사람들은 30~40대부터 치매 예방을 위해 철저한 자기관리를 시작해야 한다.

치매의 발병을 줄이기 위해서는 먹는 것이 중요하다. 병원에서 확실한 치료 방법이 아직 없는 상태에 치매에 좋은 음식을 먹음으로써 치매를 예방하는 방법이 가장 좋은 처방일 것이다. 안타까운 것은 우리나라가 다른 나라에 비해 치매 환자가 빠르게 증가하고 있다는 것이다. 앞으로 고령화시회에서 가장 무서운 이야기는 다섯 가구 중에 한 가구는 치매 가구가 된다. 또한, 우리가 간과해서는 안 될 중요한 사항은 치매에 따른 사회적 비용도 2012년 10조 3천억 원, 2017년 14조 6천억 원(1인당 관리비 2,100만 원)이었던 것이 2040년에는 78조 원으로 늘어나는 것이다. 우리가 치매를 예방하기 위해서는 무엇을 어떻게 해야 할까? 또한 치매에 대한 적극적인 관리는 언제부터 해야 할까?

치매는 약 80%가 주로 65세 이상인 노년층에서 발생하는데 특히 노인성 치매란 정상적으로 생활해오던 사람이 65세 이후 예기치 못한 원인에 의해 뇌 기능이 손상되면서 이전에 비해 인지기능이 지속적이고 전반적으로 저하되어 일상생활에 상당한 지장이 나타나고 있는 상태를 말한다.

치매는 전 세계적으로 65세 이상 노인에서 5~10% 정도의 유병률을 보이고 있고, 우리나라의 경우 8.2~10.8% 정도로 보고 있다. 치매 유병률은 연령 증가에 따라 함께 증가하여 65세 기준으로 나이가 5세가 많아질 때마다 2배씩 증가하여 65~69세의 연령층에서 약 2~3% 정도이지만 기하급수적으로 증가하여 70~74세에 4~6%, 75~80세에 약 8~12%, 80세 이상에서는 20%가 넘는 노인들이 치매에 걸리게 된다. 영국 알츠하이머연구재단은 통계청 기대수명 자료를 근거로 계산한 결과 획기적인 치료 방법이 등장하지 않는 한 2016년에 태어난 영국인 남아 27%와 여아 37%가 60세(2076년) 이후 치매에 걸리게 될 것이라고 내다봤다. 출생자 1/3이 치매에 걸려 생을 마감한다는 무섭고 가슴 아픈 이야기이다. 이번 조사는 냉혹한 현실을 분명히 보여주고 있다. 오래 살수록 더 많은 노인들이 치매에 걸린다는 것이 사실이라면 오래 사는 것도 좋지만 어쨌든 여생을 편안히 건강하게 즐길 수 있는 방법을 찾는 것이 필요할 것이다. 그러나 치매 발병을 5년만 늦출 수 있다면 환자를 3분의 1을 줄일 수 있을 것이라며 치매는 의학계가 직면한 가장 중대한 도전이고 우리는 새로운 예방법과 치료법을 찾기 위한 연구에 끊임없이 투자해야 한다고 하였다.

한편 케임브리지대학은 치매에 대해 다른 전망을 내놓고 있다. 치매 발병 정도가 안정화되고 있다면서 베이비붐 세대가 담배를 끊고 운동과 음식에 신경을 쓰는 쪽으로 생활습관을 바꾼 덕분이라는 연구결과를 발표하였다. 치매를 예방하기 위해서 우리가 할 수 있는 것은 치매에 걸리지 않기 위한 식습관 즉 뇌의 노화를 막는 식생활을 찾아야 하는데 대표적인 음식이 약용산나물이다. 또한 뇌 건강을 강화하여 수명을 다할 때까지 별다른 발병이 없거나 있더라도 중증상태까지 가지 않고 여생을 마칠 수 있어야 한다.

치매 중에서 가장 많이 발생하는 알츠하이머는 뇌 신경세포에 있는 단백질인 베타아밀로이드가 응집되거나 신경세포 안에 있는 타우단백질이 엉켜 독성을 띠면서 신경세포를 죽여서 병을 유발하는 것으로 알려져 있다. 중요한 것은 이 병을 유발하는 기간이 20~30년이 걸리는 것으로 밝혀졌다. 특히 문제가 되는 것은 브뢰노 벨라스(프랑스 폴 사바티에대학교 치매 임상연구소장) 박사에 의하면 65세 이상(우리나라 2025년 1천만 명) 전체 노인의 36%(우리나라 360만 명/2025년 : 우리나라는 조사된 자료가 없다. 예측하는 숫자이다)가 이미 치매를 일으키는 베타아밀로이드단백질이 축적된 상태라고 한다. 극단적으로 생각하면 우리나라도 65세 노인의 1/3 이상이 준치매 상태라면 70세, 80세가 되면 2025년에는 약 360만 명 이상의 노인이 치매(알츠하이머) 환자로 진행될 가능성을 가지고 있다는 현실적인 이야기이기 때문에 환자의 발생을 줄이기 위해서라도 이제는 정부 차원에서 철저한 치매 관리가 필요한 시점이 되었다.

치매와의 전쟁은 이미 시작되었다. 그러나 대부분의 국민들이 치매의 고통을 잘 인식하지 못하는 것이 문제이다. 이같은 추세라면 앞으로 수명이 늘어나서 노인 인구 천만 시대가 넘으면 준치매 상태의 치매 환자도 300만에서 400만 명 이상으로 급격히 증가할 것으로 예상된다. 이제는 치매 예방을 위해 중년기가 되면서 생활습관병(성인병)을 관리하듯이 뇌 속의 베타아밀로이드를 관리하는 것을 생활화해야 한다. 치매를 예방하거나 치료하기 위해서는 독성단백질인 베타아밀로이드플라크를 녹일 수 있는 물질을 가지고 있는 약용산나물 같은 음식을 먹어야 한다. 베타아밀로이드는 세포막에서 떨어져 나온 단백질의 찌꺼기들이 뭉쳐서 플라크를 형성한 것이다.

치매와 경도인지장애(치매의 전단계로 인지기능장애는 있지만, 사회생활에는 큰 지장이 없는 장애이다)란 어떠한 것인가? 이웃 일본의 치매 대책은 치매 환자들과 공생하는 사회를 만드는 것이다. 특히 치매에 걸린 사람이 존엄과 희망을 품고 살아갈 수 있는 대책 수립을 추진하는 것이다.

일본의 경우 65세 이상 고령 인구가 전체 인구의 30%에 육박하면서 2025년 치매 인구는 730만 명으로 노인 5명 중 1명꼴로 치매를 앓는 상황이 된다. 특히 2025년 국민의 10% 이상이 치매 또는 경도인지장애로 이른바 치매 사회에 돌입할 전망이다. 2025년 일본의 치매 및 경도인지장애는 총 1,300만 명에 이를 것으로 추산하고 있다. 즉 일본 국민의 9명 중 1명이 65세 이상 연령에서는 3명 중 1명이 치매 혹은 경도인지장애로 분류된다.

최근 수십 년 동안에 일본에서 치매 환자 발생이 급격히 늘어난 것은 과거 곡물(쌀, 콩, 보리, 조, 수수)과 채소에 기초한 전통식단에 비해 오늘날에는 유제품의 소비가 3배 이상이고 육류 섭취는 6배나 증가한 식단이 원인이라 분석하고 있다.

우리나라도 65세 이상 경도인지장애환자(2018년 기준)는 약 167만 명으로 65세 이상 노인 인구의 22.6%로 노인 약 5명 중 1명은 경도인지장애로 추정된다. 이같은 결과라면 2025년의 65세 이상 노인 인구 천만 시대가 도래하면 경도인지장애 환자 수(발표된 데이터가 없어 추정 숫자이다. 약 200만에서 250만 예상)도 급격히 늘어날 것으로 예상한다. 경도인지장애를 가지고 있는 사람들 중 많게는 25%가 치매로 이어진다고 한다. 우리나라도 2025년에 치매 환자와 경도인지장애가 300만에서 350만 명에 이를 거로 추정된다.

경도인지장애의 해결책은 무엇일까? 중요한 것은 경도인지장애 노인들이 치매에 이르지 않도록 하는 것이다. 가능한 방법을 동원하여 식습관(식생활) 개선과 규칙적인 운동을 통해 경도인지장애 환자들의 치매 진행속도를 늦출 수 있는 것으로 나타났다. 결국 약용산나물과 같은 자연음식과 건전한 생활습관이 경도인지장애를 예방할 수 있다.

일본의 치매정책의 핵심은 공생과 예방이라는 두 축을 잡고 있다. 일본의 새로운 치매정책은 발병과 진행을 지연시키는 것을 예방으로 정의하고 치매에 걸린 사람이 살기 좋은 공생사회를 만드는 쪽으로 정책 역량을 집중하는 것이다. 고독하거나 활동량이 적은 노인이 치매에 걸릴 확률이 높다는 연구결과에 따라 생활환경을 개선하고 사회활동을 늘려 치매 인구를 줄여보겠다는 것이다.

우리나라나 일본도 치매의 최종정책은 저자가 강조하는 노인 인구의 공동화사회 즉 치매예방약초학교(도시치매정원학교)의 운영이 필요하다고 본다.

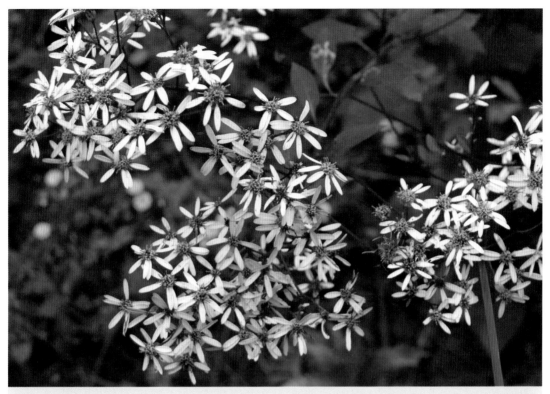

참취꽃(녹색)

　우리나라 대부분의 노인들은 암이나 뇌졸중(중풍)보다 치매에 걸리는 것을 가장 두려워하는 것으로 나타났다. "어떤 질병이 가장 두려우십니까?"라는 질문에 가장 많은 노인이 치매라고 답을 하였다(2위가 중풍이고, 3위가 암이었다). 즉 노인층에서 치매는 가장 무섭고 두려워하는 질병이다. 또한, 미국에서도 우리와 같이 치매(알츠하이머)는 암을 제치고 미국인이 가장 무섭고 두려워하는 불명예를 얻고 있는 질병이다. 노인들에게는 죽음보다 두려운 것이 치매이다. 이 두려움은 아직까지 제대로 된 치료법이 없고 때로는 통제 불가능한 돌발적인 행동으로 주위의 가족에게 폐를 끼치거나 짐이 되고 싶지 않은 이유일 것이다. 그러나 안타까운 현실은 내 부모가 나이가 들어감에 따라 치매에 방치되어 있는 것이다.

　치매 환자의 사회적 격리는 가장 가슴 아픈 현실이다. 행복도, 재산도, 명예도, 모든 것이 한순간에 날아가고 구름같이 흩어지는 것이 인생이다. 결국 세상을 등지고 남는 것은 추억 어린 사진 한 장뿐이다. 내 부모는 이 세상에서 나를 가장 사랑하고, 가장 오래 함께했던 사람이다. 내 부모의 치매를 완전히 해방시키는 방법을 찾는 것이 젊은 우리가 할 일이다. 내일 내 부모의 건강을 위해 오늘 당장 할 수 있는 것은 뇌 건강과 기억력 향상에 도움을 주는 약용산나물과 같은 뇌 건강 음식을 장만하고 가벼운 조깅을 시작하는 것이다.

인간이 겪고 있는 수많은 질병 중에서 치매는 안타깝게도 환자의 남은 삶을 잔인하게 짓밟아 버리고 인격을 완전히 파괴하면서 무덤까지 안고 가야만 하는 불치의 병이다. 이런 이유로 치매는 현대인이 겪고 있는 수많은 질병 중에 가장 가슴 저린 슬픈 병이라고 한다. 오늘날 우리가 할 수 있는 것은 우리 모두의 운명을 바꾸어 주는 올바른 식습관(치매에 좋은 효능이 있는 약용산나물을 먹는 습관)과 규칙적인 생활습관(또는 규칙적인 운동)을 통해 건강수명을 늘리는 방법밖에 없다.

한편 치매의 발병이 젊어지고 있는 것 또한 문제인데 대부분 70대 이후에 발생이 되었지만 초로기치매(젊은 치매, 조기 치매)는 치매 환자의 10% 정도가 50대부터 발생하여 더 치명적인 삶을 살게 되는 것 같다. 치매는 이제 젊다고 해도 쉽게 비껴갈 수 없는 질병이 되었다. 특히 초로기치매는 유전력이 크게 영향을 미치는데 초로기치매의 발병을 예방하기 위해서는 어떤 것을 먹는 것도 중요하지만 먹는 시기도 매우 중요하다. 유전력을 가지고 있는 사람은 초로기치매를 예방하기 위해서 30, 40대부터 철저한 자기관리를 해야 한다.

할아버지, 할머니나 아버지, 어머니 중에 치매 환자가 없다고 해서 결코 안심할 수는 없다. 가족력이나 유전력보다도 오늘 내가 먹고 있는 음식이 뇌 건강에 더욱 큰 영향을 미치기 때문이다. 즉 잘못된 식습관으로 인해 발병할 위험성이 더 커진다. 치매를 예방하고 치료하는 약성을 가지고 있는 약용산나물은 선조들이 즐겨 먹었던 토속음식 중의 하나이다. 약용산나물은 수백(천) 년에 걸쳐 선조들의 필수적인 비타민과 미네랄과 같은 영양소를 공급해주던 자연산 음식이고 우리 민족을 강하고 우월한 유전자로 만들어주던 전통음식이다. 세계 장수마을의 노인들이 치매나 암 없이 건강하게 생활하는 것은 어려서부터 산나물과 같은 자연산 음식을 꾸준히 먹어 왔다는 것이다. 치매에 걱정 없는 노후를 위해서는 먹거리의 일부를 원초적인 옛날밥상으로 되돌리는 것이다. 자연에 의해 만들어진 약용산나물을 먹어 항산화력과 면역력을 향상시키고 건강한 뇌를 만들어 기억을 지워버리는 최악의 질환인 치매를 예방할 수 있다면 할 수 있을 때 당장 해야 할 것이 아닌가?

오늘 우리가 할 수 있는 것은 뇌를 보호하는 특정한 물질과 다양한 비타민, 미네랄을 가지고 있는 약용산나물을 먹음으로써 합리적인 섭생(병에 걸리지 않도록 건강을 잘 관리하는 것)을 유도하여 치매를 예방하는 것이다. 특히 치매는 유전적인 소인(질병에 걸리기 쉬운 경향을 지닌 개체의 상태)이 발병에 큰 영향을 주기 때문에 치매 발병위험인자로 알려진 유전자(Apolipo-protein E)를 가진 경우 나이를 먹을수록 치매가 발병할 위험은 더욱 높아질 수 있으므로 보통 사람보다 철저한 식습관과 건강관리가 필요하다. 이제 치매는 철저한 식습관 관리를 통해 어느 정도 예방하고 지연시킬 수가 있게 되었다. 치매 없이 건강하게 오래 살아야 진정한 의미의 101세 건강장수라고 할 수 있다. 따라서 치매의 유전력이나 가족력을 가지고 있는 사람은 자신뿐만 아니라 가족에게도 정신적 불안감을 안겨주기에 본인과 가족이 할 수 있는 것은 모든 방법을 동원하여 젊어서부터 계획적인 건강관리가 이루어져야 한다.

온 국민이 겪고 있는 환경오염과 생활 스트레스 증가로 해를 거듭할수록 치매 환자의 발생이 늘어나고 있다. 국민 모두 누구라도 안심할 수 없는 치매, 그러나 치매 없는 건강장수를 위한 키워드는 예방이다. 나이가 들어가면서 발병할 수 있는 치매는 철저한 자기관리를 통해 발병을 예방하거나 발병 시기를 늦추어서 건강수명을 늘려나가는 것이 최선의 방책이다. 건강수명을 늘리면서 행복하게 늙어가는 비결은 철저한 뇌 건강을 향상시키는 식생활과 올바른 생활습관을 통해 가능하다. 또한 평상시 철저한 건강관리를 할 경우에는 기존의 건강수명을 10~15년은 더 연장시킬 수 있다고 한다.

치매는 남녀노소(남자와 여자, 늙은이와 젊은이)와 빈부귀천(가난함과 부유함, 귀함과 천함)을 가리지 않고 누구나 걸릴 수 있는 질병이며, 수명이 늘어날수록 빠른 속도로 증가하여 온 국민을 긴장시키고 있다. 이제는 국민 모두 치매에 대한 중요한 정보를 평생 기억해두는 것이 무엇보다 중요하다. 오늘의 먹거리가 내일의 건강과 직결된다. 특히 노년기를 앞둔 중장년층의 건강관리가 중요하다. 치매 없는 건강한 삶을 위한 최선책은 자연의 먹거리인 약용산나물이 가지고 있는 특정한 약효성 화학물질과 영양소를 이용해서 내 가족의 치매 발병을 예방하고 치유하여 건강수명을 늘려나가는 것이다. 특히 유전력이나 가족력을 가지고 있는 사람은 40대 초반부터 치매에 대한 철저한 관리를 시작해야 한다. 뇌는 생각보다 빨리 노화가 시작되기 때문이다. 우리 모두가 오늘 당장 약용산나물을 먹는 식생활을 통해 20년 또는 30년 후에 상상하지도 못할 건강한 자신을 발견하게 될 것이다.

3. 오늘 먹은 약용산나물이 노후에 삶의 질을 결정한다

약용산나물은 치매를 예방하고 치유하여 건강수명을 늘릴 수 있다. 오늘 먹은 약용산나물이 노후에 삶의 질을 결정한다. 치매나 암 예방을 위해서는 가족의 식탁을 최일선에서 책임지고 있는 주부의 식단구성이 건강을 지킬 수 있는 최선의 방책이다.

의술의 발달로 노화와 수명은 어느 정도 제어 가능한 수준이 되었다. 인간이 겪고 있는 대부분의 질병 중에서 치매만은 아직까지 확실한 치료 방법을 찾지 못하고 있다. 그렇다면 치매를 예방할 수 있는 방법은 없을까? 균형 잡힌(고른) 영양 섭취와 올바른 식습관으로 가능하다. 즉 음식으로 치매 예방이 가능하다. 치매의 예방과 치유 그리고 치료 가능성을 놓고 볼 때 특히 유전력이나 가족력을 가지고 있는 사람도 젊어서부터 철저한 식습관과 생활습관관리로 치매의 발병과 증상을 조절할 수 있다. 치매를 예방하고 치유하기 위해서는 자연에 기초한 음식, 특히 뇌 건강에 좋은 물질이 들어 있는 음식을 먹어야 한다. 오늘날 식문화의 발달에 따라 음식 종류는 넘쳐나지만 정작 치매나 암과 같은 질병에 대한 건강에 이로운 음식은 찾기가 힘들다. 현대인은 많은 양의 음식을 먹고 있지만 정작 필수 영양소가 절대 부족한 음식을 먹고 있는 것이 문제이다.

현대인이 질병에 노출된 원인은 균형 잡힌 영양식단의 음식을 먹지 못하기 때문이다. 과거에 할머니, 할아버지가 먹었던 약용산나물은 특정한 약효성 화학물질과 다양한 미네랄, 비타민을 가지고 있어 영양의 균형을 잡아줄 수 있는 음식이었다. 그러나 현대인이 지금 먹고 있는 채소는 특정 부위의 이용을 증대(당도, 크기, 색깔, 모양)하는 육종기술을 통해 만들어졌으므로 채소에 따라 특정한 비타민, 미네랄의 감소가 나타나고 있다.

자연에서 만들어진 약용산나물은 필수 영양소를 골고루 가지고 있는 음식 즉 자연음식이다. 물론 약용산나물과 기존의 음식을 병행하여 먹음으로써 균형을 맞추는 영양 섭취가 되어야 한다. 즉 현대인의 밥상에 약용산나물이라는 반찬을 더 두자는 것이다. 일상생활에서 미네랄과 비타민이 부족한 음식을 계속 먹게 되면 신경교란, 내분비교란, 뇌내물질 분비교란이 발생한다. 또한 활성산소가 체내에 누적되어 조기 노화, 치매, 암, 고혈압, 당뇨 등의 발병 원인이 된다.

다양한 미네랄과 비타민을 다량 가지고 있는 약용산나물은 균형 있는 영양 섭취를 가능하게 하는 천연제품의 종합영양제라고 할 수 있다. 병의 진료는 의사가 하지만 예방은 나 스스로 책임을 져야 하고 건강한 삶을 위해서는 나와 내 가족의 치매 발병을 없애는 방향으로 살아가야 한다. 노후에 질 높은 삶을 살기 위해서는 절대적으로 약용산나물 위주의 자연밥상이 필요하다.

조상들의 지혜가 묻어 있는 약용산나물과 같은 자연산 음식을 먹는다는 것은 명(命)에 이로운 음식으로써 좀 더 오래 살 수 있고, 좀 더 건강하게 살아갈 수 있는 길이다.

과학과 산업의 발달은 전기, 전자제품, 자동차 등의 편리한 생활환경을 제공하였다. 특히 의술의 발달은 인간의 수명을 연장시키는데 큰 힘이 되었다. 또한 새로운 식문화의 발달로 인해 다양하고 질 좋은 음식을 제공하는 등 수많은 혜택을 제공하였다. 그러나 수명연장에 따른 뜻하지 않은 질병인 치매나 암과 같은 특정 질병의 발생 증가는 특히 노년기 삶의 질적인 향상을 외면하게 만들었다. 물론 식문화의 발달로 인해 음식은 풍성하고 다양해졌지만 정작 치매나 암과 같은 질병에 이로운 음식은 충분하게 제공하지 못하였다.

난치성질환인 치매나 암과 같은 질병, 즉 자신에게 발생될 질병과 건강은 자신이 책임지며 살아가야만 하는 세상이다. 자신의 건강은 자신만이 지킬 수밖에 없는 시대가 되었다. 노년의 어둡고 무서운 유산 중의 하나라고 생각하는 치매는 더욱더 그렇다. 나이가 들어 늙어가면 질병의 고통과 죽음의 두려움을 가지고 살아간다. 건강을 지키기 위해서 내가 할 일이 무엇일까? 물론 경제적 활동도 중요하지만, 노후의 건강을 위해 스스로 내 몸을 관리하는 것도 필요하다.

오늘 편안하게 살았다고 해서 내일도 편안하게 살 수 있다고 장담할 수 없는 세상이다. 고령화사회에 접어들면서 예상치 못한 치매 환자가 급격히 늘어나고 있는 현실이다. 치매는 인간이 가지고 있는 좋은 판단을 전체적으로 파괴시키는 질병이다. 수명이 늘어나면서 나이가 들어 늙어지면 치매에 걸리지 않고 불편 없이 건강하게 살고 싶은 것이 모두의 간절한 바람이다. 수명이 늘어나 오래 살 수는 있지만 치매 환자가 되어 일상의 생활이 힘들고 고통스러워진다면 수명이 길어진 것이 무슨 소용이 있겠는가. 치매를 예방할 수는 있는 것일까? 치매를 치료할 수는 있는 것일까? 치매로부터 평생 자유스러워질 수 있는 길은 있는 것일까? 그렇지 않으면 하루하루 그냥 무관심하게 살아갈 수밖에 없는 것일까? 현실적으로 속 시원한 답을 찾을 수 없다는 것에 안타까운 마음뿐이다.

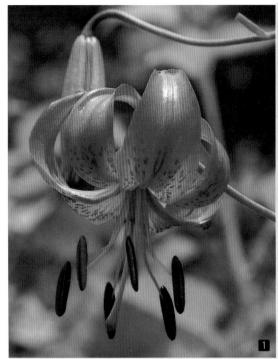
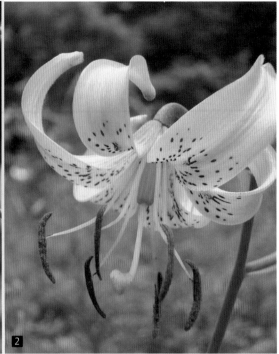

치매 예방을 위해서 약용산나물이 왜 필요한가? 우리가 치매를 예방하고 뇌 건강을 위해서는 뇌세포 구조의 기본 성분인 지방과 단백질, 그리고 에너지원인 포도당을 충분히 섭취해야 되는데 약용산나물에 이들 대사작용에 영향을 미치는 다양한 비타민과 미네랄이 들어 있다. 그리고 이런 영양소와 산소가 잘 공급되고 세포 활동으로 생긴 찌꺼기 배설이 잘 되게 하는 혈관 건강에 도움을 주는 약효성 화학물질과 성분을 가지고 있다. 또한 뇌 손상의 원인이 되는 활성산소를 중화시키는 특정한 항산화물질도 많이 있다.

장수의 비결은 무엇보다도 치매에 걸리지 않는 것이다. 치매는 뇌에 생기는 병이다. 노화가 되면 뇌세포가 줄어들고 심혈관 기능 저하로 인해 영양공급(포도당은 뇌 영양제이다)이 줄어들어 뇌 기능이 떨어진다. 그러나 치매는 노화와는 달리 뇌세포가 갑자기 많이 죽는 것이다. 치매를 예방하기 위해서는 뇌를 건강하게 하여 뇌세포의 죽음을 줄이는 것, 즉 최소화시키는 것이 유일한 방법일 것이다. 치매 없는 장수의 비법은 뇌세포를 살리는 것이다. 결국 뇌 건강을 위해서는 뇌세포를 살리는 음식인 약용산나물을 먹어야 한다. 최근 들어 알츠하이머치매를 제외한 갑상선 기능 저하, 비타민 결핍, 알코올 중독, 약물 남용, 뇌 질환에서 오는 치매는 어느 정도 치료가 가능하다. 또한 현대인이 경계할 가장 큰 대상은 생활습관병이 있으면 치매 발병률이 높아진다는 것이다. 모두가 꼭 기억할 것은 당뇨병, 고혈압, 고지혈증도 치매 발병의 원인이 될 수 있다는 것이다.

뇌과학을 연구하는 의술로는 퇴행된 뇌세포를 되살리는 치료 방법이 없는 치매는 아직까지 예방이 최선의 방책일 뿐이다. 환자 대부분이 병이 어느 정도 진행된 상태에서 의사의 진단이 있은 후에 치료를 시작하고 있는 게 현실이다. 이 시기는 이미 늦은 단계이지만 치매도 조기 발견하면 치료 가능성을 높일 수 있다. 그러나 현실적으로 확실한 조기 발견과 치료 방법이 어려울 경우 평상시 먹는 음식으로 치매 예방이 가능할까? 과거에 몇몇 전문가들은 음식과 그 성분으로 치매 자체를 예방하고 치료하는 것은 한계가 있다는 견해를 발표하였다. 그러나 최근에는 다른 각도에서 치매를 일으키는 독성물질(베타아밀로이드, 호모시스테인)을 차단하는 성분을 가지고 있는 음식, 항산화작용(뇌세포 손상을 방지)이 큰 음식, 혈액순환에 좋은 음식은 뇌 신경세포를 활성화시켜 치매의 예방과 치유(치료)가 가능하다는 구체적인 발표를 하고 있다. 특히 세계적인 치매 권위자인 브뤼노 벨라스(프랑스 폴 사바티에대학교 치매임상연구소장) 박사는 치매에 관한 많은 연구를 통해 "음식으로 치매 예방이 가능하다"는 결과를 발표하였다. 벨라스 박사가 추천하는 치매 예방 음식은 오메가3를 다량 함유한 연어, 정어리, 참치, 고등어 같은 등푸른생선과 비타민 함량이 많은 당근, 시금치, 브로콜리 같은 녹황색 채소 그리고 항산화물질을 가지고 있는 오렌지, 사과 등을 꾸준히 먹고 기름진 음식과 과식은 피해야 한다고 하였다. 이와 같은 음식을 먹음으로써 첫째, 오메가3는 뇌의 수명을 연장시킨다. 둘째, 항산화효과가 탁월해 뇌세포의 노화를 막는다. 셋째, 비타민B가 많이 들어 있어 뇌세포의 건강을 돕는다. 넷째, 특정한 약효성 화학물질은 뇌 기능과 기억력을 향상시킨다.

이제는 먹는 음식의 철저한 관리를 통해 치매의 예방과 치유 가능성을 충분히 열어놓게 되었다. 특히 세계에서 알츠하이머치매의 유병률(어떤 시점에 일정한 지역에서 나타나는 환자 수와 그 지역 인구 수에 대한 비율)이 가장 낮은 나라는 인도이다. 인도인들이 치매 유병률이 낮은 원인은 주식이 곡물과 채소를 기반으로 한 식물성 음식 위주의 전통음식(카레도 포함한다)을 먹고 있기 때문인 것으로 밝혀졌다. 이상의 결과에 의하면 음식의 종류에 따라 치매의 발병을 억제하는 하나의 예가 되는 것이다.

치매 걱정 없이 맑은 정신으로 건강하게 늙어가는 확실한 방법이 없을까? 치매는 나이가 들어 한순간 일시적인 관리가 아니라 젊어서부터 평생 관심을 갖고 관리하고 예방해야만 하는 질병이다. 우리가 할 수 있는 가장 좋은 예방법은 뇌 건강과 기억력 개선에 도움을 주는 좋은 음식을 먹는 것이다. 즉 나이가 들어 치매 없는 건강을 유지하기 위해서는 지금 당장 음식에 대한 새로운 접근이 필요하다.

치매를 예방하고 치유하기 위해 약용산나물을 먹어야 하는 가장 큰 이유는 무엇일까? 뇌의 혈액순환(뇌 혈류 증가)을 돕고, 뇌세포 손상을 막는 약효성 항산화물질을 가진 치료 음식이고, 기억력과 인지기능을 좋게 하는 다양한 비타민과 미네랄을 섭취할 수 있는 건강 음식이기 때문이다.

미네랄이란 무엇인가? 칼슘, 인, 철, 황, 마그네슘 따위의 무기질 영양소를 말한다. 미네랄은 생명을 살리는 영양소이다. 우리 몸의 세포 구성 성분이며 각종 효소를 활성화시키고, 호르몬 조절을 하는 등 다양하고 중요한 역할을 한다. 신체조직의 구성 성분으로서 뼈와 피의 원료가 되며 면역기구에도 관계된다. 또한 몇 가지 호르몬 합성에 필수적인 재료가 되며, 세포 내외의 체액을 언제나 약알칼리성으로 유지시켜 주는데 필요하다. 뿐만 아니라 수많은 신진대사의 생화학반응을 가능케 하는 효소의 많은 종류가 미네랄에 의해 활성화된다. 그러나 우리가 영양학적으로 늘 풍족하게 섭취할 수 없는 성분들이다. 미네랄은 에너지를 내도록 하는 배터리 역할을 한다. 그리고 약초가 약성이 크다 작다 하는 기준과 산나물이 맛이 있다 없다 하는 기준도 미네랄을 얼마나 다양하게 가지고 있는가에 의해 결정된다. 특히 미네랄은 신진대사의 균형 유지에 필요하다. 탄수화물, 단백질, 지방을 제대로 흡수하기 위해서도 미네랄이 꼭 필요하기 때문이다. 현대인의 식습관이 육류 위주의 식단 그리고 가공식품과 인스턴트식품으로의 식생활 변화로 영양 불균형이 심화되면서 미네랄을 음식으로 채우기가 매우 어려워졌다.

건강을 위해서는 질 좋은 미네랄의 섭취가 절대적으로 중요하다. 특히 농업이 현대화되면서 무기 성분의 보고인 토양이 오염되었다. 비료와 농약을 사용하는 화학농법으로 토양 속의 미네랄 함량이 점점 부족해졌다. 오염된 토양에서 자라는 채소는 일부 미네랄 함량이 현저히 줄어들게 된다. 이같은 환경에서 재배된 채소를 먹어서 장기간에 걸쳐 일부 미네랄과 비타민의 섭취가 부족하게 되면 현대인에게 가장 고통을 주는 치매나 암과 같은 질병을 유발하는 원인을 제공하게 된다. 미네랄의 주요 기능은 우리 몸의 약 4%를 구성하며 기억력 증진, 세포 재생, 피부 탄력 유지, 노화 예방 등의 역할을 한다. 미네랄은 산소전달자이자 영양의 촉매자이고, 양분의 분해와 전달을 돕는 역할을 한다. 미네랄은 체내 합성이 불가능하며 외부에서 섭취해야 한다. 현대인의 영양 섭취에 있어서 탄수화물과 단백질은 넘쳐나고 신체 기능을 조절하고 몸의 윤활유 역할을 하는 필수 영양소인 미네랄과 비타민 섭취가 부족한 음식을 먹고 있는 것이 문제이다.

결국, 문제가 되는 것은 다양한 미네랄의 섭취가 부족하고 포화지방산이 높은 육류, 그리고 발암성 성장호르몬이 많이 포함된 가공식품 섭취가 늘고 있는 것이다. 전 세계인의 1/3이 미네랄과 비타민이 결핍된 상태라고 한다. 따라서 현대인에게 건강을 위하여 가장 중요한 것은 칼로리를 줄이고 다양한 미네랄과 비타민을 섭취를 늘리는 것이다. 음식의 종류와 질은 좋아졌지만, 현대인은 과거보다 미네랄 섭취가 부족한 시대에 살고 있다. 섭취하는 음식의 종류가 중요하다.

치매를 예방하는 뇌 인지기능의 향상은 다양한 영양소(미네랄, 비타민)의 섭취에 의해서 만들어 진다. 미네랄의 충분한 섭취는 치매 예방에 큰 도움을 줄 수 있다. 예를 들어 체내에서 생성되지 않고 음식을 통해 섭취해야 하는 필수미네랄 중 하나인 규소(Si)도 치매 예방에 효과가 있다. 규소 성분이 알츠하이머를 유발하는 것으로 알려진 알루미늄의 배출을 도와 치매 진행을 느리게 해 준다. 특히 모든 질병은 세포 대사에 기인한다. 이 중에서 마그네슘(Mg)은 뇌의 혈류를 원활하게 하고 기억력을 향상시켜 치매를 예방한다. 그러나 우리나라 성인의 약 80%가 마그네슘 결핍증을 가지고 있다는 충격적인 보고이다. 한 개의 세포에는 수만 개의 채널(통로)이 있어서 세포에 필요한 물질이 들어오고 노폐물 같은 대사산물을 밖으로 내보낸다. 특히 칼슘과 마그네슘은 이러한 물질들의 출입을 통제한다. 칼슘과 마그네슘이 결핍되면 이러한 대사에 불균형이 일어나는데 특히 신경세포도 대사의 불균형한 상태에서는 치명적인 결과를 초래한다. 이러한 메커니즘에 의해서 알츠하이머(치매)가 발병을 한다고 한다. 또한 우리 몸에 구리가 너무 많고 상대적으로 아연이 적어도 치매를 유발한다. 나이가 들어가면 아연 수치는 저절로 낮아진다. 치매 예방은 늘 충분하고 다양한 미네랄과 비타민을 섭취하는 것이다.

치매나 암 예방을 위해서는 가족의 식탁을 최일선에서 책임지고 있는 주부의 식단구성이 건강을 지킬 수 있는 최선의 방책이다. 치매의 가장 좋은 예방법은 젊어서부터 치매에 좋은 음식을 선택하여 장기간에 걸쳐 꾸준히 섭취하는 식습관을 통해 발병을 예방하고 억제하는 유전자를 활성화시킬 수 있다. 산나물과 약초를 먹었던 것은 우리 조상들의 중요한 음식문화 중의 하나이다. 음식으로 고칠 수 없는 병은 약으로도 못 고친다는 말이 있듯이 의술이 발달하지 못한 시대에 우리의 할머니와 할아버지는 갖가지 약초나 약용산나물로 크고 작은 질병을 예방하거나 치료를 하였다. 이제까지 치매의 예방전략은 뇌 건강에 좋은 음식을 먹고 가벼운 운동을 하여 건강수명을 늘리는 것뿐이다. 치매 없는 행복한 노후를 보내기 위해서는 젊어서부터 나 스스로 내 몸의 건강을 체크(점검)하는 방법이 필요하다. 음식으로 먹어서 치매를 예방하거나 치유(치료)할 수 있는 특정한 약효성 화학물질과 비타민, 미네랄을 가지고 있는 것 중에 이제까지 밝혀진 대표적인 약용산나물은 참당귀, 참나물, 단풍취, 서덜취, 눈개승마, 두메부추, 병풍쌈, 곰취, 땅두릅, 참취, 어수리, 산부추, 는쟁이냉이, 엉겅퀴, 고비, 산옥잠화, 다래순, 미역취, 잔대, 영아자, 홑잎나물 등이다. 한두 번 약을 먹듯이 약용산나물을 먹는다고 치매를 예방할 수 있는 것은 아니다. 뇌 건강에 필요한 물질과 성분을 가지고 있는 약용산나물을 늘 먹는 일상적인 반찬이어야 한다.

백일 년 건강한 삶을 위한 무병장수 또는 유병장수를 위해서는 치매에 관하여 알아야 한다. 그래야 뇌를 지킬 수 있기 때문이다. 세계 장수마을에는 치매나 암 환자가 거의 없다. 치매나 암 환자가 없는 장수마을의 장수비결은 채식 위주의 식습관으로 유기농 채소와 자연산 산나물 섭취가 많다는 것이다. 특히 전통적인 식단구성은 채소와 나물로 이루어졌으며 육류의 섭취가 극히 적다는 것이다. 우리가 관심 있게 체크할 것은 네팔이나 티베트같이 채소와 과일을 적게 먹는 나라는 수명이 평균적으로 짧다. 또한 동물성 지방 섭취가 많은 핀란드, 브라질은 심근경색의 발생 비율이 높은 나라이다. 분석을 해보면 무엇보다도 곡물과 채식으로 이루어진 장수마을의 식단이 치매나 암 없는 장수에 크게 기여한 것은 확실하다. 세계 장수마을의 가장 큰 특징은 알츠하이머치매나 만성질환으로부터 자유로운 지역이라는 것이다. 식단의 80%가 채소(산나물류)와 콩류, 곡류(쌀, 보리, 밀 등의 곡식을 통틀어 이르는 말)이고 육식의 비중이 굉장히 낮다. 결국 치매 예방과 치료를 위해서는 이와 같이 항산화물질과 바타민, 미네랄을 많이 가지고 있는 약용산나물을 많이 먹는 것이다.

우리는 왜 약용산나물을 많이 먹어야 하는가? 약용산나물은 자연이 만들어 낸 마법 같은 약초이다. 약용산나물의 섭취는 범람하는 가공식품과 즉석식품으로부터 우리 인체를 보호하여 건강을 지킬 수 있는 유일한 자연산음식이기 때문이다. 특히 약용산나물이 가지고 있는 약효성 화학물질과 각종의 영양소는 치매 예방, 항암작용, 항염작용, 항균작용과 생체활성화를 통해 자연치유력을 향상시킨다. 또한 손상된 세포를 복구해 큰 질병인 치매나 암을 예방하고 치유(치료)할 수 있는 수천 년을 통해 전승된 토종약초이다.

4. 뇌세포의 인지기능과 기억력을 치유하는 약효성 화학물질과 영양소

약용식물의 화학물질과 영양소(비타민, 미네랄)가 치매 예방 및 치유에 어떠한 영향을 미치는가?

첫째, 현대의술에서 뚜렷한 치료법이 없는 치매는 약용산나물과 같은 치매에 좋은 음식을 먹어서 발병을 예방하거나 치유하는 것이 최선책이다. 치매를 예방하고 발병을 늦추기 위해서는 평상시 뇌 건강을 잘 유지하는 것이 중요하다.

뇌에 좋은 약효성 화학물질과 영양소를 가지고 있는 약용산나물은 뇌의 혈액순환을 돕고 뇌세포 손상을 막음으로써 뇌 건강과 기억력 개선에 직접적으로 영향을 준다. 치매를 예방하고 치유를 위한 뇌세포 기능과 뇌혈관 강화에 관여하는 좋은 성분은 ① 풍부한 미네랄(칼륨, 철, 인, 황, 칼슘, 마그네슘, 아연, 셀레늄, 규소), ② 특정한 약효성 화학물질(엽산, 베타카로틴, 안토시아닌, 폴리페놀, 알리신, 아세틸콜린, 데쿠르신, 로즈마린산)이 있고, ③ 다양한 비타민(비타민A, 비타민B1, 비타민B3, 비타민B6, 비타민B9, 비타민B12, 비타민C, 비타민D, 비타민E, 비타민K)이 있다.

자연이 만든 약용산나물은 야생의 거친 환경을 이기고 살아남은 강한 생명력을 가지고 있는 식물로서, 이 강한 생명력을 음식으로 섭취하여 우리 몸에 직접 전달되면 건강한 삶을 사는 데 도움을 준다. 특히 치매에 고위험군인 사람과 가족력이나 유전력을 가지고 있는 사람도 치매에 좋은 효능이 있는 약효성 화학물질과 영양소를 많이 섭취하게 되면 차후에 치매(알츠하이머) 발병률이 급격히 낮아진다. 결국, 치매의 적절한 예방은 치매에 좋은 약효성 화학물질과 영양소를 가지고 있는 자연산음식인 약용산나물을 꾸준히 먹는 것이 가장 확실한 방법이 될 수 있다.

둘째, 약용산나물이 가지고 있는 약효성 화학물질은 치매의 예방과 치유(치료)에 직접적인 영향을 준다.

식물은 생존과 자기보호를 위해 특정한 화학물질을 합성한다. 즉 화학물질은 거친 자연환경(높은 온도, 강한 광선, 자외선, 한발)을 극복하거나 자기를 섭식하는 동물과 곤충을 죽이거나 추방하려고 만든 방어물질 또는 독성물질이다. 그러나 인간은 방어물질과 독성물질을 가지고 있는 식물을 질병을 치료하는 약초로 또는 약이 되는 산나물로 이용한다.

우리가 알아야 할 약용산나물이 가지고 있는 치매에 좋은 대표적인 약효성 화학물질은 다음과 같다. 치매에 유용한 약효성 화학물질을 섭취하기 위해서는 약효성 화학물질이 풍부한 음식(약용산나물)을 먹어야 한다.

1) 데쿠르신은 뇌세포의 손상을 막고 독성물질을 차단하며 뇌를 보호하여 치매와 뇌경색을 예방하고 치료하는 효능이 있는 물질이다. 특히 데쿠르신은 뇌 속에 들어가서 독성물질이라고 알려진 베타아밀로이드(몸속에서 만들어지는 독성단백질 중의 하나이다. 베타아밀로이드가 과도하게 생성될 경우 혈관을 통해 뇌로 올라가 뇌의 감각, 운동, 사고 등과 같은 복잡한 생명활동을 담당하는 신경세포에 쌓이게 되면 뇌세포를 파괴하거나 연결이 끊기면서 치매를 일으킨다)가 생성되는 것을 차단하거나 감소시켜서 뇌세포를 보호하므로 치매(알츠하이머) 예방과 치료를 하게 된다. 또한 최근 연구에서 데쿠르시놀 안젤레이트도 치매 예방, 노화 예방, 당뇨 합병증 등에 효과가 밝혀진 천연물질이다. 데쿠르신과 데쿠르시놀 안젤레이트를 가지고 있는 약용산나물은 참당귀이다.

2) 아세틸콜린은 신경전달물질이다. 특히 인지력, 집중력의 두뇌활동을 조절한다. 아세틸콜린은 베타아밀로이드의 생성억제 효과로 치매(알츠하이머) 예방과 치료에 효과가 있다. 정상인은 뇌의 신경세포에서 아세틸콜린이라는 신경전달물질이 적절히 분비되어야 기억력과 인지력이 유지되고 학습이 가능하다. 그러나 치매 환자는 뇌에서 아세틸콜린을 분비하는 신경세포가 파괴되면서 아세틸콜린의 분비가 줄어서 기억력과 같은 인지기능이 떨어지게 된다. 아세틸콜린을 가지고 있는 약용산나물은 배초향, 화살나무(홀잎나물), 냉이(는쟁이냉이) 등이다.

콜린은 치매(알츠하이머)의 예방과 치료를 한다. 콜린은 인지질이라고 하는 지방의 한 성분으로 세포막을 이루는 구성요소로서 신경작용에 중요한 역할을 하는 아세틸콜린의 한 성분이다. 콜린은 뇌 기능을 활성화하여 기억력과 집중력을 향상시키고 손상된 뇌세포를 치료한다. 콜린은 우리 몸에 있는 신경전달물질인 아세틸콜린을 구성하는 주요 성분이다. 뇌 신경전달물질인 아세틸콜린의 원료가 되어 기억력을 개선시키는 작용을 한다. 콜린은 첫째, 알츠하이머치매의 원인 물질로 추정되는 베타아밀로이드단백질이 비정상으로 뒤엉키는 플라크(신경반)의 생성을 차단한다. 둘째, 신경독소로 작용할 수 있는 아미노산인 호모시스테인(뇌세포를 파괴하고 치매를 비롯한 뇌 질환을 유발하고 몸을 노화시키는 독성 아미노산)의 수치를 낮춘다. 셋째, 호모시스테인을 유익한 화학물질인 메티오닌으로 전환시킨다. 넷째, 치매 환자의 치료 목적으로 투여한다. 신경세포들은 기억력 신경전달물질인 아세틸콜린을 합성하기 위해서 콜린을 요구한다. 다섯째, 콜린은 기억력 쇠퇴와 관련된 염증과 높은 수준의 호모시스테인을 막아주는 역할을 한다. 호모시스테인은 대사과정에 필요한 비타민 결핍(비타민B12, 비타민B9, 비타민B6)이 있을 때 농도가 증가한다. 콜린을 가지고 있는 약용산나물은 산부추, 두메부추, 는쟁이냉이, 쐐기풀 등이다.

3) 로즈마린산은 강력한 항산화물질로서 뇌의 산화작용을 막아주어 치매를 예방하고 치료하는 물질이다. 특히 뇌세포의 대사기능을 촉진시켜 인지능력 향상과 기억력 감퇴를 예방한다. 또한 뇌의 신경전달물질에 영향을 주어 우울감, 불안감을 완화시키고 항산화, 항염, 기억력 증진에 효과가 있는 물질이다. 특히 치매는 뇌의 신경전달물질인 아세틸콜린이 분해(알츠하이머는 뇌의 아세틸콜린을 생성하는 세포의 저하로 발생한다. 이를 해결하기 위해 아세틸콜린을 분해하는 효소 에스테라제의 작용을 억제하는 데 초점을 맞추고 있다)되어 없어지는 증상을 겪는데 로즈마린산은 이런 작용에 의해 아세틸콜린이 분해되는 것을 막아주는 역할을 한다. 로즈마린산을 가지고 있는 약용산나물은 배초향, 화살나무(홑잎나물)이다.

4) 알리신은 항산화 성분으로 뇌혈관질환에 효과가 있다. 특히 치매(알츠하이머) 예방과 암 발병 위험을 낮추는데 좋은 효능을 나타낸다. 알리신은 심장질환을 예방하며 나쁜 콜레스테롤의 수치와 혈압을 낮추는 효과가 있다. 또한 알리신은 비타민B1과 결합하여 알리티아민을 형성하여 비타민B1 흡수를 높여 뇌 신경과 말초신경을 활성화한다. 그리고 지질과 결합하여 피를 맑게 하고 혈관에 혈전이 생기는 것을 막아 혈액순환을 원활히 한다. 알리신을 가지고 있는 약용산나물은 산부추, 두메부추, 산마늘 등이다.

5) 페롤산은 폴리페놀의 일종으로 알츠하이머치매로 인한 기억력을 개선하는 효과가 있다. 식물의 세포벽에 들어 있으며 활성산소를 중화시키는 항산화작용을 한다. 특히 페롤산은 첫째, 알츠하이머 발병의 원인 중 하나인 타우단백질의 축적을 낮추는 작용을 한다. 둘째, 치매를 일으키는 독성단백질인 베타아밀로이드의 형성을 억제한다. 셋째, 알츠하이머치매로 인한 기억력 손상을 치유한다. 그리고 뇌 신경세포에서 아밀로이드 전구단백질이 치매 유발물질로 알려진 베타아밀로이드단백질로 쪼개지는 것을 차단한다. 넷째, 알츠하이머치매로 감소된 뇌 신경전달물질의 생성을 활성화시켜 기억력과 인지능력을 회복시켜 준다. 페롤산을 가지고 있는 약용산나물은 참당귀, 산부추, 산마늘 등이다.

6) 베타카로틴은 뇌 영양제이자 강력한 항산화물질이다. 특히 뇌세포를 활성화시키고 뇌

기능을 향상시키는 데 도움을 주어 치매를 예방한다. 베타카로틴은 식물이 자외선 피해로부터 보호해주는 기능을 위해 합성하는 물질이다. 식물은 광합성을 할 때 광에너지에 의해 활성산소가 발생한다. 활성산소는 식물체를 파괴하기 때문에 베타카로틴의 존재 유무가 아주 중요하다. 생존을 위해 식물은 활성산소에 의한 공격에서 식물체를 보호하기 위하여 이 활성산소를 효과적으로 소멸시킬 수 있는 베타카로틴과 같은 물질을 만들어 낸다. 베타카로틴은 강력한 항산화효과가 있어 활성산소로 인한 각종 질병과 암(폐암)과 치매(알츠하이머) 예방 그리고 세포의 산화와 노화를 예방한다. 베타카로틴은 지용성이기 때문에 기름(식용유)과 같이 먹어야 한다. 나물을 무칠 때 참기름이나 들기름을 넣어 무치는 것이 흡수를 도와준다. 베타카로틴을 가지고 있는 약용산나물은 산부추, 참나물, 참취, 곰취, 고비, 잔대, 쐐기풀 등이다.

7) 폴리페놀은 식물이 자외선이나 활성산소 또는 섭식자로부터 스스로를 보호하기 위하여 만들어 내는 보호물질이자 방어물질이다. 폴리페놀의 가장 큰 사용은 식물이 강한 자외선의 피해로부터 보호하기 위해서 그리고 초식동물의 소화기능을 떨어트려 섭식자로부터 섭식을 방지하기 위해 만들어 내는 물질이다. 식물은 초식동물, 곤충들의 섭식을 방어하기 위한 생존물질로 소화를 방해하는 페놀 성분을 많이 함유하도록 진화하였다. 또한 폴리페놀은 광합성의 한 과정에서 만들어 내는 물질로써 우리 몸의 유해산소인 활성산소를 해가 없는 물질로 바꿔 주는 강력한 항산화물질이다. 폴리페놀의 항산화작용은 알츠하이머치매에 있어 뇌의 병적 특징인 플라크가 형성, 비이상적인 탱글(얽히고 꼬임) 발생을 억제함으로써 신경세포를 보호하는 기능을 한다. 그리고 뇌의 특정 부위에 축적되어 알츠하이머치매의 발병에 중요한 역할을 할 수 있는 금속(구리, 철분 : 알츠하이머치매의 인지능력 저하는 뇌 속에 철분이 쌓이기 때문이다)을 제거한다. 폴리페놀의 주요한 효능은 치매(알츠하이머), 암, 노화, 심장질환과 뇌경색을 예방한다. 폴리페놀이 인체 내로 들어오면 강력한 항산화제로 작용해 세포유전자(DNA)와 세포막의 산화를 억제하고, 활성산소에 의한 단백질과 지질의 손상을 막아주고, 혈관 손상을 보호한다. 또한 폴리페놀은 암세포의 증식을 억제하고, 발암물질을 불활성화시키고, 세포의 변이를 방지하여 암을 예방하는 효과를 낸다. 치매나 암을 예방하기 위해서는 혈액을 맑게 하고 혈관을 깨끗하게 하는 폴리페놀이 많이 들어 있는 음식을 먹어야 한다. 폴리페놀을 많이 가지고 있는 약용산나물은 엉겅퀴, 서덜취, 참취, 곰취 등이다.

야생의 식물은 살아남기 위해 필요한 생존물질을 만들어 낸다. 자연에서 식물이 살아남는 생존전략은 과학적이다. 특히 움직일 수 없는 식물은 초식동물이나 곤충과 균으로부터 자신을 보호하기 위해 스스로 생리활성물질인 생존물질을 만들어 낸다. 이것을 화학물질 또는 방어물질이라고 한다. 식물은 많은 동물과 곤충들 중에서 특히 초식곤충의 애벌레에게 생장하는 어린잎을 먹히지 않으려고 온갖 보호 방법을 이용해 왔다. 잎의 가장자리를 단단히 만들어 애벌레가 섭식을 힘들게 하는가 하면 독성이 강한 화학물질로 중무장하여 그들의 공격을 방어하고 퇴치한다. 이러한 화학물질들이 사람에게 이로운 것으로 알려져 오래전부터 병을 고치는 약의 원료로 사용되고 있다. 그러나 식물에서 만들어지는 화학물질은 초식동물과 곤충의 섭식 방어를 위해 독성을 가지고 있는 물질이고, 종 보존을 위한 수분(종자식물에서 수술의 꽃가루가 암술머리에 붙어서 열매를 맺는 현상)에 도움을 주기 위해 만들어진 물질들이다.

인간과 달리 식물은 생체 중의 약 10%를 약탈자의 방어를 위해 설계된 화학물질로 만들어졌다. 결국 식물체 구성을 살아남기 위한 방어전략에 중점을 두고 있다. 자연의 세계에서 식물과 동물, 곤충은 공생관계를 가지며 함께 진화해왔다. 그러나 초식동물은 식물의 방어전략을 극복하기 위한 새로운 기작 즉 독성을 무독화시키는 방법으로 발달시켜 왔다. 특히 식물은 생존을 위한 새로운 화학물질을 만들고 동물과 곤충도 생존을 위해 화학물질에 대한 새로운 해독물질을 만들어 낸다. 인간도 마찬가지이다. 식물이 자신들의 생존을 위해 만들었지만 이것을 인간은 건강과 질병 치료를 위해 이용한다. 특히 자연이 만든 치매에 좋은 대표적인 화학물질은 플라보노이드, 루틴, 아세틸콜린, 폴리페놀, 커쿠민, 알리신, 로즈마린산, 데쿠르신, 안토시아닌, 카로틴, 탄닌, 쿼르세틴, 루틴, 후라보노이드 등이고, 치매에 좋은 비타민과 미네랄은 비타민B, 비타민C, 비타민D, 비타민E, 비타민K, 칼슘, 마그네슘, 셀레늄 등이다.

8) 플라보노이드는 수용성 식물 색소로 피를 맑게 해주고 항산화작용과 모세혈관을 강하게 하는 효능이 있다. 또한 혈액을 정화시켜 뇌의 혈액순환이 원활해져 치매 예방에 좋다. 주요한 효능은 치매 예방(알츠하이머), 항산화, 항염, 항암작용을 하며 혈전 생성을 억제하고, 심장병과 동맥경화증을 예방한다. 플라보노이드를 많이 가지고 있는 약용산나물은 서덜취, 어수리, 단풍취, 참취, 미역취, 배초향, 쐐기풀 등이다.

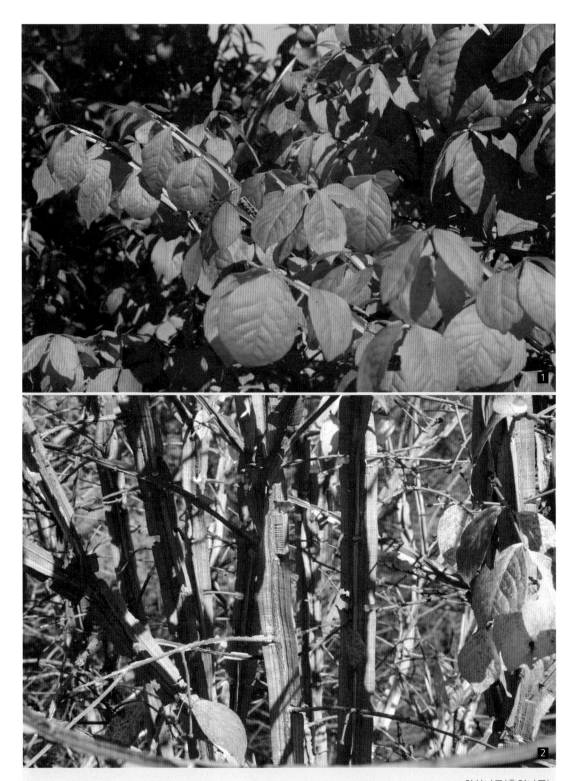

화살나무(홑잎나물)

치매를 치유하고 뇌를 살리는 약용식물보감

9) 엽산은 적혈구 형성에 필수적인 물질이다. 그리고 두뇌를 활성화시킨다. 엽산은 뛰어난 항산화효과와 함께 기억력 감퇴 및 치매를 일으킬 수 있는 독성 아미노산으로 치매유발자로 알려진 호모시스테인(뇌세포를 파괴하고 치매를 비롯한 뇌 질환을 유발하고 몸을 노화시키는 독성 아미노산이다)의 생산을 억제한다. 특히 엽산은 치매를 일으키는 호모시스테인이라고 불리는 해로운 아미노산의 혈중 수치를 낮추는 작용과 제거하는 효능이 있다. 혈중 엽산 수치가 낮으면 기억력에 문제가 생기고 치매위험도가 높아진다. 비타민B12와 함께 적절히 섭취해 주면 알츠하이머치매의 증상이 개선될 수 있다. 엽산은 수용성 비타민이므로 요리하지 않고 생으로 섭취하는 것이 좋다. 엽산을 많이 가지고 있는 약용산나물은 참나물, 두메부추, 곰취, 산부추, 독활(땅두릅), 냉이(는쟁이냉이), 쐐기풀 등이다.

10) 안토시아닌은 플라보노이드계열의 물질로 과일, 꽃에 주로 함유되어 있는 색소이다. 즉 세포 파괴를 억제시키기 위해 합성하는 물질이다. 안토시아닌은 뇌의 혈액순환을 좋게 하고 혈관을 튼튼히 유지한다. 특히 동맥의 탄력을 유지시켜준다. 그리고 혈류 증대와 염증 제거, 세포 사이의 정보 흐름 향상 등 다양한 방법으로 뇌에 작용을 한다. 특히 중요한 효능 중의 하나는 혈관성치매(알츠하이머 다음으로 많이 발생하는 치매)를 예방하는 것이다. 최근의 연구에서 안토시아닌은 치매, 암, 노화 방지와 산화 방지(활성산소의 손상을 방지해 뇌를 보호), 염증을 완화시키는 작용과 심장질환, 뇌졸중 예방에 효과가 있다고 보고되고 있다. 안토시아닌 섭취가 적은 사람은 치매 위험이 높다고 한다. 특히 혈관성치매를 예방하기 위해서는 안토시아닌 함량이 많은 음식을 섭취해서 뇌를 활성화시켜 주어야 한다. 안토시아닌을 많이 가지고 있는 식물은 색상이 있는 모든 채소와 과일이다.

셋째, 비타민도 치매의 예방과 치료에 직접적인 영향을 미친다.

비타민은 인체의 정상적인 기능과 성장 및 유지를 위해 음식물을 통해 미량으로 섭취해야 하는 필수적인 유기화합물이다. 비타민은 극히 적은 양으로 극적인 효과를 나타내는 신비의 물질이다. 우리 몸에서 스스로 만들지 못하는 영양소이기 때문에 반드시 외부에서 공급을 해주어야 하는데 음식으로 섭취하는 것이 가장 좋다. 특정한 비타민이 결핍되거나 단절되었을 때는 치매나 암과 같은 질병이 발생하는 원인을 제공한다. 특히 일부 비타민은 뇌 건강에 크게 작용을 한다. 항산화 비타민인 비타민C와 비타민E는 뇌를 산화 스트레스에서 보호해준다. 비타민B군 대다수는 세포 내 에너지 생산과 연관이 있고, 비타민B군(비타민B1,

비타민B2, 비타민B3, 비타민B6, 비타민B9, 비타민B12)이 결핍하면 뇌 장애 발생을 유발한다.

비타민은 대부분 식물에 함유하고 있지만 어떤 비타민은 특정한 식물에만 가지고 있는 경우가 있다. 특정한 비타민을 가지고 있는 산나물은 약이 되는 중요한 음식이다.

1) 비타민B1, 비타민B6. 비타민B9. 비타민B12는 뇌 건강을 향상시키는 비타민이다. 이 비타민들이 치매유발자를 잡을 수 있다. 특히 비타민B6. 비타민B9. 비타민B12는 치매유발자인 호모시스테인의 독성을 유익한 아미노산으로 전환시켜 해독작용을 하는 비타민들이다. 비타민B1은 신경전달물질의 생합성에 관여하며 비타민B9, 비타민B12는 뇌 신경세포 형성에 관여한다. 포도당(글루코오스 : 뇌 영양소로 이용한다)이 뇌에 잘 쓰여질 수 있도록 하려면 비타민B6, 비타민B9, 비타민B12가 필요하다.

약용산나물이 가지고 있는 비타민B1, 비타민B6, 비타민B9, 비타민B12는 치매유전자인 호모시스테인을 잡을 수 있을까? 치매에 효능이 있는 산나물을 2주간 섭취한 후 호모시스테인을 체크하는 실험을 실시하였다. 짧은 기간의 연구에도 불구하고 호모시스테인의 수치가 급격히 떨어지는 뚜렷한 차이를 보였다. 이같은 연구로 치매에 좋은 성분을 가지고 있는 약용산나물의 섭취는 치매를 예방하고 치유할 수 있다는 결과를 얻었다. 이렇듯이 우리의 밥상에 차려진 한두 가지 음식 변화가 노년의 건강을 책임질 수 있다. 특히 비타민B6, 비타민B12는 뇌 신경전달물질인 세로토닌(치매 예방, 우울증 예방) 분비에 꼭 필요하다. 결국 비타민B1, 비타민B6, 비타민B9, 비타민B12가 중요한 것은 치매유발자인 호모시스테인의 수치를 낮추는 것이다.

치매를 일으키는(유발하는) 물질이 있는데 한편으로는 이 유발물질의 수치를 낮추는 것으로 치매를 예방하고 치유(치료)할 수가 있다. 치매를 일으키는 것으로 알려진 대표적인 유발물질은 베타아밀로이드와 타우단백질이다. 그리고 지금까지 알려진 치매 발병 원인 중의 또 다른 하나는 호모시스테인이다. 세포가 단백질을 생성할 때 생기는 일종의 부산물이다. 우리 몸에서 아미노산이 대사반응(메치오닌의 탈메칠화에서 만들어지는 아미노산)을 한 후 생긴 찌꺼기인 호모시스테인이 혈관 내 내피세포를 손상시키고 혈관을 노화시켜 또 다른 치매를 일으킨다고 한다.
호모시스테인은 무엇인가? 음식물 섭취 시 체내의 대사과정을 거쳐 단백질이 아미노산으로 분해되면서 만들어지는 일종의 독성물질이다. 즉 음식물을 소화할 때 만들어지는 단백질을 말하며 체내에 과다 축적될 경우 심혈관질환 및 뇌 조직 손상에 의한 치매 발병위험을 크게 증가시킨다. 호모시스테인은 비타민B6, 비타민B9, 비타민B12와 엽산이 부족하게 되면 생긴다. 특히 치매위험인자 중 하나인 호모시스테인의 양을 줄이는 것이 바로 엽산이다. 비타민12와 엽산을 섭취하게 되면 호모시스테인의 생성을 억제할 수 있다. 엽산은 호모시스테인 수치를 낮추어 심장질환, 뇌혈관질환을 감소시킨다. 호모시스테인의 혈중농도가 높은 사람은 그렇지 않은 사람에 비해 심장병과 뇌졸중은 물론 치매도 잘 생기고 심근경색과 뇌졸중의 위험이 높아진다.

우리가 단백질을 섭취하면 그 단백질의 대사산물로 호모시스테인이 생성되는데 엽산이 부족하면 호모시스테인이 제거되지 못하여 뇌혈관을 타고 뇌세포유전자(DNA)에 손상을 준다. 결국 호모시스테인은 세포가 단백질을 생성할 때 생기는 일종의 부산물이다. 이것이 체내에 축적되면 혈관벽을 훼손해 뇌졸중이나 치매를 유발할 가능성이 높아지게 된다. 그래서 뇌졸중 검사를 할 때 혈액내 호모스시테인의 수치를 측정하기도 한다. 특히 엽산은 치매위험인자 중 하나인 호모시스테인의 양을 줄여주는 역할을 한다. 또한 비타민B12도 호모시스테인을 제거하는 효능이 있다.

비타민B12와 비타민B9, 비타민B6 함량이 풍부한 약용산나물의 섭취는 혈중 호모시스테인이 높아지는 것을 방지하여 치매를 예방하고 치유할 수 있다. 이것이 가족력이나 유전력이 있는 사람이 치매를 예방하기 위해서 약용산나물을 먹어야 하는 가장 큰 이유이다. 결국 호모시스테인은 음식물이 몸속에서 소화될 때 만들어지는 단백질 중 하나로 체내에 과다하게 쌓일 경우 심혈관질환 및 뇌 조직 손상에 의해 치매 발병의 원인을 제공한다. 호모시스테인은 육류 등 단백질이 풍부한 음식을 자주 먹을 경우 체내 농도가 올라가므로 고기를 먹을 때 엽산(비타민B9)과 비타민B(비타민B12, 비타민B6)가 풍부한 약용산나물을 같이 먹어서 수치가 증가하는 것을 막는 것도 치매 예방의 한 방법이다.

2) 특정한 비타민 결핍은 치매를 일으키는 원인이 된다. 치매 예방을 위해서는 비타민 함량이 높은 음식을 골고루 섭취해야 한다. 사람이 나이가 들어 늙어지면 소화기관 능력(소화능력) 자체가 줄어들어 비타민B9, 비타민B12 부족이 심각해진다. 특히 비타민B9(엽산), 비타미B12는 두뇌 인지기능에 중요한 영향을 끼치는데 부족하게 되면 치매 가능성과 뇌졸중 위험이 크게 상승을 한다.

(1) 노년기에 비타민B군의 결핍은 치매를 일으키는 원인을 제공한다.

특히 비타민B6, 비타민B9, 비타민B12는 치매 유발요인이 되는 호모시스테인을 감소시키고, 뇌가 영양소를 잘 쓰도록 도와준다. 치매와 관련된 비타민 결핍은 비타민B1, 비타민B3, 비타민B6, 비타민B9, 비타민B12 등이 있다.

① 비타민B12(코발라민)는 에너지, 수면, 신경계에 도움을 주는 물질로 주로 칼슘과 결합하여 우리 몸에 사용된다. 주로 작용하는 신체 부위는 뇌와 신경이다. 비타민B12는 뇌세포 활성과 집중력, 기억력을 높여 치매 예방과 뇌 활성에 도움을 준다. 비타민B12는 신경세포를 만들 때 중요하고, 적혈구 유전자(DNA)를 만드는 데 관여한다. 특히 뇌의 위축(결핍은 뇌를 위축시킨다. 정상적인 크기의 기관이나 조직의 부피가 감소하는 것)을 예방하고 기억력을 유지하는 데 큰 역할을 한다. 비타민B12가 결핍되면 뇌세포가 손상되면서 치매 증상이 생길 수 있다. 따라서 비타민B12의 적절한 섭취는 정상적인 혈액 생사과 신경작용에 필수적이다. 비타민B12의 주요 기능은 인지기능장애를 막아주고, 심근경색, 뇌졸중(중풍), 면역기능 등을 향상시키며, 신경을 유지하고 세포를 재생하는 기능을 갖고 있다. 또 다른 중요한 기능 중에서 비타민B12는 혈중 호모시스테인이 높아지는 것을 방지하여 치매를 예방하고 치료할 수 있다. 이와 같이 비타민B12는 치매 예방과 치료에 가장 효과가 큰 것으로 보고되었다. 그리고 노년에 위산 분비가 감소하거나 위장병을 치료하기 위해 너무 많은 제산제를 복용할 경우 비타민B12의 흡수 부족에 의한 결핍증이 올 수 있다. 비타민B12가 많아 우리가 음식으로 꼭 먹어야 할 약용산나물은 참당귀, 단풍취, 곰취, 병풍쌈, 눈개승마(삼나물), 두메부추, 참나물, 는쟁이냉이 등이다.

② 비타민B9(엽산)은 혈관의 독성물질을 해독하는 기능을 한다. 엽산이라고도 한다. 특히 비타민B9의 결핍은 치매를 일으킬 수 있다. 그나마 다행인 것은 치매에 좋은 효능을 하는 약용산나물이 많은 양을 가지고 있다. 두메부추는 엽산이 풍부하고 참당귀, 는쟁이냉이, 참나물, 산부추 등도 엽산 함량이 많은 대표적인 약용산나물이다. 엽산은 세포와 혈액 생성에 꼭 필요한 성분이다. 특히 혈액의 호모시스테인의 수준을 정상으로 유지하는데 필요한 성분이다. 노년에 엽산이 결핍되기 쉬운데 특히 술을 자주 마시는 경우, 알코올이 엽산의 흡수를 방해하므로 엽산 결핍이 되기 쉽다. 또한 엽산은 세포분열과 성장에 중요한 역할을 하므로 결핍되면 빈혈을 초래한다. 치매 노인 중에 낮은 엽산 수준을 가진 사람이 많다고 알려졌으며, 혈청의 엽산 수준이 낮다면 치매 예방을 위해 엽산

을 처방받아야 한다. 그리고 치매에 걸리면 도파민, 세로토닌, 노르아드레날린 등 3종류의 신경전달물질이 부족해지는데 엽산은 이러한 물질의 원료가 되는 아미노산을 만드는 데 중요한 역할을 한다. 우리가 음식으로 먹어야 할 비타민B9이 많은 약용산나물은 두메부추, 느쟁이냉이, 참당귀, 단풍취, 고사리, 고비, 곰취, 병풍쌈, 눈개승마, 산부추, 참나물, 참취 등이다.

③ 비타민B6(피리독신)은 신진대사 및 신경전달물질 합성에 관여한다. 우리 몸에 신경세포를 보호하는 기능을 하며 호모시스테인을 제거하는 작용을 한다. 호모시스테인은 혈관독소로 작용하며 혈관 벽을 파괴하고 동맥경화를 일으켜 치매를 유발하는 위험인자이다. 특히 비타민B6가 부족하면 신경불안과 같은 정신적 불안 상태, 경련, 피부병이 발생한다. 또한 우리 몸을 과도한 스트레스에서 보호해주는 역할을 하고 단백질 합성에 영향을 끼치는 효소의 기능을 돕는 역할도 한다. 특히 비타민B6을 신경비타민이라고 한다. 신경전달물질 생산과 세로토닌(뇌 속에 신경을 전달해 주는 물질)의 분비에 관여한다. 세로토닌이 증가하면 해마가 활성화되어 기억력 향상에 도움을 준다. 그리고 부족 시 우울증과 집중력 장애가 일어난다. 우리가 음식으로 먹어야 할 비타민B6가 많은 약용산나물은 독활(땅두릅), 음나무(개두릅), 고비, 고사리 등이다.

④ 비타민B3(나이아신)의 결핍은 기억상실증을 초래한다. 치매의 원인이 되는 가장 흔한 결핍증은 비타민B12와 비타민B9이지만, 비타민B3 결핍도 알츠하이머치매의 원인이 된다. 나이아신은 신경전달물질을 생산하는 데 관여하고 전체 물질대사에 필요한 영양소이다. 결핍되면 식욕 부진, 구토, 변비, 설사 등이 나타나며, 심하면 피로, 우울증, 불면증, 위점막 염증, 기억상실증을 초래한다. 우리가 음식으로 먹어야 할 비타민B3이 많은 약용산나물은 참취, 곰취, 미역취, 병풍쌈, 참나물, 화살나무(홑잎나물), 섬쑥부쟁이(부지깽이나물), 엉겅퀴 등이다.

⑤ 비타민B1(티아민)의 결핍은 기억력 손상을 부른다. 비타민B1이 결핍되면 뇌는 유일한 영양분인 포도당(뇌 영양소로 이용한다) 이용을 할 수 없게 된다. 또한 신경세포의 사멸과 변성을 초래하고 뇌가 위축되어 뇌 기능에 이상이 발생한다. 에너지 대사와 신경 및 근육 활동에 필요한 영양소로 우리나라 사람처럼 쌀과 같은 곡물류와 탄수화물 섭취가 높은 사람들에게 신진대사를 위해 꼭 필요한 비타민이다. 특히 흰쌀밥을 먹는 나라에서 비타민B1이 자주 결핍된다.

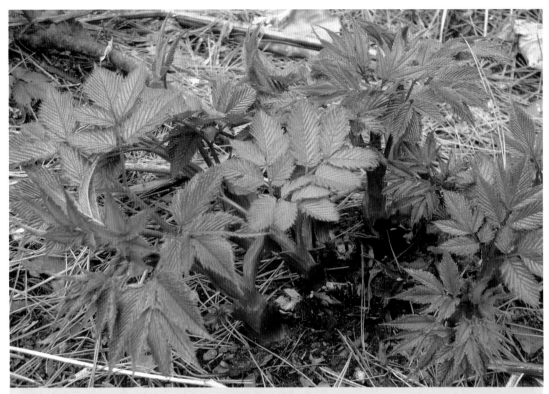

눈개승마(삼나물)

비타민B1이 결핍되면 초조, 두통, 피로, 식욕 부진, 체중 감소와 기억력 손상을 가져오며 또한 뇌세포가 손상되면서 치매 증상이 생길 수 있다. 알코올 중독자는 비타민B1이 결핍되기 쉬우므로 주의해야 한다. 음주는 뇌와 신경계에 필수영양소인 비타민B1의 흡수를 방해해서 신경세포를 망가지게 하여 알코올치매의 위험을 높인다. 특히 비타민B1은 신경전달물질의 생합성에 관여하여 두뇌의 활동을 도와 학습능력을 향상시킨다. 우리가 음식으로 먹어야 할 비타민B1이 많은 약용산나물은 단풍취, 참나물, 곰취, 엉겅퀴 등이다.

(2) 비타민C는 수용성 항산화비타민의 하나로서 치매(알츠하이머) 억제에 중요한 역할을 한다.

특히 세포조직을 재생시켜주며 세포가 사멸하는 것을 막아주어 치매를 예방한다. 비타민C의 결핍 시 치매(알츠하이머) 발병에 중요한 역할을 하는 독성 단백질인 베타아밀로이드의 축적이 일어난다. 그리고 혈관을 튼튼히 하고 철분 흡수에 도움을 주며, 인체의 기능과 건

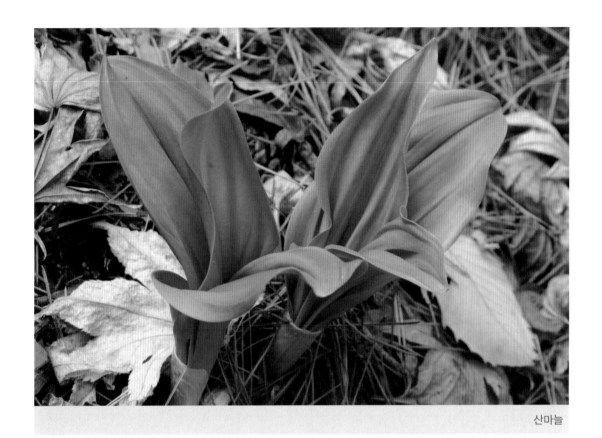

산마늘

강 유지를 위한 비타민 중의 하나이고 세포 내의 산화, 환원에 직접적으로 영향을 미친다.

특히 면역력을 증진시키고 우리 몸을 활성산소로부터 보호하는 항산화작용과 각종 암이나 동맥경화와 같은 질병의 예방에 효능을 나타낸다. 또한 노화 억제와 만성질환 예방과 당뇨병 개선에 관여를 한다. 특히, 비타민C는 노인의 인지능력과 기억력 유지를 돕고 알츠하이머치매 억제에도 도움을 준다. 우리가 음식으로 먹어야 할 비타민C가 많은 약용산나물은 영아자, 는쟁이냉이, 산부추, 참나물, 곰취, 잔대, 산달래 등이다.

(3) 비타민D는 치매 예방과 치료에 효과가 있다.

특히 낮은 비타민D 농도가 인지기능 저하와 알츠하이머치매의 위험을 높인다. 비타민D는 피부 속 스테롤이 자외선을 받아서 만들어진다. 스테롤에서 만들어진 비타민D는 화학반응을 거쳐 칼슘대사에 관여하는 화합물로 전환한다. 뼈를 튼튼히 하고 키 성장에 도움을 주는 성장 비타민이다. 또한 비타민D의 역할은 노화를 지연시키고, 면역기능을 증진시키며 항암효과가 있고, 심장병을 억제하며, 혈당 상승을 억제하고, 칼슘 흡수를 촉진시켜 골다공증을 예방한다. 비타민D가 부족하면 치매 발병률이 높아지며 고혈압, 당뇨병, 심장병, 암 등이 발생할 수 있다. 특히 치매에 비타민D가 중요한 것은 알츠하이머를 일으키는 독성단백질인 베타아밀로이드를 뇌 신경세포로부터 제거에 관여한다. 이와 같이 비타민D가 부족하면 알츠하이머치매에 걸릴 위험도가 높아지게 되는 것이다. 우리가 음식으로 먹어야 할 비타민D가 많은 약용산나물은 삽주, 고비, 고사리, 독활(땅두릅) 등이다.

(4) 비타민E는 뇌의 혈액순환과 뇌 신경세포 간의 물질전달을 원활하게 하여 뇌 손상을 예방하는 데 도움을 준다.

특히 활성산소를 억제하여 뇌세포 손상을 막고 뇌세포를 보호하여 치매 예방과 뇌 기능을 향상시킨다. 비타민E는 강력한 항산화제로 원활한 혈액순환과 노화 방지를 한다. 비타민E는 지용성비타민으로서 세포막의 불포화지방산 사이에 존재하며 불포화지방산의 과산화작용이 진전되는 것을 막는 항산화제로도 작용을 한다. 건강에 유해한 나쁜 콜레스테롤 수치를 낮추고, 유익한 콜레스테롤 수치를 높여 심혈관질환의 발병위험을 낮춘다. 특히 뇌세포 손상을 억제할 뿐만 아니라 신경계 기능에도 중요한 역할을 해 알츠하이머치매, 파킨슨병, 암, 심장질환 등을 예방하는 효과가 있다. 우리가 음식으로 먹어야 할 비타민E가 많은 약용산나물은 잔대, 산부추, 참당귀, 산마늘, 산뽕나무잎 등이다.

(5) 비타민K는 뇌 발달 및 인지기능 개선에 중요한 역할을 한다. 인지력을 향상시켜주어 치매 예방에 좋다.

특히 인지력이 떨어지는 것을 늦추는 작용으로 치매를 예방한다. 또한, 비타민K는 뼈를 튼튼히 한다. 칼슘은 뼈를 구성하는 성분이고 비타민D는 칼슘을 뼈로 운반하는 역할을 하며 비타민K는 칼슘이 뼈에서 떨어지지 않도록 꽉 붙잡아 주는 역할을 한다.

비타민K의 주요 기능은 혈액 응고, 심장질환, 골다공증, 암뿐만 아니라 치매 예방 등과 노화 방지에 도움을 준다. 또한 혈관 속의 혈전 생성을 방지하며 동맥에 생기는 플라크를 줄이고 관절염에도 좋은 작용을 한다. 우리가 음식으로 먹어야 할 비타민K가 많은 약용산나물은 독활(땅두릅), 곰취, 산부추, 두메부추 등이다.

(6) 비타민P는 체내에서 합성되지 않아 반드시 음식으로 섭취되어야 하고 노화된 혈관 나이를 되돌려준다고 해서 회춘 비타민이라고 불린다.

비타민P는 모세혈관의 확장과 모세혈관의 침투성을 조절하는 작용이 있어 고혈압을 저하시키는 작용을 하며 빈혈 예방에도 효과가 있다. 특히 혈관 속의 염증을 싹 없애주는 물질이다. 비타민P는 포화지방산과 콜레스테롤을 저하시켜 혈액순환을 원활하게 만들고 혈압 강하에 도움이 되는 효능이 있다. 또한 비타민P는 비타민C의 기능을 강화시켜준다. 즉 결합조직인 콜라겐을 만드는 비타민C의 기능을 보강하여 모세혈관을 튼튼하게 하며 순환을 촉진하고 항균작용을 한다.

비타민P의 효능은 치매 예방, 모세혈관 강화, 혈압 상승 억제, 혈중 중성지방 분해, 비타민C 안정, 항알레르기, 발암 억제 등의 작용이 있다. 우리가 음식으로 먹어야 할 비타민P가 많은 약용산나물은 다래나무순, 는쟁이냉이, 산부추, 산마늘 등이다.

넷째, 활성산소와 미네랄, 엽록소도 치매에 큰 영향을 준다.

1) 활성산소는 세포의 미토콘드리아에서 에너지를 만드는 대사과정에서 발생하는 산물로서, 에너지, 이산화탄소, 물과 함께 생성되는 찌꺼기이다. 적당량의 활성산소는 면역력을 증강시키고 세포 성장을 돕기 때문에 우리 몸에 꼭 필요하지만, 필요 이상으로 증가 시에는 정상 생체조직을 공격하여 세포를 손상시킨다. 즉 과도한 양의 활성산소는 세포를 구성하는 단백질(단백질의 기능을 변화시킨다), 세포막(세포막을 단단하게 한다), 유전자(DNA의 염기를 변화시켜 유전자의 배열을 바꾼다)를 공격한다. 채식 위주의 식생활을 하고 있는 세계 장수마을의 노인들이 치매나 암의 발병이 적은 이유는 산나물이 가지고 있는 풍부한 항산화물질(산화를 억제하는 물질, 뇌세포의 노화를 억제) 때문이라고 믿고 있다.

체내 독성 성분인 활성산소는 노화의 원인일 뿐만 아니라 만병의 근원으로서 유전자와 그 속의 염색체까지 피해를 준다. 활성산소는 세포벽을 구성하는 불포화지방산을 산화시켜 세포 기능을 악화시키고 손상되게 한다. 이와 같은 손상은 뇌세포의 노화가 진행되게 만들어 치매를 일으키는 원인이 될 수 있다. 즉 치매 발생의 주범이 활성산소가 될 수도 있다. 치매를 예방하기 위해서는 항산화물질이 풍부한 음식(약용산나물)을 먹어야 한다. 식물이 가지고 있는 항산화물질은 기억력 쇠퇴를 막는 강력한 해독제 역할을 한다. 가장 좋은 항알츠하이머는 항산화물질이 풍부한 음식이다. 결국, 활성산소를 잡는 것은 항산화물질이다.

항산화물질은 뇌를 공격하는 위해(危害) 활성산소와 싸우는 역할을 한다. 활성산소와 싸우는 강력한 항산화제로는 비타민A, 비타민C, 비타민D, 비타민E, 안토시아닌, 폴리페놀(플라보노이드, 이소플라본), 베타카로틴, 셀레늄, 아연 등이 있다. 이러한 성분들은 뇌 속 활성산소의 공격으로부터 뇌 신경세포를 방어하거나 뇌 신경세포를 활성화시켜서 알츠하이머의 진행을 억제한다. 즉 치매를 예방하기 위해서는 활성산소 제거에 필요한 항산화물질을 많이 가지고 있는 음식을 먹어야 한다. 특히 중요한 것은 뇌 건강과 뇌세포의 노화를 방지하는 항산화작용을 하는 음식을 많이 섭취하면 치매를 예방할 수 있다.

우리가 음식으로 먹어야 할 항산화물질을 많이 가지고 있는 약용산나물은 엉겅퀴, 참당귀, 산부추, 참나물, 서덜취, 눈개승마, 곰취, 독활(땅두릅), 고비, 참취 등이다.

2) 미네랄(무기질)은 인간의 생명 유지에 절대적으로 필요하다. 특히 부족하거나 부적절한 섭취는 신진대사를 방해하여 치매나 암을 일으키는 질환으로 발전될 수 있다. 그러므로 치매 예방을 위한 식생활은 음식을 골고루 섭취해서 영양 결핍과 불균형이 없도록 하는 것이다. 먹거리가 넘쳐나는 시대에 영양 결핍 또는 편중이 존재한다는 것이 부끄러운 일이다. 영양(탄수화물, 단백질, 지방, 미네랄, 비타민)이 부족하게 되면 뇌의 활동에 중요한 역할을 하는 효소들을 충분히 만들지 못하기 때문이다. 보약이 된다는 것은 어떠한 미네랄이 얼마나 다양하게 함유하고 있느냐에 달려있다. 특히 미네랄이 결핍되면 뇌에 산소 공급이 원활히 되지 않아 신경전달물질의 합성을 방해하여 머리가 멍한 증상이 생기며, 뇌 기능 저하 유발(기억력 감퇴), 건망증 등을 나타낸다. 일례로 평상시 우리 몸에 미네랄이 부족한 상태에서 생기는 증상들이, 풍부한 미네랄을 가지고 있는 약용산나물을 먹게되면 영양 균형이 이루어져 우리 몸은 정상으로 돌아가게 된다. 이러한 현상들이 치매 예방과 치유의 한 과정이 되는 것이다.

미네랄 중 마그네슘(Mg : 엽록소 구성 성분으로 산과 접촉하면 용출되어 나온다. 산과 같이 먹어야 한다)은 뇌의 혈류(혈관 확장, 혈액순환 개선)를 원활하게 해주고 인지력을 개선하여 치매를 예방하고, 기억력을 향상시키고, 뇌의 노화작용을 늦추고, 심장병을 예방하고, 면역기능이 정상적으로 작동하게 하는 중요한 성분이다. 마그네슘의 수치가 증가하면 알츠하이머 증상이 감소한다. 또한, 마그네슘은 아미노산을 활성화시키고 비타민C, 비타민E, 비타민

B의 이용을 도와준다. 우리가 음식으로 먹어야 할 마그네슘 함량이 높은 산나물은 영아자, 산마늘, 병풍쌈, 산부추 등이다.

칼슘(Ca)은 뇌 신경을 안정시키는 작용을 한다. 칼슘이 부족하면 기억력 감퇴가 일어난다. 칼슘은 비타민D와 같이 먹을 때 흡수가 잘 된다. 칼슘과 철분은 같이 먹으면 안 된다. 칼슘이 나트륨, 칼륨과 함께 신경전달물질로 작용하기 때문에 칼슘의 부족은 정신적 질환의 원인이 되기도 한다. 도시에 사는 도시인들은 낮은 함량의 칼슘이 부족한 음식을 먹고 있다. 뇌 건강을 위해서는 칼슘이 많은 음식을 먹는 것이 중요하다. 약용산나물에 비교적 많은 성분의 칼슘을 가지고 있으며 칼슘은 골격 형성에 중요한 영양소로서 체내에서 대사되어 배설될 때 마그네슘과 함께 배설된다. 그러므로 마그네슘이 들어 있는 육류를 많이 섭취하는 현대인에게 있어 칼슘의 손실도 많아지므로 칼슘을 많이 함유하고 있는 약용산나물을 섭취하여 이를 보충하는 것이 바람직하다. 칼슘이 많은 약용산나물은 서덜취, 삽주, 우산나물, 참나물, 잔대싹, 엉겅퀴, 화살나무(홑잎나물) 등이다.

칼륨(K)은 우리 몸에서 근육, 심장, 신경이 정상적으로 기능하는 데 필수적이다. 칼륨은 뇌에 산소를 보내주어 뇌 건강 및 뇌 기능 활성화에 도움을 준다. 또한 피를 맑게 하고 기억력 감퇴를 예방한다. 그리고 심장병 발생을 낮추고 이뇨작용으로 부종을 가라앉히고 혈액순환을 원활하게 한다. 칼륨이 많은 약용산나물은 단풍취, 서덜취, 참취, 독활(땅두릅), 엉겅퀴, 산부추, 모시대, 우산나물 등이다.

철분(Fe)은 빈혈 예방, 혈액 생성에 도움을 준다. 특히 뇌에 신선한 산소를 공급하는 데 도움을 주며, 혈류를 촉진시켜 학습능력을 향상시켜 주고 기억력 감퇴 예방에 효과가 있다. 철분이 많은 약용산나물은 엉겅퀴, 산부추, 참나물, 미역취, 눈개승마, 산마늘, 는쟁이냉이 등이다.

알루미늄(Al)이 뇌에 쌓이면 치매를 유발한다. 알루미늄은 지구 표면에서 가장 풍부한 금속이다. 알루미늄이 인체에 미치는 피해는 일반적으로 신경계 질환, 치매, 언어 장애, 기억력 저하 등을 들 수 있다. 식물은 토양으로부터 알루미늄을 흡수하므로 음식에서 자연적으로 발견된다. 또한, 면류나 과자 등 식품 제조에 사용되는 식품첨가물에 주로 함유되어 있다. 사람이 자연적으로 배출할 수 있는 양보다 더 많은 알루미늄을 흡수하면 뇌, 간, 심장, 비장, 뼈, 근육 등에 알루미늄이 쌓이게 된다. 치매의 한 종류로 알려져 있는 알츠하이머는 베타아밀로이드라는 독성단백질이 신경세포를 파괴하여 발생하는 질병인데 알루미늄 성분이 이 베타아밀로이드를 증가시키므로 결국 알루미늄이 체내에 축적되는 양이 많아질수록 베타아밀로이드의 축적이 증가되므로 그만큼 치매에 걸릴 확률이 높아지게 된다.

또한, 체내에서 생성되지 않고 음식을 통해 섭취해야 하는 필수미네랄 중 하나인 규소(Si)는 혈액 정화와 혈관 강화작용을 한다. 특히 치매 예방에 효과가 있다. 알츠하이머를 유발한다고 알려진 알루미늄의 배출(알루미늄이 규소와 결합하여 배출시킨다)을 규소 성분이 도와 치매 진행을 느리게 해준다. 규소 함량이 많은 약용산나물은 어수리, 참취, 곰취 등이고, 식품은 무, 당근, 오이, 바나나 등이다.

아연(Zn)은 유전자(DNA) 합성에 필요한 효소를 만드는 데 사용되는 미네랄이다. 아연이 부족하면 신경의 미세한 섬유가 엉키게 되어 신경이 죽게 된다. 특히 뇌 신경이 죽게 되면 알츠하이머로 이어진다. 알츠하이머 환자의 뇌와 뇌척수액에는 아연이 많이 부족한 걸로 나타나 아연 결핍이 알츠하이머의 한 원인으로 등장하고 있다. 또한 아연은 면역력 향상에 꼭 필요한 영양소이다. 아연 함량이 많은 약용산나물은 산부추, 참나물, 잔대싹 등이다.

3) 엽록소는 광합성의 중요한 역할을 담당한다. 구조나 작용이 혈액과 비슷하여 식물생산 공장이라고 하는데 엽록소가 풍부한 곳에서는 영양분이 풍부하다. 엽록소의 구성 성분인 마그네슘은 산과 접촉하면 용출되어 나온다. 최근 연구에 의하면 엽록소는 암세포 발생을 억제하고 병원균 전염을 예방하는 것으로 밝혀지고 있다. 엽록소에는 항산화효소가 있어 활성산소의 기능을 억제한다. 특히 엽록소는 기억력 저하 및 치매 예방에 효과적이다. 신체에서 헤모글로빈으로 변하는 엽록소를 많이 섭취하면 뇌의 산소 공급량이 증가한다. 엽록소의 섭취를 통해 뇌에 산소가 충분히 공급되면 기억력 저하 및 치매 예방에 탁월한 효과가 있다. 모든 녹색식물이 가지고 있으며 특히 쐐기풀, 어수리는 엽록소 함량이 많고 잘 우러나는 성향이 있다.

다섯째, 심장 기능을 강화시키는 성분은 치매 예방에 많은 도움을 준다.

심장 기능을 좋게 하는(강화시키는) 미네랄과 비타민은 마그네슘, 비타민D, 비타민E, 비타민K가 있고, 화학물질로는 폴리페놀, 안토시아닌, 알리신, 엽산 등이 있다. 최근 비타민D(베

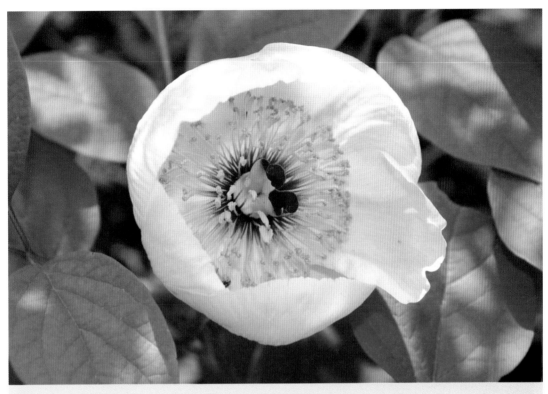

산작약

타아밀로이드의 축적을 방지한다)가 뇌를 보호하는 기능을 한다는 연구결과가 꾸준히 나오고 있다.

　비타민E는 혈액 응고를 막고 심장마비를 방지하고 심장을 보호하는 기능을 한다. 특히 비타민K는 인지력이 떨어지는 것을 늦추는 작용으로 치매를 예방한다. 또한 엽산이 풍부하면 심장 기능을 강화시키고, 두뇌의 마그네슘 수치가 증가하면 알츠하이머 증상이 감소한다. 화학물질인 폴리페놀은 기억력 감퇴처럼 나이와 연관이 있는 질병을 예방하는 데 도움이 된다. 안토시아닌은 혈액과 뇌 조직 사이에 있는 혈액뇌관문(혈액과 뇌 조직 사이에 존재하는 내피세포로 이루어진 관문)을 지나면서 뇌세포를 보호하고 뇌 신경 사이의 소통을 원활하게 만들고 특히 항산화작용, 혈관질환, 심장질환, 뇌졸중 예방, 항암효과, 당뇨병 예방, 그리고 기억력 개선 및 치매 예방을 한다. 또한 플라보노이드는 심장병과 동맥경화증을 예방한다. 그리고 알리신도 심장질환을 예방하며 나쁜 콜레스테롤 수치를 낮춰주고, 혈압을 낮추는 효과가 있으며, 암 발병 위험 및 치매 예방(알츠하이머)에 좋은 효능을 나타낸다.

　치매 환자 중 대부분을 차지하는 알츠하이머는 심장 기능이 약해지면 발병 확률이 높아진다. 알츠하이머를 예방하고 치료하기 위해서는 심장에 좋은 음식을 섭취하는 것이 중요하다. 심장에 좋은 음식은 대뇌에도 좋으며 심장에도 좋고 지능도 향상시킨다. 건전한 식습관이 뇌 기능을 향상시킬 수 있다. 특히 치매 예방을 위해서라면 특정 성분과 비타민의 결핍이 일어나지 않는 균형이 잡힌 영양소의 섭취가 중요하다. 심장에 좋은 음식을 꾸준히 먹으면 치매(알츠하이머)가 발생할 위험률이 절반(1/2) 이상 떨어진다. 가족력이나 유전력을 가지고 있는 사람은 꾸준한 음식 관리를 통해 치매유전자의 발동(발현)을 억제시켜야 한다.

여섯째, 치매가 발병하는 원인은 가족력과 유전력도 관계되지만, 후천적 요인인 생활습관과 스트레스도 중요한 역할로 작용을 한다.

치매의 예방과 치유에 좋은 효능을 하는 약용산나물의 화학물질과 영양소가 집중적인 연구대상이 되어야 한다. 최근의 연구에 의하면 평소 채소와 과일을 주로 먹고 꾸준한 운동을 하면 치매에 걸릴 위험이 낮아진다고 한다. 영양분이 풍부한 음식을 먹고 규칙적인 운동(규칙적인 운동을 하면 신체가 활성화되어 건강해지고 뇌의 운동중추와 감각중추가 자극을 받아 뇌로 들어가는 혈류량이 증가해 뇌 기능을 활성화시킨다. 규칙적인 운동은 뇌 혈류를 개선시켜 뇌세포의 활동을 촉진시키고, 뇌세포의 위축을 막음으로써 뇌 위축과 인지기능 저하를 막아줄 수가 있다. 또한 규칙적인 운동은 신경계의 염증이 줄고 뇌세포 손상률이 감소하며 뇌세포를 보호하고 성장하도록 하는 뇌 영양인자가 많이 만들어진다)을 하면서 심혈관 상태까지 좋을 정도로 건강한 생활방식을 고수하는 것은 인지기능의 감퇴를 늦추는 효율적인 방법이 된다. 가장 효율적인 방법으로 치매에 좋은 효능이 있는 음식을 꾸준히 먹는 것은 치매를 예방할 수 있는 결과와 일치한다.

치매 예방에 가장 중요한 것은 풍부한 영양소가 들어 있는 음식을 먹음으로써 신진대사에 균형 잡힌 영양을 공급해 주는 것이다. 뇌 기능을 향상시키기 위해서 뇌 신경세포 강화에 필요한 비타민B1, 비타민B12 그리고 혈관 개선에 도움이 되는 음식으로 식단을 꾸미는 것이다. 이러한 음식이 가지고 있는 물질과 비타민은 뇌의 산화를 막아 준다. 특히 약용산나물이 치매를 예방하고 치료하는 효능이 있는 것은 바로 이러한 물질과 비타민을 가지고 있기 때문이다.

일상생활에서 발생하는 스트레스는 뇌와 심장의 적이다. 우리가 명심하여야 할 행동은 현대인이 사회생활 중에 겪고 있는 심각한 스트레스도 치매 발병의 원인이 될 수 있다는 것이다. 경쟁 사회에 복합적인 스트레스가 증가하면 사람들의 마음과 몸을 공격하게 된다. 스트레스를 받게 되면 뇌에서 스트레스호르몬이 나오게 되고 이것은 기억의 회로를 닫아 대뇌의 활성도를 떨어뜨린다. 이렇게 되면 기억력이 저하되어 치매 발병의 위험도를 증가시키게 된다.

스트레스는 우리 몸의 뇌에 산화물질을 쌓이게 하여 뇌세포를 파괴한다. 스트레스에 지각할 수 있는 증상은 지각할 수 있지만 스트레스에 장기간 노출되면 치매나 암으로 발전하는 과정이 된다. 특히 과도한 스트레스는 스트레스호르몬인 코르티졸(부신피질호르몬의 하나)이 분비되어 뇌의 중추를 수축하여 기억력을 감퇴시킨다. 또한, 오래 지속되면 뇌세포를 손상시키므로 치매(알츠하이머) 발병의 원인이 된다. 결국 스트레스에 장기간 노출되면 코르티졸이 기억과 감성에 관여하는 두뇌의 해마 부위를 파괴해 기억력을 떨어트리고 뇌의 노화를 급격히 촉진해 치매 발병의 원인이 되는 것이다.

스트레스에 의해 발생되는 산화물질은 독성을 유발하지만 항산화물질은 독성물질을 중화시킨다. 활성산소도 여러 가지 질병에 관여하는데, 특히 뇌 내에 활성산소가 생기면 독성물질을 발생시켜 뇌세포를 손상시킨다. 치매는 활성산소로 인해 뇌세포가 죽는 것이 원인이 될 수 있으므로 평상시 면역기능을 강화하고 활성산소를 제거하는 항산화물질을 많이 가지고 있는 음식을 먹는 것이 매우 중요하다. 우리 몸에서 활성산소를 제거하는 강력한 항산화제인 SOD(활성산소를 제거하는 항산화효소)는 나이가 들어가면 합성이 급격히 감소하므로 필요한 효소를 음식으로 섭취하여 보충해야 한다. 자연환경에 야생하는 식물도 생존을 위한 방어적 반응으로 항산화물질의 합성을 많이 한다.

대표적인 항산화물질은 비타민C, 비타민E, 베타카로틴, 폴리페놀 등이다. 특히 풍부한 항산화물질을 많이 가지고 있는 약용산나물이 특정한 질병인 치매나 암을 예방하고 치유하는 효과가 큰 이유가 바로 이것이다. 이와 같이 바람직한 음식의 선택을 통해 건강을 유지하는 것이 확실하게 치매를 예방하는 방법이다. 먹는 것이 무엇인가에 따라 치매의 진행 양상을 바꿀 수 있기 때문이다.

치매를 예방하고 치유하기 위해서는 식문화의 발달로 바뀐 서구화된 서양음식을 우리 할머니와 할아버지가 먹었던 소박하고 오염되지 않은 토종음식으로 어느 정도는 회귀하여야 한다. 즉 식습관과 생활습관을 바꾸고, 걷고 뛰는 시간을 늘리고, 먹는 것은 옛날식 할머니 밥상(육류가 적은 발효식품과 나물 위주의 밥상)으로 바꾸자는 것이다. 모두를 바꾸자는 것이 아니라 옛날 할머니가 만들었던 전통음식과 현대적인 서양음식을 지혜롭게 잘 조화시키는 것이다.

즉 가족의 건강을 위해 식단구성을 기능식에 맞추어 현대인이 겪고 있는 치매나 암에 이로움을 주는 건강밥상으로 만들자는 것이다. 가족력과 유전력을 가지고 있는 사람이 할 수 있는 것은 치매에 효능이 있는 물질과 비타민을 가지고 있는 음식을 먹음으로써 치매의 발병을 예방하거나 진행을 지연시킬 수 있는 합리적인 식생활이 중요하다.

노후의 건강, 즉 치매의 예방은 약용산나물이 결정을 한다. 중년과 노년의 건강을 어떻게 맞을 것이냐는 식습관 즉 어떠한 것을 먹느냐에 달려 있다. 치매를 예방할 수 있는 핵심적인 먹거리는 자연이 만든 약용산나물이다. 야생의 자연에서 자라는 약용산나물이 치매에 좋은 것은 항산화작용과 혈액순환에 좋은 물질들이 뇌 신경세포를 활성화시키고 그리고 뇌세포 손상을 유발하는 물질을 억제하거나 차단하기 때문에 꾸준히 먹음으로써 치매를 예방하는 건강 음식이면서 치매의 발병을 억제 또는 지연하는 치료 음식이 되는 것이다. 자연이 만든 약용산나물의 꾸준한 섭취는 치매의 비극을 수년간 또는 일생 동안 연기할 수 있다.

뇌 건강이 노년 삶의 질을 결정한다. 현대사회에서 치매라는 질병은 이제는 한 가족의 문제가 아니라 지역사회와 국가가 책임져야 할 질병이 되었다. 치매 발생을 줄이기 위해서는 정부 차원에서 홍보 책자(치매 예방)의 보급과 지역마다 치매 발병의 예방과 관리를 위한 지역 단위별 치매약초학교(치매에 좋은 약초와 약용산나물을 가꾸고 그리고 치매를 예방하고 치료할 수 있는 약용산나물을 음식으로 만들어 먹는 프로그램 운영)를 운영하는 것이다. 즉 노인들의 치매 예방을 위한 적절한 생활습관 관리는 결과적으로 치매의 발병을 예방하거나 지연시킬 수 있기 때문이다.

뇌 건강의 비결은 사람과 어울리며 살아가는 에너지를 얻는 것이다. 노인들을 위한 치매를 케어할 수 있는 시설공간과 프로그램을 운영하는 쉼 공간, 즉 자연친화적인 치매약초학교를 만드는 일이다. 치매약초학교의 운영에 따른 생활습관과 생활환경의 변화는 뇌 건강 개선에 직접적으로 영향을 줄 수 있기 때문이다. 노인들의 사회적 고립에서 오는 외로움을 탈피하고 함께 어울리는 공동화 사회를 위한 생활공간을 만드는 것이다. 노인의 외로움이 치매를 부르기 때문이다.

CHAPTER 2

치매를 예방하고 치유하는
8종의
뇌 치유 약용산나물

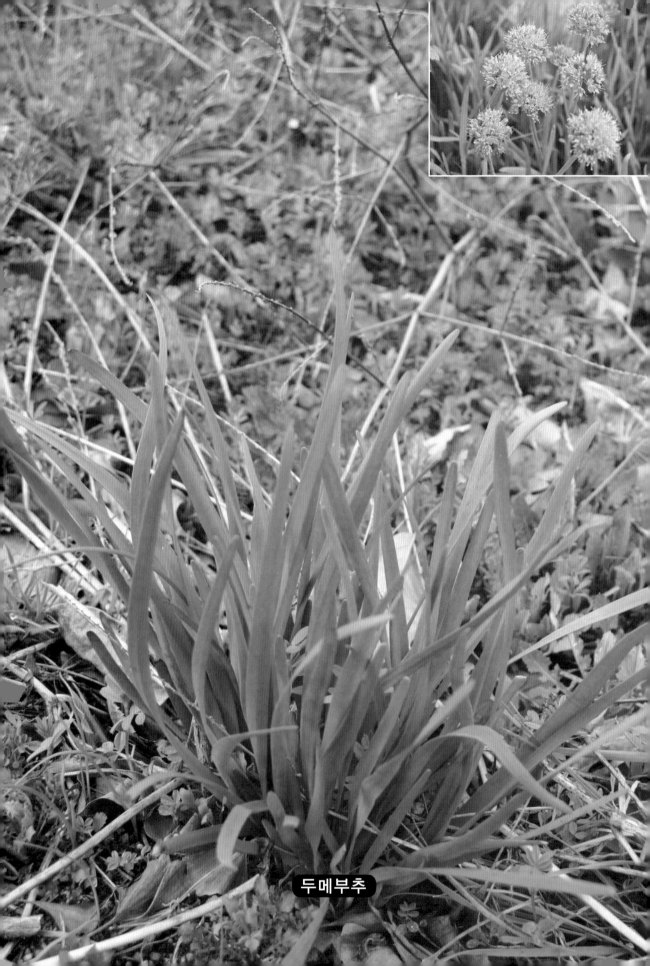

두메부추

1. 두메부추

과   : 백합과 (Liliaceae)

학 명 : *Allium senescens* L.

영 명 : Aging onion

일 명 : Sekka-yama-negi

효 능 : 치매 예방, 항암, 고혈압, 동맥경화, 심장병, 당뇨병, 불면증, 우울증, 항산화작용, 심장질환, 신장을 좋게 한다.

용 도 : 생무침, 겉절이, 나물무침, 장아찌.

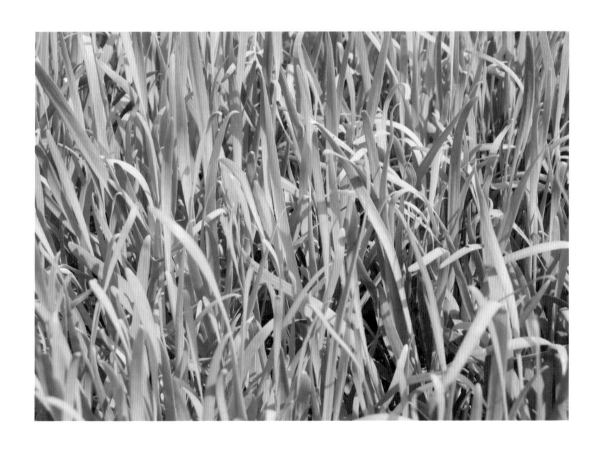

두메부추는 치매를 예방하고 치유할 수 있는 좋은 약용산나물로서 알리티아민(알리신)과 엽산을 다량 함유하고 있다. 동맥경화나 심장질환에 매우 좋은 약용산나물이다. 특히 사포닌 성분은 혈압을 낮추고 심장혈관을 확장시킨다. 두메부추를 오래 먹으면 혈액이 깨끗해지고 고혈압, 동맥경화, 심장병, 당뇨병을 예방하고 치료한다. 또한 강력한 살균과 항균작용을 하며, 피를 맑게 하여 세포를 활성화하고, 혈액순환을 촉진시켜 노화 방지 효능이 있다.

알리티아민은 피로회복, 신진대사 촉진, 강장작용을 한다. 아스코르빈산은 항산화물질로 신체를 활성산소로부터 보호하여 암, 동맥경화, 류머티즘, 치매 등을 예방해주며 면역체계도 강화시킨다. 두메부추는 치매에 좋은 엽산이 풍부하다. 최근에 연구된 주요 효능은 뇌졸중의 위험을 낮추고, 치매 발병을 낮추며, 두뇌를 활성화해주고, 대장암을 예방하며, 불면증과 우울증을 감소시킨다.

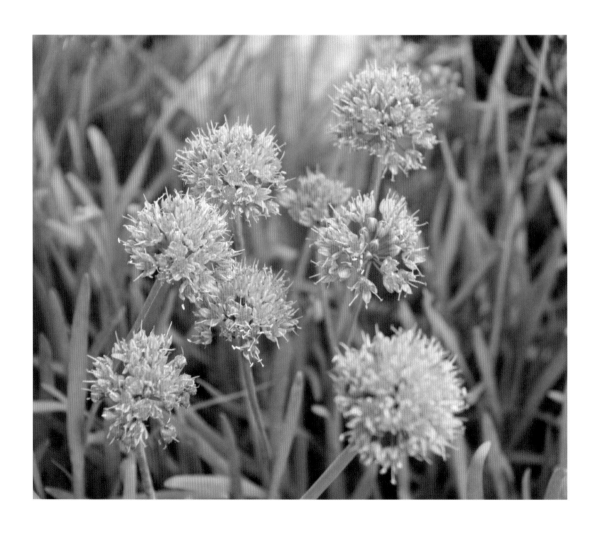

1. 두메부추 이야기

두메부추는 백합과의 파속으로 세계적으로 약 300여 종이 있고, 우리나라에는 약 12종이 있다. 다년생 식물로 땅속에 있는 비늘줄기는 파 뿌리와 비슷하다. 뿌리에서 모여 나는 길이 20~30cm의 잎은 살찐 부추잎과 비슷하다. 잎의 단면은 반원기둥 모양이다. 8~9월 사이에 20~30cm 높이로 자란 꽃줄기 끝에 많은 홍자색 꽃이 공 모양으로 둥글게 모여 핀다.

두메부추는 사람이 살지 않은 깊은 산골에 자란다 하여 깊은 산을 의미한다. 또한 높은 산골짜기에 자라는 부추라는 뜻도 있다. 두메는 도시에서 떨어진 산골을 의미하지만, 식물 명에서는 보통 고산지대에 자생하는 식물을 말한다. 주로 깊은 산 양지바른 산마루나 험한 계곡, 또는 바닷가에 무리 지어 자란다. 심산 두메산골에 나는 달래라고 두메달래, 눈봉우리에 나는 파라고 설령파 등으로 부른다.

울릉도의 바닷가 기슭과 동해안의 특정 지역(주문진, 양양, 속초)에서 어렵게 만날 수 있는 두메부추는 치매에 특별히 관심을 끌 수 있는 약용산나물이다. 두메부추는 신선이 먹는 나물(식물)로 알려져 왔다. 특히 험준한 산악이나 절벽같이 접근이 어려운 곳에서 야생하는 약용 식물이다.

최근 울릉도와 강원지역 농가에서 재배하여 농가 소득을 크게 올리고 있다. 맛과 효능이 좋아 새롭게 각광받게 될 산나물 중 하나이다. 맛(매운맛)과 향, 수량의 측면에서 울릉도보다는 동해안지역의 두메부추가 기능성과 생산성이 좋을 것으로 평가된다. 두메부추는 일

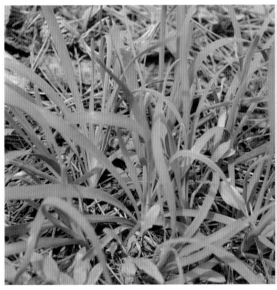
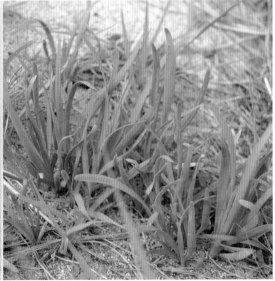

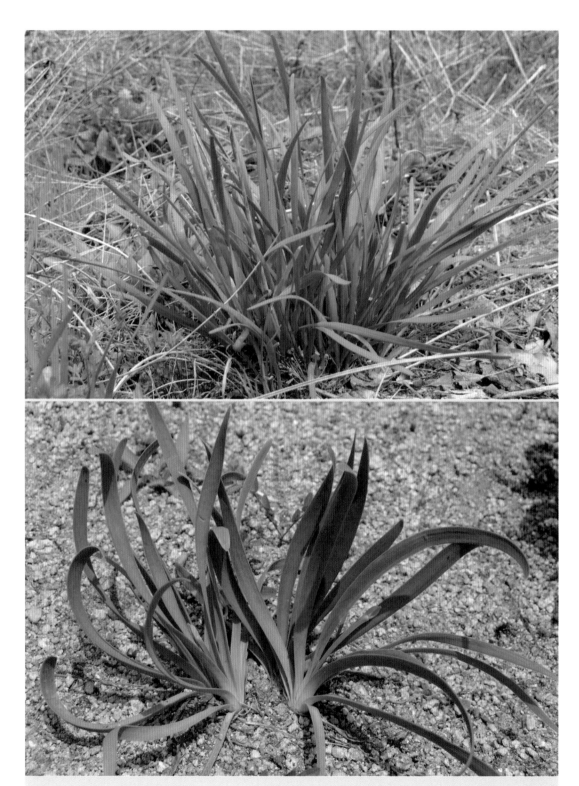

두메부추 우량품종 선발육성

치매를 치유하고 뇌를 살리는 약용식물보감

반 부추에 비해 잎이 길고 두꺼운 편이지만 씹는 맛이 부드럽고 향이 매우 강한 것이 특징이다. 두메부추의 유(밀크)액은 흔히 마 또는 연근에서 볼 수 있는 뮤신 성분으로 소화작용을 돕고 위벽을 보호해주는 기능을 한다.

두메부추에 사과, 우유 또는 요구르트를 넣어 믹서에 갈아서 마신다. 두메부추를 1년 내내 이용하는 방법은 적당한 길이로 잘라 그늘에서 잘 말린 후 분쇄해서 분말로 보관하여 부침 등 각종 음식을 만들 때 색이나 맛을 내기 위해 쓰면 좋다.

2. 민간과 한방

두메부추는 옛날부터 식용과 약용으로 사용된 약용식물이다. 특히 간과 신장에 좋은 약초라 하였고, 위를 보호하고 위의 열을 없애주며, 신(腎)에 양기를 보하고 아울러 어혈을 없애고 담을 제거한다고 하였다. 선조들은 민간요법으로 가슴이 쥐어뜯는 것(협심증)처럼 아플 때 잎과 뿌리를 생즙을 내어 한컵 정도 마시면 곧 통증이 가라앉는다고 하였다. 협심증에는 두메부추가 명약으로 전해지고 있다. 한방에서는 만성피로, 기억력 감퇴 방지, 악성빈혈의 치료와 응용, 조혈작용 등에 사용하고, 어린이 성장 촉진, 식욕 증진, 체력 증강, 초조감을 없애고 집중력과 기억력을 높이며, 정신적 안정감을 유지하는 데 쓴다.

3. 성분과 효능

생약명은 참산부추와 산부추 등과 함께 두메산골에 나는 부추라 하여 산구(山韮)라고 한다. 산구는 위를 튼튼하게 하고 소변을 자주 보는 증상에 사용하고 비늘줄기에는 항균작용과 염증 제거 작용이 있다.

두메부추의 성분은 알리신[1], 아스코르브산, 베타카로틴[2], 비타민B1[3], 비타민C[4], 비타민

---

1) 유황 성분으로 혈액의 혈전을 방지한다. 알리신은 비타민B1의 흡수를 도와 우리 몸속에 오래 머물도록 하는 알리티아민으로 변해 뇌 신경과 말초신경을 활성화한다. 또한 지질과 결합하여 피를 맑게 해주고 혈전이 생기는 것을 막아 혈액순환을 원활히 한다.
2) 강력한 항산화작용을 해서 활성산소를 억제한다. 뇌세포를 활성화시키고 뇌 기능을 향상시키는데 도움을 주어 치매를 예방한다. 그리고 발암물질의 생성과 증식을 억제한다.
3) 신경전달물질의 생합성에 관여하여 두뇌의 활동을 도와 학습능력을 향상시킨다. 부족하면 뇌세포가 손상되면서 치매 증상이 생길 수가 있다.
4) 수용성 항산화제의 하나로서 치매(알츠하이머) 억제에 중요한 역할을 한다. 특히 비타민C 결핍 시 치매 발병에 중요한 역할을 하는 베타아밀로이드의 축적이 일어난다.

K[5]), 엽산[6]), 콜린[7]), 칼륨, 칼슘, 셀레늄[8]) 이 있다.

이외에도 뮤신[9]), 아데노신[10]), 사포닌[11]), 비타민A[12]) 황화아릴(혈액순환, 항산화효과, 혈당강하효과) 등을 함유하고 있다. 특히 비타민C는 궁합이 맞는 성분으로 사포닌 흡수를 증가시키는 작용을 한다. 두메부추는 항암작용, 항염증작용, 항균작용을 비롯해 생체활성화를 통해 치유력을 증강, 손상된 세포를 복구해 질병 없는 상태로 되돌려 놓을 수 있는 전통적인 약초음식이다.

두메부추의 효능은 동맥경화나 심장질환에 매우 좋은 약용식물이다. 사포닌 성분이 혈압을 낮추고 심장혈관을 확장시킨다. 또한, 혈관의 뭉친 피를 녹여 혈관을 깨끗하게(용혈작용) 만들어 준다. 오래 먹으면 혈액이 깨끗해지고 고혈압, 동맥경화, 심장병, 당뇨병을 예방한다.

4. 오늘날의 연구와 효능

두메부추에는 알리티아민과 아스코르브산이 있다. 알리티아민[13])은 마늘 냄새의 성분인

---

5) 심혈관질환, 당뇨병, 항암, 두뇌 세포의 기능을 향상시켜 치매 예방, 뇌 발달과 인지기능을 개선한다.
6) 치매에 걸리면 도파민, 세로토닌, 노르아드레날린 등 3종류의 신경전달물질이 부족해지는데 이런 물질의 원료가 되는 아미노산을 만드는 데 중요한 역할을 한다. 또한 치매 위험인자 중 하나인 호모시스테인의 양을 줄여주는 역할을 한다.
7) 알츠하이머치매의 예방과 치료를 한다. 뇌 신경전달물질인 아세틸콜린의 원료가 되어 기억력을 개선시키는 작용을 한다. 콜린은 우리 몸에 있는 신경전달물질 아세틸콜린을 구성하는 주요 성분이다. 콜린은 알츠하이머치매의 원인 물질로 추정되는 베타아밀로이드단백질 플라크의 생성을 차단한다. 호모시스테인(뇌세포를 파괴하고 치매를 비롯한 뇌 질환을 유발하고 몸을 노화시키는 독성 아미노산이다)의 수치를 낮춘다.
8) 강력한 항산화작용과 정상 세포가 암세포로 가는 것을 잡아주는 역할을 한다. 그리고 뇌세포의 노화와 인지기능 장애를 억제하여 치매(알츠하이머)를 예방한다. 세포막 손상을 일으키는 과산화수소 같은 활성산소를 제거하여 신체조직의 노화와 변성을 막아준다.
9) 단백질 분해, 위벽 보호, 콜레스테롤을 저하시킨다.
10) 세포 구성물질, 세포의 성장, 항상성에 직접 영향을 준다.
11) 사포닌은 뇌의 에너지원인 포도당 흡수를 도와 뇌의 혈액순환을 원활하게 하여 기억력을 개선한다. 또한 학습과 기억력에 중요한 뇌 신경전달물질인 아세틸콜린의 농도를 높여 치매 예방에 도움을 준다. 피를 맑게 하고 위와 장을 튼튼하게 해주며 면역력을 높여준다. 뇌의 노화를 방지, 뇌세포를 활성화하여 노인성치매 예방, 신경전달물질인 아세틸콜린(베타아밀로이드의 생성의 억제 효과로 알츠하이머치매의 예방과 치료 효과)의 분비를 촉진한다.
12) 세포를 재생하는 기능이 있다. 또한 항산화, 항암효과가 있으며 감염에 대한 면역력을 강화하는 효과가 있다. 항산화작용을 통해 치매나 암의 발생을 억제한다. 기억력, 뇌세포 보존에 영향을 준다.
13) 알리신 성분과 비타민B1이 결합하게 되면 알리티아민이 만들어진다.

알리신과 비타민B1을 결합하여 만들어진다. 보통 비타민B1에 비하여 3배의 흡수력이 있다. 알리신은 강력한 살균, 항균작용, 피를 맑게 하여 세포를 활성화하고, 혈액순환을 촉진시켜 노화 방지기능이 있다. 특히 알리신이 심장질환을 예방하여 치매(알츠하이머) 예방에도 효과가 있다.

콜린은 뇌세포 안으로 쉽게 흡수되어 뇌 기능 향상을 도와주고 기억력 감퇴를 예방한다. 그리고 손상된 뇌세포를 치료해 준다. 아스코르브산은 수용성 비타민C를 말한다. 생리적 기능은 항산화물질로 우리 몸을 활성산소로부터 보호하여 암, 동맥경화, 류머티즘 등을 예방해주며 면역체계도 강화시킨다. 또한, 노인의 인지능력과 기억력 유지를 돕고 알츠하이머치매의 예방과 치료를 한다.

아릴설파이드라는 방향성 성분은 몸속의 독소를 밖으로 배출하는 작용과 항산화작용을 동시에 함으로서 활성산소에 의한 손상된 세포들을 건강한 세포로 바꾸어 준다. 두메부추의 효능은 치매 예방, 위암, 천식, 동맥경화, 고혈압, 협심증, 당뇨, 신장 기능 등을 좋게 한다.

5. 최근의 연구와 효능

최근 연구에 의하면 두메부추는 인체 세포의 핵산과 여러 조효소의 구성 물질이 되는 아데노신이라고 하는 성분, 그리고 면역 활성 효과가 있는 사포닌이 들어 있어 혈전이 생기는 것을 막아주고 혈액을 맑게 하는 효과가 있어 꾸준히 섭취하면 뇌혈관질환에 도움이 된다.

두메부추는 베타카로틴, 비타민B1, 비타민C, 비타민K, 엽산, 콜린, 셀레늄이 풍부하여 치매의 예방과 치유에 좋은 것으로 보고되고 있다. 최근에는 알리티아민과 알리신도 치매(알츠하이머) 예방과 치료에 효과가 있는 것으로 연구되고 있다.

6. 나물 채취 및 요리법

두메부추를 이용한 음식으로 질병을 예방하고 치유할 수 있다. 일반 부추보다 잎이 두껍고 넓으며 매운맛이 강하다. 채취 시기는 3~6월에 새순과 잎을 나물로 먹는다. 갓 올라온 어린잎을 뿌리째 채취하여 그냥 날로 또는 살짝 데쳐서 된장에 찍어 먹는다. 특히, 따뜻한 기운의 두메부추는 차가운 성질인 돼지고기와 궁합이 잘 맞는다.

요리법은 생회, 숙쌈, 샐러드, 생무침, 나물무침, 겉절이, 장아찌(간장 또는 고추장 절임) 등으로 이용한다.

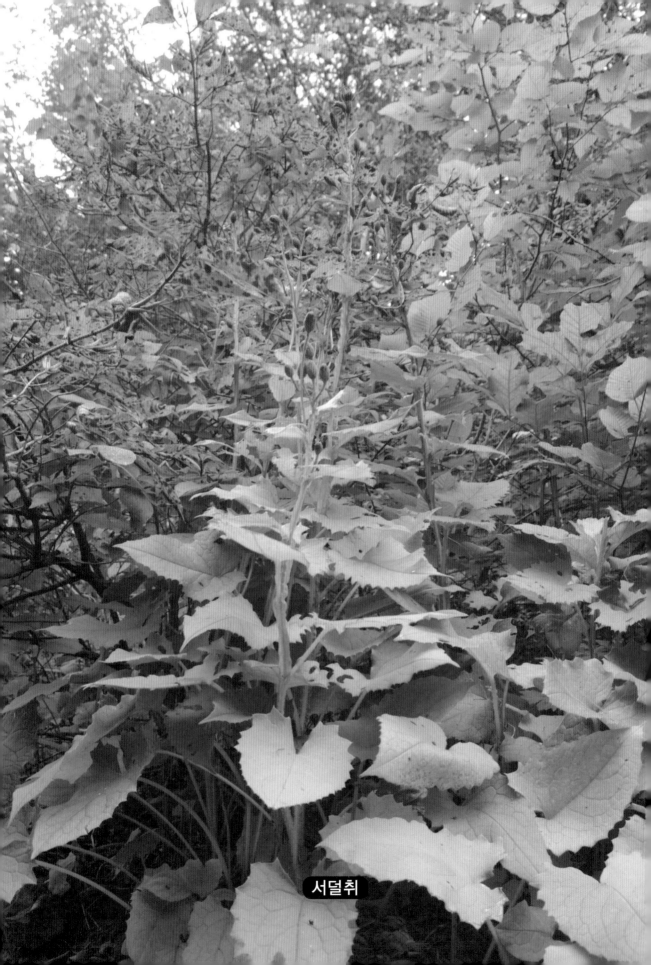

서덜취

2. 서덜취

과　：국화과 (Asteraceae)

학 명 : *Saussurea grandifolia* MAXIM

영 명 : Bigflower-saussurea.

일 명 : Shiraneazami

효 능 : 치매 예방, 항암, 당뇨병, 고혈압, 노화 방지(회춘)에 좋다.

용 도 : 생쌈, 나물무침, 묵나물, 장아찌

식물 별명 : 청옥취, 도시락취, 자옥이, 곤대서리, 참더덕취.

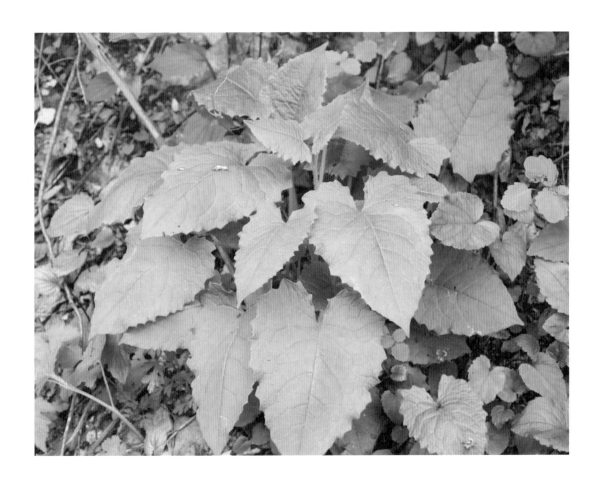

1,000m 이상의 높은 산에 야생하는 고산성 식물이다. 특정한 지역에서만 자생한다. 독성이 없고 부드러운 식감을 가지고 있는 약용산나물이다. 생으로 먹을 수 있는 몇 안 되는 산나물 중의 하나이다. 울릉도에서는 서덜취를 "곤대서리"라고 한다.

서덜취는 취나물 중에서 최고 으뜸으로 치는 산나물로 임금님께 진상한 임금님산나물로 유명하다. 비타민B1, 비타민B2, 나이아신, 폴리페놀, 플라보노이드 등이 풍부하다. 서덜취는 치매 예방, 항돌연변이(항암효과) 그리고 노화 방지와 관련이 있는 항산화작용과 당뇨병, 고혈압에 좋은 효능이 있다.

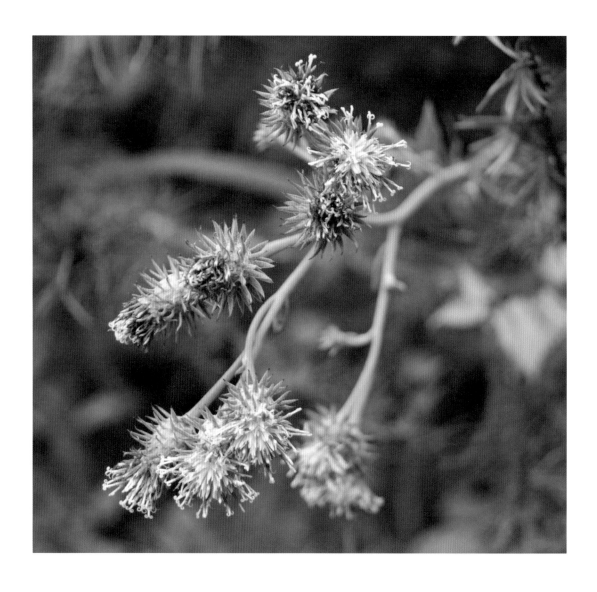

치매를 치유하고 뇌를 살리는 약용식물보감

1. 서덜취 이야기

해발 1,000m 이상의 높은 산 반음지성 식물로 군락을 이루어 야생한다. 높고 깊은 산에 활엽수들이 드문드문 자라는 곳이나 초원지대의 경사진 산기슭의 가장자리, 약간 그늘진 곳에 야생한다. 여러해살이 식물로 높이는 30~50cm이다. 줄기는 곧게 자라며 속이 비어 있고 갈색의 짧은 털이 있으며, 윗부분에서 가지를 뻗는다. 잎은 어긋나게 붙으며 긴 잎자루가 있다. 잎 표면은 녹색이고 뒷면은 약간 흰빛이 돌며 가장자리에 날카로운 톱니가 있다. 위로 올라갈수록 작아지는데 잎자루도 작아진다. 7월~10월 사이에 자주색 또는 연분홍색 꽃이 핀다.

강원도 계방산의 서덜취와 서울 근교는 남양주 천마산에 각시서덜취가 자생한다. 또한, 울릉도에서는 서덜취를 곤대서리라고 한다. 곤대서리는 내륙에서 자생하는 서덜취보다 잎이 크고 부드러운 것이 특징이다.

깊은 산속 높은 곳의 돌이 많은 곳에서 자생하여 서덜취라는 이름이 붙었다. 서덜취는 높은 산에 자생하는 식물이라서 시장에서 흔하게 볼 수 없는 귀한 산나물이다. 즉 돈 주고도 사 먹기 힘든 산나물이다. 취나물 중에서 최고의 으뜸으로 치는 명품 산나물로서 임금님께 진상한 임금님산나물이다. 특이한 향은 없고 맛은 부드러운 식감이 느껴진다. 임금님의 수라상에 오른 서덜취는 여러 가지 취나물 중에서 으뜸으로 친다. 많이 알려진 산나물이 아니지만, 일제강점기 출간된『조선의 구황식물과 식용법』에 보면 서덜취는 주로 중부지방에 분포하며 깊은 산 숲속에 나는 여러해살이 초본이다. 식용법은 봄에 새싹 잎을 데쳐서 나물로 만들어 먹는다고 기록되어있다.

강원도에서는 도시락취, 전옥취, 청옥취라고 한다. 또한 지역에 따라 태백에서는 도시락취, 영월에서는 자옥이, 도솔취, 제천에서는 참더덕취, 울릉도에서는 곤대서리라고 부른다. 특히 서덜취는 산나물 중에서 몇 안 되는 생으로 먹을 수 있는 귀한 산나물 중의 하나이다. 맛과 효능이 좋아 앞으로 각광받을 수 있는 약용산나물이다. 봄철 연한 잎은 맛이 좋아 된장국이나 나물무침으로 먹는다. 묵나물로 먹어도 맛이 있고, 무침이나 볶음으로도 먹는다.

2. 민간과 한방

민간에서는 감기, 두통, 진통에 사용하였고, 한방에서는 토혈, 지혈, 기관지염, 간염, 진해, 황달, 고혈압, 안염 등에 사용하였다. 또한 식물체를 말려서 거담제, 해열제를 만들기

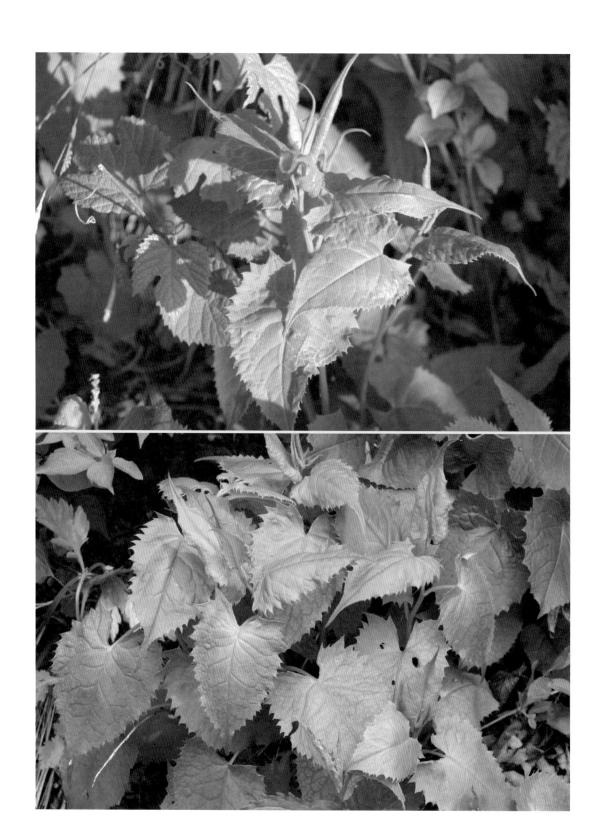

치매를 치유하고 뇌를 살리는 약용식물보감

위한 약재로도 이용하였다.

3. 성분과 효능

한방에서는 곰취와 함께 호로칠(胡蘆七)이라고 한다. 주요 성분은 칼슘, 인, 철분과 비타민 B1, 비타민B2, 나이아신, 폴리페놀, 플라보노이드 등이 풍부하다. 특히 비타민B1[1]은 신경 전달물질의 생합성에 관여하여 두뇌의 활동을 도와 학습능력을 향상시킨다.

비타민B2[2]는 뇌 혈류를 증가시키고 머리를 좋게 해주는 비타민이다. 나이아신[3]은 피부암과 치매를 예방하는 비타민이다, 폴리페놀[4]은 강력한 항산화작용을 하며 피를 맑게 한다. 특히 치매 예방, 항암, 노화 예방, 심장질환과 뇌경색 예방에 좋다. 플라보노이드[5]는 강력한 항산화작용, 노화 방지, 암과 치매 예방에 효과가 있다.

4. 오늘날의 연구와 효능

서덜취는 치매, 당뇨병, 고혈압, 항돌연변이, 항산화작용, 항암, 노화 방지 효과가 있다. 최근 연구에 의하면 비타민B1, 나이아신, 폴리페놀, 플라보노이드 성분에 의한 치매 예방, 항암, 당뇨병에 효능이 큰 것으로 보고되었다.

5. 나물 채취 및 요리법

채취 시기는 3~6월에 보드라운 어린잎을 따서 된장으로 쌈을 싸서 먹는다. 잎이 커서 쌈을 싸기 좋으며 부드럽고 순한 향과 씹는 맛이 있어 그냥 생으로 먹는 것이 가장 좋다.

---

1) 신경전달물질의 생합성에 관여하며 부족하면 뇌세포가 손상되면서 치매 증상이 생길 수 있다.
2) 뇌 혈류를 증가시킨다. 신경전달물질을 만드는 조효소이다. 각종 대사작용에 조효소로 작용한다. 탄수화물과 지방을 에너지로 사용하는 데 중요한 역할을 한다. 노화를 촉진하는 활성산소를 없애는 항산화작용을 한다. 그리고 면역기능을 강화한다.
3) 결핍 시 치매 증상이 생길 수 있다. 나이아신의 적당한 섭취는 알츠하이머치매에 걸릴 확률을 줄여준다.
4) 강력한 항산화작용을 하며 피를 맑게 한다. 특히 치매 예방, 항암, 노화 예방, 심장질환과 뇌경색을 예방한다. 폴리페놀의 항산화력은 알츠하이머치매에 있어 뇌의 병적 특징인 플라크가 형성되고 얽히는 것을 억제해 신경세포를 보호하는 것으로 나타났다. 폴리페놀은 뇌의 특정 부위에 축적되어 알츠하이머치매의 발병에 중요한 역할을 할 수 있는 금속(철분, 구리)를 제거한다.
5) 피를 맑게 해주고 항산화작용과 모세혈관을 강하게 하는 효능 그리고 혈액을 정화시켜 뇌의 혈액순환이 원활해져 치매(알츠하이머) 예방을 한다.

요리법은 생쌈, 숙쌈, 나물무침, 묵나물, 장아찌(간장 또는 고추장 절임) 등으로 이용한다.

> **울릉도 곤대서리** : 울릉도에서는 서덜취를 곤대서리라고 부른다. 나물로서 맛과 향이 독특하다. 곤대서리는 내륙에서 자생하는 서덜취보다 잎이 크고 부드러운 것이 특징이다. 울릉도에서 생산되는 다른 산나물에 비해 가격이 비싸다(고가에 거래되는 취나물이다). 어린잎을 생쌈, 간장염지, 나물무침, 묵나물 등으로 식용한다. 효능은 서덜취와 같다.

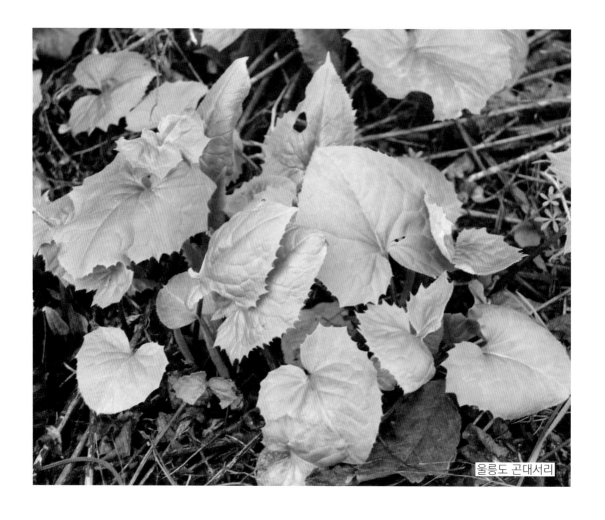

울릉도 곤대서리

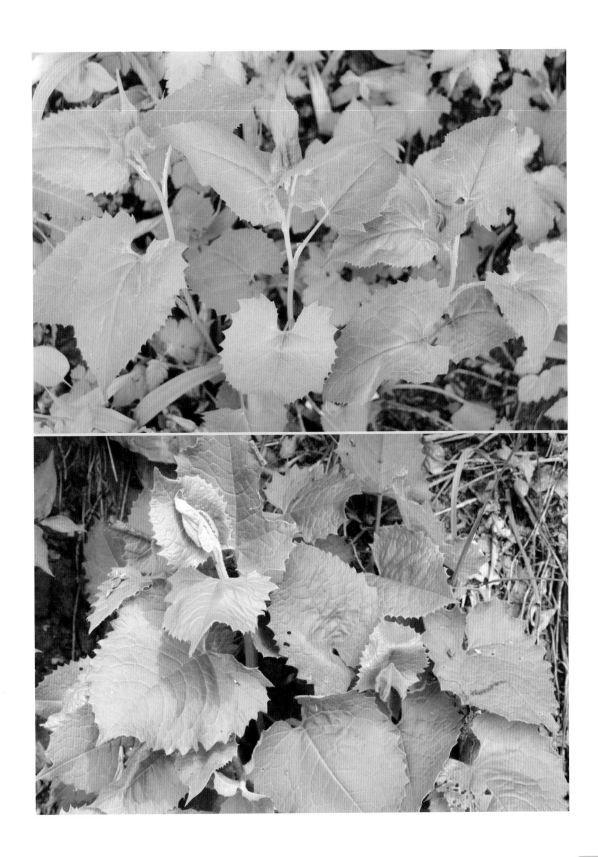

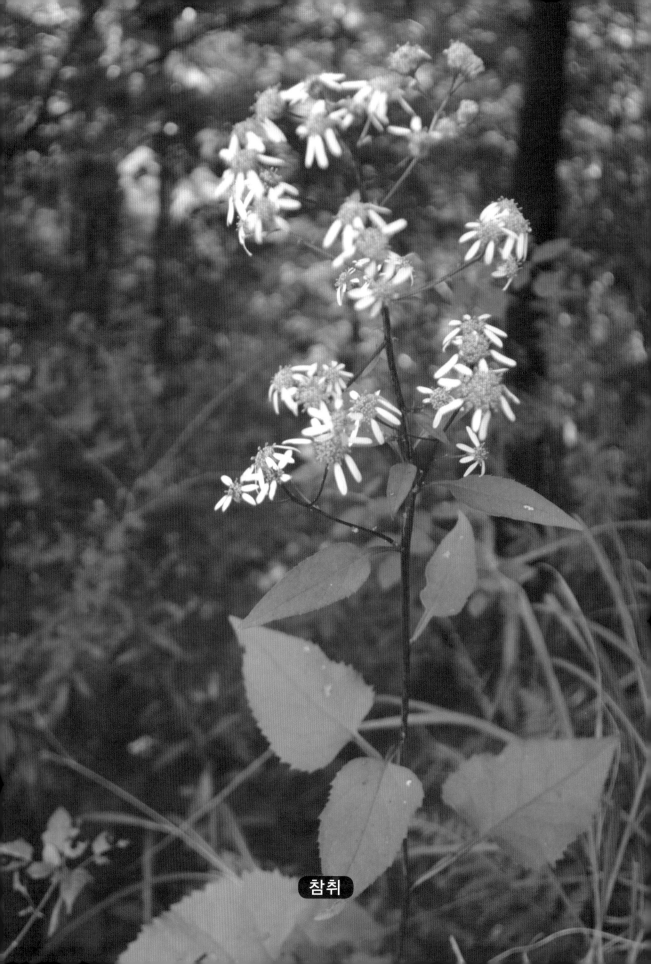

참취

3. 참취

과　　 : 국화과 (Asteraceae)

학 명 : *Aster scaber* Thunb.

영 명 : Rough-aster

일 명 : Shirayamagiku

효 능 : 치매, 항암, 당뇨병, 신경통에 좋다. 피를 맑게 한다. 해독작용, 면역작용, 항산화
　　　 작용을 한다.

용 도 : 나물무침, 묵나물

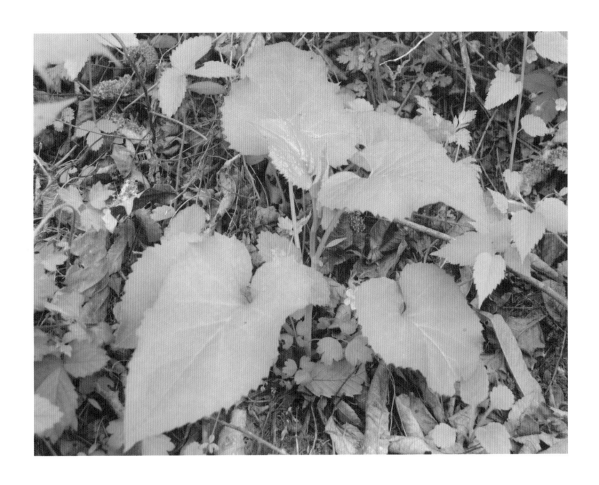

참취는 치매를 예방하고 치유할 수 있는 좋은 약용산나물이다. 산나물의 왕으로 봄이 주는 보약이라고 불린다. 조선시대에 백성들이 서덜취, 곰취와 함께 임금님께 진상한 임금님산나물로 전해지고 있는 귀한 약용식물이다. 쌉쌀한 맛과 특유의 향을 가지고 있어 봄철 미각을 살려주는 우리와 가장 친근한 취나물이다.

비타민C, 비타민E, 비타민B1, 비타민B3, 비타민B6, 폴리페놀, 플라보노이드, 사포닌, 베타카로틴, 쿠마린 등의 성분들이 치매 예방, 항암작용, 항산화효과가 있다. 최근에 밝혀진 중요한 효능으로는 콜레스테롤을 저하시키는 약리 효능과 뇌 기능을 활성화하여 치매를 예방하는 데 효능이 좋은 것으로 밝혀졌다.

1. 참취 이야기

전국 산지의 양지바른 산기슭과 높은 산의 초원까지 분포한다. 양지 또는 반그늘의 경사진 곳에 자생한다. 특히 물 빠짐이 잘되는 곳을 좋아한다. 토심이 깊고 부엽층이 얇으며 토양수분과 비분(양분)이 상대적으로 적은 곳이 생육 적지이다.

낮은 산부터 해발 1,000m의 높은 산까지 폭넓게 분포하는 참취는 치매에 특별히 관심을 끌 수 있는 산나물이다. 오랜 옛날부터 우리 민족은 취나물이라 하여 나물로 먹고 약용으로 이용하였다. 조선시대에 백성들이 서덜취, 곰취와 함께 임금님께 진상한 임금님산나물로 전해지고 있는 귀한 약용식물이다. 산나물의 왕이라고 불릴 만큼 봄철 미각을 살려주는 우리와 가장 친근한 나물이다. 나물로 먹는다고 나물취라 하고, 암내처럼 독특한 향이 난다고 암취 등으로 부른다.

참취에는 수산[수산(옥살산)은 신체의 영양 흡수를 방해하며 소장에서 칼슘과 결합하여 옥살산 칼슘을 형성한다. 데치거나 볶으면 바로 분해된다. 수산이 혈액 내에서 칼슘과 스스로 결합시킬 때 작고 날카로운 결정은 몸 여러 곳에 축적되고 근육통을 일으킬 수 있다. 이와 같은 일이 콩팥에서 일어날 때 신장 결석의 원인이 된다]이란 성분이 있으므로 생으로 먹을 경우 수산은 몸속에서 칼슘과 결합해서 결석을 유발할 가능성이 높다. 생으로는 먹지 않는 것이 좋은데 수산은 열에 약하므로 끓는 물에 살짝 데치기만 하면 바로 분해된다.

참취나물은 첫째, 숙취 해소에 좋다. 간 기능을 회복시켜 해독작용을 한다. 알코올 분해 능력이 뛰어나기 때문에 술을 자주 마시는 사람에게는 참취나물이 숙취 해소에 도움이 된다. 참취나물에는 식이섬유가 많이 함유되어 있어 변비에 좋고, 다이어트에도 효과가 있다. 특히 칼륨이 풍부한 알칼리성식품이다. 비타민A와 칼륨이 체내의 염분을 배출시켜 각종 혈관질환을 예방한다.

둘째, 집중력을 향상시킨다. 폴리페놀, 사포닌, 비타민B, 비타민C, 비타민E가 머리를 맑게 하고, 집중력을 향상시키고, 두뇌활동을 자극해서 자라나는 아이들과 수험생들에게 좋은 음식이다.

셋째, 봄나물인 참취는 환절기 알레르기와 면역력을 높이는데 효과가 크다. 참취는 쌉쌀한 맛과 독특한 향을 가진 산나물로 단백질, 칼슘, 비타민 등 영양분이 풍부하다.

넷째, 혈액 청정에 좋은 나물이다. 특히 혈액의 최대 적인 총지방, 중성지방, 콜레스테롤을 낮춘다. 또한 혈전 예방효과가 뛰어나서 다양한 관상동맥질환을 예방한다. 참취의 식이섬유와 플라보노이드가 혈액 청정의 역할을 한다. 식이섬유는 콜레스테롤을 흡착, 배변을 촉진시킨다. 또한 폴리페놀은 콜레스테롤 흡수를 줄이고 담즙산의 배설을 촉진해서 혈중지

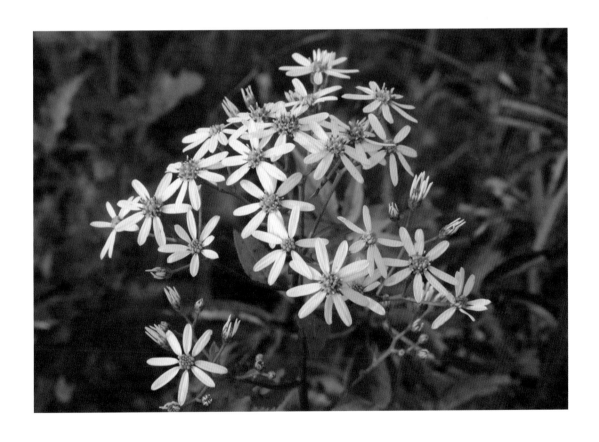

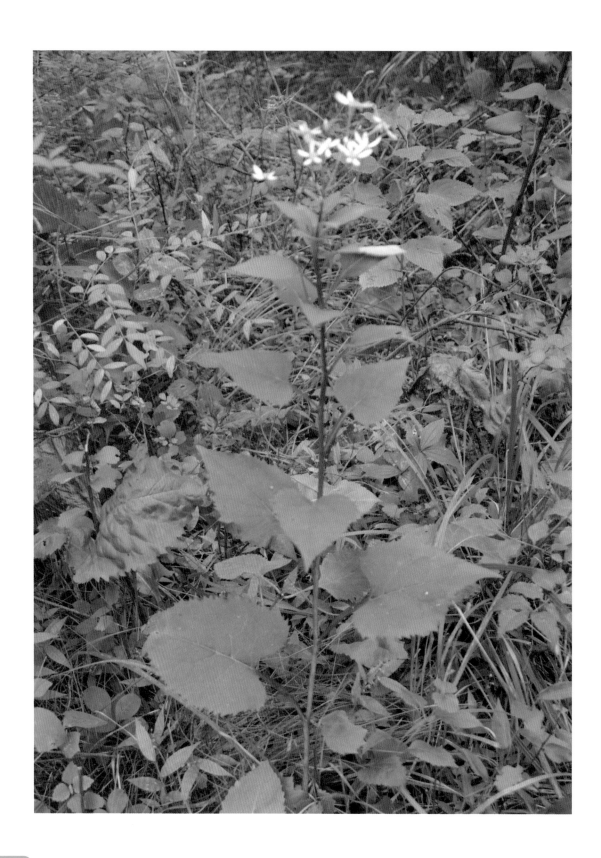

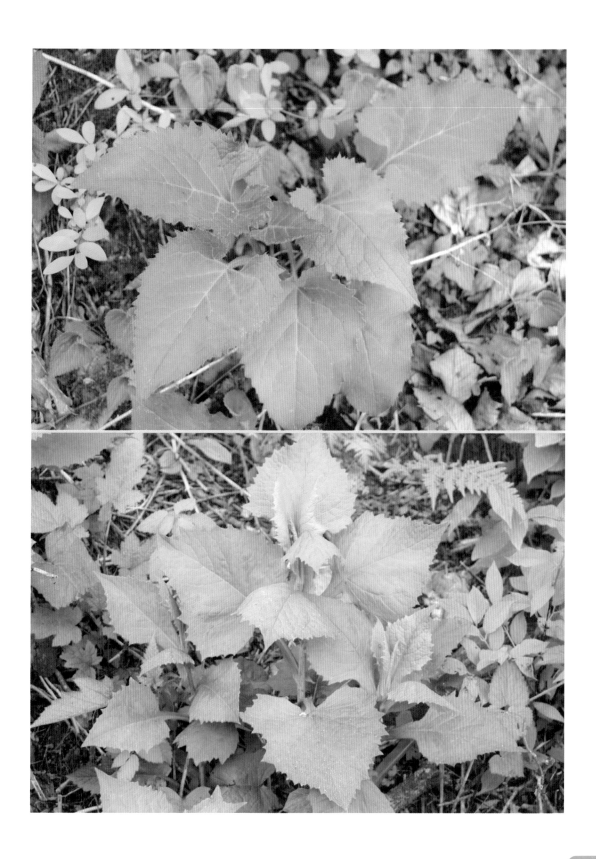

질의 농도를 낮추는 작용을 한다.

다섯째, 치매(알츠하이머) 예방에 좋은 효과가 있다. 또한 항산화, 항노화, 항당뇨, 항염증, 동맥경화 등에도 효과가 있다.

2. 한방과 민간

한방과 민간에서는 식물체를 해수, 이뇨, 보익, 방광염 등에 약재로 쓴다. 또한 상처가 곪았을 때 염증을 없애주거나 간염을 치료하기 위한 한약재 재료로도 사용한다. 동의보감에는 "참취 15~20g을 물에 달여 하루 세 번 식후에 마신다. 간 기능에 장애가 있을 때 회복시키는 작용이 크다. 급성간염에 써도 효과가 있다"고 기록되어 있다.

조선약용식물지(현대의학, 약용식물편)는 참취를 "민간에서는 간담도질병(간염, 간암, 지방간, 알콜성 간질환, 담낭염, 담석증)과 가래 삭임약, 건위약으로도 쓴다"고 하였다.

3. 성분과 효능

한방에서는 봄에 동풍이 불 때 나는 나물이라 하여 동풍채(東風菜)라고 한다. 또는 동쪽에서 불어오는 바람을 쐬는 곳에서 나는 나물이란 뜻도 있다. 이는 봄바람이 불 때 어린잎을 채취해서 나물로 먹는 습속(예로부터 어떤 사회나 지역에 내려오는 고유한 관습과 풍속)에서 유래하는 명칭이다.

참취는 산나물의 왕으로 비타민A[1], 비타민B1[2], 비타민B3[3], 비타민B6[4], 비타민B12[5], 비

---

1) 세포를 재생하는 기능이 있다. 또한 항산화, 항암효과가 있으며 감염에 대한 면역력을 강화하는 효과가 있다. 항산화작용을 통해 치매나 암의 발생을 억제하고 기억력과 뇌세포 보존에 영향을 준다.
2) 신경전달물질의 생합성에 관여하여 두뇌의 활동을 도와 학습능력을 향상시킨다. 부족하면 뇌세포가 손상되면서 치매 증상이 생길 수 있다.
3) 피부암과 치매를 예방하는 비타민이다.
4) 호모시스테인을 제거하는 작용을 한다. 호모시스테인은 혈관 독소로 작용하며 혈관 벽을 파괴하고 동맥경화를 일으켜 치매를 유발하는 위험인자이다. 특히 신경비타민이라고 한다. 신경전달물질 생산과 세로토닌(뇌 속에 신경을 전달해 주는 물질 중에 하나)의 분비에 관여한다. 세로토닌이 증가하면 헤마가 활성화하여 기억력 향상에 도움을 준다.
5) 비타민B12는 뇌세포 활성과 집중력, 기억력을 높여 치매 예방과 뇌 활성에 도움을 준다. 치매 예방, 심근경색, 뇌졸중 예방, 면역기능 향상과 세포를 재생하는 기능이 있다. 특히 치매를 일으키는 독성 단백질인 호모시스테인을 제거하는 효능이 있다.

타민C[6], 비타민E[7], 베타카로틴[8], 플라보노이드[9], 폴리페놀[10], 사포닌[11], 쿠마린[12], 엽산[13], 아미노산, 칼륨, 칼슘, 철분 등이 있다. 특히 참취는 칼륨[14]이 많은 알칼리성식품으로 체내의 염분(나트륨)을 몸 밖으로 배출하는 효능이 있고, 열량이 낮아 다이어트에도 효과적이다. 칼슘이 많아 뼈 건강에 좋다. 특히 비타민C는 궁합이 맞는 성분으로 사포닌 흡수를 증가시키는 작용을 한다.

참취의 효능은 신경통, 장염, 골절, 타박상, 방광염, 뇌졸중에 쓰며 혈액순환을 촉진하는 작용이 있다. 특히, 참취는 혈전을 예방하는 혈액응고 억제 효과가 뛰어나다. 또한 감기, 두통, 진통, 기관지염 등에 효과가 있어 약재로 이용된다. 참취는 항돌연변이 효과로 발암물질을 억제하는 효과가 있다. 유방암, 위암과 폐암의 암세포 억제 효과도 있다.

---

6) 수용성 항산화제의 하나로서 알츠하이머치매의 억제에 중요한 역할을 한다. 특히 비타민C 결핍 시 치매 발병에 중요한 역할을 하는 베타아밀로이드의 축적이 일어난다, 면역력을 증진시키고, 활성산소로부터 보호하는 항산화작용과 각종 암이나 동맥경화와 같은 질병의 예방에 효능을 나타낸다.

7) 활성산소를 억제하여 뇌세포 손상을 막고 뇌세포를 보호하여 치매 예방 및 뇌 기능을 향상시킨다.

8) 강력한 항산화작용을 해서 활성산소를 억제한다. 뇌세포를 활성화시키고 뇌 기능을 향상시키는데 도움을 주어 치매를 예방한다. 그리고 발암물질의 생성과 증식을 억제한다.

9) 강력한 항산화작용을 한다. 피를 맑게 해주고 모세혈관을 강하게 하는 효능이 있다. 특히 혈액을 정화시켜 뇌의 혈액순환이 원활해져 치매 예방에 좋다. 또한 노화 방지, 암 예방에 효과가 있다.

10) 강력한 항산화작용을 하며 피를 맑게 한다. 특히 암, 노화 예방, 치매(알츠하이머), 심장질환과 뇌경색을 예방한다. 폴리페놀의 항산화력은 알츠하이머치매에 있어 뇌의 병적 특징인 플라크가 형성되고 얽히는 것을 억제하여 신경세포를 보호하는 것으로 나타났다. 폴리페놀은 뇌의 특정 부위에 축적되어 알츠하이머치매의 발병에 중요한 역할을 할 수 있는 금속(철, 구리)을 제거할 수 있다. 폴리페놀 성분이 혈관을 강화시켜 치매를 예방한다.

11) 사포닌은 뇌의 에너지원인 포도당 흡수를 도와 뇌의 혈액순환을 원활하게 하여 기억력을 개선한다. 또한 학습과 기억력에 중요한 뇌 신경전달물질인 아세틸콜린의 농도를 높여 치매 예방에 도움을 준다. 피를 맑게 하고 위와 장을 튼튼하게 해주며 면역력을 높여준다. 뇌의 노화를 방지하고 뇌세포를 활성화하여 노인성치매를 예방한다. 신경전달물질인 아세틸콜린(베타아밀로이드의 생성 억제 효과로 알츠하이머치매의 예방과 치료 효과)의 분비를 촉진한다.

12) 혈액순환, 치매, 중풍 예방에 좋으며, 암세포 활동을 억제하여 암 예방에도 좋다. 혈전을 방지하고 혈액 응고를 억제하는 효과가 있다.

13) 치매에 걸리면 도파민, 세로토닌, 노르아드레날린 등 3종류의 신경전달물질이 부족해지는데 이런 물질의 원료가 되는 아미노산을 만드는 데 중요한 역할을 한다. 또한 치매를 일으키는 호모시스테인이라고 불리는 해로운 아미노산의 혈중 수치를 낮추는 작용을 한다.

14) 체내 나트륨을 배출시켜 혈관 건강을 개선하고 고혈압, 심근경색, 뇌졸중. 동맥경화, 고지혈증, 심장병 등 혈관 질환 개선 및 예방을 한다.

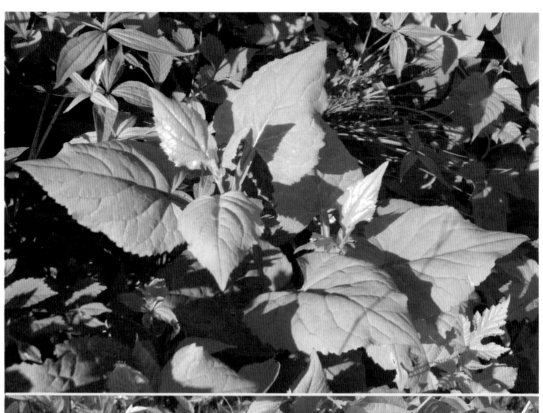

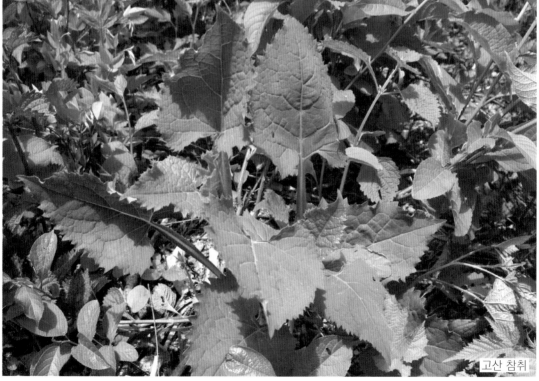

고산 참취

치매를 치유하고 뇌를 살리는 약용식물보감

4. 오늘날의 연구와 효능

첫째, 면역력을 증가시킨다. 면역세포와 체내 면역조절물질을 효과적으로 증가시킨다.

둘째, 해독작용으로 나트륨, 독성물질 배출을 한다. 또한 혈액응고 억제와 지방 배출을 한다.

셋째, 세포의 재생을 돕고 소염작용을 하는 효과와 간의 활동을 도와 몸에 술이 들어왔을 때 알코올 분해(숙취 해소)를 도와주는 작용을 한다.

넷째, 치매(알츠하이머)를 예방한다. 뇌 건강에 좋아 기억력 향상, 인지능력 향상, 건망증 예방, 치매 예방 등에 효과적이다. 또한 참취를 꾸준히 먹으면 심혈관질환(심근경색, 동맥경화, 뇌졸중, 심장마비, 고지혈증) 예방에도 좋은 효과가 있다.

최근 연구에 의하면 비타민C, 비타민E, 비타민B1, 비타민B3, 비타민B6, 비타민B12, 폴리페놀, 플라보노이드, 사포닌, 베타카로틴, 쿠마린 등이 치매 예방, 항암작용, 항산화작용에 좋다. 특히 최근에 밝혀진 중요한 효능으로는 콜레스테롤을 저하시키는 약리 효능과 뇌기능을 활성화하여 치매를 예방하는데 좋은 효능이 있는 것으로 밝혀졌다.

5. 나물 채취 및 요리법

참취의 봄에 돋는 어린순을 취나물이라고 한다. 취나물은 산나물의 왕이라 불릴 만큼 봄철 미각을 살려주는 대표적인 산나물이다. 향미가 독특하여 향소라고도 불리는데 산에서 직접 채취한 것을 먹어 보면 향긋한 내음이 입맛을 당긴다.

채취 시기는 4~5월에 어린잎을 나물로 먹는다. 먹는 방법은 갓 올라온 새순이나 어린잎을 따서 살짝 데친 후 무쳐 먹는 나물무침과 데쳐서 말려두었다가 묵나물로 이용한다.

요리법은 나물무침, 묵나물로 이용한다.

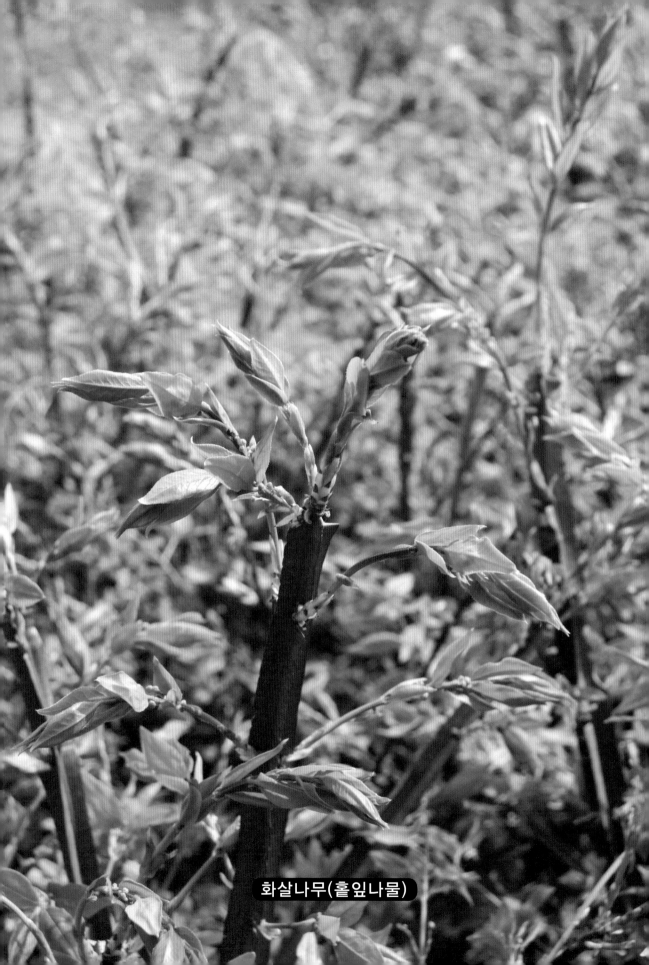
화살나무(홑잎나물)

4. 화살나무(홑잎나물)

과   : 노박덩굴과(Celastraceae).

학 명 : *Euonymus alatus* (THUNB.) SIEB

영 명 : Winged-euonymmus, winged-spindle-tree

일 명 : Nishikigi

효 능 : 치매, 항암, 당뇨, 고혈압, 동맥경화, 간 손상 억제, 항산화작용에 좋다.

용 도 : 묵나물, 나물무침

식물 별명 : 참빗나무, 홑잎나무, 참빗살나무, 홑잎나물, 홋잎나무

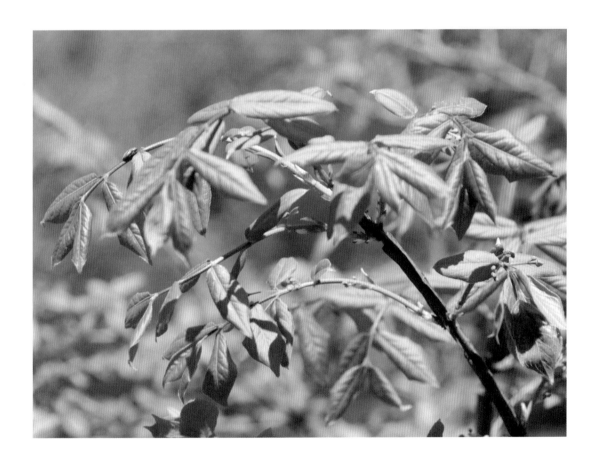

홑잎나물은 현대인의 치매를 예방하고 치유할 수 있는 좋은 약용산나물이다. 항산화력이 뛰어난 베타카로틴과 뇌 발달 인지기능에 중요한 역할을 하는 비타민K 성분이 있다. 또한 치매를 예방하고 치료하는 특수한 성분인 로즈마린산이 있다.

홑잎나물은 혈액을 맑게 하고 혈액순환을 좋게 하여 고혈압, 동맥경화에 좋고 정신을 안정시키는 효과가 있다. 특히 정신불안의 해소를 돕는 효과가 있고 불면증, 우울증에 좋다. 천연 간장약이라고 할 정도로 간의 산화를 막아준다. 최근 연구에 의하면 치매 예방, 당뇨, 항암(위암, 식도암), 고혈압 억제에 효과가 있는 것으로 밝혀지고 있다.

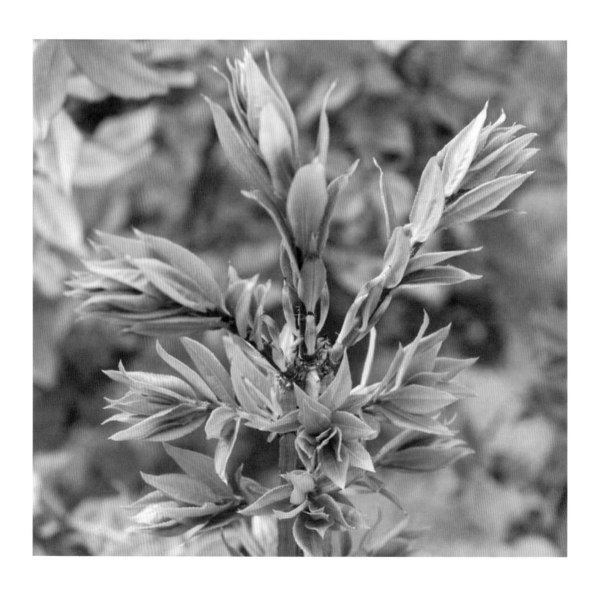

1. 홑잎나물 이야기

홑잎나물(화살나무)은 낮은 산 기슭에서부터 높은 산까지 분포하는 낙엽관목으로 높이가 3m에 달하며, 가지가 펴지고 잔가지에 2~4줄의 날개가 있다. 특정한 지역의 산이나 높은 산에 올라야 어렵게 만날 수 있는 화살나무(홑잎나물)는 치매에 특별히 관심을 끌 수 있는 식물이다.

수직적으로는 표고 100m부터 1,000m 이상까지, 수평적으로는 전국에 분포한다. 바위가 있고 양지바른 기슭이나 숲속에 주로 자생한다. 초여름에 황록색으로 피는 꽃도 좋고, 자잘한 가을단풍도 아름답고, 귀여운 열매는 한겨울 눈 속에서 볼거리를 제공하는 등 쓸모가 많은 나무이다.

특히 가지에 있는 날개가 참빗 같다고 참빗나무, 이름을 혼동하여 참빗살나무(참빗살나무와 별개), 홀(옛날 벼슬아치가 손에 들던 명패)과 비슷하다고 홑잎나무, 홑잎이 변하여 훗잎나무 또는 홑잎나물 등으로 부른다.

어린순을 나물로 먹는다. 산에 나는 나물 중에 제일 일찍 나오는 나무나물이다. 홑잎나물을 딸 때는 가지 끝에 새로 돋아난 연한 녹색 잎을 딴다. 어느 정도 큰 새순이나 어린잎을 따서 살짝 데쳐 나물무침하고, 된장에 박아 장아찌를 해서 먹는다. 맛은 약간 쫀득하면서 씹히는 촉감이 부드럽다.

홑잎나물(화살나무) 효능은 혈액순환에 좋고 혈관에 혈전이 쌓이지 않게 해 혈관질환, 동맥경화 예방에 도움이 되고, 혈당을 낮춰주고 인슐린 분비를 늘려 당뇨병에 도움을 준다.

2. 민간과 한방

한방에서는 귀신의 명패 같은 날개가 달렸다 하여 귀전우(鬼箭羽)라 한다. 맛은 쓰고 성질은 차고 독이 없다. 한방에서는 산후 지혈제, 정신불안, 여성의 자궁 출혈, 대하, 어혈을 없애주는 약으로도 쓴다.

민간에서는 요·산후복통, 류머티즘관절염, 정신안정, 소염진통, 복통, 월경불순, 자궁염 등에 여러 가지 질환과 증상에 사용했다. 또한 민간요법으로는 위암과 식도암 등 갖가지 암에 효과가 있다고 널리 알려진 약초이다.

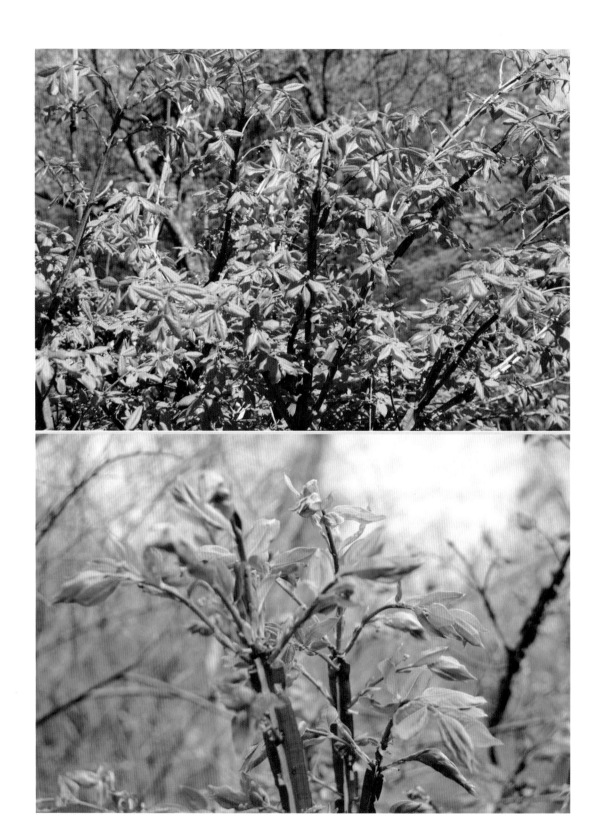

치매를 치유하고 뇌를 살리는 약용식물보감

3. 성분과 효능

동맥경화, 갱년기장애에 쓰며 뇌압을 줄이는 만니톨, 항산화작용을 하는 탄닌, 퀘르세틴[1], 플라보노이드[2] 등이 들어 있다. 항산화력이 뛰어난 베타카로틴[3]과 뇌 발달, 인지기능 개선에 중요한 역할을 하는 비타민K[4]가 있다. 쓴맛을 내는 데나토늄[5]은 췌장의 인슐린 분비를 촉진하여 당뇨병의 개선 및 예방을 한다.

강력한 항산화제인 퀘르세틴[6]은 혈액순환, 항염증과 뇌의 인지기능 개선에 효과가 있다. 그리고 비타민A[7], 비타민B1[8], 비타민B2[9], 비타민C[10]가 있다. 특히 많은 양의 로즈마린산[11]을 함유하고 있다. 로즈마린산은 폴리페놀의 일종으로서 뇌세포 대사기능을 촉진시켜 인지능력 향상에 도움을 주고 기억력 감퇴를 예방한다.

로즈마린산은 노화를 방지해주는 대표적인 항산화물질인데 뇌는 신체 중에서 지방을 가장 많이 함유하고 있는 장기이다. 뇌는 지방이 많으므로 활성산소의 공격으로 인해 산화되

---

1) 플라보노이드이다. 뇌의 인지기능 개선에 효과가 있다. 활성산소를 제거하고 혈액순환에 도움을 준다. 항염증, 항암, 항산화작용을 한다.
2) 피를 맑게 해주고 항산화작용과 모세혈관을 강하게 하는 효능과 혈액을 정화시켜 뇌의 혈액순환이 원활해져 치매(알츠하이머)를 예방한다.
3) 강력한 항산화작용으로 활성산소를 억제한다. 뇌세포를 활성화시키고 뇌 기능을 향상시키는데 도움을 주어 치매를 예방한다. 그리고 발암물질의 생성과 증식을 억제한다.
4) 두뇌 세포의 기능을 향상시켜 치매를 예방한다. 뇌 발달과 인지기능 개선을 향상시켜 치매 예방에 좋다.
5) 쓴맛이 나는 성분으로 췌장의 인슐린 분비를 촉진하여 당뇨병의 개선 및 예방에 좋다.
6) 항산화물질로써 뇌세포 손상을 막아 알츠하이머치매를 예방한다. 활성산소를 제거하고 혈액순환에 도움을 준다.
7) 항산화작용을 통해 치매나 암의 발생을 억제한다. 기억력과 뇌세포 보존에 영향을 준다.
8) 신경전달물질의 생합성에 관여하여 두뇌의 활동을 도와서 학습능력을 향상시킨다. 부족하면 뇌세포가 손상되면서 치매 증상이 생길 수 있다.
9) 뇌 혈류를 증가시킨다. 신경전달물질을 만드는 조효소이다. 각종 대사작용에 조효소로 작용한다. 탄수화물과 지방을 에너지로 만드는 데 중요한 역할을 한다. 노화를 촉진하는 활성산소를 없애는 항산화기능을 한다. 면역기능을 강화한다.
10) 수용성 항산화제의 하나로서 치매(알츠하이머)의 억제에 중요한 역할을 한다. 특히 비타민C 결핍 시 치매 발병에 중요한 역할을 하는 베타아밀로이드의 축적이 일어난다.
11) 뇌세포의 대사기능을 촉진시켜서 인지능력 향상과 기억력 감퇴를 예방한다. 베타아밀로이드의 응집을 억제하여 알츠하이머치매를 예방한다. 뇌의 신경전달물질 생성에 영향을 줘 우울감과 불안감을 완화시킨다. 특히 아세틸콜린이 분해되는 것을 막아주는 작용으로 치매 예방 및 치료를 한다.

기가 쉽기 때문에 뇌에 항산화물질을 지속적으로 공급해주는 것이 중요한데, 특히 로즈마린산이 뇌의 항산화작용에 큰 기여를 한다. 또한 치매 환자들은 뇌의 신경전달물질인 아세틸콜린이 분해되어 없어지는 증상을 겪게 되는데 특히 로즈마린산은 아세틸콜린이 분해되는 것을 막아준다.

홑잎나물은 혈액을 맑게 하고 혈액의 흐름을 좋게 하여 고혈압, 당뇨병, 동맥경화, 월경불순, 산후어혈, 복통에 좋고, 정신을 안정시키는 효과와 정신불안의 해소를 돕는 효과, 불면증, 우울증에도 좋다. 천연 간장약이라고 부를 정도로 간의 산화를 막아준다.

4. 오늘날의 연구와 효능

최근 연구에 의하면 치매, 당뇨, 항암(위암, 식도암), 고혈압 등에 효과가 있는 것으로 밝혀졌다.

1) 항염증작용(염증 제거) : 염증 발생의 요인인 산화질소 생성을 억제하여 알츠하이머치매의 치유에 도움을 준다.

2) 간 손상 억제 : 베타카로틴, 비타민K가 간의 활성산소 배출과 간세포 재생효과가 있다. 그리고 간에 쌓인 노폐물을 배출하는 탄닌과 퀘르세틴이 풍부하다.

3) 혈관 건강 : 피가 뭉치는 혈전 생성 억제와 혈관질환인 고혈압, 동맥경화를 예방한다.

4) 치매 예방과 항암작용을 한다. 로즈마린산은 첫째, 치매를 예방하고 치유(치료)를 한다. 치매(알츠하이머치매)는 뇌의 신경물질인 아세틸콜린이 분해되어 없어지는 증상을 겪는데 로즈마린산은 아세틸콜린[12]이 분해되는 것을 막아준다. 둘째, 암세포 전이 억제를 한다.

5) 퀘르세틴, 비타민B1, 베타카로틴, 비타민K는 뇌세포의 기능 활성과 인지력을 향상시켜 치매 예방에 좋다.

6) 당뇨병에 좋다. 데나토니움은 췌장의 인슐린 분비를 촉진하여 당뇨병의 개선 및 예방에 도움을 준다.

7) 신경안정 : 불면증, 우울증을 예방한다.

---

12) 베타아밀로이드의 억제 효과로 치매 예방과 치료 효과가 있다.

5. 나물 채취 및 요리법

산에 나는 나물 중에 제일 일찍 나오는 나무나물이다. 화살나무순을 홑잎나물이라고 한다. 나물을 딸 때는 가지 끝에 새로 돋아난 연한 녹색 잎을 딴다.

채취 시기는 4~6월에 갓 올라온 새순이나 보들보들한 어린잎을 따서 물에 씻어 이물질을 제거한다. 임산부는 먹지 않는 것이 좋다.

요리법은 나물무침, 묵나물로 이용한다.

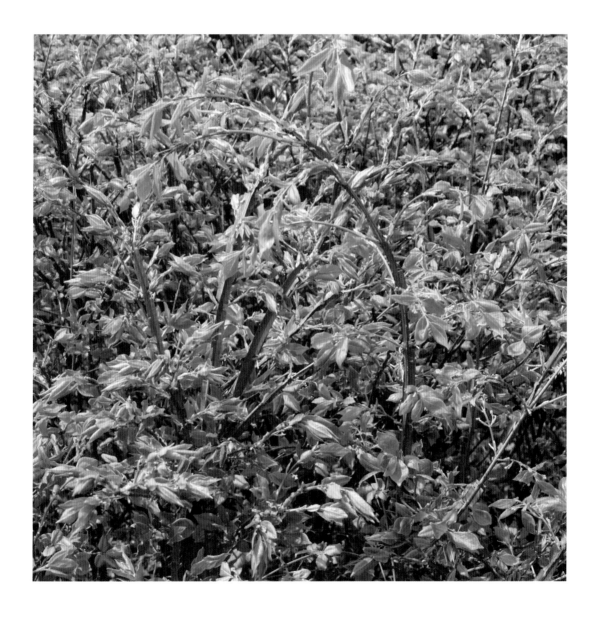

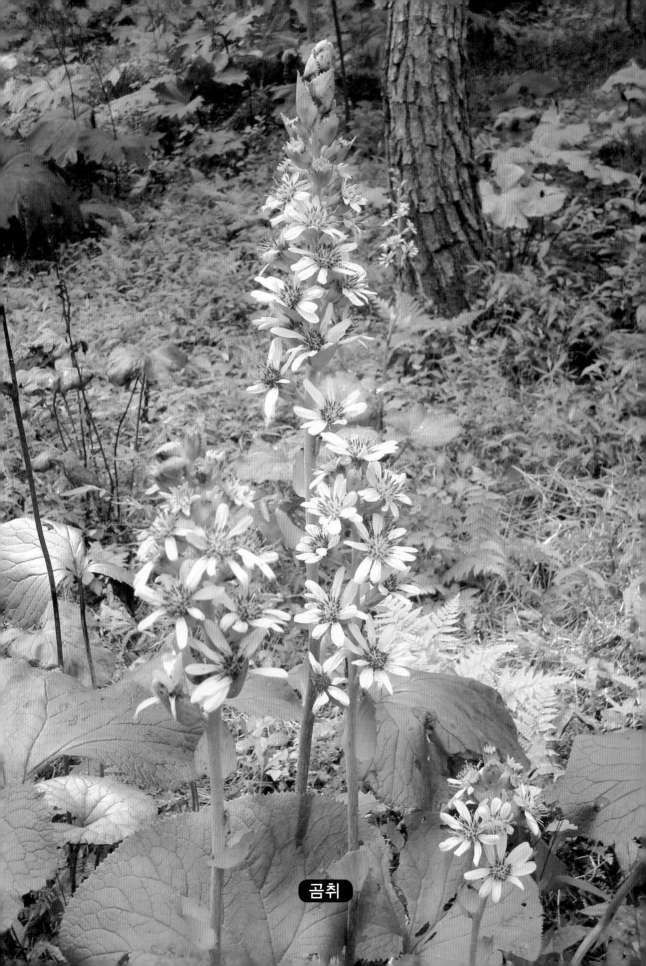

곰취

5. 곰취

과　　：국화과 (Asteraceae)

학 명：*Ligularia fischeri* (Ledeb.) TUREZ

영 명：Narrowbract-goldenray

일 명：Tairikuotakarako, Otakarako

효 능：폐질환에 좋다, 항산화작용, 치매 예방, 뇌 신경질환 예방, 항암, 고혈압, 당뇨병, 동맥경화, 노화 방지 효과에 좋다.

용 도：생쌈, 샐러드, 묵나물, 나물무침

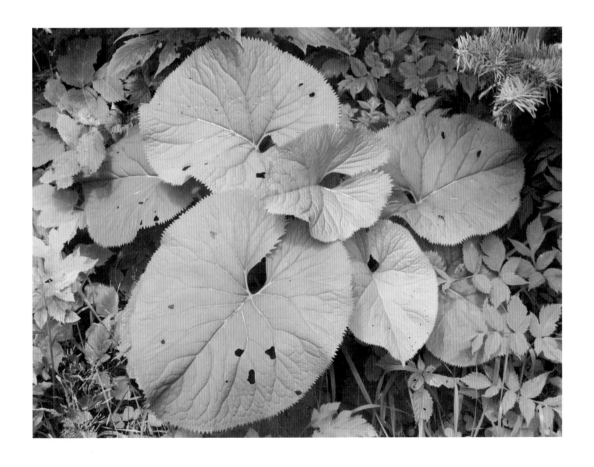

곰취는 치매를 예방하고 치유할 수 있는 좋은 약용산나물이다. 조선시대에 백성들이 취나물 중에서 서덜취, 참취와 함께 임금님께 진상한 임금님산나물로 전해지고 있는 귀한 약용식물이다. 곰취는 곰이 좋아하는 나물이라는 뜻에서 유래된 것이고 한문으로는 웅소(熊蔬)라고 부른다. 특히 산나물의 제왕으로 불리며 오묘한 약성으로 각광받고 있는 곰취는 곰이 동면에서 깨어나 제일 먼저 찾는 식물이라 하여 그 이름이 곰취로 명명되었다고 한다.

곰취는 옛날 춘궁기의 구황식물로 어린잎을 식용으로 이용해왔다. 생으로 쌈을 싸서 먹는 몇 안 되는 산나물로서 먹으면 그 향긋한 맛이 일품이다. 귀한 산나물이지만 여러 가지의 민간요법으로 사용되어 온 약초이다. 곰취는 뇌 신경을 보호하고, 뇌 신경질환을 예방하고 치료하는 데 도움을 준다. 특히 폴리페놀 성분은 뇌 신경세포를 보호하여 알츠하이머와 같은 치매질환과 뇌 신경질환을 예방하고 치유(치료)하는 데 도움을 준다.

비타민C와 베타카로틴은 노화의 주범으로 불리는 활성산소를 억제하는 효능을 가진 성분으로 항암효과와 노화 방지 작용을 하고 치매, 동맥경화, 류머티즘 등을 예방해주며 면역체계도 강화시킨다. 최근 연구에 의하면 곰취가 가지고 있는 비타민B1, 비타민B6, 비타민K, 엽산, 베타카로틴, 폴리페놀, 플라보노이드 등은 뇌세포를 활성화하고, 뇌 신경을 보호하여 치매(알츠하이머)와 뇌 신경질환을 예방하고 치유(치료)하는 데 도움을 준다. 또한, 곰취는 폐암, 유방암, 간암, 위암의 암세포 억제 효과가 있다.

1. 곰취 이야기

해발 1,000m 이상의 높고 깊은 산의 습한 곳에 자생한다. 높이는 1~2m이고 줄기는 곧게 자란다. 잎은 심장 모양이고 잎 가장자리에 규칙적인 톱니가 있다. 꽃은 7월에서 9월 사이에 노랗게 핀다. 지방에 따라 곰이 먹는 달래라고 곰달래, 잎이 크다고 왕곰취, 큰곰취, 둥근 말굽을 닮았다고 말곰취 등으로 부른다.

특정한 지역의 높은 산을 올라가야 어렵게 만날 수 있는 고산식물인 곰취는 치매에 특별히 관심을 끌 수 있는 산나물이다. 심산에 군락을 이룬 채 야생하며 쌉싸름한 맛과 진한 향이 있는 산나물이다. 우리 민족의 입맛에 길들여져 있으며 희귀성, 진품성, 청정성으로 인식되어 먹으면 몸에 좋다는 기대감과 일반 나물에서는 맛볼 수 없는 풍미가 있다.

옛날 춘궁기의 구황식물로 어린잎을 식용으로 이용해왔다. 산나물 중에서 생으로 쌈을 싸서 먹는 몇 안 되는 식물이며, 먹으면 그 향긋한 맛이 일품이다.

산나물 중에서 귀하게 여기며 여러 가지 민간요법으로도 사용되어 온 약용식물이다. 깊은 산 오지에 자생하는 야생식물이다. 하지만 최근에 숲이 점점 우거지고, 자생군락이 발견되었다 하면 무분별하게 채취하는 바람에 점점 개체가 줄어드는 실태이다. 곰취는 잎을 이용하는 대표적인 산나물이다. 대부분의 사람들이 꽃보다는 잎을 더 잘 알고 있는 식물이다.

조선시대에 백성들이 취나물 중에서 서덜취, 참취와 함께 임금님께 진상한 임금님산나물로 전해지고 있는 귀한 약용식물이다. 비타민과 미네랄이 풍부하여 산나물의 제왕(황제)으

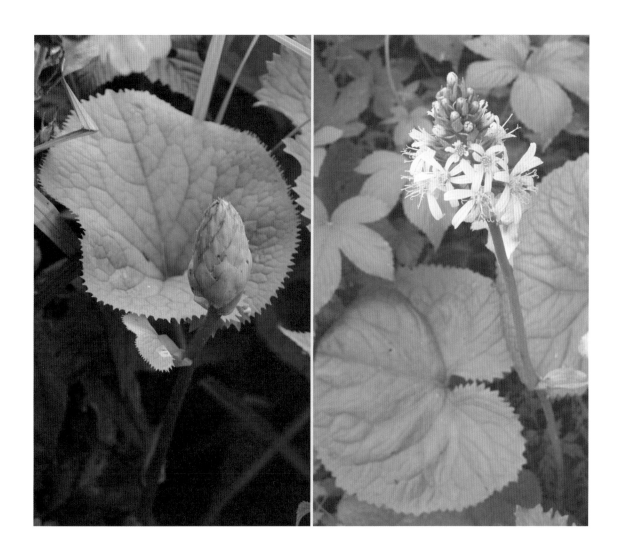

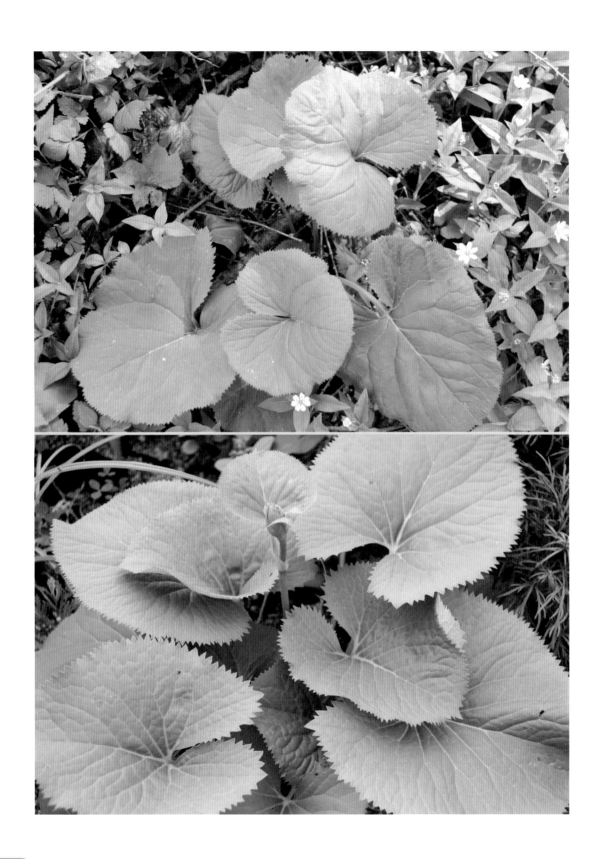

치매를 치유하고 뇌를 살리는 약용식물보감

로 불리며 오묘한 약성으로 각광받고 있는 곰취는 곰이 동면에서 깨어나 제일 먼저 찾는 식물이라 하여 그 이름이 곰취로 명명되었다고 한다. 취는 종류가 많아서 곰취, 참취, 수리취, 미역취, 단풍취, 분취, 개미취, 병풍취, 서덜취 등 10여 종이 있다. 그중에서 곰취는 잎도 크고 향이 진하여 쌈용이나, 데쳐서 무쳐 먹거나, 묵나물로 많이 이용한다.

곰취로 분류되는 것 중에도 잎이 약간 작고 부드러운 곰취, 잎이 크고 세력이 강한 대왕곰취 외에, 향(한약 냄새)이 강한 넘취 등이 있다. 넘취는 한대리 곰취로 명명되어 있는데 일반 곰취와 거의 비슷하지만 잎과 줄기가 더 크다. 선조들이 귀한 약초로 사용되어온 넘취는 태백산맥 줄기의 해발 1000m 이상의 고산지대에서 자라기 때문에 채취하기가 어렵고 채취량도 많지 않다.

곰취는 봄철의 보약 같은 약용산나물이다. 옛날부터 쌈, 무침 등의 생나물과 묵나물로 이용하였다. 현지 주민들에 따르면 선대로부터 황달과 관절염, 간장질환의 약초로 이용하였다. 최근 한대리 곰취(넘취)는 암세포 생장 억제력이 커서 간암과 유방암에 효능이 우수한 것으로 밝혀졌다.

2. 한방과 민간

한방에서는 뿌리, 잎, 줄기를 약재로 사용한다. 폐에 좋으므로 기침, 천식, 각혈 및 감기의 치료제, 혈액순환에 사용된다. 민간에서는 황달, 고혈압, 관절염, 간염 등에 쓰이고 있다. 조선식물약용지에는 "민간에서 황달, 단독, 뼈마디염, 고름집 치료에 쓰고. 또한 고혈압, 치질, 간염에도 쓴다"고 하였다.

3. 성분과 효능

한방에서는 뿌리가 갈대처럼 굵고 칠처럼 생겼다 하여 호로칠(胡蘆七)이라 하여 귀중한 약재로 쓰인다. 곰취의 다른 이름은 대구가, 하엽칠, 산자완, 신엽고오 등으로 부르며 최근에는 항암작용이 있는 것으로 밝혀져 약초로도 가치가 높으며 진해, 거담, 진통, 혈액순환 촉진제로 이용된다.

곰취는 혈액순환장애, 간질환, 기침과 가래에 쓰며 항산화작용을 한다. 그리고 잎에는 알칼로이드, 어린잎에는 아스코르빈산이 있다. 아스코르빈산은 수용성 비타민C를 말한다.

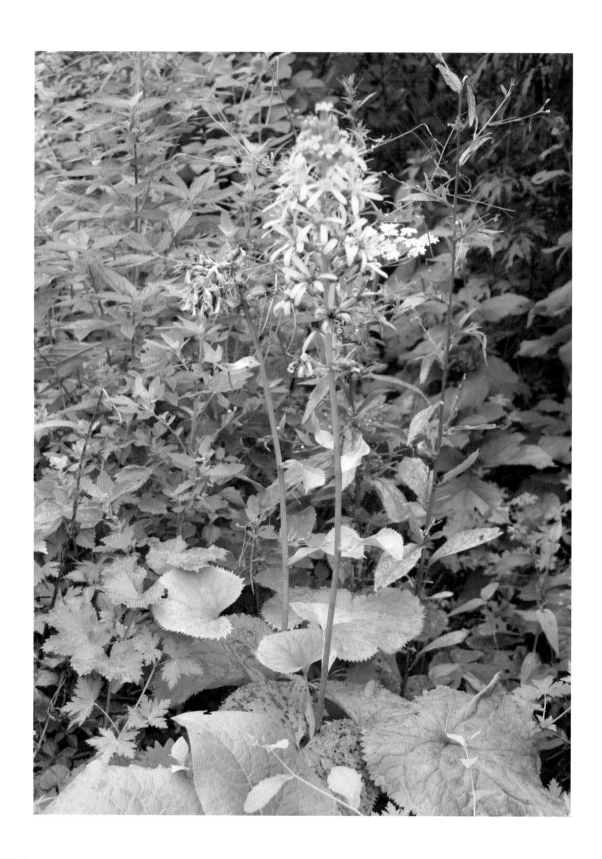

치매를 치유하고 뇌를 살리는 약용식물보감

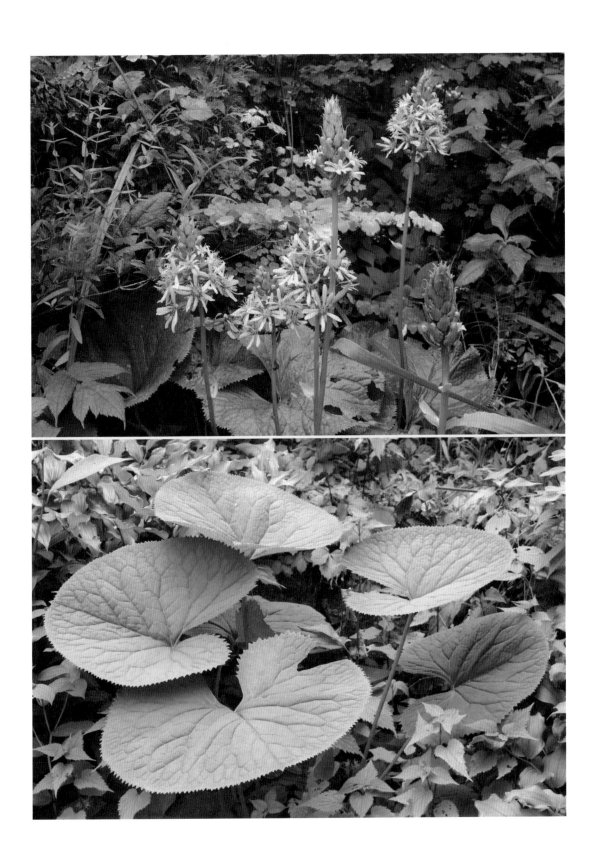

주요 성분은 비타민A[1)], 비타민B1[2)], 비타민B2[3)], 비타민B6[4)], 비타민C[5)], 비타민E[6)], 비타민K[7)]와 베타카로틴[8)], 엽산[9)], 폴리페놀[10)], 플라보노이드[11)] 그리고 칼슘, 칼륨, 아연과 철분이 많다. 특히 곰취는 산성체질을 개선하고, 노화 방지, 치매 예방 등의 효과가 있다. 비타민K와 엽산은 뇌의 혈관 속 피가 뭉치는 혈전의 생성을 막아주는 작용과 인지능력과 기억력 등의 뇌 기능 개선에 뛰어난 작용을 한다. 베타카로틴과 비타민C가 풍부하게 함유되어 각종 암세포를 억제하는 항암효과와 항산화작용(노화 방지)을 한다.

곰취의 효능은 혈액순환장애, 간질환, 폐를 튼튼히 하고 가래를 삭이므로 기침, 천식 및 감기 치료제로 이용되고, 최근 연구에서는 폐암, 유방암, 간암, 자궁암, 위암의 암세포 억제 효과가 있다.

---

1) 항산화작용을 통해 치매나 암의 발병을 억제한다. 기억력과 뇌세포 보존에 영향을 준다.
2) 신경전달물질의 생합성에 관여하여 두뇌의 활동을 도와 학습능력을 향상시킨다. 부족하면 뇌세포가 손상되면서 치매 증상이 생길 수 있다.
3) 뇌 혈류를 증가시킨다. 신경전달물질을 만드는 조효소이다. 각종 대사작용에 조효소로 작용한다. 탄수화물과 지방을 에너지로 하는데 중요한 역할을 한다. 노화를 촉진하는 활성산소를 없애는 항산화작용을 한다. 면역기능을 강화한다.
4) 호모시스테인(아미노산이 분해되면서 만들어지는 일종의 독성물질이다. 체내에 과다하게 쌓일 경우 심혈관질환 및 뇌조직 손상에 의해 치매를 일으키는 원인을 제공한다)을 제거하는 작용을 한다.
5) 수용성 항산화제의 하나로서 치매(알츠하이머) 억제에 중요한 역할을 한다. 특히 비타민C 결핍 시 치매 발병에 중요한 역할을 하는 베타아밀로이드의 축적이 일어난다. 또한 활성산소를 없애주고 세포의 손상과 암세포 증식을 막아준다.
6) 활성산소를 억제하여 뇌세포 손상을 막고 뇌세포를 보호하여 치매 예방과 뇌 기능을 향상시킨다.
7) 두뇌 세포의 기능을 향상시켜 치매를 예방한다. 뇌 발달과 인지기능 개선을 향상시켜 치매 예방에 좋다.
8) 강력한 항산화작용을 해서 활성산소를 억제한다. 뇌세포를 활성화시키고 뇌 기능을 향상시키는데 도움을 주어 치매를 예방한다. 그리고 발암물질의 생성과 증식을 억제한다. 세포의 손상 속도를 지연하는 작용을 한다.
9) 치매에 걸리면 도파민, 세로토닌, 노르아드레날린 등 3종류의 신경전달물질이 부족해지는데 이런 물질의 원료가 되는 아미노산을 만드는 데 중요한 역할을 한다. 또한 치매위험인자 중 하나인 호모시스테인을 줄여주는 역할을 한다.
10) 강력한 항산화작용을 하며 피를 맑게 한다. 특히 암, 노화 예방, 치매(알츠하이머), 심장질환과 뇌경색을 예방한다. 폴리페놀의 항산화력은 알츠하이머치매에 있어 뇌의 병적 특징인 플라크가 형성되고 얽히는 것을 억제하여 신경세포를 보호하는 것으로 나타났다. 폴리페놀은 뇌의 특정 부위에 축적되어 알츠하이머치매의 발병에 중요한 역할을 할 수 있는 금속(철분, 구리)을 제거할 수가 있다. 폴리페놀 성분이 혈관을 강화시켜 치매를 예방한다.
11) 강력한 항산화작용을 한다. 피를 맑게 해주고 모세혈관을 강하게 하는 효능이 있다. 특히 혈액을 정화시켜 뇌의 혈액순환이 원활해져 치매 예방에 좋다. 또한 노화 방지, 암과 치매 예방 등에 효과가 있다.

4. 오늘날의 연구와 효능

첫째, 비타민B1, 비타민B6, 비타민K, 엽산은 뇌세포 활성화, 뇌 신경보호, 뇌 신경질환을 예방하고 치료하여 치매(알츠하이머) 예방과 치유에 도움을 준다.

둘째, 폴리페놀, 플라보노이드, 베타카로틴이 뇌 신경세포를 보호하고 혈관을 강화시켜 알츠하이머와 같은 치매질환과 또한 뇌 신경질환을 예방하고 치료를 한다.

셋째, 비타민C, 비타민E, 베타카로틴, 폴리페놀은 노화의 주범으로 불리는 활성산소를 억제하는 효능을 가진 성분으로 항암효과(폐암과 간암)와 노화 방지에 좋다.

넷째, 비타민C, 칼륨, 칼슘이 많아 혈액순환 및 천식에 좋다.

5. 나물 채취 및 요리법

서늘한 고산지대에 자생하는, 봄철에 보약 같은 산나물이다. 곰취는 옛날 춘궁기의 구황 식물로 어린잎을 식용으로 이용되어 왔다.

채취 시기는 3~6월에 새로 올라온 어린잎을 나물로 먹는다. 곰취는 맛과 향이 뛰어나다. 잎은 약간 쌉싸름하고 뒷맛과 함께 향긋한 향기가 풍긴다. 나물은 잎을 따서 된장에 싸먹는 생쌈(다양한 영양분이 살아 있다. 효소의 파괴 없이 섭취할 수 있다), 데쳐서 말려두었다가 먹는 묵나물, 간장과 식초 등을 만든 절임장에 담가 장아찌 등으로 먹는다.

요리법은 생쌈, 숙쌈, 나물무침, 묵나물, 장아찌(간장 또는 고추장 절임) 등으로 이용한다.

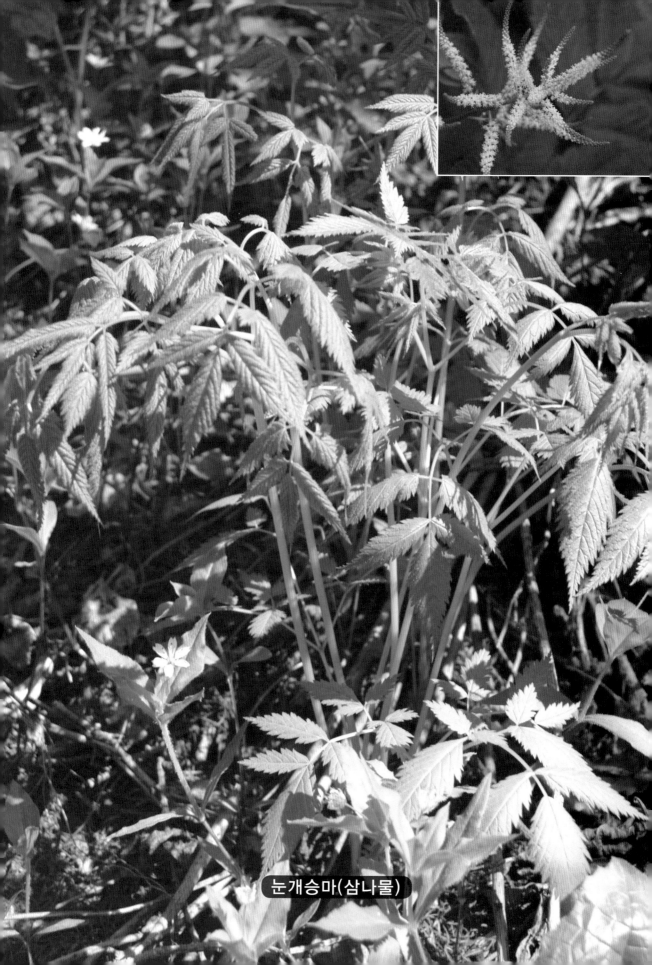

눈개승마(삼나물)

6. 눈개승마(삼나물)

과　　：장미과 (Rosaceae)

학 명 : *Aruncus dioicus* var. *kamtschaticus* HARA

영 명 : Sylvan-goat's-beard

일 명 : Yamabukishorma

효 능 : 치매, 항암, 회춘, 중풍, 기억력 증진, 면역력 증진, 뇌경색, 심근경색에 좋다.

용 도 : 묵나물, 나물무침.

식물 별명 : 삼나물, 죽토자, 눈산승마

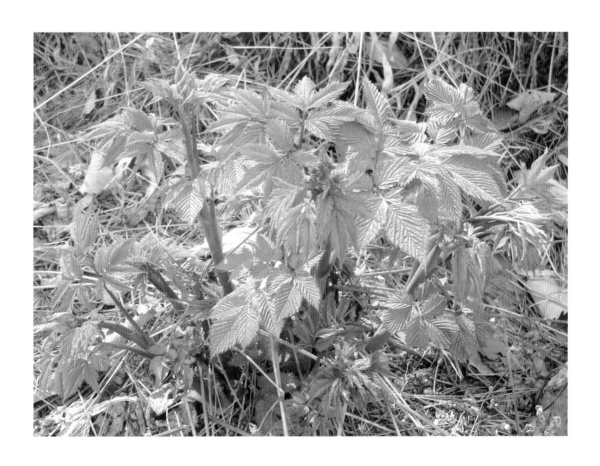

눈개승마는 치매와 중풍을 예방하고 치유하는 데 좋은 약용산나물이다. 잎이 인삼잎처럼 생겨 삼나물이라고도 불린다. 단백질 함량이 높아 담백하고 쫄깃쫄깃하여 쇠고기 맛이 난다 하여 울릉도에서는 고기나물이라고도 한다.

눈개승마의 특수한 성분은 뇌 질환, 기억력 증진, 면역력 증강에 도움을 준다. 특히 치매, 뇌경색, 심근경색, 뇌졸중(중풍) 등에 예방 및 치유(치료) 효과가 있어 나이가 들어갈수록 꼭 먹어야 할 약용산나물이다. 또한 사포닌 함량이 많아 생활습관병에 탁월한 효능을 가진 귀한 고급 산나물이다.

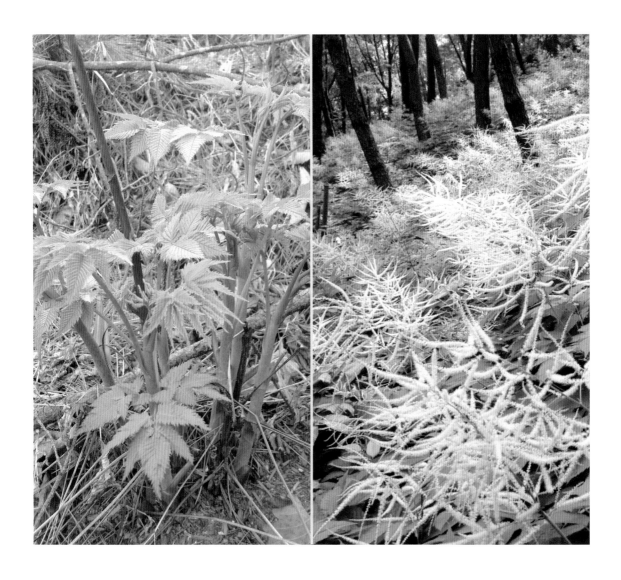

1. 삼나물(눈개승마) 이야기

깊은 산의 산기슭에 자생하는 다년생 식물이다. 낮은 산부터 높은 산까지 넓은 범위에 분포한다. 그러나 낮은 지대보다는 높은 지대에서 잘 자란다. 눈개승마는 이른 봄에 내린 눈이 채 녹기도 전에 그 눈을 뚫고 올라온다고 하여 붙여진 이름이다. 생태적 특징은 비옥하고 수분 함량이 많은 곳에 자생한다. 산지에서는 죽토자, 눈산승마로 중국에서는 승마초라고 불린다. 꽃이 처음 필 때는 눈처럼 희다가 시간이 가면 점차 누런색으로 변하면서 아름다움과 시원함을 함께 선물한다.

눈개승마는 크게 두 종류로 나뉜다. 경북 울릉도에서 자생하는 울릉도 눈개승마와 강원도 태백산, 오대산 주위 내륙에서 자생하는 눈개승마가 있다. 그러나 오대산에서만 나는 것이 아니라 해발이 높은 백두산, 지리산 등 고산지대에 넓게 분포한다.

특정한 지역의 깊은 산을 찾아가야 어렵게 만날 수 있는 눈개승마는 치매에 특별히 관심을 끌 수 있는 산나물이다. 봄나물의 제왕이라 불린다. 강원도 지방에서는 옛날부터 삐뚝발이나물이라고 부르며 봄에 새순을 나물로 즐겨 먹어왔다. 울릉도에서는 눈산승마라고도 하며 잎이 인삼처럼 생겨 삼나물이라고도 불린다. 또한 단백질 함량이 많아 쫄깃쫄깃한 것이 쇠고기 맛이 난다 하여 고기나물이라고도 한다.

울릉도 눈개승마는 오대산 눈개승마에 비해 줄기가 굵고 왕성하게 자라므로 수확량이 많은 것이 장점이다. 산나물의 가치는 울릉도산은 줄기의 두께가 굵고 부드러우며 생산량이 많다. 반면 태백산, 오대산의 강원도산은 줄기가 가늘고 질긴 편이다. 지역적인 차이는 수량과 주요 성분의 함량 차이를 나타나고 있다.

눈개승마는 해독의 제왕으로 불리는 해독 산나물이다. 해독작용에 도움이 되는 천연 살균 성분인 살리실알데히드(몸속의 노폐물과 내장지방 또한 활성산소를 제거) 성분이 풍부하다. 눈개승마는 사포닌, 단백질이 풍부한 산나물이다. 그 맛이 쫀득쫀득하고 고기 씹는 맛이 난다 하여 울릉도에서는 제사상에 고기 대신 올라가는 고기나물이다.

과거에는 줄기의 껍질과 작은 잎을 제거하여 햇빛에 건조하여 묵나물로 이용하였는데 최근에는 잎과 함께 나물무침으로 이용한다. 인삼처럼 사포닌이 함유되어 있어 성인병 예방에 탁월한 효능이 있다. 그리고 몸이 허약하거나 피곤할 때에 피로회복에도 좋다.

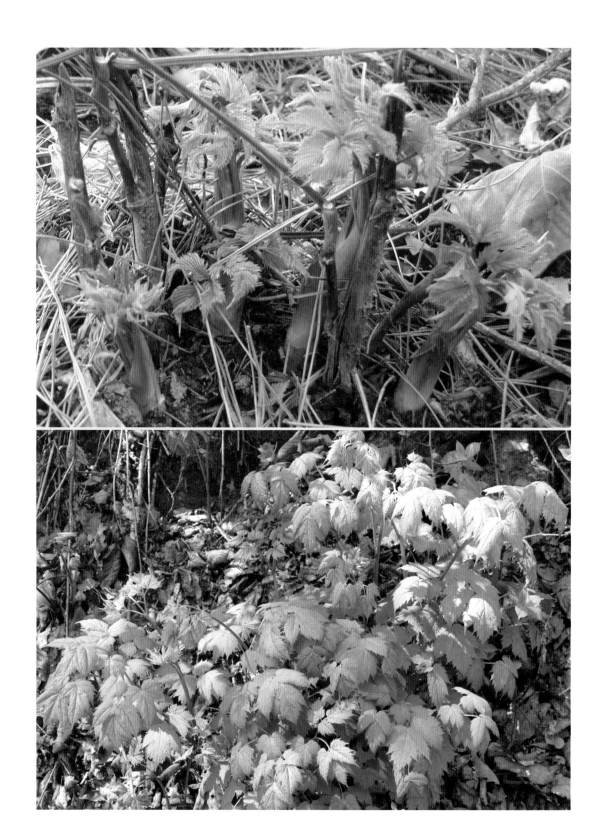

치매를 치유하고 뇌를 살리는 약용식물보감

2. 민간과 한방

한방에서는 근경과 전초를 해독, 편도선염, 지혈, 정력 강화, 피부미용, 이뇨, 건위, 신장 보호, 황달, 항암, 진해, 타박상, 거담 등에 사용을 한다.

민간에서도 전초를 해독, 편도선염, 지혈 및 강정제로 사용해 왔다. 또한 편도선염에는 전초를 달여 마신다.

3. 성분과 효능

생약명은 승마초(昇麻草)이다. 주요 성분은 비타민A [1], 비타민U [2], 나이아신 [3], 베타카로틴 [4], 사포닌 [5], 폴리페놀 [6], 플라보노이드 [7], 살리실알데히드 [8], 단백질, 탄수화물, 칼슘, 인, 철분, 지질 등이 있다. 눈개승마(삼나물)는 정력에 좋고 편도선염, 지혈, 뇌경색 등의 치료에 효과가 있다. 우리 몸의 독소를 배출시키는 해독 약초이다. 특히 열을 내리고 해독작용이 뛰어나 건강 증진 효능이 있다.

---

1) 항산화작용을 통해 치매나 암의 발생을 억제하고 기억력과 뇌세포 보존에 영향을 준다.

2) 위의 점막을 재생 보호한다. 또한 위점막을 생성하는 호르몬인 프로스타글란딘의 분비를 촉진하고 위산이나 다른 자극으로부터 위벽을 보호하여 위염, 위궤양, 십이지장궤양을 완화시킨다.

3) 비타민B3이라고도 한다. 혈액순환을 촉진한다. 기억력을 향상시킨다. 치매를 예방한다. 신경전달물질 생산에 관여한다. 콜레스테롤을 낮춘다.

4) 혈관을 건강하게 한다. 세포가 손상되는 것을 방지하고, 만병의 근원인 체내 활성산소를 제거하는데 효과가 있고, 항산화작용이 탁월하기 때문에 피부 노화를 막고 면역력 향상과 노화 방지 효능이 있다. 또한 뇌세포를 활성화시키고 뇌 기능을 향상시키는데 도움을 주어 치매를 예방하다.

5) 사포닌은 뇌의 에너지원인 포도당 흡수를 도와 뇌의 혈액순환을 원활하게 하여 기억력을 개선한다. 특히 학습과 기억력에 중요한 뇌 신경전달물질인 아세틸콜린의 농도를 높여 치매 예방에 도움을 준다. 피를 맑게 하고 위와 장을 튼튼하게 해주며 면역력을 높여준다. 중성지방과 노폐물 배출에 도움을 준다. 호르몬 분비를 촉진한다. 콜레스테롤을 낮추는 효과가 있다. 피를 맑게 하고 혈액순환에 도움을 준다. 사포닌은 면역력을 높여주는 것 외에도 항노화, 항비만, 항암에도 효과가 있다.

6) 강력한 항산화작용을 하며 피를 맑게 한다. 특히 치매 예방, 항암, 노화 예방, 심장질환과 뇌경색을 예방한다. 폴리페놀은 강력한 항산화물질이다. 폴리페놀의 항산화력은 알츠하이머치매에 있어 뇌의 병적 특징인 플라크가 형성되고 얽히는 것을 억제해 신경세포를 보호하는 것으로 나타났다. 폴리페놀은 뇌의 특정 부위에 축적되어 알츠하이머치매의 발병에 중요한 역할을 할 수 있는 금속(구리, 철분)을 제거한다.

7) 피를 맑게 해주고 항산화작용과 모세혈관을 강하게 하는 효능이 있다. 특히 혈액을 정화시켜 뇌의 혈액순환이 원활해져 치매 예방에 좋다. 강력한 항산화작용, 노화 방지, 암과 치매 예방 등에 효과가 있다.

8) 해독작용에 도움이 되는 천연 살균 성분이다. 세포 노화를 막는 항산화작용을 한다. 면역력을 높이고 혈관을 청소하여 건강을 좋게 한다. 몸속의 노폐물, 내장지방, 활성산소를 제거하는 성분으로 산나물 중에 유일하게 눈개승마에만 있다.

최근에 알려진 성분인 사포닌, 베타카로틴, 나이아신, 폴리페놀, 플라보노이드 등은 혈액순환을 촉진하여 치매, 뇌경색[9] 등의 뇌 질환과 심근경색의 예방과 치유(치료)에 좋은 효능이 있다. 사포닌은 성인병 예방과 노화 억제 및 암세포 억제 효능이 있다. 또한 신장이 손상되는 것을 억제하며 항산화작용과 항당뇨작용도 뛰어나다. 또한 학습과 기억력에 중요한 뇌 신경전달물질인 아세틸콜린의 농도를 높여 치매 예방에 도움을 준다.

최근 모노테르페노이드라는 생리활성물질이 함유되어 있음이 밝혀졌는데 이 성분에는 항산화 및 항균 효능이 있는 것으로 확인되었다.

4. 오늘날의 연구와 효능

눈개승마는 치매 예방과 뇌졸중(중풍), 동맥경화에 좋은 약용산나물이다. 특히 치매 예방, 기억력 증진, 면역력 증강에 도움을 주고, 뇌경색, 뇌 질환, 심근경색 등을 예방하고, 항산화 및 항균, 노화 방지, 해독작용이 뛰어나다. 특히 풍부하게 들어 있는 항산화물질인 베타카로틴은 세포의 손상을 막아 노화와 암 예방, 치매 예방, 혈관 건강에 도움을 주는 것으로 알려져 있다.

지금까지 밝혀진 눈개승마나물의 주요 효능은 다음과 같다.

첫째, 혈액순환을 촉진시켜 치매, 심근경색, 뇌경색 등 뇌 질환의 예방이나 치유에 효과가 있다.

둘째, 알칼리성 산나물로서 기력회복, 정력, 해독, 기관지에 좋다.

셋째, 피로회복, 생활습관병 예방에 좋고, 통증을 제거하는 역할과 신장 손상을 억제하는 기능도 있다.

넷째, 면역기능을 향상시켜 노화를 방지하고 암세포 억제 효과가 있다.

다섯째, 염증을 완화해주고 세균을 막아 기관지와 호흡기 건강에 도움이 된다. 특히 편도선염 치료에 효과적이다.

여섯째, 해독의 제왕으로 불리는 해독산나물이다. 몸속의 독소인 노폐물과 내장지방 또는 활성산소를 제거한다.

---

9) 뇌경색 환자는 알츠하이머치매의 고위험군에 속한다. 뇌경색은 치매를 부르는 현상이다.

최근 연구에 의하면 눈개승마는 치매, 뇌경색, 심근경색, 뇌 질환, 항암 등의 예방과 치유(치료) 효과가 있는 것으로 밝혀져 나이가 들어갈수록 꼭 먹어야 하는 약용산나물 중의 하나이다.

5. 나물 채취 및 요리법

인삼에 버금가는 효능을 지닌 산나물로 알려진 눈개승마는 울릉도에서는 삼나물로 불리어진다. 3~5월에 어린순을 나물로 먹는다. 눈개승마는 잎이 인삼과 생김새가 비슷하여 삼나물이라고 한다. 맛이 쫄깃쫄깃한 것이 쇠고기 맛이 난다고 하여 고기나물이라고 한다. 눈개승마에 포함되어있는 사포닌은 체내에 존재하는 중성지방과 독소 노폐물을 씻어내어 배출하는 작용을 한다.

요리법은 나물무침, 묵나물, 장아찌(간장 또는 고추장 절임) 등으로 이용한다.

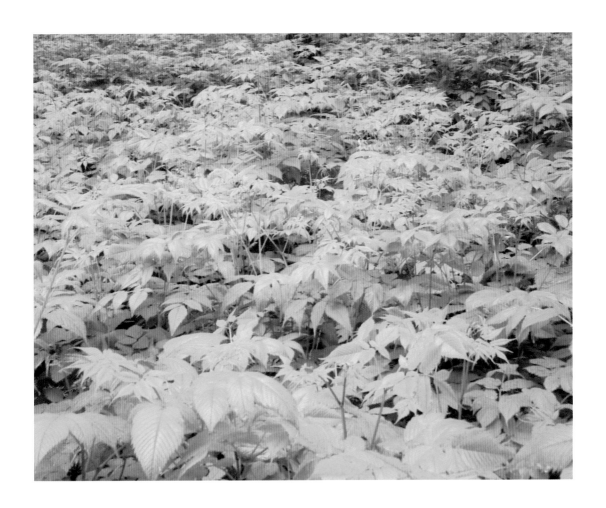

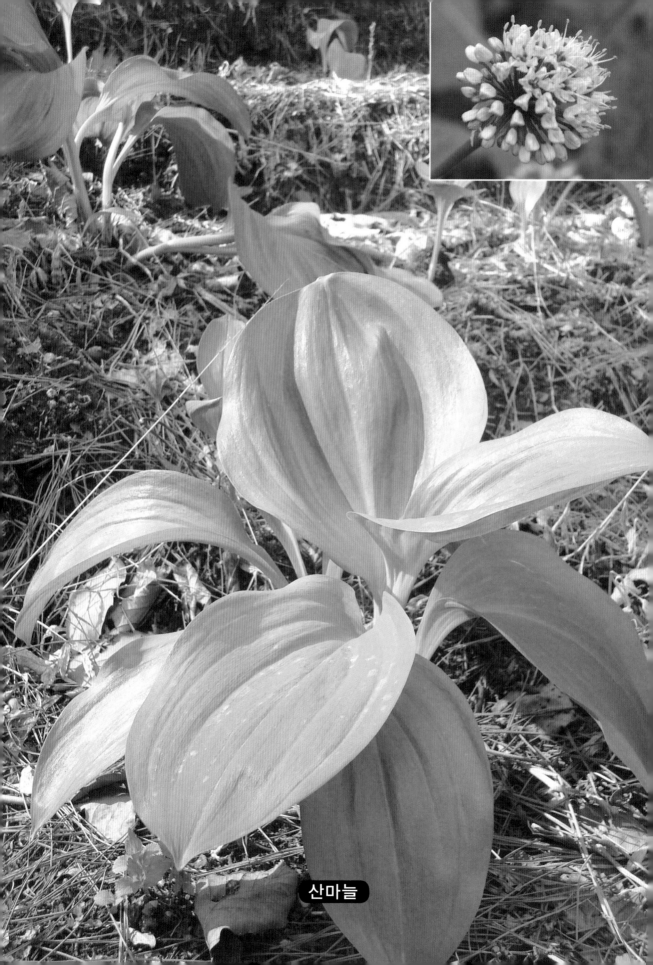

산마늘

7. 산마늘

과　　：백합과(Liliaceae)

학 명：*Allium victorialis* var. *platyphyllum* Makino

영 명：Gyojaninniku

효 능：치매 예방, 자양강장, 항암, 당뇨병, 면역력, 뇌졸중, 독소배출, 항산화작용에 좋다.

용 도：생쌈, 숙쌈, 나물무침, 묵나물, 샐러드, 장아찌.

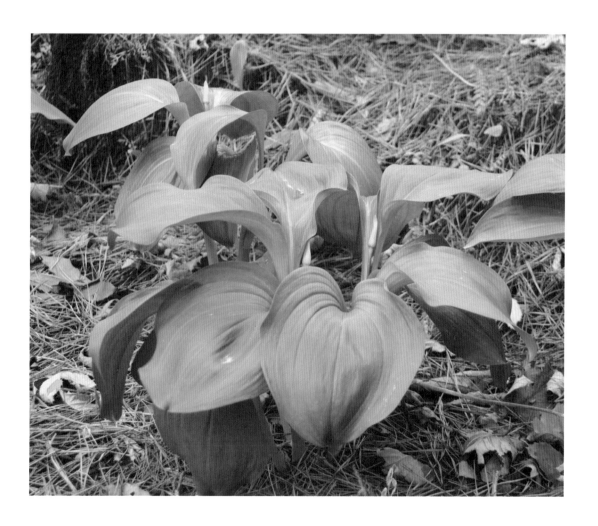

산마늘은 치매와 암을 예방하고 치유하는 데 좋은 약용산나물이다. 부추나 달래처럼 독특한 냄새와 매운맛을 지녔으며 특히 마늘의 매운 성분과 같은 알리신이 들어 있다. 명이나물이라고도 한다. 비타민C, 베타카로틴, 플라보노이드 그리고 폴리페놀 등의 항산화제는 세포 노화 및 사멸을 방지하고 알츠하이머치매 예방과 항암효과가 있다. 알리신은 암세포 증식을 억제하며 당뇨병 치료에도 효과가 있다.

최근 연구에 의해 밝혀진 페롤산은 알츠하이머치매로 인해 감소된 뇌 신경신호전달물질의 생성을 활성화함으로써 기억력과 인지능력을 회복시켜준다.

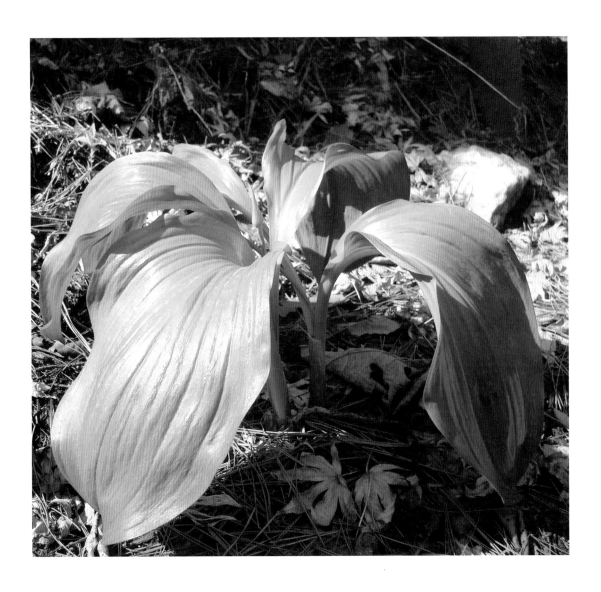

치매를 치유하고 뇌를 살리는 약용식물보감

1. 산마늘 이야기

울릉도에서는 낮은 낙엽수림 하부에서부터 성인봉 정상까지 내륙에서는 가리왕산, 오대산, 점봉산 등 해발 1,000m 이상 높은 곳에 자생한다. 여러해살이풀로 마늘, 부추, 달래처럼 독특한 냄새와 매운맛을 지녔으나 마늘, 부추, 달래와는 달리 잎이 넓은 것이 특징이다. 일명 명이나물이라고도 하는데 조선 말 한때 울릉도에 이주하였던 주민들이 식량을 구하지 못해 아사 직전에 눈 속에서 싹이 나오는 산마늘을 발견하여 긴 겨울을 연명할 수 있었다 하여 붙여진 이름이다.

일본에서도 수도승들이 즐겨 먹는 자양강장 식품이라 하여 행자마늘이라 하는데 고행에 필요한 체력과 정력을 얻기 위해 먹는 비밀스러운 채소로 붙여진 이름이 바로 고행자(苦行者)이다.

산마늘은 어린싹, 인경, 잎, 화경을 생식한다. 4월 중순부터 5월 말경에 어린싹이 나고 잎이 자라서 억세지기 전에 채취한다. 이때 주의해야 할 점은 한 번 잎을 따면 그해에는 잎이 돋아나지 않으므로 비늘줄기와 잎 하나는 남기고 채취해야 한다. 남은 잎이 광합성을 하여 땅속 비늘줄기에 양분을 저장함으로써 다음 해에 새로운 싹을 낼 수가 있다. 비늘줄기는 붉은색 껍질로 싸여 있는데 주로 이 부분을 식용하거나 약용한다.

오대산 산마늘은 잎이 좁고 가늘며, 울릉도 산마늘보다 밑둥지 비늘줄기에 붉은색이 진하다. 온도가 높거나 햇빛이 강하면 재배가 까다롭고 잘 안되지만 향은 강하다. 대신 울릉도 산마늘은 잎이 크고 넓으며 온도나 광의 재배 적응성이 높다. 그러나 울릉도 산마늘은 오대산 산마늘에 비해 향이 약하다.

산마늘은 각종 비타민과 미네랄이 풍부한 산나물인데 생으로 쌈을 싸 먹기도 하며 살짝 데쳐서 초무침, 튀김, 볶음샐러드 등 다양하게 요리할 수 있고, 염장 가공하여 저장식(장아찌)으로 활용할 수도 있고, 데쳐서 말렸다가 묵나물로도 이용한다.

2. 성분과 효능

한방에서는 달래 같은 파라고 하여 각총(茖蔥)이라고 한다. 주요 성분은 알리신[1], 베타카

---

[1] 비타민B1의 흡수를 도와 우리 몸속에 오래 머물도록 하는 알리티아민으로 변해 뇌 신경과 말초신경을 활성화한다. 또한 지질과 결합하여 피를 맑게 해주고 혈관에 혈전이 생기는 것을 막아 혈액순환을 원활히 한다.

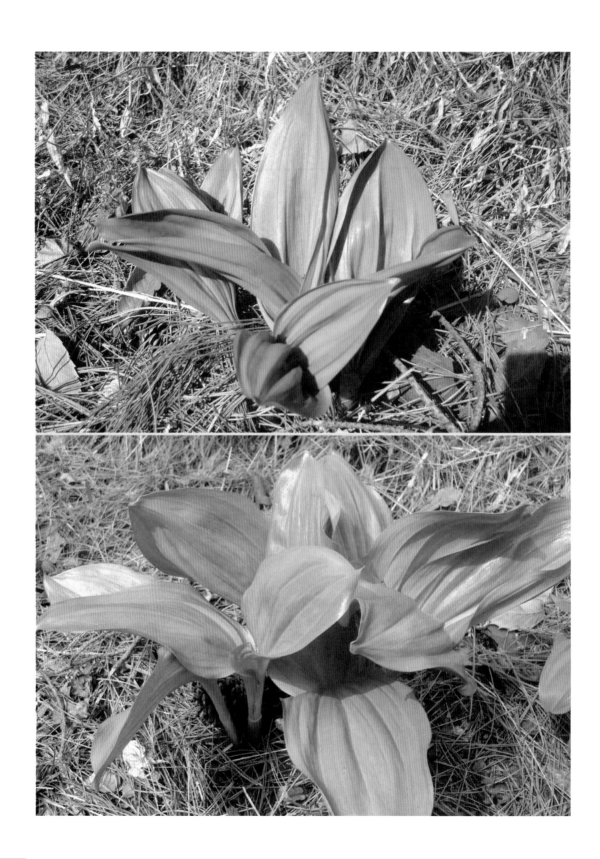

치매를 치유하고 뇌를 살리는 약용식물보감

로틴[2], 나이아신[3], 폴리페놀[4], 플라보노이드[5], 사포닌[6], 페롤산[7], 아스코르빈산, 비타민A[8], 비타민B1[9], 비타민B2[10], 비타민C[11], 비타민E[12], 칼슘, 철분, 인산 등이다.

성분은 부추나 달래처럼 독특한 냄새와 매운맛을 지녔으며 마늘의 매운 성분인 알리신 성분이 들어 있다. 이 알리신은 유황 성분이 많은 아미노산의 일종으로 비타민B1을 활성화하고 일부 병원균에 대하여 항균작용을 나타낸다. 또한 강장작용을 하는 스코류지닌 성분이 들어 있다. 남자한테 좋고 특히 뇌졸중에 좋은 효능이 있다.

산마늘은 혈당 수치를 낮추고, 위장병, 자양강장과 면역력을 높이는 사포닌이 들어 있다. 중국에서는 산마늘을 자양강장제의 으뜸으로 여기고 있다.

---

2) 혈관을 건강하게 한다. 세포가 손상되는 것을 방지한다. 만병의 근원인 활성산소를 제거하는 데 효과가 있다. 항산화기능이 탁월하기 때문에 피부 노화를 막고 면역력 향상과 노화 방지 효능이 있다. 뇌세포를 활성화시키고 뇌 기능을 향상시키는 데 도움을 주어 치매를 예방하다.

3) 비타민B3이라고도 한다. 혈액순환을 촉진하며 기억력을 향상시킨다. 치매를 예방하고 신경전달물질을 생산하며 콜레스테롤을 낮춘다.

4) 강력한 항산화물질이다. 항산화력은 알츠하이머치매의 뇌의 병적 특징인 플라크가 형성되고 얽히는 것을 억제해 신경세포를 보호하는 것으로 나타났다. 뇌의 특정 부위에 축적되어 알츠하이머치매의 발병에 중요한 역할을 할 수 있는 금속(구리, 철분)을 제거를 한다.

5) 피를 맑게 해주고 항산화작용과 모세혈관을 강하게 하는 효능이 있다. 특히 혈액을 정화시켜 뇌의 혈액순환이 원활해져 치매 예방에 좋다. 강력한 항산화작용, 노화 방지, 암과 치매 예방 등에 효과가 있다.

6) 사포닌은 뇌의 에너지원인 포도당 흡수를 도와 뇌의 혈액순환을 원활하게 하여 기억력을 개선한다. 또한 학습과 기억력에 중요한 뇌 신경전달물질인 아세틸콜린의 농도를 높여 치매 예방에 도움을 준다. 피를 맑게 하고 위와 장을 튼튼하게 해주며 면역력을 높여준다. 중성 지방과 노폐물 배출에 도움을 준다. 호르몬 분비를 촉진한다. 콜레스테롤을 낮추는 효과가 있다. 피를 맑게 하고 혈액순환에 도움을 준다.

7) 폴리페놀의 일종이다. 뇌 신경 세포에서 아밀로이드전구단백질이 치매유발물질로 알려진 베타아밀로이드단백질로 쪼개지는 것을 차단한다. 또한 알츠하이머치매로 감소 된 뇌 신경전달물질의 생성을 활성화시켜 기억력과 인지능력을 회복시켜준다.

8) 항산화작용을 통해 치매나 암의 발생을 억제한다. 기억력과 뇌세포 보존에 영향을 준다.

9) 신경전달물질의 생합성에 관여하여 두뇌의 활동을 도와 학습능력을 향상시킨다. 부족하면 뇌세포가 손상되면서 치매 증상이 생길 수 있다.

10) 뇌 혈류를 증가시킨다. 신경전달물질을 만드는 조효소이다. 각종 대사작용에 조효소로 작용한다. 탄수화물과 지방을 에너지로 하는 데 중요한 역할을 한다. 노화를 촉진하는 활성산소를 없애는 항산화기능을 한다. 면역기능을 강화한다.

11) 수용성 항산화제의 하나로서 치매(알츠하이머)의 억제에 중요한 역할을 한다. 특히 비타민C 결핍 시 치매 발병에 중요한 역할을 하는 베타아밀로이드의 축적이 일어난다.

12) 활성산소를 억제하여 뇌세포 손상을 막고 뇌세포를 보호하여 치매 예방 및 뇌 기능을 향상시킨다.

산마늘의 효능은 첫째, 자양강장에 좋고, 맛이 좋은 산나물로 최근 식중독균에 대한 항균 효과와 인체 내 비타민B군의 흡수를 촉진하고 항혈전작용물질의 발견으로 기능성 식품, 의약 원료로서 주목을 받고 있다.

둘째, 우리나라 성인의 대표적인 사망 원인인 심장마비, 관상동맥질환, 뇌졸중 등을 일으키는 콜레스테롤을 크게 낮춰주는 효능이 있다.

셋째, 섬유질이 많아 장 운동을 자극해서 장 안에 있는 독성을 배출하고, 콜레스테롤을 정상화시키고, 대장암 발생률을 낮출 뿐만 아니라 변비를 없애준다.

넷째, 비타민A가 많아 피부를 매끄럽게 하고, 감기에 대한 저항력을 높이며 호흡기를 튼튼하게 하고 시력을 강화시킨다.

다섯째, 강장, 흥분작용이 있어서 조루증, 유정, 정충 감소 등 남성의 스태미나 부족에도 효능이 있다.

3. 최근의 연구와 효능

산마늘은 첫째, 알츠하이머치매를 예방한다. 비타민B1, 비타민B2, 비타민C, 비타민E 등의 비타민류와 베타카로틴, 플라보노이드, 폴리페놀 등의 항산화물질은 뇌세포 노화 및 사멸을 방지하여 치매를 예방한다.

둘째, 항암효과가 있다. 알라신이 암세포 증식을 억제한다.

셋째, 당뇨병 치료를 한다. 알리신이 비타민B1과 결합하여 인슐린 분비를 촉진시켜 혈당 상승을 억제한다. 그리고 혈관에 쌓인 노폐물과 독소를 배출한다.

넷째, 각종 비타민과 미네랄이 풍부하여 면역력을 강화시키는 작용을 한다.

다섯째, 자양강장을 하는 스코류지닌 성분을 가지고 있다.

여섯째, 페롤산은 치매를 예방하고 치료를 한다.

페롤산은 폴리페놀의 일종으로서

첫째, 알츠하이머 발병의 원인 중 하나인 타우단백질의 축적을 저하시키는 작용을 한다.

둘째, 치매를 일으키는 독성단백질인 베타아밀로이드의 형성을 억제한다.

셋째, 알츠하이머치매로 인한 기억력 손상을 치유한다. 뇌 신경세포에서 아밀로이드전구단백질이 치매유발물질로 알려진 베타아밀로이드단백질로 쪼개지는 것을 차단한다.

넷째, 알츠하이머치매로 감소된 뇌 신경전달물질의 생성을 활성화시켜 기억력과 인지능력을 회복시켜준다.

4. 나물 채취 및 요리법

산마늘은 한 번 잎을 따면 그해에는 잎이 돋아나지 않으므로 비늘줄기와 잎 하나는 남기고 채취해야 한다. 10년 정도 된 산마늘은 영양학적으로 약성이 가장 좋다.

채취 시기는 3~5월에 나물로 먹는다. 어린싹, 인경, 잎, 화경을 생식한다. 잎김치나 장아찌로 담가 먹으며 최근에는 쌈채소로 인기가 높다. 잎은 무치거나 쌈으로 싸서 먹고 알뿌리는 1년 내내 먹을 수 있다.

요리법은 생회, 숙쌈, 샐러드, 생무침, 나물무침, 장아찌(간장 또는 고추장 절임) 등으로 이용한다.

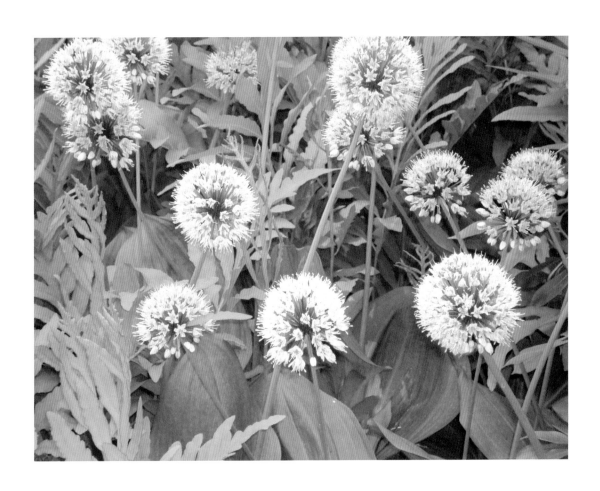

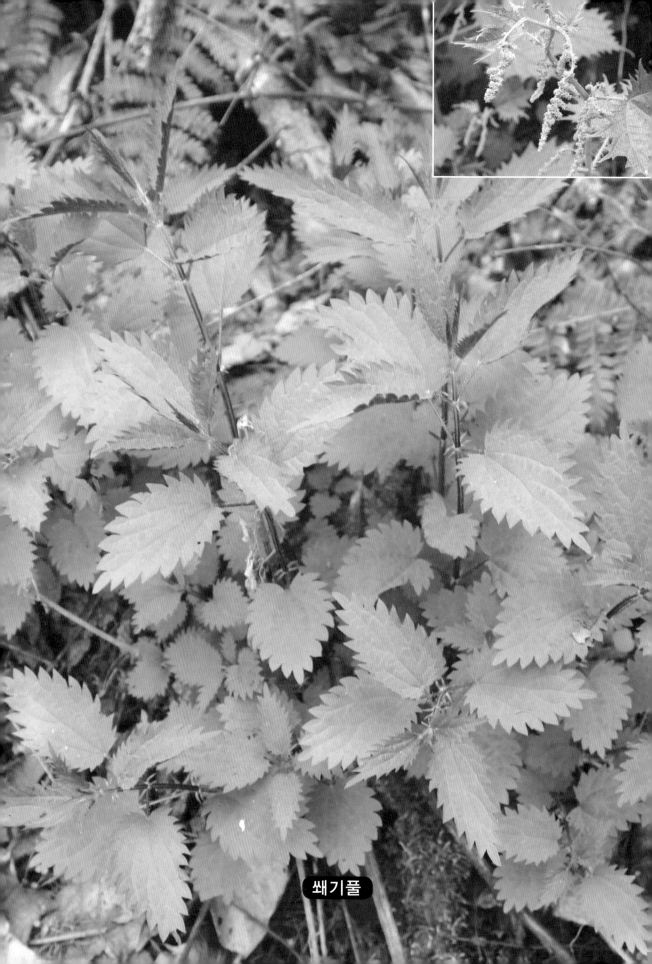

쐐기풀

8. 쐐기풀

과   : 쐐기풀과(Urticaceae)

학 명 : *Urtica thunbergiana Siebold* et *Zuccarini*

영 명 : Nettle

일 명 : Irakusa

효 능 : 치매, 관절염, 간염, 전립선암, 당뇨병, 알레르기와 염증 치료에 좋다.

용 도 : 나물무침, 묵나물

차 사용 부위 : 잎, 줄기

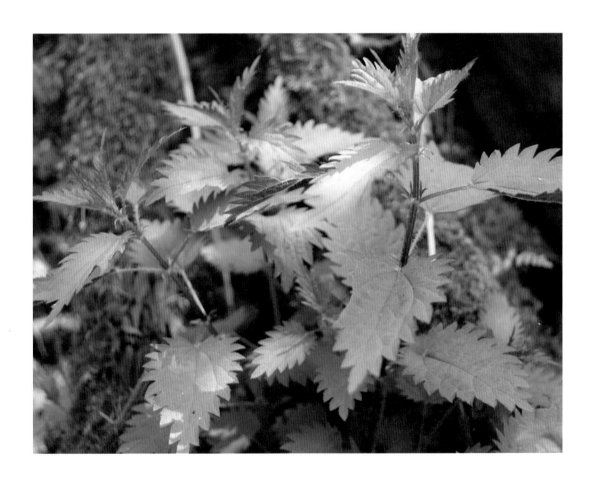

특정한 지역의 높은 산을 올라야 어렵게 만날 수 있는 쐐기풀은 치매에 특별히 관심을 끌 수 있는 약용산나물이다. 쐐기풀은 서양에서는 수 세기 동안 알레르기와 염증을 치료하는 약초로 사용되었고, 관절염, 천식, 담석, 여드름, 습진, 비듬 등과 피부 트러블에도 효과가 있다. 이처럼 여러모로 쓸모가 많은 만병통치 약초이다.

쐐기풀은 피를 맑게 해주는 성분도 있고, 빠른 신진대사와 혈액순환을 돕는 역할까지 한다. 또한 혈액을 정화시켜 뇌의 혈액순환이 원활해져 치매 예방을 하고, 항산화작용이 큰 후라보노이드와 인지력 향상에 좋은 비타민K 및 치매에 좋은 엽산, 콜린을 가지고 있다.

최근에 치매, 당뇨병, 관절염에 효능이 있어 건강식과 의약품으로 뜨고 있다.

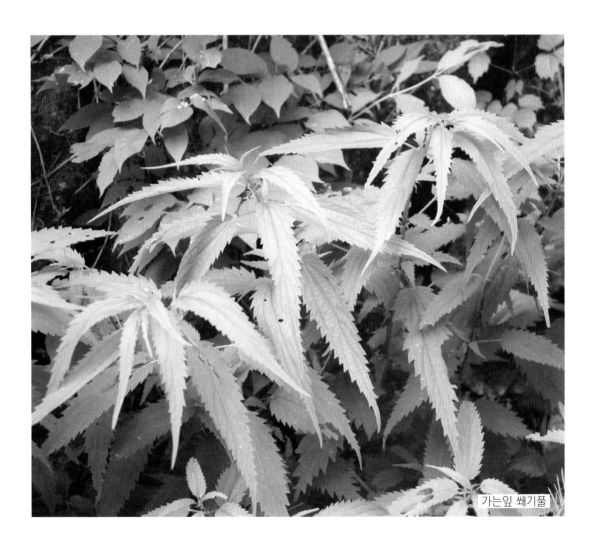

가는잎 쐐기풀

1. 쐐기풀 이야기

숲 가장자리에 자라는 여러해살이풀이다. 여러 대가 모여 나는 줄기는 40~80cm 높이로 곧게 서고, 잎과 더불어 바늘 같은 가시가 있어 찔리면 쐐기에 쏘인 것처럼 아프다. 암수한 그루로 8~9월에 연녹색 꽃이 핀다. 잎과 줄기에 포름산(개미산)이 든 가시가 있어 피부에 닿으면 쐐기나방의 애벌레인 쐐기에 쏘인 듯 따끔거려서 쐐기풀이 되었다. 가시에 찔리면 견딜 수 없이 아프다.

영어로는 네틀, 우리나라에서는 쐐기풀이라고 하는 이 야생식물은 전 세계적으로 건강식품으로 이미 잘 알려져 있다. 어릴 때 새싹을 나물로 먹는다. 몸에 닿으면(쏘이면) 즉각적인 피부염 증상이 나타난다. 이름 그대로 잎에 있는 작은 가시들이 쏘기 때문에 장갑을 끼고 다루어야 한다. 특정한 지역의 높은 산을 올라야 어렵게 만날 수 있는 쐐기풀은 치매에 특별히 관심을 끌 수 있는 약용산나물이다.

쐐기풀나물은 끓는 물에 데쳐서 반나절 정도 찬물에 담근 후에 요리한다. 건조시키거나 데치면 독성이 사라진다. 데쳐서 말린 후 묵나물로 이용한다. 가시는 식초나 낮은 열기에 죽는다. 영양이 풍부하고 감칠맛이 있다. 사람들은 쐐기풀을 수 세기 전부터 음식으로, 약초로 그리고 염색재료로 이용하였다. 유럽, 미국, 터키, 네팔, 일본에서는 고급 식재료로 사용한다. 네팔 사람들은 나물로 무쳐 먹는다. 일본에서는 어릴 때 생장 부위의 잎과 줄기를 수확하여 묵나물로 이용을 한다.

2. 민간과 한방

생약명은 담마(蕁麻)라고 한다. 한방에서는 풍습동풍, 산후풍, 담마진, 거풍, 활혈, 지통, 개선 등에 쓴다. 민간에서는 감기, 빈혈증, 만성위염에 쓴다. 또한 잎을 달여 발한해열약으로 감기에 먹으며, 빈혈, 만성위장염에도 사용한다.

3. 성분과 효능

전 세계적으로 수천 년 동안 쐐기풀의 줄기와 잎은 약용으로 사용되어 왔다. 잎에는 비타

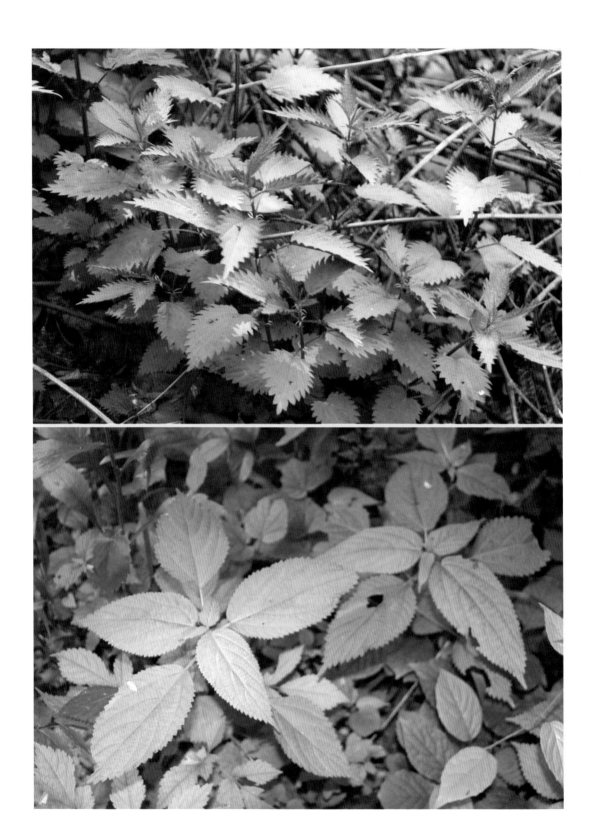

치매를 치유하고 뇌를 살리는 약용식물보감

민B1[1], 비타민B2[2], 비타민B3[3], 비타민B5[4], 비타민C[5], 비타민E[6], 비타민K[7], 판토텐산, 우르틴산, 프로토포르피린, 코포르포르피린, 히스타민, 시토스테롤, 레시틴, 카르티노이드인 베타카로틴[8], 크산토필, 크산토필에폭시드, 비올라크산틴, 플라보노이드[9], 콜린[10], 폴리페놀[11] 등이 있고, 단백질 함량(흡수가 잘 되는 아미노산을 가지고 있음)이 높고, 칼슘, 칼륨. 망간, 마그네슘(뇌의 혈류 원활), 철분, 실리카(규소), 황, 셀레늄, 엽산[12], 엽록소[13](2~5%), 단백질, 탄닌, 개

---

1) 신경전달물질의 생합성에 관여하여 두뇌 활동을 도와 학습능력을 향상시키고, 신경전달물질의 생합성에 관여하며 부족하면 뇌세포가 손상되면서 치매 증상이 생길 수 있다.

2) 뇌 혈류를 증가시킨다. 신경전달물질을 만드는 조효소이다. 각종 대사작용에 조효소로 작용한다. 탄수화물과 지방을 에너지로 바꾸는데 중요한 역할을 한다. 노화를 촉진하는 활성산소를 없애는 항산화기능을 한다. 면역기능을 강화한다.

3) 혈액순환 촉진, 기억력 향상, 치매 예방, 신경전달물질 생산, 콜레스테롤 낮춘다.

4) 알츠하이머치매는 아세틸콜린이라는 신경전달물질이 부족해서 생긴다. 아세틸콜린은 아세틸코에이와 콜린으로 만들어진다. 아세틸코에이가 만들어지려면 비타민B5가 필요하다.

5) 수용성 항산화제의 하나로서 치매(알츠하이머)의 억제에 중요한 역할을 한다. 특히 비타민C 결핍 시 치매 발병에 중요한 역할을 하는 베타아밀로이드의 축적이 일어난다.

6) 항산화작용, 세포 재생, 노화 방지, 노인성치매 증상 억제, 기억력 상실 등을 경감한다.

7) 심혈관질환, 당뇨병, 항암, 두뇌 세포의 기능을 향상시켜 치매 예방, 뇌 발달과 인지기능을 개선한다.

8) 혈관을 건강하게 한다. 세포가 손상되는 것을 방지, 뇌세포를 활성화시키고 뇌 기능을 향상시키는 데 도움을 주어 치매 예방, 면역력, 혈관기능을 강화한다.

9) 피를 맑게 해주고 항산화작용과 모세혈관을 강하게 하는 효능이 있다. 특히 혈액을 정화시켜 뇌의 혈액순환이 원활해져 치매 예방에 좋다. 강력한 항산화작용, 노화 방지, 암과 치매 예방 등에 효과가 있다.

10) 콜린은 뇌세포 안으로 쉽게 흡수되어 뇌 기능 향상을 도와주고 기억력 감퇴를 예방한다. 그리고 손상된 뇌세포를 치료해 준다. 알츠하이머치매의 예방과 치료를 한다. 뇌 신경전달물질인 아세틸콜린의 원료가 되어 기억력을 개선시키는 작용을 한다. 콜린은 우리 몸에 있는 신경전달물질인 아세틸콜린을 구성하는 주요 성분이다. 호모시스테인(뇌세포를 파괴하고 치매를 비롯한 뇌 질환을 유발하고 몸을 노화시키는 독성 아미노산이다)의 수치를 낮춘다. 암이나 당뇨병을 예방하는 물질이다. 치매 환자의 치료 목적으로 투여한다.

11) 강력한 항산화작용을 하며 피를 맑게 한다. 특히 치매 예방, 항암, 노화 예방, 심장질환과 뇌경색을 예방한다. 폴리페놀은 강력한 항산화물질이다. 폴리페놀의 항산화력은 알츠하이머치매에 있어 뇌의 병적 특징인 플라크가 형성되고 얽히는 것을 억제해 신경세포를 보호하는 것으로 나타났다. 폴리페놀은 뇌의 특정 부위에 축적되어 알츠하이머치매의 발병에 중요한 역할을 하는 금속(철분, 구리)을 제거 할 수 있다.

12) 치매에 걸리면 도파민, 세로토닌, 노르아드레날린 등 3종류의 신경전달물질이 부족해지는데 이런 물질의 원료가 되는 아미노산을 만드는데 중요한 역할을 한다. 또한 치매위험인자 중 하나인 호모시스테인의 양을 줄여주는 역할을 한다.

13) 광합성의 중요한 역할을 담당한다. 엽록소에는 항산화효소가 있어 활성산소의 기능을 억제한다. 엽록소는 기억력 저하 및 치매 예방에 효과적이다. 신체에서 헤모글로빈으로 변하는 엽록소를 많이 섭취하면 뇌에 산소 공급량이 증가한다. 특히 엽록소의 섭취를 통해 뇌에 산소가 충분히 공급되면 기억력 저하 및 치매 예방에 탁월한 효과가 있다.

미산 등이 있다. 쐐기풀은 수 세기 동안 알레르기와 염증을 치료하는 약초로 사용되었고, 관절염, 천식, 기침, 방광염, 신장염, 담석, 여드름, 습진, 비듬 등 피부 트러블에도 효과가 있는 등 여러모로 쓸모가 많은 만병통치 약초였다.

특히 쐐기풀은 피를 맑게 해주는 성분도 가지고 있고, 빠른 신진대사와 혈액순환을 돕는 역할까지 하고 있다. 또한 혈액을 정화시켜 뇌의 혈액순환이 원활해져 치매 예방을 하고, 항산화작용이 큰 후라보노이드와 인지력 향상에 좋은 비타민K 및 치매에 좋은 엽산, 콜린을 가지고 있다. 쐐기풀은 엽록소 함량이 많고 잘 우려지는 성향이 있다. 큰쐐기풀은 전초를 당뇨병에 쓴다.

4. 최근의 연구와 효능

요즘 건강식과 의약품으로 뜨고 있다. 최근 연구에 의하면 알츠하이머치매의 치료, 알레르기와 염증의 치료, 간염, 담낭염, 관절염증, 탈모방지, 전립선암 등에 효능이 있다.

5. 나물 채취 및 요리법

채취 시기는 4~5월에 새순과 어린잎을 나물로 먹는다. 5~10분간 끓인 후 충분히 물에 담가 우려내면 독성이 없어진다. 나물 중에 최고 맛있는 나물이다. 꽃이 피기 전에 수확하여 겨울에는 차로 사용을 한다. 임산부는 먹지 않는 것이 좋다.

요리법은 나물무침, 묵나물로 이용한다.

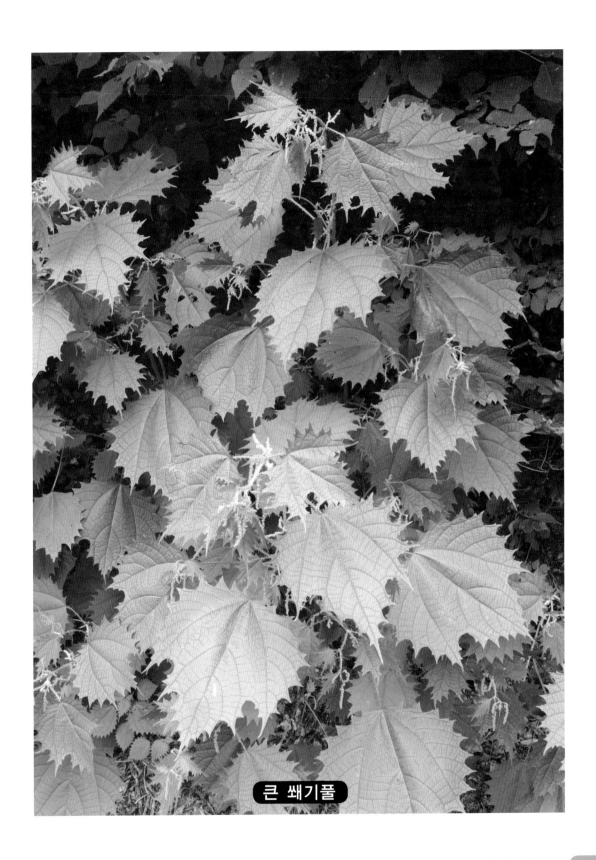

큰 쐐기풀

PART 4

치매를 잡는
약용산나물은
두뇌음식의 왕이다

CHAPTER 1

약용산나물은
치매를 잡을 수 있는
신비한 약초이다

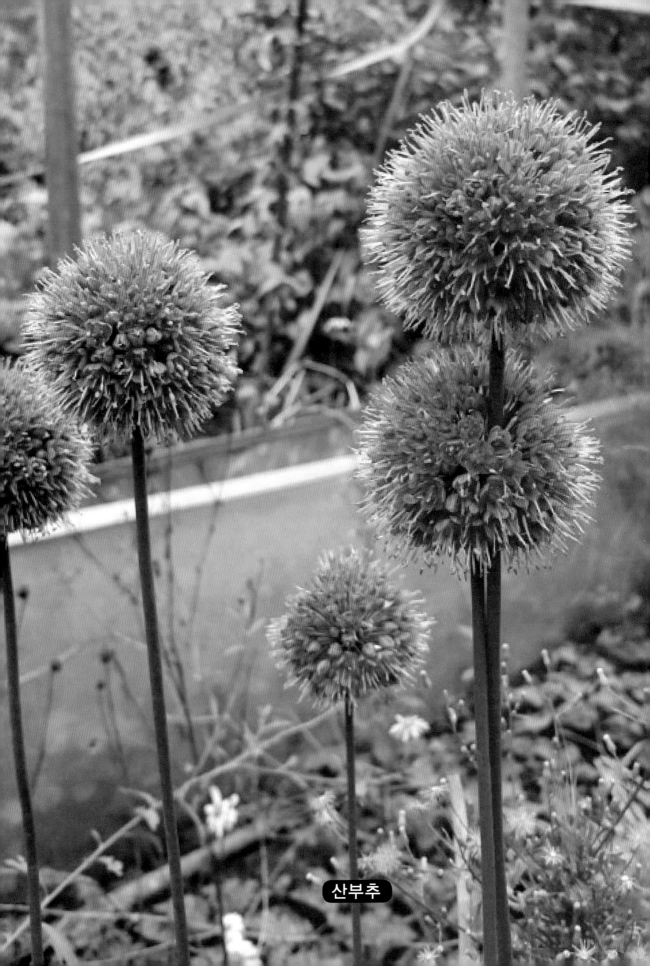
산부추

고령화사회와 생활환경 변화에 따라서 치매나 암과 같은 큰 질병의 발생이 점점 증가하고 있다. 현대인의 건강 스트레스는 나이를 먹을수록 암보다는 치매에 대해 보이지 않는 공포감을 가지고 있다. 50대, 60대에서 가장 피하고 싶은 질환 1위가 치매이다. 특히 우리나라와 미국의 노인들은 암, 뇌졸중(중풍), 심장병 같은 다른 어떠한 질병보다 치매를 가장 두려워한다. 오늘날 경제적으로 풍요롭고 살맛 나는 세상이지만, 나이가 들어 늙어가면서 어깨를 짓누르는 '치매'라는 한 단어가 마음을 어둡게 만들고 있다.

이 땅에 살고있는 어느 누구 한 사람이라도 치매에 자유스러운 처지에 있는 사람은 없다. 치매는 모든 사람에게 정해짐이 없고 소리 없이 다가오기 때문이다. 돈과 명예로도 해결할 수 없는 무섭고 피할 수 없는 단어이다. 일생을 살아가면서 가장 가슴 아프게 하는 불치병 중의 하나가 치매라고 한다.

금세기 들어서 새롭게 형성된 세계 장수마을을 보면 놀라운 점을 발견할 수 있다. 100세 이상 장수 노인의 대부분이 치매도 걸리지 않고 거동의 불편함이 없이 자유롭게 활동하고 있다. 장수마을 노인들이 건강하게 장수하는 가장 큰 비결은 식습관과 규칙적인 운동을 꼽았다. 여기에서 밝혀진 가장 큰 장수비결 중의 하나는 올바른 식습관인데 자연산 산나물 또는 유기농 채소의 섭취가 크게 영향을 주었다고 한다. 늙어서도 치매 없이 건강을 지킨 것은 자연친화적인 채소(산나물, 유기농 채소)를 많이 먹은 덕분이라는 것이다. 이러한 소식에 우리도 장수 국가로 가는 희망이 보인다. 약용산나물은 할머니, 할아버지가 주위의 산에서 늘 채취해서 먹었던 토종음식이다. 유기농 채소는 친환경 재배법으로 화학제품(농약, 화학비료)의 사용 없이 거름(퇴비)만 주어 자연환경 조건 하에서 재배한 채소를 말하는데, 이것보다 몇 십 배는 좋은 우리 몸에 딱 맞는 야생 채소가 자연이 만든 약용산나물(야생의 산나물을 음식으로 많이 먹는 나라로 세계에서 유일하다)이다.

101세 장수를 위해서라면 이제는 기존의 식습관에 변화를 주어야 한다. 즉 큰 질병인 치매나 암의 고통 없이 건강하게 오래 살기 위해서는 약용산나물을 즐겨 먹고, 가벼운 운동을 하면서 즐거운 삶을 살면 가능할 것이다. 특히 약용산나물은 일반 채소에는 없는 특정한 약효성 화학물질과 미네랄(신진대사의 스위치 역할), 비타민이 풍부해서 질병을 치유(치료)하는 약초의 효능이 뛰어나다. 또한 지난 세기부터 세계적으로 장수마을로 알려진 또 다른 국가의 장수 지역의 특징도 좋은 공기와 채소를 많이 섭취하고 있었다. 특이한 점은 이곳의 장수노인들도 다른 장수마을 노인들처럼 치매와 우울증 발병률이 거의 없다고 한다. 알고 보니 이곳의 노인들도 자연산 나물을 많이 먹고 있었다.

큰 병(치매, 암) 없이 장수한 비결은 육식을 줄이고 자연에서 얻은 채식 위주의 식단, 특히 나물(산나물)을 많이 먹어 온 것에 있었다. 과거나 현재의 장수마을의 모든 특성을 분석해보면 나이가 들어 늙어가는 과정에서 치매나 암을 예방하기 위해서는 무엇을 먹느냐가 중요하다. 즉 어떠한 것, 어떠한 물질과 어떤 비타민을 가지고 있는 먹거리를 선택하느냐에 따라 건강수명을 늘릴 수 있는 가능성이 제시된다.

자연산 약용산나물은 왜 좋은 약성을 가지고 있는가? 한마디로 야생의 거친 환경을 이겨내고 생장하였기 때문에 약성이 좋다. 약용산나물이 자라고 있는 곳은 고목과 낙엽이 썩고 동물과 새들의 배설물에 의해 수백 년에 걸쳐 자연에 의해 만들어진 비옥한 토양을 가진 지역이다. 우리는 늘 밥도 먹고, 고기도 먹고, 채소도 먹고, 과일도 먹는다. 그러나 하나 더 약용산나물을 먹어야 한다. 왜냐하면 약용산나물은 일반 채소와는 사는 곳, 사는 방식이 달라 서로 다른 물질의 영양체계를 가지고 있기 때문이다.

양분이 풍부한 토양에서 생장하는 식물은 풍부한 무기 물질을 흡수함에 따라 필요한 물질과 비타민의 합성에 적합한 물질대사(생명 활동을 유지하기 위해 생명체 내에서 끊임없이 일어나는 화학반응)를 통해 전체적인 영양의 균형을 잡아준다. 이와 같이 야생환경에서 자란 약용산나물만이 가지고 있는 특정한 화학물질과 비타민을 섭취함으로써 건강과 생명현상에 직결되는 혈액순환을 강화하고, 면역력을 증강시키고, 항산화력을 향상시킬 수 있다. 결국 약용산나물의 특정한 화학물질과 비타민은 큰 질병인 치매나 암을 예방하고 치유하는 효능이 있다. 따라서 약용산나물을 먹는 것은 건강한 사람은 건강한 몸을 더 건강하게 만들어 주는 음식, 즉 건강 음식이 되는 것이고, 질병을 가지고 있는 사람은 질병을 회복하는데 좋은 음식, 즉 치료 음식이 되는 것이다.

약용산나물을 선택하고 요리하는 데는 가족력과 유전력에 따라 산나물이 가지고 있는 화학물질과 영양소를 체질에 맞서 이용해야 한다. 될 수 있으면 몇 가지 산나물을 혼합해서(임금님수라상에도 다섯 가지의 산나물을 진상하였음) 먹어야 약성의 상승효과가 생겨나 건강 음식으로 또는 치료 음식으로서의 효능이 크게 향상될 것이다. 물론 음식으로서의 식감과 맛을 고루 느낄 수 있어야 한다. 약용산나물은 뇌를 건강하게 해서 명(命)을 연장하는 음식이다. 결국 노후에 치매 없는 장수를 위해서라면 먹는 것과 먹는 때의 선택이 중요하다.

1. 약용산나물은 뇌를 건강히해서 명(命)을 연장하는 약초이다

화려한 전자문명의 시대에 살고있는 현대인은 물질적인 풍요로움과 정신적인 스트레스가 동반된 불안정한 생활을 한다. 급격한 산업발달에 동반된 스트레스는 뜻하지 않은 고통과 질병에 시달리게 만들었다. 과거에 비해 현대인의 생활은 자연환경에서 완전히 분리된 인공환경에 살아가고 있다. 즉 도시인의 인공적인 삶은 자연환경에서 얻을 수 있는 에너지와 물질의 부족을 발생시킨다. 도시의 전자화된 생활방식이 자연환경과 멀어져 자연의 섭리로 생활하지 못하기 때문에 치매나 암과 같은 질병과 신체적·심리적 스트레스를 만든다. 결국 전자 기술과 교통산업의 발달을 통해 자연과 멀어지면서 현대인의 생활패턴은 육체적인 활동이 크게 감소되었지만, 경제적인 활동의 범위는 크게 넓어지면서 뜻하지 않은 다양한 부작용들이 발생하고 있다. 현대인이 겪고 있는 가장 큰 부작용은 과거에 경험하지 못한 전자 문화에 의해 만들어진 희귀한 질병들(암, 치매, 심장병, 고혈압, 당뇨병, 류마티스관절염 등)의 발생이 증가하고 있는 것이다. 이같은 질병들은 늙어서까지 건강하게 살기 위한 현대인이 해결해야 할 가장 큰 숙제이다.

어떻게 살면 정신적인 즐거움과 육체적인 젊음을 같이 유지하면서 치매나 암과 같은 큰 질병 없이 건강하고 행복한 삶을 살 수 있을까? 적당한 답을 찾는 것이 중요하다. 자연이 만든 약용산나물이 현대인에게 특별한 것은 큰 질병인 치매나 암을 예방하고 치유할 수 있는 약성 때문이다. 우리가 약용산나물을 먹어야 하는 가장 큰 이유가 이것이다. 오늘날 문제가 되는 이같은 병을 예방하고 치유할 수 있는 항산화작용이 크고 특정한 화학물질(화학성분)과 각종 영양소(미네랄, 비타민)가 약용산나물에 풍부하다. 내가 먹는 것이 나를 만든다는 말이 있듯이 오늘 당장 어떤 음식을 먹느냐가 내일의 건강을 결정한다. 그리고 오늘 내가 먹는 음식의 종류에 따라 내 가족, 즉 내 자식과 손자 대까지 건강에 영향을 미친다는 것도 꼭 명심해야 한다.

자연에는 우리의 생명과 건강을 지켜주는 특정한 물질과 성분을 가지고 있는 약용식물이 자라고 있다. 치매를 극복하기 위해서는 자연을 알아야 한다. 특히 자연에는 치매를 예방하고 치유하는 데 직접적으로 도움을 주는 자연에서 만들어진 약용산나물이 있다. 왜 자연산 약용산나물이 치매의 치료 음식이 되는 것인가? 약용산나물에는 생명활동에 필요한 많은 영양소(미네랄, 비타민)와 면역체계를 유지하는데 필요한 약성이 큰 화학물질과 성분이 있기 때문이다. 야생식물이 병충해에

강한 것도 영양체계와 방어체계를 유지하는 화학물질과 성분이 잘 만들어져 있기 때문이다. 자연산 약용산나물은 양분 구성이 완벽한 것, 즉 치매 예방과 치유(치료)에 필요한 특정한 비타민(비타민B, 비타민C, 비타민D, 비타민E, 비타민K)과 미네랄(마그네슘, 칼슘, 칼륨, 마그네슘, 아연, 셀레늄) 그리고 특수한 화학물질(안토시아닌, 폴리페놀, 아세틸콜린, 엽산, 베타카르틴, 알리신)의 성분이 잘 갖추어졌기 때문이다.

자연의 야생식물은 거친 자연환경에서 생존과 번식을 위해 완벽한 식물이 되어야 했다. 자연의 식물은 야생환경에서 생장과 성장에 필요한 무기질을 흡수하지만, 재배하는 일반 채소는 시비된 비료에 지배되어 생장과 성장이 이루어지므로 자연 상태에서와 같이 생존을 위한 방어물질, 즉 화학물질 합성이 잘 이루어질 필요가 없다. 이러한 생장환경 차이가 야생종과 재배종 간 약성의 차이를 결정하는 요인이 된다. 특히 자연의 거친 환경을 극복하며 생장한 야생식물은 동물과 곤충으로부터 자신을 지키기 위한 생존에 필요한 강력한 방어물질과 성분을 만들어야 하지만, 비료나 농약을 사용하는 재배된 일반 채소는 사람에 의해 관리받기 때문에 생존에 필요한 방어물질과 성분을 많이 가지고 있을 필요가 없다.

중요한 것은 이러한 야생식물이 가지고 있는 방어물질과 영양소가 현대인이 겪고 있는 특정한 질병인 치매나 암을 치료하는 약성을 갖게 되는 것이다. 우리가 약용산나물을 먹어야 하는 이유는 기존에 먹고 있는 음식들의 양분 부족에 따른 영양결핍을 보상해 줄 수 있는 건강 음식으로 그리고 방어물질은 치매나 암을 치유할 수 있는 치료 음식이 되기 때문이다.

인류의 과학은 어디까지 발달할 것인가? 인간과 식물이 소통하는 식물전자의사가 출현할 것이다. 인간의 건강은 완벽하게 전자시스템으로 관리될 것이다. 인간에 발생되는 미래의 질병 특히 치매나 암, 중풍을 예방하기 위한 건강관리는 어떻게 진행될 것인가? 머잖아 자연을 이용하기 위해 인간과 식물이 교감하는 전자폰이 나오지 않을까 생각한다. 즉 내 몸에 발생될 질병을 종합분석하여 내 몸에 필요한 물질과 성분을 가지고 있는 약성이 좋은 약용식물을 알려줄 것이다. 또한 하루의 건강 상태를 체크하여 나에게 필요한 비타민과 미네랄을 분석하여 채소 중에서 가장 적합한 채소를 알려주는 영양진단 전자폰을 이용할 것이다. 우리의 건강은 계획된 전자관리영양시스템에 의해 치매나 암을 예방하고 치료할 수 있을 것이다.

이 세상을 살아가면서 유일하게 황금을 주고도 살 수 없는 것은 건강과 생명이다. 인간의 건강과 생명을 책임질 수 있는 특별한 것이 있다. 우리는 이것을 약용식물이라 한다. 약용식물은 질병의 예방과 치료를 위해 자연이 만들어 낸 약초이다. 식물은 왜 스스로 방어체계에 사용하는 화학물질을 합성하고 분해하는 능력을 갖게 되었을까? 왜 식물에 따라 생명을 지키는 방어체계 물질을 서로가 다르게 만들어 낼까? 인간의 세상과는 달리 자연의 세상은 가장 화려하고, 가장 독특하고, 가장 독성이 강한 것들만 살아남는 양육강식(약한 자는 강한 자에게 먹히거나 지배된다)과 적자생존(생물의 생존경쟁의 결과에 따라 환경에 적응하는 것만 살아남고 그렇지 못한 것은 도태되는 현상. 즉 생존경쟁에서 환경에 가장 잘 적응한 개체에게 생존의 기회가 보장되는 것)의 법칙이 존재하는 곳이다. 강한 자만이 살아남는다는 것은 살아남았기에 남들과 다른 강력한 방어체계, 즉 특수한 화학물질을 가지고 있다는 것이다.

환경변화는 강한 자만이 살아남게 하는 일련의 진화과정이다. 자연환경은 수천(만) 년간 살았던 식물의 형태와 물질(성분) 그리고 유전자를 어떠한 방향으로 바꾸어 놓았을까? 인간의 유전자도 먹거리로 이용하는 식물의 물질과 성분에 보조를 맞추어서 변화하고 진화되었다. 그러나 식물은 인간과 동물과는 달라 생장(영양생장 : 잎과 줄기가 만들어지고 커지는 단계)과 발달(생식생장 : 꽃이 피고 씨앗이 만들어지는 단계) 단계에 이용되는 물질과 성분을 만드는 생산공정의 복잡함과 정교함을 이해하기란 매우 어렵다. 식물은 인간보다 오랜 시간을 통해 진화해 왔으며 혹독한 환경변화에 살아남기 위해서 끊임없이 새로운 생존전략을 만들어 내고 있다. 예를 들어 환경변화와 기후변화(온난화)에 따라 대항하는 적응 방법으로 생존에 필요한 새로운 화학물질을 합성하든지 새로운 적응에 필요한 영양소를 더 많이 만들어 내든지 그렇지 않으면 생존에 도움이 되지 않은 화학물질과 영양소의 함량을 없애거나 줄이는 것이다. 물론 이렇게 새롭게 만들어지는 물질과 성분은 인간에게 질병을 치료하는 약으로 쓰일 수도 있고 독으로 쓰일 수도 있을 것이다.

식물은 무엇 때문에 물질을 합성하고 분해하는 복잡한 효소(물질의 합성과 분해는 효소에 의해 이루어진다)를 만들어 낼까? 물론 효소를 만드는 것은 생존에 필요한 물질과 성분을 만들기 위해서다. 식물은 자연선택(어떤 생물에 생긴 유전적 변이 개체 중 생존에 유리한 것이 살아남는 일 또는 환경에 적합하고 우수한 생물만이 살아남아 번식하고, 열등한 생물들은 도태된다는 것)을 통해 만들어진 전략자산(꿀, 꽃가루, 향기)을 한때는 동물과 곤충에게 필요에 따라 협력관계를 유지하기도 하고, 지배자가 되어 동물과 곤충을 유리하게 이용하기도 한다. 이와 같이 식물은 자연선택에 유리하게 이

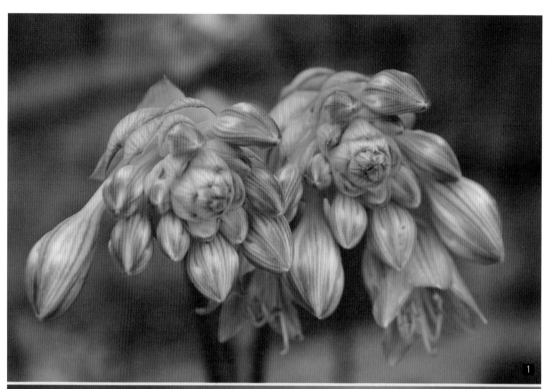

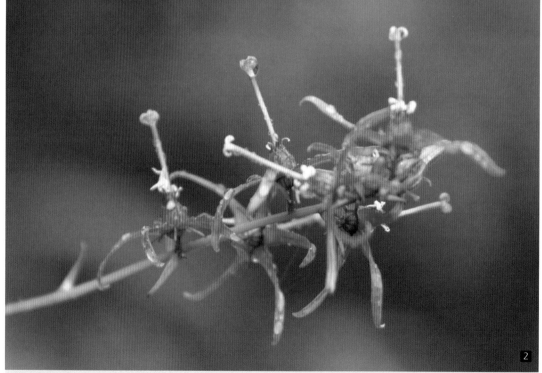

용하기 위한 방어물질을 합성하고 활성화함으로써 자기 자식(종자, 씨앗)을 지키는 생존법과 번식 전략으로 사용하고 있다. 식물도 인간과 마찬가지로 자기 희생을 통해 자손(자식)을 지키려는 자식 사랑 본능은 똑같다.

자연의 생명에도 서열이 있다는 찰스 다윈의 이론이 반드시 맞는 것만은 아닌 것 같다. 인간이 경제적인 부와 전쟁의 승리를 통해 서열을 바꾸듯이 환경의 변화는 생존을 위해 자연의 생명도 서열을 바꾸어 놓고 있다. 자연의 생물들은 변화한 환경에 적응하기 위해 새로운 유전자가 발동(발현)된다. 변화가 새로운 변화, 즉 새로운 것을 만들어 낸다. 특히 우리 몸에서도 적당한 일이 없어서 잠자고 있거나 잠시 쉬고 있던 유전자가 환경이 바뀌면서 다시 깨어난다. 이 깨어난 유전자에 의해 새로운 또는 더 많은 물질과 성분이 만들어지는 것이다. 인간도 환경변화에 맞게 식물의 서열에 적응하고 있다. 적응과정은 식물이 인간에게 유용한 물질과 성분을 새롭게 만들어 내고 기존에 필요한 물질과 성분의 함량을 증가시키거나 불필요한 물질과 성분의 함량을 감소시키는 것이다. 결국 식물의 물질과 영양소를 먹고 사는 인간도 이와 같은 방법에 의해 환경변화에 적응하게 되는 것이다. 그러나 인간은 생명 활동에 유익한 방향으로 육종을 통해 새로운 품종을 계속 만들어 낸다.

인간은 식물의 평가 방법을 다르게 판단하고 있다. 식물이 가지고 있는 물질과 성분의 종류와 함량을 분석하고 평가하여 특히 주요 질병을 치료하는 약성 성분이 많고 적음에 의해 인간이 필요로 하는 서열을 정한다. 암, 치매, 당뇨병, 고혈압, 뇌졸중, 심장병 등을 치료할 수 있는 효능에 따라 서열이 정해진다. 식물은 환경의 변화에 따라 새로운 물질과 영양소를 만들고 환경변화에 따라 끊임없이 적응해 나간다. 야생식물은 자연에서 스스로 물질과 영양소의 균형을 잡아가며 생장하고 생존을 위해서 필요한 물질과 영양소를 합성하지만, 재배하는 채소는 사람에 의해 물 관리, 병충해 관리 및 양분 관리가 이루어지기 때문에 생존을 위해 만들어지는 생리활성물질의 합성이 감소하였거나 거의 이루어지지 않는 상태가 된다.

야생의 식물(자연산)과 재배하는 채소의 물질과 영양소 차이는 서로 다른 환경과 재배법에서 생장하기 때문에 서로 다른 물질과 성분 차이로 만들어지게 된다. 건강을 위해서 현대인이 자연산을 먹어야 하는 가장 큰 이유가 바로 이것이다. 환경변화는 식물이 적응하기 위한 형태 변화가 이루어지고 토양의 무기 성분, 토양 수분, 토양 산도(pH)가 바뀌면서 생존을 위해 만드는 물질과 영양소의 함량도 바뀌게 된다. 결국 식물은 온난화와 환경변화에 살아남기 위해서 외적으로는 형태도 바꾸고, 내적으로는 자연환경의 변화에 적응하기 위해서 기존의 불필요한 물질과 영양소 함량을 줄이는 경우와 필요한 물질과 영양소를 새롭게 합성을 하는 등 더욱더 유익한 생존 방법을 만들어나간다.

현대인은 왜 약용산나물을 먹어야 하는가? 인간도 환경변화에 적응하고 식문화의 변화에 살아가기 위해 자연환경 변화에 적응한 식물이 만드는 새로운 화학물질과 영양소가 필요하게 된다. 그리고 환경의 변화에 적응하기 위해서는 현시대에 맞는 새로운 영양의 섭취가 요구된다. 자연의 식물은 살아남기 위해서 환경에 맞는 변화를 유도하지만, 인공환경에서 재배하는 채소(작물)는 환경변화가 없거나 적기 때문에 변화폭이 작다. 현대인이 새로운 환경변화에 적응하며 새롭게 발생하는 질병에 고통 없이 건강하게 살아가기 위해서라면 늘 먹고 있는 재배된 채소의 물질과 성분보다도 자연의 거친 환경변화에 적응하고 살아온 약용산나물에 의해 만들어진 새로운 물질과 성분이 필요하다. 자연에서 만들어진 물질과 성분을 먹는 것은 금세기에 와서 발생이 증가하는 치매나 암을 예방하고 치유할 수 있는 자연만이 가지고 있는 새로운 처방이 아닐까 생각한다. 이같이 환경의 변화는 새로운 환경에 적응하기 위해서 새로운 물질과 성분을 만드는 유전자의 발동(발현)이 일어나지만 이러한 현상이 인간에게 유리할 것인지 해가 될 것인지 아직은 명확하지 않다. 하지만 자연환경은 변화하고 새로운 형태의 물질과 성분을 계속 만들어 내고 있다.

오랜 경험을 통해 우리의 선조들은 식물이 자연 선택에 의해 합성한 물질과 성분을 이용해서 질병을 고치는 약재로 또는 이 물질을 이용해 건강을 증진시키는 보조식품으로 이용해 왔다. 특히 의술이 발달하지 못한 시대에 우리 선조들은 급성 질병이 발생했을 때 생명을 구하기 위해 약용식물을 이용하였다. 약용식물로 질병을 다스릴 수밖에 없었고, 질병을 치료하기 위해서 약용식물만을 사용할 수밖에 없던 시대였다.

급속한 전자 문화의 발달은 현대인에게 자연과 접할 시간을 줄어들게 하였고 생각지도 못한 질병들이 끊임없이 발생하고 있다. 뜻하지 않은 질병의 발생 증가는 자연환경의 파괴에 따른 인간의 잘못된 교만에 재앙으로 앙갚음을 하는 것 같다. 대책 없이 나타나는 재앙들은 인간의 삶을 점점 힘들게 하고 있다. 금세기에 대표적인 재앙이 메르스, 사스, 코로나이다. 자연의 앙갚음에 의해 발생된 수많은 재앙들을 해결할 수 있는 방법을 어디에서 찾아야 할까? 그 방법을 자연의 범위 안 야생의 식물에서 찾을 수밖에 없다. 자연에는 인간을 살리기도 하고 죽이기도 하는 수백에서 수천 종의 약이 되는 약용식물들이 있기 때문이다.

우리는 왜 자연산을 먹어야 하는가? 자연에 사는 식물은 각각의 특성대로 살아가는 식물만이 가지고 있는 자기유전자(개체별로 가지고 있는 특성유전자)가 있다. 각각의 식물이 가지고 있는 특성을 나타내는 자기유전자는 거칠고 혹독한 환경에 살아가기 위해 대사작용을 컨트롤하기 위한 자기만이 필요한 물질과 성분을 만들어 낸다. 결국, 식물은 환경변화의 피해를 극복하기 위해 생존에 필요한 생리활성물질을 만들어 낸다.

식물은 생존을 위해 유전자를 조절하는 레이더(자동센서)를 가지고 있다. 첫째로 식물은 자외선, 동물, 해충 및 환경으로부터 피해를 막기 위해 필요로 하는 레이더를 작동하여 표적을 파악하고 분석하여 이에 적합한 방어물질을 만들어 낸다. 둘째로 식물의 짙은 잎 색, 꽃 색과 과일 색으로 곤충과 새를 수분을 위해 유인하는 유인시스템으로 그리고 자외선 피해를 차단하는 방어망으로도 이용한다. 인간은 식물이 자외선의 피해를 보호하기 위해 만든 폴리페놀, 베타카로틴, 플라보노이드와 방어망을 구축하는 안토시아닌 등의 보호물질은 치매나 암을 치료하고 생명과 건강 유지에 직간접적으로 관여하는 효능을 가지고 있다. 특히 식물은 자외선(세포조직을 파괴)의 위험을 피하기 위한 자동감지센서를 가지고 있어 자기만의 브랜드인 폴리페놀, 베타카로틴, 플라보노이드, 안토시아닌 등의 항산화물질과 비타민C와 비타민E의 항산화비타민을 필요한 만큼 자동적으로 합성하여 스스로를 보호한다. 식물이 자외선의 피해를 줄이기 위해 만든 항산화물질은 치매나 암과 같은 질병을 치료하는데 좋은 효능이 있다. 특히 폴리페놀, 베타카로틴은 강력한 산화방지물질로서 식물이 자외선의 피해를 보호하기 위해서 만드는 특급 화학물질이다. 또한 플라보노이드는 세포의 액포에 저장하는 강력한 항산화물질로서 자외선을 흡수하여 자외선이 세포를 투과하여 발생되는 피해를 막는 생리작용을 한다.

현대인이 겪고 있는 만성적인 스트레스는 만병의 원인인 활성산소를 증가시킨다. 최첨단 전자 시대에 살고 있는 현대인의 생활은 물질적인 풍요로움과 정신적인 스트레스가 동반된 사회로 완전히 자연환경과는 분리된 인공환경에서 살아가고 있다. 인간은 자연환경을 모방하려고 집에서 꽃도 키우고 공기청정기나 산소발생기를 사용한다. 인공환경의 생활이 뜻하지 않은 많은 스트레스를 발생시키고 이 스트레스가 수많은 질병을 일으키는 원인을 제공하고 있다. 금세기에 들어와서 현대인의 생활은 과학과 교통수단의 발달로 육체적인 활동은 크게 줄었지만 복잡한 생활로 인하여 정신적인 활동은 크게 증가하였다. 특히 일상생활의 활동반경도 수 킬로미터(km)에서 수십 킬로미터로 크게 넓어졌다. 그러나 다양한 경제

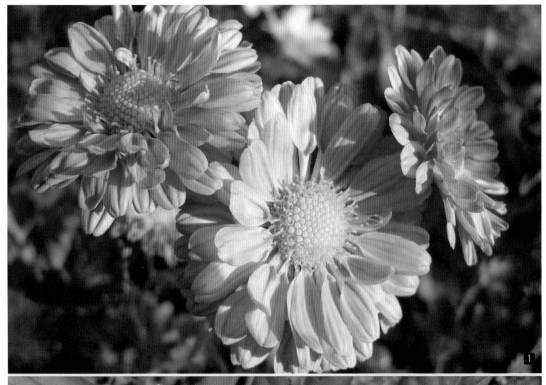

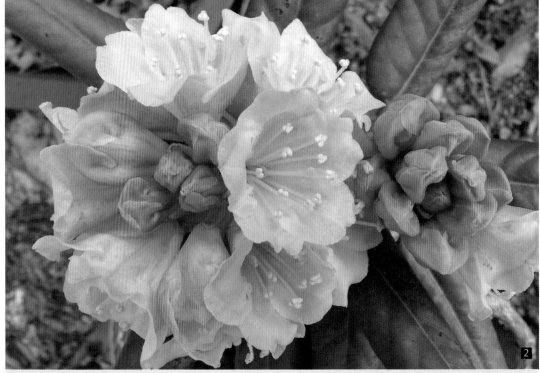

1 산구절초 육성 품종 2 홍만병초

치매를 치유하고 뇌를 살리는 약용식물보감

생활을 영위하기 위한 정신적인 활동의 증가는 과도한 스트레스를 발생시켜 예상하지 못한 부작용들이 발생하고 있다. 우리가 겪고 있는 가장 큰 부작용은 과거에 경험하지 못한 큰 질병인 치매나 암의 발생이 빠르게 늘어나는 것이다. 이러한 질병의 발생이 증가하는 원인은 무엇일까? 전문가들은 식문화의 변화에 따른 식습관과 생활습관의 변화, 영양 섭취의 불균형과 영양결핍, 환경오염과 경제적인 빈부격차 그리고 사회생활의 복합적인 스트레스의 증가라고 하였다. 그러나 이 모든 것과 더불어 핵심적인 요인은 개인적인 식습관과 영양 섭취의 불균형이 가장 크게 작용한다.

자연과 인간은 상호공존의 시간을 가지고 진화해 왔다. 자연에서 태어난 인간은 대부분 과거와는 다르게 자연환경이 아닌 도시환경에서 성장하고 살아가다가 태어난 자연으로 다시 돌아간다. 평상시 인간이 자연을 찾고 자연으로 돌아가려고 하는 본성은 우리 몸속의 유전정보가 수만 년에 걸쳐 야생의 자연환경에 맞게 적응하고 진화하였기 때문이다. 인간사 모든 것이 자연의 섭리라면 현대인이 겪고 있는 큰 질병인 치매를 풀 수 있는 답은 자연 생태계에 있는 자연의 산물인 약용식물이나 약용산나물에서 찾을 수밖에 없다. 결국, 자연의 산물이 인간생명의 원리를 풀 수 있는 열쇠를 쥐고 있는 것이다.

식물은 생장을 위해서 또는 살아남기 위해 필요한 성분을 만들어 저장하고, 유용한 물질을 만들어 필요한 곳으로 보낸다. 어머니가 젖을 만들어 자식을 키우고 아버지는 가족을 먹여 살리기 위해 식량을 조달하는 것과 같은 맥락이다. 그러나 인간과 달리 식물은 무엇 때문에 수시로 새로운 화학물질을 합성하고 분해를 위해 많은 에너지를 소모하는 걸까? 한가지 확실한 이유는 유비무환의 생존전략을 위한 방어수단으로 꼽을 수 있다. 갑자기 섭식하거나 공격하는 적(초식동물, 곤충, 애벌레, 병균)으로부터 자신을 보호하여 안전하게 자식(씨앗, 종자)을 남기기 위해서 일 것이다.

식물이 자식을 지키는 방법은 절대적이다. 야생의 식물은 자연 선택에 의해서 만들어진 강력한 화학물질을 합성함으로써 다른 생물들이 자신을 공격하거나 섭식하지 못하도록 한다. 식물은 싸워서 이길 수 있는 치명적인 독성과 악취 그리고 향기 등을 합성하여 약탈자의 감성을 교란시킨다. 특히 식물이 살아가는 방법은 자기만의 필요한 화학물질(화학성분)을 만들어 동물과 곤충을 쫓아내기도 하고 동시에 끌어들이기도 한다. 식물은 사는 곳이 고정되어 있어 이동이 불가능하므로 자신을 공격하는 동물이나 곤충을 피할 길이 없다. 즉 장소를 이동할 수도 없고, 특히 누군가의 도움 없이는 생존영역을 넓힐 수도 없다. 이러한 환경에서 자신과 자신의 유전자(씨앗, 종자)를 보존하기 위해 만드는 화학물질은 인간의 생명을 보호하고, 질병(치매, 암, 고혈압, 당뇨)을 예방하고 치료하기 위해 없어서는 안 되는 약성을 가지고 있는 귀중한 생약자원이라는 것은 자명하다.

건강한 삶을 위해 치매나 암의 예방과 치료를 위한 최적의 방법은 그동안 떨어져 있던 인간과 자연의 거리를 조금씩 좁혀나가는 것이다. 물론 일부는 식물의 역할(약성)을 지나치게 부풀리는 경향은 있다. 그러나 식물은 생존을 위하여 또는 후손(종자)을 지구상에 영원히 남기기 위하여 최적의 물질과 성분을 만들고 유지하는 것이 확실하다. 최적의 화학물질과 성분은 수만 년에 걸쳐 자연 선택에 의해 만들어진 것이기 때문에 이 귀한 물질들 중에서 인간의 생명을 살리는 기적을 부르는 약이 되는 것에 대해서는 누구도 부정하지 못할 것이다. 필요에 의해 인간과 식물은 자연에서 직간접적으로 서로 협력하고 경쟁하며 진화해 왔기 때문이다.

세상이 바뀌고 마음도 바뀌면 먹는 것도 바뀌어야 한다. 현대인의 불안한 건강 상태는 과도한 인스턴트식품과 가공식품의 섭취에 따른 불균형한 영양공급과 육류 섭취의 증가 그리고 채소나 나물을 먹는 양의 부족과 같은 편중된 식생활과 크게 관련이 있다. 불균등한 식생활(가공식품과 육류의 섭취가 많고 채소나 나물의 섭취가 적은 음식)에 따른 특정한 미네랄, 비타민의 결핍과 과도한 음주, 흡연과 같은 불건전한 생활습관 등의 나쁜 환경이 치매나 암의 발병에 크게 영향을 주기 때문이다.

치매 없는 노후의 건강을 위해서는 두뇌음식의 왕인 약용산나물의 섭취를 늘리고, 육류의 섭취를 조금 줄이고, 열심히 운동을 하는 방법뿐이다.

2. 현대인의 도시 생활은 질병 또는 비만과 싸움을 하는 전쟁터이다

현대 도시는 비만 사회이다. 식물 또한 인간과 같이 비만에 걸린다. 무병장수를 위해서라면 비만 없는 사회와 비만 없는 식물이 필요하다. 현대인의 도시 생활은 질병 또는 비만과 싸움을 하는 전쟁터이다. 그러나 비만과 질병과의 전쟁에서 이길 수 있는 약용산나물이 있다.

과학과 산업의 발달은 우리에게 편리한 전기시설과 전자제품, 다채로운 교통수단, 건강수명의 연장 그리고 질병을 치료하는 의약품의 원료를 개발하는 등 수많은 혜택을 만들었다. 수명연장에 따른 예기치 못한 질병(치매, 암)의 발생 증가는 삶의 질 향상을 외면하게 되었고, 먹거리 측면에서 식품은 넘쳐나지만 정작 건강에 이로운 식품은 제공하지 못하였다. 의술은 발달하였지만 특정 질병(치매, 암)을 치료하는 약은 만들지 못하였다.

약용산나물은 우리 밥상에 늘 있었던 토속음식이다. 자연에 의해 만들어진 약용산나물은 혹독한 자연환경에 적응하며 병균과 벌레와 수많은 초식동물들의 침입에 방어하고자 특수한 화학물질을 만들어 이겨낸 참으로 뛰어난 기술을 가진 자들의 산물이다.

언제부터인지 야생의 약용산나물이 우리 밥상에서 멀어지기 시작하면서 생각지도 못한 질병들(치매, 암, 중풍, 고혈압, 당뇨병)의 발생이 급격히 증가하고 있다. 현대인에게 건강을 지키기 위해서 약용산나물은 생명의 자물쇠를 여는 열쇠와 같은 존재이다. 현대인의 겪고 있는 놀라운 변화의 핵심은 먹는 것이다. 식탁에 약용산나물이라는 먹거리를 바꾸는 것만으로도 치매나 암이 예방되고 인생이 달라진다. 노후의 치매 없는 완벽한 건강을 위해서라면 약용산나물만이 가지고 있는 약효성 화학물질과 미네랄, 비타민이 절대적으로 필요한 시대이다.

인류가 걸어온 문명의 역사를 되돌아보면 체계화된 산업화와 도시화가 이루어진 것이 18세기 후반을 지나 영국의 산업혁명 이후가 되어서라고 생각한다면 우리가 살아온 시간 중 대부분을 야생의 자연에서 살아온 셈이다. 원시적인 야생의 수렵시대를 거쳐 산업화된 도시의 전자문명시대에 살고 있다. 현대인의 도시 생활은 자동화와 전자화되어 있는 인공적인 생활에 익숙해 육체적인 편안함을 느끼지만, 결코 모두가 정신적인 안정감을 느끼는 만족한 생활을 영위하는 것은 아니다. 자동화나 전자화된 도시 생활은 자유스러워 보이지만 눈에 보이지 않는 많은 부작용을 안고 있다.

자연에서 태어난 인간은 자연환경보다는 대부분의 생활을 인공적으로 만들어진 한정된 공간인 인공환경에서 살다가 다시 자연으로 돌아가게 된다. 자연에 머무는 시간은 아무리 길어야 백일 년, 백이십 년이다. 환경이 변화하고 세월이 흘러 나이를 먹어도 자연과 함께 했던 인간의 본성은 변하지 않는 것 같다. 그러나 건강을 생각하기에 앞서 식생활이 힘들었던 옛날의 선조들은 양식이 부족하여 허기진 배를 채우기 위해 산나물(식량이 부족하여 구황식물로 이용하였으며 특히 밥 양을 늘리는 방법으로 산나물 밥과 산나물을 넣어 죽을 끓여 먹었다)을 먹으며 고달픈 하루하루를 보내야 했다. 왜 약용산나물이 우리에게 그토록 필요한 것인가? 우리가 늘 먹고 있는 채소에서는 섭취할 수 없는 유용한 물질과 성분을 다량 가지고 있기 때문이다. 움직일 수 없는 식물은 혹독한 세상에 살아남기 위해서 똑똑해져야만 했다. 어떠한 방법이었을까? 움직일 수 없는 식물은 살아남기 위해 공격적인 독성물질을 합성함으로써 동물, 곤충들이 자신을 건드리지 못하게 하거나 병균이 침입하지 못하게 하였다. 결국 식물은 동물이나 곤충에게 먹히지 않기 위해 독성이 있는 단맛, 쓴맛, 매운맛, 떫은맛, 신맛, 짠맛을 내는 물질들을 만들어 냈다. 이처럼 식물들에 의해 만들어진 물질과 성분들은 자신의 생존전략으로 이용되지만, 인간에게는 이 물질들이 질병을 치료할 수 있는 약 성분으로 이용된다.

식물이 자연에 살아남는 것은 힘이 센 강한 자만이 아니라 환경의 변화에 적응한 자, 즉 환경변화를 이길 수 있는 똑똑한 자도 살아남는다. 자연에 똑똑한 식물(인간에게는 약이 되는 화학물질을 많이 가지고 있는 식물, 그리고 동물이나 곤충에게는 독성이 되는 강한 화학물질을 많이 만들어 내는 식물)이 많아야 인간도 건강히 오래 살 수 있다. 자연에는 아직도 인간의 생명과 건강을 책임질 수 있는 똑똑한 식물이 많이 자라고 있다. 대표적인 똑똑한 식물인 약용산나물이 가지고 있는 물질과 성분은 수천(만) 년에 걸쳐 자연에서 진화해온 인간의 기본적인 신체구조의 골격을 만들었다. 오늘날 도시환경에 살고 있는 인간이 질병에 의해 신체 기관에 이상이 생겼을 때 가장 필요한 처방은 자연의 똑똑한 식물(약초, 약용식물)이 될 것으로 생각된다. 똑똑한 식물에 의해 만들어지는 약효성 화학물질들은 동물이나 곤충에게 번식의 이익을 도모하기 위해서 또는 동물이나 곤충을 상대로 살아남기 위한 방어수단을 구사하기 위해서 만들어 내는 식물만이 가지고 있는 교묘한 진화론적인 생존전략으로 생각하면 된다.

사람에 의해 만들어진 인공적인 도시는 비만의 사회이다. 즉 수요와 공급의 균형이 깨진 불균형한 도시를 말한다. 도시의 구조는 잘못된 여건에 부닥치면 하나하나 아픈 증상(질병을 일으키는 원인이 된다)이 나타나는 인간의 신체구조와 똑같은 모습을 하고 있다. 도시 사회의 경제적 불균형과 환경오염 등이 비만 사회를 낳는 가장 큰 원인이다. 또한 인간이나 동물과 같이 식물도 비만에 걸린다. 인간의 비만은 살이 쪄서 몸이 뚱뚱한 상태 그리고 불건전한 생활습관과 영양 불균형에 의해 발생되는 특정 질병(치매, 암)과 기타 질병들(고지혈증, 동맥경화, 고혈압, 당뇨, 심장병)을 포함한 말로 표현한 것이다. 식물도 오염된 토양이나 과도한 화학비료의 사용에 따른 불균형한 영양의 흡수로 인한 비정상 생장을 보일 때 비만(생리적인 장애)에 걸렸다고 한다. 비만에 걸린 식물은 정상적인 생장이 아닌 특정 부위에 이상 비대 생장이 일어나므로 영양적 가치가 크게 떨어지고 충(벌레)과 균의 공격(공격의 표적이 된다)을 쉽게 받을 수 있다. 사람도 면역력이 떨어지면 질병에 쉽게 노출되는 것과 같은 상황이다. 인간이나 식물의 비만을 치료하기 위해서는 영양의 균형이 필요하다. 결국 인간의 과욕이 부른 과도한 화학비료의 사용과 농약 살포에 따른 잘못된 농사법이 비만을 초래하여 기형적인 형태로 만든 것이다.

자연에서 생장하는 식물은 스스로 생장을 조절하여 영양의 균형을 맞춘다. 그러나 재배하는 채소는 비료와 농약에 의해 인공적인 생장이 조절되어 병이나 균에 대한 저항력이나 자생력(회복력)이 작으므로 특히 자연생태의 식물과 같이 생존을 위한 방어물질의 합성이 적게 이루어지거나 거의 이루어지지 않는다. 자연산 식물이 재배하는 채소보다 영양적 가치나 약리적 효능이 큰 것은 이와 같은 이유이다. 인간이나 식물이나 비만의 치료는 힘들고 고통이 따르며 꽤 오랜 시간이 걸린다. 그러나 인간의 비만(영양이 불균형에서 오는 질병, 지방의 과잉 축적)을 위한 처방은 아직은 오염되지 않은 자연이 있고, 자연에는 비만에 걸리지 않고 비만을 치료할 수 있는 많은 종류의 약용식물이 있다. 인간의 비만은 자연에서 체험하고 자연산 약용산나물을 이용한 자연테라피(치유)를 통해 비만을 치료하는 것이 가장 좋은 방법일 것이다. 비만을 오랫동안 방치하면 치매, 암, 고혈압, 당뇨병, 뇌졸중, 심장병 등을 일으키는 원인이 된다. 풍부한 영양소(미네랄, 비타민)와 다량의 항산화물질을 가지고 있는 약용산나물은 비만과의 싸움에서 이길 수 있는 가장 확실한 선택(무기)이다.

현대인이 대부분 살고 있는 도시란 어떠한 곳인가? 한마디로 현대 도시는 정밀하게 조립되어진 규격화된 조직이다. 현대인이 요구하는 도시는 조립되어 규격화된 인공도시가 아니라 가슴을 풀어헤치고 흐트러진 채로 소리칠 수 있는 자유로운 환경의 자연생태도시를 원하고 있다. 도시는 일정한 지역의 정치·경제·문화의 중핵이 되는 인구가 집중된 지역을 말한다. 인구가 밀집하고 규격화된 인공적인 건물로 들어찬 도시를 최근에는 인간화한 자연이라고 하는 사람도 있다. 즉 인간도 도시환경에 맞게 적응하고, 진화하고 있는 복잡성과 위험성을 내포하고 있는 말일 것이다. 비만 없는 건강한 도시를 위해서는 오염되지 않은 토양, 맑은 공기와 깨끗한 물 그리고 자연과 식물이 같이 공존할 수 있는 살아 숨쉬는(움직이는) 공간이 필요하다. 우리는 이것을 자연(나무, 풀, 곤충, 새)과 인간이 함께 어우러진 도시 즉 자연생태도시라고 한다. 인간이 건강하게 살기 위해서는 자연과 인간이 함께 공존하는 방법을 찾아야 한다. 자연생태도시란 인간이 살아가기 편하게 좀 더 정교하게 설계된 식물과 나무가 함께하는 도시 안에 있는 큰 정원이라고 말할 수 있다. 인간과 도시의 비만을 치료하기 위해서는 자연의 환경, 즉 나무와 꽃이 있는 숲인 자연생태정원이 필요하다.

현대인은 자연과 분리된 도시환경에서 살아가고 있다. 문제가 되는 것은 현대인의 도시 생활이 빠르게 진행되는 자동화와 전자화에 따른 복잡한 도시환경에 신체적 또는 정신적인 적응을 하지 못하고 있다. 도시 생활은 즐겁고 행복한 문화생활보다 이제는 생존을 위한 극도의 정신적·육체적인 압박감(스트레스)이 큰 사회가 되었다. 이러한 현상들이 인간을 비만으로 만들고 비만 사회를 형성하게 되는 것이다. 도시환경에 살고 있는 현대인은 이러한 정신적 압박과 육체적 스트레스를 극복하기 위해 끊임없는 노력과 막대한 투자(나무를 심고 오염 물질의 배출을 규제한다)를 하고 있다. 문제는 자연과 격리된 삶을 살고 있는 현대인이 이러한 도시의 환경스트레스에 장기간 방치된다면 모든 질병, 특히 치매(과도한 스트레스는 코르티졸이 분비되어 치매를 유발할 수도 있다. 스트레스 호르몬인 코르티졸은 치매의 최대 적이다)나 암 그리고 만성적인 질병을 일으키는 원인이 될 수 있다. 도시와 도시인이 외적인 환경적 스트레스와 내적인 정신적 스트레스에 의해 병들어 가고 있다.

도시의 환경과 도시인의 생활은 만병의 근원이 되는 활성산소를 만드는 것들이 대부분이다. 현대인은 현실적으로 도시에서 풀 수 없는 도시인의 병든(비만) 삶들을 어쩔 수 없이 자연으로 되돌아가서 자연만이 가지고 있는 특권, 즉 자연의 환경과 산물을 통해 해결할 수밖에 없다. 자연이 키워낸 식물들은 내 몸과 병든 도시를 살리는 항산화제 역할을 할 수 있다.

약용산나물을 먹는 것은 약용산나물만이 가지고 있는 약효성 화학물질과 영양소가 늙고 병이 드는 것을 방지하고 정신적·육체적인 피로감을 회복시키고 안정화시켜준다. 그리고 모든 신체 장기의 기능을 강화하고 정상화시켜 항상 건강을 유지할 수 있도록 한다. 도시 생활의 스트레스에 찌든 고된 삶을 극복하며 건강하게 살기 위해서는 자연의 물질과 성분이 풍부한 약용산나물을 먹는 것은 자연과 공존하며 건강한 생활을 누리게 만드는 것이다. 약용산나물에는 활성산소의 공격으로부터 뇌를 보호하는 항산화물질이 풍부하다. 결국 자연이 만들은 약용산나물을 먹는 것은 현대인의 장수를 가로막는 큰 질병인 치매나 암에 걱정 없이 건강하게 오래 살 수 있는, 삶의 질을 높이는 처방이 되는 것이다.

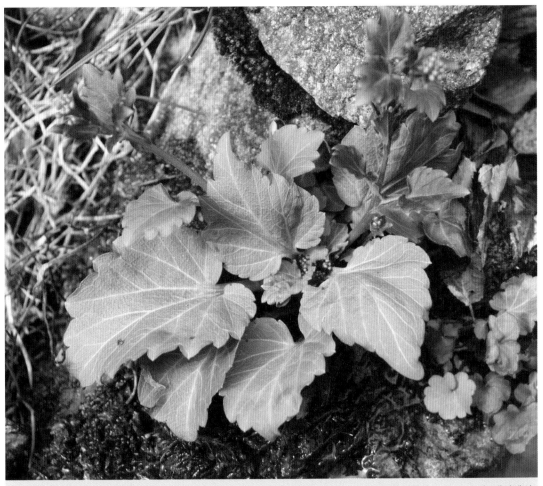

느쟁이냉이

3. 101세, 120세의 건강한 삶을 위해서 절대적으로 필요한 것들

약용산나물은 치매 없는 건강한 삶을 만들어 준다. 101세, 120세의 건강한 삶을 위해서는 치매나 암의 예방이 절대적으로 필요하다.

인간의 생명을 다루는 데는 어떠한 대안이 없다. 야구 경기에서 행하는 대타가 없는 것이 생명이다. 하나밖에 없는 생명을 건강하게 지키려면 일찍 치매나 암의 위해성을 깨닫고 철저한 예방과 관리를 하는 수밖에 없다. 치매나 암이 없는 삶을 살려면 어떻게 해야 하는가? 우리가 건강하다는 것은 몸에 아무런 탈이 없이 튼튼하고 육체와 정신이 정상적으로 활동하는 상태를 말한다. 즉 신체적 건강과 정신적 건강이 함께 한 상태일 것이다. 일생의 행복한 삶을 마무리하는 가장 중요한 시기인 노년에 치매 없는 건강한 삶을 맞이하려면 무엇을 해야 하고 무엇을 먹어야 하는가? 이러한 의문은 동서고금, 남녀노소를 막론하고 모두가 관심과 흥미를 갖는다.

노년의 가장 큰 욕심, 특히 치매 없는 장수는 모든 노인들의 소망이다. 치매 없는 건강한 노년을 보내려면, 특히 무병장수하려면 젊어서부터 활동적인 두뇌활동과 규칙적인 운동을 하여 두뇌보유고(또는 인지보유고. 두뇌의 용적과 뉴런의 숫자)를 높여야 한다고 한다. 두뇌보유고(알츠하이머병이 수반하는 병리 현상을 견디는 두뇌의 능력)가 높으면 치매와 노화에 따라 뇌세포가 퇴행되는 것을 잘 버터 내는 힘이 강해져서 큰 병 없이 건강을 유지할 수 있다. 두뇌보유고를 높여 치매 없는 건강한 노후를 보내며 장수하려면 두뇌에 좋은 영양의 섭취와 두뇌활동과 육체적 운동을 꾸준히 해야 한다. 뇌 건강은 단순하게 유전자에 달려있는 것이 아니라 어떠한 영양을 섭취하고 어떠한 생활을 하느냐에도 관련이 있다. 두뇌의 건강을 위해서는 먹는 종류의 선택이 가장 중요하다. 결국 뇌가 건강해지면 치매와 뇌졸중과 같은 뇌 질환의 발병 위험성을 감소시키는 데 절대적으로 영향을 준다.

건강이란 개념을 세계보건기구(WHO)에서는 "단순히 육체적 질병이 없는 것뿐만 아니라 정신적·사회적으로 행복한 상태라고 말한다. 즉 몸이 아프지 않는 것을 넘어서 정신적, 심리적 그리고 사회적으로 건전하고 행복하게 사는 것을 건강이다"라고 포괄적으로 정의하고 있다. 치매를 예방하기 위해서라면 육체적 건강보다는 정신적·심리적 안정감이 더 필요하다. 현대인을 위한 가장 합리적인 미래의 건강 방향은 무엇인가? 그 답은 특정한 질병인 치매나 암에 걸리지 않는 예방전략, 즉 자연헬스케어(기존의 치료 부문 의료서비스에다 약용식물, 약용산나물을 이용한 질병 예방과 관리를 합친 종합적인 건강관리)가 발달되어야 한다. 인간은 왜 자연헬스케어가 필요하고 자연으로 돌아가려고 하는가? 절대적인 대답은 자연이 자연헬스케어를 책임질 자원을 가지고 있기 때문이다. 자연헬스케어전략은 자연의 산물을 통해 이미 병에 걸린 것을 치료하는 것이 아니라 자연의 산물을 이용해 병에 걸리지 않기 위한 예방과 관리를 하는 것이다. 특히 약용산나물만이 가지고 있는 특정한 물질의 항산화작용 그리고 풍부한 미네랄과 비타민은 면역체계를 활성화시켜 치매, 암의 발생을 예방하고 치유하여 건강에 도움을 주는 것이다. 특히 약용산나물을 먹어야 하는 이유는 특정한 약효성 화학물질이 인지기능의 쇠퇴를 지연시켜 주고 치매(알츠하이머) 치료에 큰 도움이 되는 항산화물질을 뇌에 주입하기 때문이다. 잘 먹고 건강히 사는 것, 즉 무병장수이든 유병장수이든 간에 내 자신뿐만 아니라 눈앞에 마주치는 현실은 노후를 어떻게 하면 큰 질병 없이 잘 보낼 수 있을까 하는 것이 모든 현대인의 바람이다.

우리는 선조로부터 무병장수 또는 유병장수에 관한 수많은 이야기가 전해 내려오고 있다. 400여 년 전 조선시대에 허준이 집필한 동의보감(東醫寶鑑) 내경편(內景篇) 양생법(養生法)의 연수서(延壽書)에는 "사람은 만물의 영장이다. 수명은 본래 43,200일이다. 즉 120세이다"라고 하였다(延壽書연수서 曰왈 人者物之靈也인자물지영야 壽本四萬三千二百餘日수본사만삼천이백여일 卽즉 一百二十歲일백이십세). 허준은 인간의 수명을 최대로 120세로 보았다. 우리가 여기에서 짚고 넘어갈 사항은 조선시대 초기의 평민(백성)의 평균수명은 30~35세 전후이고, 왕의 평균수명도 45~47세 후반으로 발표되고 있다는 것이다(우리나라의 1960년대 평균수명은 52세이고, 1970년대는 60세이며, 2000년대에 들어와서 평균수명은 70세를 돌파하여, 2020년에는 82세로 급격히 늘어나는 경향을 보이고 있다). 이 시대의 놀라운 예언이다. 그 시대에 어떠한 근거를 기준으로 한 수치일까? 앞으로 120세의 수명은 가능한 수치인가? 또한 서경(書經)의 주서(周書) 홍범편(洪範篇)에 수명(壽命)에 대한 이야기가 있다. 홍범도 수명이 120세라고 하였다(洪範 曰 壽 百二十歲). 그리고 수(壽)는 천수를 누리는 행복이고 흔히들 이야기의 장수는 120세를 아무 병 없이 살아가는 것으로 이 수(壽)야말로 오복의 근원이라 하였다. 또한 강녕(康寧)은 평생을 살아가는 동안에 신체가 건강하고 무병하여 언제나 깨끗하며 마음의 불안이 없이 즐겁게 살아가는 것을 말한다. 즉 편안한 삶이 아니라면 그 삶이 행복하지 않다는 것이다. 한편 잰 비그(미국 앨버트 아인슈타인 의

과대학 교수)는 최근에 인간의 기대수명은 115세라고 하였다(네이처Nature에 발표한 논문). 인간의 최대 수명은 115세이며 125세가 한계치일 것이라고. 즉 인간은 125세 이상 살 수 없다는 흥미로운 발표를 하였다. 그리고 인간의 수명을 더 늘리기 위해서는 수명과 관련된 유전자를 획기적으로 변화시키는 기술을 가져야 할 것이라고 했다. 그러나 이제까지 발표된 인간의 수명을 유추해 보면 120세라는 숫자가 만들어진다. 동물의 수명은 성장 기간의 6배까지 살 수 있다고 한다. 물론 사람의 경우에도 20세까지를 성장 기간으로 본다면 120세까지 수명이 늘어날 수 있는 것은 가능한 이야기일 것이다. 참 놀라운 것은 인간의 최대 수명을 생물학적으로 120세까지 살 수 있다는 예측은 먼 옛날과 현재의 분석이 비슷한데 우연의 일치는 아닌 것 같다. 다시 한번 옛날과 현대 수명의 기준 정도가 비슷하다는 것에 놀라울 따름이다. 특히 전문가들은 기대수명을 늘리기 위해서는 암, 치매, 심장병과 같은 치명적인 질병에 대한 치료법의 개선이 이루어져야 될 거라고 한다. 우리도 앞으로 수명의 기준도 100세에서 120세 시대로 바꾸어 나갈 시기도 머잖은 것 같다. 120세의 기대수명을 위해서 우리가 할 수 있는 것 중 가장 중요한 건강전략은 식습관 즉 식탁의 변화를 일으켜야 한다. 먹는 생활의 변화 즉 음식의 변화가 일어나야 가능할 것이다.

우리는 어떻게 하면 120세까지 살 수 있을까? 120세 수명을 위한 건강의 지표를 정리하여 보면 우리는 건강한 삶을 위해서는 아직 생기지 않은 병을 미리 다스리는 치어미병(治於未病)이 중요하다. 그리고 병에 걸리지 않고 오래 사는 방법인 양생법(먹을 것을 가리고 몸과 마음을 다스려 건강한 몸으로 오래 살게 하는 방법)은 몸속에 손해가 되는 일을 하지 않는 것이 장수의 비결이라 하였다. 오래 산다는 것은 또한 삶의 질이 문제이다. 삶의 질을 향상시키기 위해서라면 일생동안 본인에게 닥칠 질병을 어떻게 예방하고 관리하느냐인데 특히 많은 질병 중에서 치매나 암이 없이 건강하게 사느냐가 중요하다. 물론 사람은 60세가 되면 3.5가지 65세가 되면 4가지의 만성질환(암, 심장병, 위궤양, 관절 류머티즘, 결핵, 당뇨병, 고혈압, 신장염)을 앓게 된다고 한다.

백일(101) 세 건강은 우리의 성장단계(20대, 40대, 60대, 80대)별 발생할 질병을 어떻게 극복해 나가느냐가 중요하다. 특히 장수를 위해서라면 40대의 건강관리가 가장 중요하다. 40대가 되면 급격한 신체적인 변화(노화가 빠르게 진행)가 나타나기 시작하는 단계이므로 이 시기가 질병에 가장 취약한 시기가 될 수 있다. 건강관리가 중요한 것은 40대, 50대 초의 중년기 건강 상태가 80대, 90대을 맞이하는 건강의 전조이기 때문이다. 신체적인 변화를 극복하는

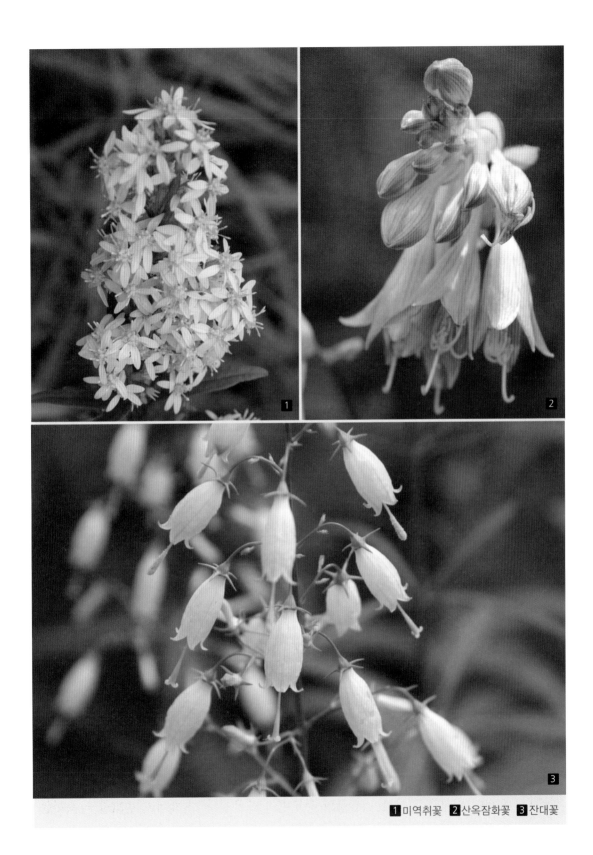

1 미역취꽃 **2** 산옥잠화꽃 **3** 잔대꽃

방법은 식습관과 생활습관을 바꾸는 것이다. 이와 같이 신체적인 변화의 근본적인 요인은 신진대사의 저하이다. 신진대사의 저하가 암, 치매, 고혈압, 당뇨 등에 걸리기 쉬운 체질을 만든다. 먹는 것을 바꾸어 신진대사를 왕성하게 해주어야 한다. 이것만이 인생의 후반기를 건강히 살 수 있는 최상의 방법이다. 올바른 식습관 관리는 건강을 위해 그리고 건강을 오랫동안 지속시키기 위해 꼭 필요하다. 왜 약용산나물을 먹는 식생활로 바꿔야 하는가? 일상에서 섭취가 부족한 각종 미네랄(마그네슘, 칼슘, 셀레늄, 아연)과 비타민(비타민B1, B2, B12, 비타민D, 비타민E) 그리고 치매나 암을 예방하고 치료할 수 있는 자연만이 가지고 있는 특정한 화학물질(폴리페놀, 엽산, 베타카로틴, 아세틸콜린, 콜린)을 공급해줄 수 있기 때문이다.

자연산 약용산나물의 유전자는 특이하다. 자연산 유전자는 교배되지 않은 순수혈통을 가지고 있다. 질병에 저항하는 특정한 약효성 화학물질과 고유하고 다양한 영양소를 만들어내는 유전자를 가지고 있다. 현대인이 걱정하는 것은 수천 년에 걸쳐 자연의 산물(약용산나물)을 먹어서 만들어졌던 토종의 자연산 유전자가 서양의 식문화가 들어오면서 우리 몸도 일부 서양식 유전자로 바뀌게 되었기 때문이다. 문제는 갑자기 바뀐 서양식 식생활에 의해 토종의 자연산 유전자가 새로운 서양식 유형의 유전자로 바뀌면서 짧은 시간에 예상치 못한 몸의 변화가 생기게 되었다. 토종의 자연산 유전자를 가진 우리 몸은 새로운 식문화의 유입에 따라 새롭게 바뀐 서양식 식생활의 변화에 적응하지 못하고 있다. 토종의 자연산 유전자가 새로운 서양식 음식의 변화에 적응하지 못하여 신진대사의 이상을 초래하게 되었다. 이러한 신진대사의 이상이 면역력과 회복력을 떨어트려 새로운 질병을 발생시키는 원인을 제공하게 되는 것이다.

우리의 신체적 구조나 유전자는 자연의 산물에 적합하게 되어있다. 토종음식에 의해 만들어진 생명의 바탕에 대해 망각을 하고 있다. 치매 없는 건강한 노후를 위해서라면 다시 과거로 돌아가 옛날 토종음식을 먹어서 토종유전자를 살리는 식생활이 필요하다. 식생활의 변화는 늙어가는 사람의 뇌세포도 재생시키기 때문이다. 치매가 현재와 미래의 심각한 사회적 질병이 되는 것은 확실하다. 노후의 건강한 삶을 위해서 우리가 할 수 있는 것은 먹는 것에 특별히 관심을 가져야 하는 것이다.

죽는 날까지 건강하고 행복한 장수인생을 꿈꿀 수 있는 비결은 토종유전자를 살리는 자연이 만든 약용산나물을 먹는 것이다.

4. 치매의 미래는 이미 정해져 있다

치매의 미래는 이미 각자 정해져 있다. 우리는 자연이 만든 약용산나물이 왜 미래의 치매를 예방하고 치유할 수 있다고 생각을 하는가?

먼 조상 때부터 먹고 있는 약용산나물은 우리와 함께 우리 땅에서 수천 년에 걸쳐 적응하고 진화해온 약성을 가지고 있는 약용식물(약초)이다. 식물은 야생의 혹독하고 거친 환경과 병균의 침입을 극복하고 적응하며 살아남기 위해서 필요한 물질을 합성하는데 특히 이 물질이 현대인이 겪고 있는 질병(치매, 암, 중풍, 고혈압, 당뇨)의 발생을 예방하거나 치료하는데 뛰어난 약성을 가지고 있다. 식물케어는 질병을 예방하고 치료하기 위해 약용식물이 가지고 있는 약성이 큰 물질과 성분을 이용하는 방법이다.

오늘날 현대의학은 치료의학에서 예방의학 방향으로 흐름이 진행되고 있어 스스로 건강 관리가 가능한 전승요법(전통의학, 민간요법)을 활용하여 질병을 예방하고 관리하는 부분이 커지고 있다. 최근에는 이 전승요법의 연구를 통해 약용식물 중에서도 먹어서 약이 되는 산나물의 중요성이 점점 높아지고 있다. 현대인에게 약용산나물이 필요한 것은 건강에 필수적인 혈액순환의 촉진은 물론 질병을 이기는 면역력과 질병을 예방하고 노화를 늦추는 항산화력을 향상시켜 주는 물질과 성분을 가지고 있기 때문이다. 결국 예방의학은 우리가 올바른 건강 의식과 지식을 갖출 때 생활 속의 위험요소를 피하게 되어 미래의 질병을 예방할 수 있다.

우리 각자가 현재 나이에 10년 혹은 20년, 30년 후 어떤 종류의 병이 발생된다면 가장 무서운 병이 무엇이 될 것인가를 생각해 보자. 우리에게 어떠한 병이 생길 것인가를 예상(가족력, 유전력, 건강 상태 등을 보고 판단)하여 대처하는 것은 갑자기 발생한 병을 치료받기보다 예방적인 차원에서 훨씬 더 중요하다. 나이가 들어갈수록 특정한 질병(치매, 암) 없이 자유롭고 건강한 삶을 살기 위해서는 맞춤형 예방과 관리가 필요하다.

모든 가정에서 자식들이 바라는 것은 부모의 건강일 것인데 의술이 발달하지 못한 과거에 질병에 대한 마땅한 치료 방법이 없는 상황에서 부모님들의 건강을 지켰던 것은 무엇이었을까? 또한 오늘날 부모에게 발병할 수 있는 질병들, 즉 고혈압, 당뇨, 뇌졸중(중풍), 치매,

암 등을 예방하기 위해서 할 수 있는 것은 무엇인가? 자식들은 부모의 미래에 발생될 질병에 대해서 생각을 해봤을까? 우리에게도 예견된 질병(2030년경에 암은 3명 중 1명, 치매는 5가구 중에 1가구 발생)에 대한 대책은 가지고 있는 것인가? 있다면 또 어떻게 해결할 수가 있을까? 물론 의술이 발달하면 대부분 질병은 현대의학에서 치료가 가능할 것이다. 그러나 중요한 것은 우리에게 닥쳐올 병을 예방하기 위해서는 스스로 발생할 병의 원인을 찾아서 그 대책으로 가족 또는 본인의 맞춤 전략을 세워야 한다는 것이다.

과거에 신하들은 임금님의 건강을 위해 고른 영양 섭취를 위해 약용산나물을 수라상에 하루도 빠짐없이 진상하였다. 그 당시 계절적으로 진상되었던 임금님산나물(참당귀, 서덜취, 산부추, 어수리, 는쟁이냉이, 곰취, 참취, 병풍쌈)을 성분 분석에 의해 평가해보면 오늘날 가장 문제가 되는 고혈압, 당뇨, 뇌졸중(중풍) 그리고 치매나 암을 예방하고 치유할 수 있는 다른 식물에는 없는 특정한 약효성 화학물질과 성분을 다량으로 함유하고 있다. 특히 임금님께 진상되었던 약용산나물은 다른 식물이 살아가기 힘든 곳에 자생하는 고산성(높은 산) 식물이라는 생태적 특성을 가지고 있다. 건강한 삶을 위해서라면 젊어서부터 20년 혹은 30년 후에 발생될 병(고혈압, 당뇨, 중풍, 암, 치매)으로부터 건강을 지켜줄 수 있는 특정한 약효성 화학물질(화학성분)과 각종 영양소를 가지고 있는 임금님산나물 즉 약용산나물의 섭취가 필수적이다.

치매를 지키는 놀라운 변화의 핵심은 먹는 것이다. 특히 약용산나물인 임금님산나물은 자라나는 청소년들이 일반 채소에서 부족하거나 없는 특정한 물질과 비타민, 미네랄을 섭취함으로써 균형 잡힌 성장은 물론 성장기 어린아이들의 집중력 향상과 두뇌 발달에 도움을 주고 건강한 체질을 만들어 준다.

치매의 미래는 이미 정해져 있다. 어떻게 극복해 나가느냐가 문제이다. 치매를 일으키는 독성단백질인 베타아밀로이드가 뇌 신경세포에 축적되기 시작하는 것은 치매 발병 전인 20~30년 전부터라고 한다. 결국 치매를 예방하기 위해서는 독성단백질인 베타아밀로이드의 축적을 평생 관리해야 한다. 특히 평상시 균형 잡힌 영양의 공급, 정신적인 안정 그리고 적당한 운동이 절대적으로 필요하다. 이 중에서 가장 중요한 것은 비타민과 미네랄 결핍이 일어나지 않는 균형 잡힌 영양의 공급이다. 즉 먹는 것이 가장 중요하다. 특히 미래의 건강을 위해 또한 미래에 발생할지 모르는 치매를 예방하고 치유하기 위해 주부들이 약용산나물의 이용과 요리에 관심을 가져야 하는 것은 가족건강의 필수적인 선택이 되기 때문이다.

치매 예방은 자신이 스스로 만들어 내는 것이다. 거미가 실을 뽑아 그물망을 키워가듯이 치매나 암이 없는 노후를 위한 자기 자신만의 완벽한 인생의 그물망을 만들어야 한다. 노후에 치매나 암의 공포에서 벗어날 수 있을까? 젊어서부터 강도가 큰 안전한 그물망을 만들어야 한다. 인간의 생명은 운명이 아니라 선택에 달려있다.

한 연구 결과에 의하면 미국의 뉴욕시민들은 항산화물질이 많이 든 음식을 먹으면서 더불어 고지방 낙농제품, 붉은색 육류, 내장육, 버터를 최소한으로 먹은 결과 65세에 치매(알츠하이머)에 걸릴 가능성이 38%가 낮아졌다고 한다. 이와 같은 결과에 의하면 우리가 효율적인 음식인 약용산나물을 선택하여 꾸준히 섭취하는 방법이 치매라는 위험요인을 충분히 예방할 수 있는 길이다. 치매 예방을 위해서라면 각종의 영양 성분이 풍부한 약용산나물의 선택을 통해 유전적인 요인도 극복하고 노후까지 치매 없는 건강한 삶을 영위할 수 있게 하는 최선의 방법이다. 노후의 건강은 약용산나물 위주의 식생활과 건전한 생활습관만이 기적과 변화를 일으킬 수 있다.

치매 없는 장수를 위해 무엇을 먹어야 하는가? 세계에서 알츠하이머치매의 유병률이 가장 낮은 나라는 인도이다. 인도 사람의 주식은 곡물과 채소를 기반으로 한 식물성 음식 위주의 전통음식을 섭취한다. 물론 치매 노인이 적은 것은 카레(강황)의 비밀에도 있다. 결국 먹는 것이 무엇이냐에 따라 치매 발병에 크게 영향을 미친다 것을 알 수 있다.

세계 장수마을을 연구해온 전문가들은 건강하게 오래 살기 위해서는 세 가지의 조건이 필요하다고 말하고 있다. 첫째는 육식을 줄인 채식 위주의 식단, 둘째는 스트레스받지 않는 생활(과도한 스트레스는 코르티솔이 분비되어 치매를 유발한다. 스트레스를 받은 식물은 스트레스 물질이 발생되어 인체에까지 영향을 미칠 수도 있다. 스트레스 받지 않은 안전한 먹거리가 중요하다)이 필요하고, 셋째는 깨끗한 환경이라 하였다. 자연이 만든 약용산나물과 같은 질 좋은 음식을 먹으며 공기좋고 물 맑은 곳에 사는 것이 치매를 이기는 장수의 비결이다.

대부분 도시에 살고있는 현대인에게 깨끗한 환경 조건은 현실적으로 어려운 상황일 것이다. 그나마 무병장수를 위해 도시인이 할 수 있는 것 중의 하나는 육식을 줄이고 채식 위주의 식단, 즉 식생활을 바꾸는 것이다. 특히 우리의 전통음식은 현대적인 질병을 예방하고 치료할 수 있는 가장 합리적인 건강식이다(딘 오니쉬). 그러나 안타깝게도 건강에 좋은 우리의 전통음식을 멀리하고 서구화된 서양식 음식을 선호하다가 특정 질병(동맥경화, 고혈압, 당뇨병)에 걸리는 일이 늘어나고 있다. 식습관(음식)이 유전자를 바꾸기 때문이다. 식습관(음식)이 유전력을 능가하는 것으로 보인다. 특히 질병을 예방하기 위해서는 타고난 유전자보다도 식습관과 생활방식을 바꾸는 것이 더 중요하다.

우리 몸의 유전자에 맞는 음식은 전통음식이다. 금세기에 들어서면서 전통적인 음식이 사라지고 서구화된 서양음식이 들어와 식탁의 변화가 시작되면서 예기치 못한 새로운 질병의 발생이 늘어나고 있다. 우리의 선조들은 산나물과 약용식물을 먹는 것이 전통적인 음식문화 중의 하나였다. 세계적으로 인기를 끌고 있는 산나물비빔밥은 우리나라를 대표할 수 있는 몇 안 되는 전통음식 중의 하나이다. 음식은 우리 몸에 영양을 공급하는 핵심 공급원이기 때문에 특히 산나물비빔밥(다섯에서 여섯 가지의 산나물과 고명으로 볶은 쇠고기와 계란이 들어감, 고추장의 매운맛, 참기름의 고소한 맛을 곁들인 발효음식인 된장국은 우리 민족만이 가지고 있는 전통식이다. 여러 가지의 산나물을 넣는 음식의 궁합은 서로 부족할 수 있는 미네랄과 비타민의 보충으로 건강과 장수를 가져다줄 것이다)은 산나물만이 가지고 있는 영양소를 한꺼번에 섭취할 수 있는 좋은 식사법이다. 이와 같이 자연이 만든 약용산나물의 특정한 성분은 현대인의 가장 문제가 되고 있는 치매, 암, 고혈압, 당뇨병, 뇌졸중(중풍) 등을 예방하고 치유할 수 있는 전통음식이 될 수 있다.

또한 전 인류의 염원인 무병장수는 식습관, 즉 음식으로 바꿀 수가 있다. 과거 세계에서 가장 유명한 장수촌인 일본의 오키나와에서 자주 쓰는 말로 하라하치부(はらはちぶ), 즉 배가 부르기 전에 수저를 놓는다는 뜻이다. 물론 소식도 건강한 장수법의 기본이 될 수 있다. 그러나 최근에 밝혀진 과학적인 근거가 확실한 최고의 장수비결은 소식이다. 즉 적게 먹으면 오래 산다. 세계적인 노화전문가인 스티븐 스핀들러(미국 리버사이드 캘리포니아대학교 생화학 교수) 박사에 의하면 소식을 하면 사람의 몸은 생존을 위해 특히 이 조건에 적응하기 위해 긴급한 상황에 처하게 된다.

소식하면 이용할 영양분이 부족하게 되므로 사람의 몸은 영양분을 절약하기 위해 몸 내부의 염증을 억제하고, 병들고 늙은 세포의 자살을 유도하여 제거하며, 독성물질을 빨리 몸 밖으로 배출하는 등 긴급한 상황을 유도하여 신속한 신진대사가 일어나게 한다. 반대로 과식하면 과도한 영양소들을 소화시키는 과정에서 활성산소의 발생이 많아져 활성산소에 의해 정상적인 세포가 공격을 받게 되므로 만성적인 염증이 많아지게 된다. 과식이 반복되면 노화가 빨라지고, 치매 발생 위험도 증가하며, 세포의 돌연변이에 의한 암이 발생하는 원인을 제공하게 된다. 물론 나이가 들어갈수록 먹는 양을 줄여야 (적은 양을 섭취해야) 노화하는 세포에 순응하게 된다는 것은 맞는 말이다.

대부분 장수마을의 가장 큰 핵심은 먹는 양도 중요하지만, 오염되지 않은 자연이라는 환경적 요인과 야생에서 자란 자연산 산나물을 즐겨 먹는 것이다. 이 산나물에는 활성산소를 잡는 항산화물질이 다량 함유돼 있다. 장수에는 식습관이 중요하고 확실한 것은 무엇을 먹느냐에 따라 결정된다. 특히 현대인의 식습관의 변화, 즉 고포화지방, 고당도의 식품 섭취는 치매를 일으키는 베타아밀로이드라는 독성단백질의 수준을 높이는 것으로 알려져 있다.

장수의 질이란 평균수명 가운데 병에 걸리지 않고 건강하게 일상생활을 보낼 수 있는 기간을 말한다. 결국 장수와 장수의 질은 무엇을 먹느냐에 따라 결정된다.

인간의 좋은 판단을 전체적으로 파괴시키는 특정한 질병인 치매를 관리하는 방법을 하나 예로 들면, 치매라는 질병을 식물 아로마테라피(치유)를 이용해 그 피해를 줄이거나 예방할 수 있는 방법들이 알려지고 있다. 음식으로 먹는 것과 함께 자연에서 새롭게 도전하는 피톤치드와 허브 향은 뇌에 자극을 주어 뇌를 활성화시켜 치매 예방 및 치유에 좋은 효과를 볼 수 있다.

도시의 생활공간에도 치매를 치유할 수 있는 공원이 필요하다. 자연의 숲에서 나오는 피톤치드는 뇌 건강에 좋은 역할을 한다. 물론 치매를 예방하기 위해서는 이와 같이 뇌 건강이 중요하다. 뇌 건강을 위해서는 뇌를 자극하는 활동을 지속하여야 한다. 특히 뇌에 달라붙어 정보를 전달하고 기억을 저장하는 뇌 신경세포인 뉴런의 수상돌기는 뇌를 자극할수록 기능이 향상되기 때문이다. 뇌 기능을 강화시키는 방법은 맑은 공기, 깨끗한 물이 살아 있는 자연과 자연산 약용산나물을 먹는 자연 친화적인 삶(地水火風空 지수화풍공)으로 사는 것이 특히 도움을 주는 것들이다.

과거의 우리 할머니, 할아버지는 채식(나물) 위주의 음식으로 육류(고기) 섭취가 부족한 생활을 살았다. 그러나 현대인은 과거와는 정반대로 육류와 가공식품의 섭취가 많고 채소의 섭취가 적은 식생활을 영위하고 있다. 장기간에 걸쳐 채소 섭취가 줄어든 식생활의 변화는 특정한 비타민과 미네랄의 부족이나 결핍을 유발할 수 있다. 이러한 부족이나 결핍이 반복되면서 치매나 암에 노출되는 것이고, 치매나 암을 예방하기 위해서는 약용산나물을 먹어야 하는 절실한 이유가 된다.

우리 땅에서 자란 약용산나물은 우리 몸에 맞는 유전자를 가지고 있다. 선조들이 산나물과 약초를 먹었던 것은 우리의 중요한 음식문화이다. 특히 우리 선조들은 자연에서 채취한 약용식물(약초)로 일반적인 질병들을 치료하였고, 약용산나물을 음식으로 섭취하는 것으로 앞으로 발생할 질병을 예방하거나 치유할 수 있었다. 약용식물과 약용산나물의 효능은 치매나 암을 다루는데 매우 중요하다. 우리 몸의 피와 살은 우리가 먹는 음식에 의해 만들어지기 때문에 내가 먹는 음식의 종류에 따라 내 몸에서 발생하는 병을 예방하고 관리할 수 있다.

최근 연구에 의하면 우리가 먹고 있는 약용산나물(약용식물)은 치매 예방, 항산화작용, 항돌연변이, 특정 암세포의 생장 억제, 간 기능회복, 심혈관질환 등의 효능이 큰 것으로 밝혀지고 있다. 이제 우리가 약용산나물(약용식물)의 이용을 증가시켜야 하는 것은 자연에 기초한 건강한 삶에 대한 경각심과 치매나 암과 같은 특정 질병의 예방 및 치료의 가능성이 증명되었기 때문이다.

현대의학의 아버지라고 불리는 히포크라테스는 "어떤 사람에게 좋은 음식이 다른 사람에게는 독이 되어 병이 될 수도 있다"고 하였다. 좋은 음식이라고 해서 모두에게 유익한 것이 아니라 저마다 몸의 상태, 체질에 따라 먹는 음식이 달라야 한다는 것이다. 그는 또한 "음식으로 치유할 수 없는 병은 의술로도 못 고친다. 음식이 약이 되게 하고 약이 음식이 되게 하라"는 말로 음식이 곧 최고의 치료제가 됨을 강조하였다. 이는 질병을 예방하기 위해서는 약보다 우선 음식으로 다스려야 함이 마땅하다는 것으로 병 앞에 음식의 중요성을 강조한 말이 아닌가 생각한다.

치매 예방을 위해서는 많은 육류(지방)의 섭취를 줄이고 균형 잡힌 영양 섭취를 위한 식습관을 유지하는 것이 중요하다. 특정한 물질과 각종의 미네랄과 비타민이 풍부한 약용산나물은 약이 아닌 음식으로 질병을 고치려는 환자들의 요구에 부응하고 있다. 수천 년부터 내려오는 전통의학은 자연치료제(약용식물)를 통해 몸에 필요한 물질과 성분들을 공급해주는 데 그치지 않고, 내 몸에 맞는 음식 섭생을 병행하여 오장육부가 근본적으로 튼튼해지고 원활히 작동할 수 있도록 도와주는 것이다. 동서양에서 다 같이 사용되고 있는 전통의학은 인간과 자연을 가장 자연스럽게 연결시키고 소통시키는 분야라고 할 수 있다. 약이 되는 좋은 음식이 질병을 예방하고 치유할 수 있기 때문이다.

유전력이나 가족력이 있는 질병(치매, 고혈압, 당뇨, 암)의 예방과 치료적인 측면에서 볼 때 자연환경에서 자라난 약용산나물은 미래의 건강과 생명을 지킬 수 있는 좋은 약용자원이 된다. 특정한 질병(암, 치매, 고혈압, 당뇨)에 유전력 또는 가족력를 가지고 있는 사람은 무엇보다도 먹는 음식의 종류(산나물)와 먹는 시기를 조절하는 것이 중요하다. 일례로 알츠하이머치매는 특별한 치료약이 없으므로 발병되지 않도록 미리미리 예방에 주의를 기울여야 한다. 확실한 예방법은 유용한 음식의 섭취에 의한 영양의 균형과 적당한 운동이 필수적이다. 유전력이 있는 치매유전자(ApoE4)를 가지고 있는 사람은 특히 먹는 것에 신경을 써야 한다.

오늘날 급격히 발생이 늘어나는 치매의 발병 원인과 특히 초로기(조기)치매의 발생의 증가를 해결할 수 있는 방법이 무엇이 있는가? 안타깝게도 치료가 가능한 완벽한 방법은 아직 찾지 못하고 있는 실정이다. 그렇게 치료가 어려운 질병이라면 차라리 예방도 중요한 치료 방법 중의 하나인 것은 분명하다. 우리가 해결할 수 있는 치료 예방은 야생의 자연에서 찾을 수 있다. 그것은 오늘 또는 내일 발생할 수 있는 치매에 대한 예방은 약용산나물로 요리한 음식을 먹음으로써 가능하다. 결국, 치매 예방의 지름길은 특정한 물질과 각종의 미네랄, 비타민을 가지고 있는 약용산나물, 기억력을 좋게 하는 약용산나물 그리고 뇌 기능을 강화하는 약용산나물을 꾸준히 먹는 것만이 발병의 위험을 낮출 수 있는 유일한 방법이다. 이와 같이 약용산나물은 자연이 인간에게 준 고귀한 생약자원으로 자연의 풍성함과 인간의 건강한 삶을 위한 생명의 연결고리 역할을 하고 있다.

건강한 국가, 건강한 사회, 건강한 가족, 건강한 자신을 만들기 위해서는 먹는 음식이 중요하다. 도시사람이든 시골사람이든, 부자이든 가난한 사람이든, 높은 자리에 있는 사람이든 낮은 자리에 있는 사람이든, 잘난 사람이든 못난 사람이든, 늙은 사람이든 젊은 사람이든 내 가족이 치매의 고통을 겪어본 사람이라면 약용산나물의 귀중함을 인식할 것이다. 약용산나물은 치매에 꼭 필요한 음식으로 치매 없는 노후를 위해 우리가 먹어야 할 가족 음식이다.

자연은 인간을 강하게 만든다. 자연에는 수십에서 수백 가지의 인간을 살리는 약이 되는 식물이 있다. 특히 특정한 자연환경에서 야생하는 약용식물과 약용산나물만이 가지고 있는 특정한 물질은 치매나 암을 예방하고 치유하여 노후의 건강과 행복을 지켜주는 훌륭한 생약자원이다. 노후에 건강한 생활을 위해서 내가 할 수 있는 것은 당장 오늘부터 치매에 좋은 음식을 먹는 것과 가벼운 운동을 시작하는 것이다. 뇌 건강에 필요한 음식 섭취는 빠르면 빠를수록 좋다. 지금 결정한 약용산나물의 섭취가 뇌 건강을 포함해 노후 건강에 직접적인 영향을 미치기 때문이다.

노후에 치매 없이 행복하고 건강한 삶을 살기 위해서는 예방이 최고의 방법이다. 채소의 섭취량을 최대한 늘리고 가공식품과 인스턴트식품의 섭취량을 최소화시키는 것이다. 치매는 일단 병이 진행되면 기억상실을 일으키다가 결국 죽게 되는 병이다. 특히 한 가정의 가장의 건강은 한 가족의 행복의 질과 직결된다.

노후의 건강을 확신할 때 마음도 편안하고 행복해진다. 내가 건강해야 세상이 아름답게 보이는 것이다. 아름답게 늙으려면 주위에 친구가 필요하다. 나이가 들어가면서 치매를 예방하고 치매를 이기기 위해서는 특정한 화학물질과 필수 영양소가 풍부한 음식인 약용산나물을 즐겨 먹고, 자연환경에서 맑은 공기와 식물 향(피톤치느)을 마시며, 좋은 진구들과 좋은 대화를 나누는 생활이 두뇌활동(뇌 기능 향상)과 면역체계를 활성화시킨다.

CHAPTER 2

치매 예방에 좋은
7종의
뇌 건강 약용산나물

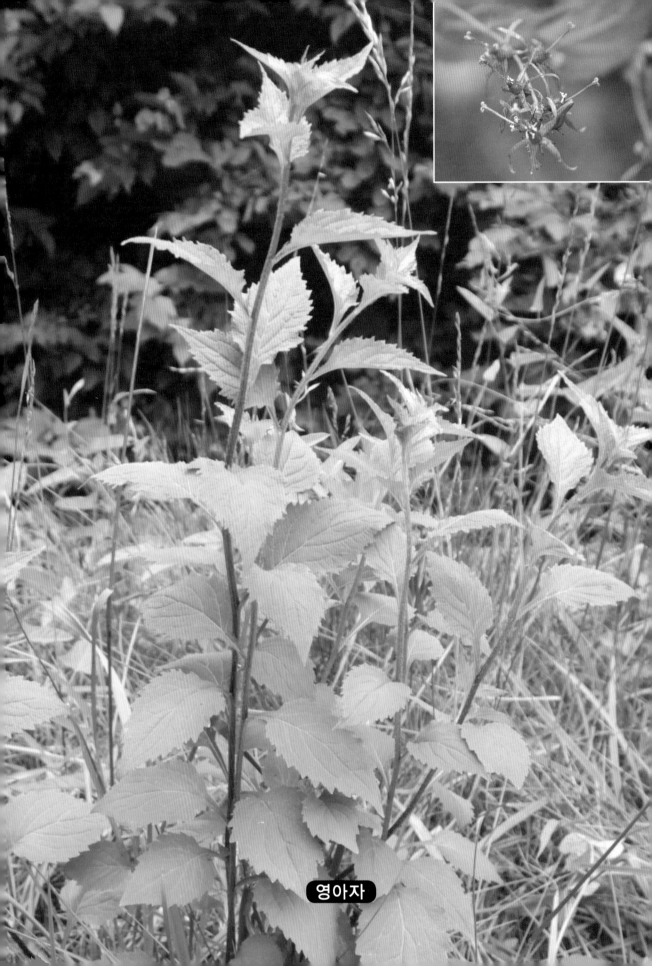

영아자

1. 영아자

과　　: 초롱꽃과 (Campanulaceae)

학 명 : *Phyteuma japonicum* Miq

일 명 : Shideshajin

효 능 : 치매 예방, 항암, 당뇨병, 심장병, 간염, 간경화, 두뇌활동 활성에 좋다.

용 도 : 생쌈, 나물무침, 묵나물

식물 별명 : 염아자, 여마자, 염마자, 미나리싹, 산미나리, 목근초

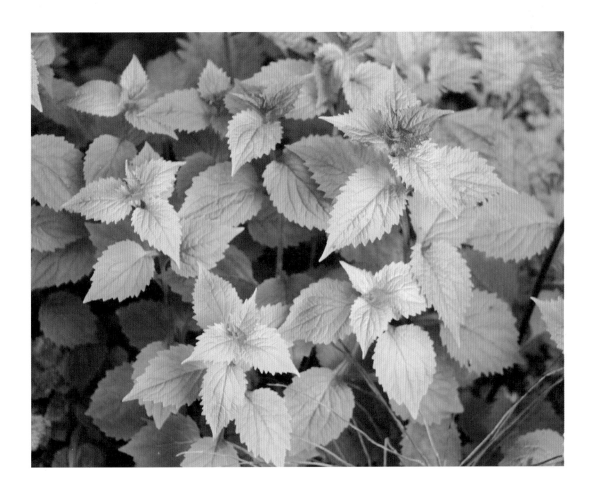

영아자는 염아자, 목근초, 미나리싹, 산미나리라고도 한다. 줄기를 자르면 유액(밀크)이 나온다. 산 속의 비타민이라고 할 정도로 비타민 함량이 많은 약용산나물로서 생으로 먹으며 약간 단맛과 은 은한 향이 있고 식감이 좋다. 비타민A, 비타민B1, 비타민B2, 비타민C, 유리당, 핵산, 칼슘, 마그네 슘, 아미노산이 풍부하다. 한방에서는 보익, 한열, 천식에 약용한다.

최근의 연구에 의하면 치매 예방, 항암(간암), 간염, 간경화, 당뇨병, 심장병에 좋다고 한다.

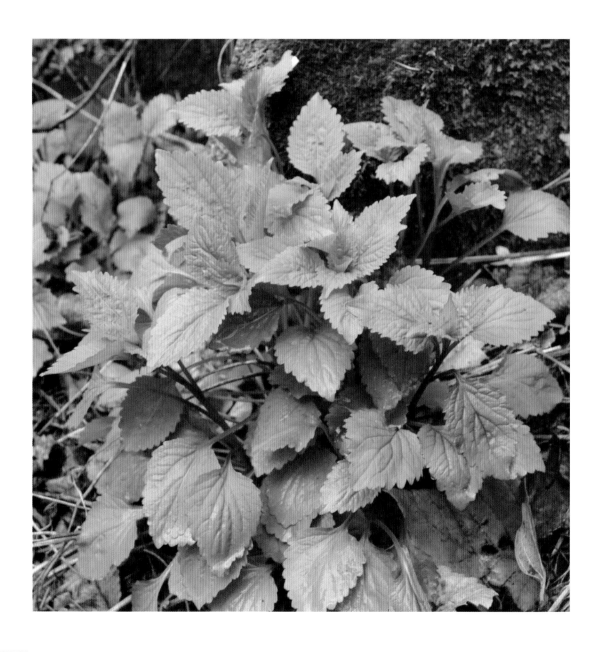

1. 영아자 이야기

산골짝 낮은 지대에서 흔히 자라는 다년생 식물로 높이 50~100cm이고 세로로 능선이 있으며 전체에 털이 약간 있다. 꽃 모양이 짐승의 송곳니처럼 뾰족하고 자줏빛이라 하여 영아자라고 한다. 줄기에 어긋나는 긴 달걀형 잎은 끝이 뾰족하고 가장자리에 톱니가 있다. 잎자루는 위로 올라갈수록 짧아지다가 없어진다. 7~9월에 줄기와 가지에 자주색 꽃이 피는데 꽃잎은 다섯 개로 갈라져 약간 뒤로 젖혀진다. 암술은 꽃 밖으로 길게 뻗으며 끝이 세 갈래로 갈라진다.

연한 부분은 나물로 한다. 염아자, 목근초, 미나리싹, 산미나리라고 한다. 줄기를 자르면 유액(밀크)이 나온다. 흰색 유액이 나오는 식물은 벌레가 잘 먹지 않는다. 또한 향긋한 냄새가 나서 미나리싹이라고도 한다. 중남부지역에서는 모시대, 방풍과 함께 3대 나물로 취급받는 귀한 산나물이다. 산속의 비타민이라고 할 정도로 비타민 함량이 많은 산나물로 생으로 먹으며 약간 단맛과 은은한 향이 있고 식감이 좋다.

2. 성분과 효능

성분은 베타카로틴[1], 비타민A[2], 비타민B1[3], 비타민B2[4], 비타민B3[5], 비타민C[6], 칼슘, 마그네슘, 아미노산이 풍부하다. 한방에서는 보익[7], 한열[8], 천식[9]에 약용한다. 효능은 피를 맑게 한다. 간염, 간암, 간경화, 황달에 좋고, 콜레스테롤을 낮춘다. 기관지 천식에도 좋다.

---

1) 혈관을 건강하게 한다. 세포가 손상되는 것을 방지하고, 뇌세포를 활성화시키고 뇌 기능을 향상시키는 데 도움을 주어 치매를 예방한다.
2) 항산화작용을 통해 치매나 암의 발생을 억제한다. 기억력과 뇌세포 보존에 영향을 준다.
3) 신경전달물질의 생합성에 관여하여 두뇌 활동을 도와 학습능력을 향상시킨다. 비타민B1이 부족하면 뇌세포가 손상되면서 치매 증상이 생길 수가 있다.
4) 뇌 혈류를 증가시킨다. 신경전달물질을 만드는 조효소이다. 각종 대사작용에 조효소로 작용한다. 탄수화물과 지방을 에너지로 하는데 중요한 역할을 한다. 노화를 촉진하는 활성산소를 없애는 항산화 기능을 한다. 면역기능을 강화한다.
5) 혈액순환을 촉진하고, 기억력을 향상하며, 치매를 예방한다. 신경전달물질 생산과 콜레스테롤을 낮춘다.
6) 수용성 항산화제의 하나로서 치매(알츠하이머)의 억제에 중요한 역할을 한다. 특히 비타민C 결핍 시 치매 발병에 중요한 역할을 하는 베타아밀로이드의 축적이 일어난다.
7) 보익(補益) : 인체의 기혈 음양이 부족한 것을 보양하여 각종 허증을 치료하는 효능.
8) 한열(寒熱) : 병을 앓을 때 한기와 열이 번갈아 일어나는 증상.
9) 천식(喘息) : 기관지에 경련이 일어나서 숨이 가쁘고 기침이 나며 가래가 심한 질환.

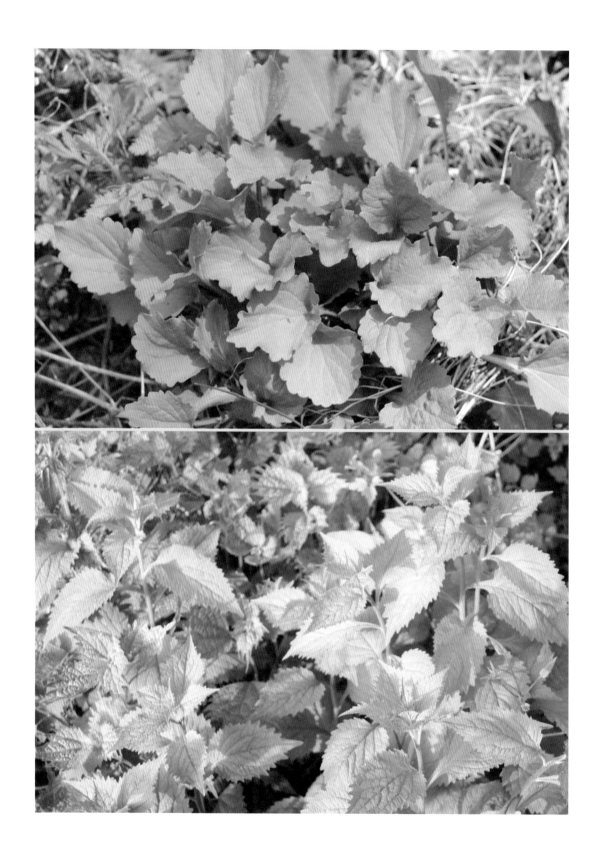

치매를 치유하고 뇌를 살리는 약용식물보감

3. 최근의 연구와 효능

최근의 연구에 의하면 면역력 증진, 항암, 두뇌활동 활성, 치매 예방에 좋은 효능이 밝혀지고, 또한 간염, 간경화, 당뇨병, 심장병, 비만에 좋다.

4. 나물 채취 및 요리법

영아자는 중남부지역에서 모시대, 방풍과 함께 3대 나물로 취급받는 귀한 나물이다. 비타민 함량이 높은 고급 산나물로 식감이 아주 부드럽다. 줄기를 자르면 하얀 진액이 나오는 향기가 좋은 산나물이다.

채취 시기는 4~5월에 어린잎을 나물로 한다. 향기롭고 상큼한 맛이 있다. 주로 쌈을 싸서 먹는데, 삶지 말고 생체로 겉절이를 하거나 고추장에 무쳐 먹어도 맛이 일품이다.

요리법은 생쌈, 나물무침, 샐러드, 장아찌(간장 또는 고추장 절임) 등으로 이용한다.

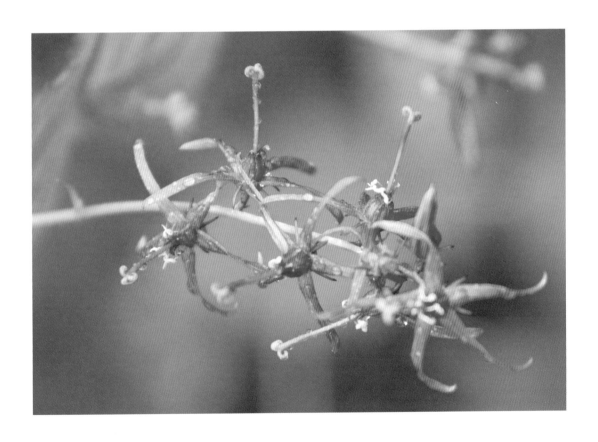

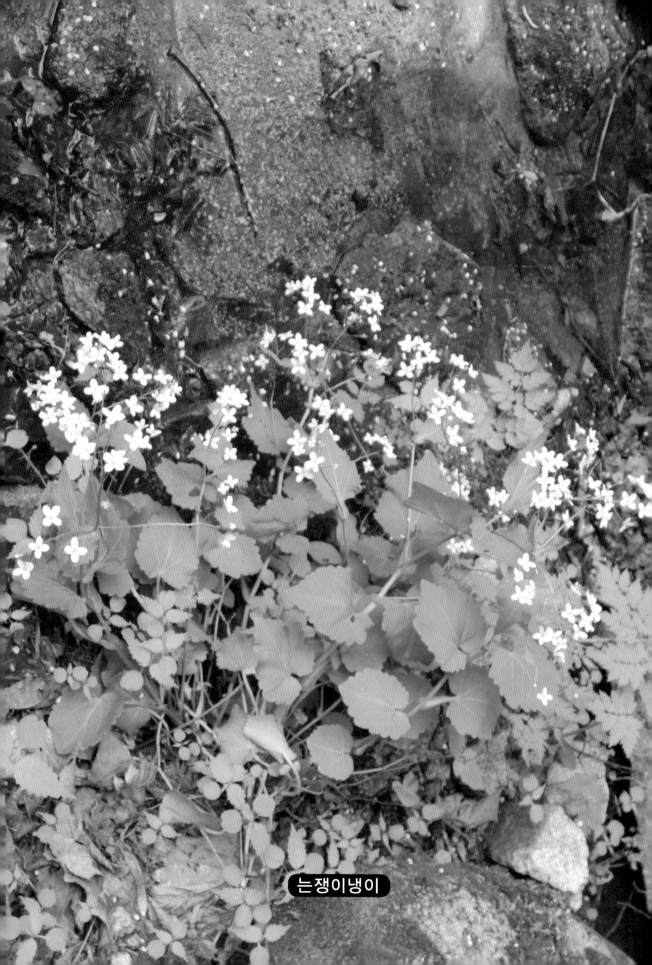

는쟁이냉이

2. 는쟁이냉이

과　　：십자화과 (Brassicaceae)

학 명 : *Cardamine komarovi* NAKAI

일 명 : Sajigarashi

효 능 : 면역기능, 산화 방지 및 노화 방지, 항암, 치매에 좋다.

용 도 : 생으로 먹는다. 샐러드, 나물무침, 묵나물

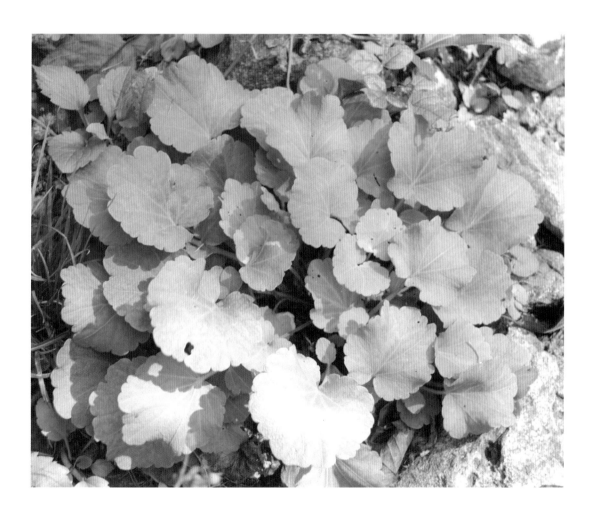

느쟁이냉이는 잘 알려지지 않은 신비의 약용산나물이다. 임금님께 진상된 임금님산나물이다. 현대인의 치매를 예방하고 치유할 수 있는 좋은 산나물이다. 맵고 달며 성질이 따뜻하고 독이 없다. 특히 독특한 향과 맛이 있기 때문에 옛날에 음식을 즐기는 미식가들이 많이 찾았던 나물이다. 느쟁이물김치는 옛날 상류사회에서 즐겨 먹었던 음식문화 중의 하나이다. 매운맛이 아주 강하다.

최근 연구에 의한 주요 효능은 첫째, 치매를 예방하고 치료하는 특수한 성분인 시니그린, 콜린을 가지고 있다. 둘째, 엽산 함량이 높아 치매 예방 및 치료에 효과가 있다. 셋째, 심혈관질환에 좋고 항암효과가 있다. 넷째는 항산화작용, 노화 방지, 면역기능 등이 있다.

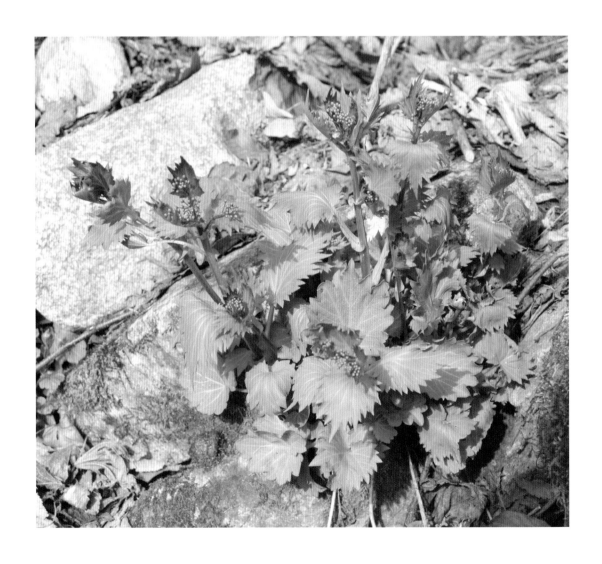

치매를 치유하고 뇌를 살리는 약용식물보감

1. 는쟁이냉이 이야기

특정한 지역의 해발 1000m의 높은 산을 올라야 어렵게 만날 수 있는 는쟁이냉이는 치매에 특별히 관심을 끌 수 있는 식물이다. 높은 산 심산 지역의 그늘진 계곡에 야생하는 다년생 식물이다. 높이가 30~50cm로 곧게 자라고 위쪽에서 가지를 친다. 잎의 가장자리에 결각 모양의 고르지 않은 큰 톱니 모양이다. 주걱냉이, 숟가락냉이, 숟가락황새냉이 등으로 불린다.

높은 산 청정(심산) 지역 계곡에 겨울철 눈 속에서 싹을 틔우고 이른 봄 제일 먼저 나는 산나물이다. 꽃이 피기 전 어린순을 나물로 먹는다. 매운맛이 아주 강하다. 잘 알려지지 않은 신비의 산나물이다.

아주 맵고 달며 성질은 따뜻하고 독이 없다. 특유의 강한 매운맛이 식욕을 돋우며 위장활동을 활성화시켜 입맛이 돌아오게 한다. 밤낮의 온도 차가 10℃ 이상 차이가 나야 맛이 좋다. 봄의 2월, 3월, 4월 초와 가을의 10월, 11월에 1년에 두 번 수확할 수 있다.

임금님께 진상하던 산나물이다. 옛날에는 지체 높은 양반들만이 그 맛을 보았을 정도로 귀한 귀족 나물이다. 지금도 극소수의 사람만이 즐길 정도로 거의 알려지지 않은 신비의 약용산나물이다.

1670년(현종 11년)경에 정부인 안동장씨(貞夫人 安東張氏)가 350여 년 전에 쓴 한글 최초 요리서인 "음식디미방"이란 자료를 보면 산갓(는쟁이냉이) 김치를 담그는 조리법에 대해 자세히 수록되어 있다.

2. 민간과 한방

한방에서는 잎이 날카롭고 갈라진 풀이라 하여 제채(薺菜)라 한다. 민간에서는 위장병, 속쓰림, 신경쇠약, 불면증, 어지럼증, 소화불량 등에 약으로 쓴다. 특히 혈액순환에 좋고 식욕촉진과 감기 예방에 많이 이용하였다.

한방에서 식물체 전체를 이비(耳脾, 어린이의 귀 안이 붓고 아픈 것), 이수(利水, 오줌이 잘 나오게 함), 지혈(止血, 나오는 피를 그침), 명목(明目, 눈을 맑게 하는 것) 등에 약재로 쓴다.

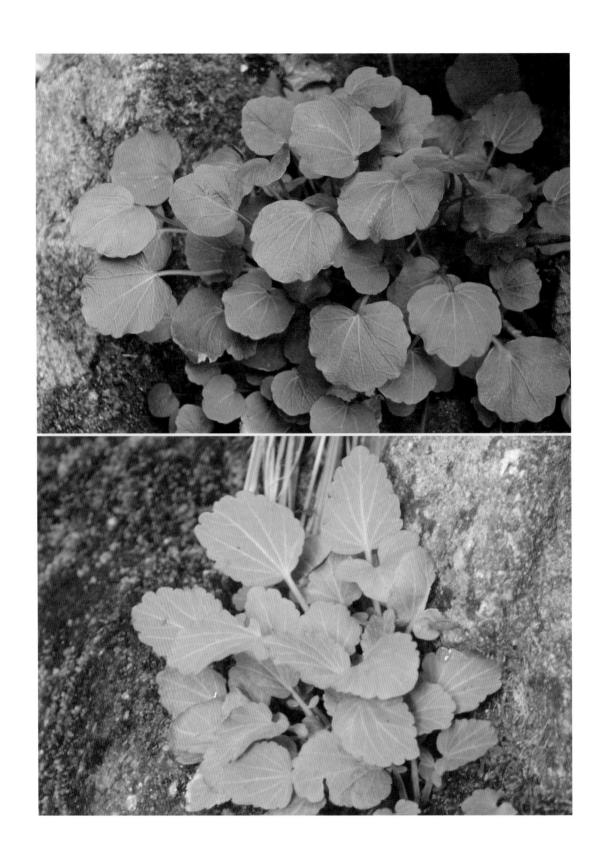

치매를 치유하고 뇌를 살리는 약용식물보감

3. 성분과 효능

주요 성분은 칼륨, 엽산, 사포닌, 카로티노이드, 안토시아닌[1], 비타민A, 비타민B[2], 비타민C, 시니그린 등이다. 치매 예방 및 치료에 효능이 있는 엽산 함량이 높다. 엽산은 빈혈을 예방하고 성장을 촉진하며 단백질과 핵산의 합성에 작용한다. 암, 동맥경화, 치매를 예방한다. 칼륨은 노폐물의 배출을 돕고 혈압을 낮추는 데 도움을 준다. 철분 함량이 높아 혈액 생성에 도움을 준다. 사포닌[3]은 혈압을 안정화시키고, 산화 방지, 노화 방지, 면역기능이 있다. 또한 학습과 기억력에 중요한 뇌 신경전달물질인 아세틸콜린의 농도를 높여 치매 예방에 도움을 준다. 콜린은 뇌세포 안으로 쉽게 흡수되어 뇌 기능 향상을 도와주고 기억력 감퇴를 예방한다. 그리고 손상된 뇌세포를 치료해 준다. 강력한 항산화물질인 카르티노이드[4]를 다량 함유하고 있다. 비타민A[5], 비타민B, 비타민C[6]가 풍부하여 면역기능을 강화시켜주어 감기와 각종 질병 예방에 좋다.

미네랄과 비타민이 풍부하여 콜레스테롤 수치를 낮추고, 항암 및 산화 방지, 노화 방지, 면역기능 등이 있다. 특히 비타민C는 궁합이 맞는 성분으로 사포닌 흡수를 증가시키는 작용을 한다.

효능은 항암, 동맥경화, 치매를 예방한다. 그리고 산화 방지, 노화 방지, 면역기능에 좋다.

4. 오늘날의 연구와 효능

는쟁이냉이에는 매운맛을 내는 시니그린, 글리코시놀레이트, 글루코나스투틴 성분이 있

---

1) 안토시아닌은 항산화물질로서 기억력을 개선하고 뇌 기능을 활성화하여 혈관성 치매와 알콜성 치매를 예방한다.
2) 세포내 에너지 생산과 연관이 있다. 결핍되면 뇌 장애 발생을 유발한다. 특히 뇌세포 형성에 관여해 치매를 예방하는 효과가 크다.
3) 사포닌은 뇌의 에너지원인 포도당 흡수를 도와 뇌의 혈액순환을 원활하게 하여 기억력을 개선한다. 또한 학습과 기억력에 중요한 뇌 신경전달물질인 아세틸콜린의 농도를 높여 치매 예방에 도움을 준다. 피를 맑게 하고 위장을 튼튼하게 해주며 면역력을 높여준다. 뇌의 노화를 방지, 뇌세포를 활성화하여 노인성치매 예방, 신경전달물질인 아세틸콜린의 분비를 촉진한다.
4) 강력한 항산화제이다. 알츠하이머치매의 예방효과와 기억력 감퇴를 향상시킨다.
5) 항산화작용을 통해 치매나 암의 발생을 억제한다. 기억력과 뇌세포 보존에 영향을 준다.
6) 수용성 항산화제의 하나로서 치매(알츠하이머)의 억제에 중요한 역할을 한다. 특히 비타민C 결핍 시 치매 발병에 중요한 역할을 하는 베타아밀로이드의 축적이 일어난다.

다. 시니그린, 글리코시놀레이트는 방광암, 폐암, 유방암, 간암, 위암, 난소암, 대장암 등의 종양의 성장을 억제하는 효과가 있다. 매운맛의 효능은 중풍을 예방하고, 폐 기능을 향상시키고, 폐가 건조해지는 것을 방지한다. 매운맛은 식욕촉진과 호흡기질환인 감기 예방에도 좋다.

　최근 연구에 의하면 느쟁이냉이와 같은 십자화과 식물은 암세포 성장 억제 효능이 있는 글루코시놀레이트(항암, 항산화작용) 및 그 유도체인 이소티오시아네이트 등이 함유되어 있다. 대규모의 역학조사에서 이들 섭취량이 증가할수록 폐암, 위암, 대장암의 발생위험이 낮아지는 것으로 분석되었다. 특히 수년간의 추적조사 결과 십자화과 식물의 섭취량과 전립선암과 담도암 발생률은 반비례한다고 한다. 특히 시니그린[7]과 엽산[8] 함량이 높아 치매를 예방하고 치료하는 것으로 밝혀지고 있다. 십자화과에 많이 들어 있는 콜린[9], 아세틸콜린[10]의 특수한 성분은 치매 예방과 치료에 효과가 있으나 느쟁이냉이는 아직 연구되지 않고 있으나 많은 함량이 있을 것으로 생각된다.

5. 나물 채취 및 요리법

　높은 산 깊은 계곡에 눈 속에서 싹을 틔우고 이른 봄 제일 먼저 나는 산나물이다. 꽃이 피기 전 어린순을 나물로 먹는다. 매운맛이 아주 강하다. 잘 알려지지 않은 신비의 산나물이다. 아주 맵고 달며 성질은 따뜻하고 독은 없다. 옛날부터 산갓으로 불리며 궁중이나 상류층 양반가뿐만 아니라 일반 백성들도 널리 애용했던 고급 산나물이다.

　채취 시기는 2~4월과 10~11월에 어린잎을 나물로 먹는다. 이른 봄부터 먼저 나온 잎 위주로 뜯으면 중간에서 계속 새순이 올라와 오랫동안 신선한 나물로 식용할 수 있다.

　요리법은 생쌈, 나물무침, 물김치, 샐러드, 장아찌(간장 또는 고추장 절임) 등으로 이용한다.

---

7)　치매 예방, 항암, 항산화작용, 항균작용을 한다.
8)　치매에 걸리면 도파민, 세로토닌, 노르아드레날린 등 3종류의 신경전달물질이 부족해지는데 이런 물질의 원료가 되는 아미노산을 만드는 데 중요한 역할을 한다. 또한 치매 위험인자 중 하나인 호모시스테인의 양을 줄여주는 역할을 한다.
9)　알츠하이머치매의 예방과 치료에 효과가 있다. 뇌 신경전달물질인 아세틸콜린의 원료가 되어 기억력을 개선시키는 작용을 한다. 콜린은 우리 몸에 있는 신경전달물질 아세틸콜린을 구성하는 주요 성분이다.
10)　베타아밀로이드의 억제 효과, 알츠하이머치매의 예방과 치료에 효과가 있다.

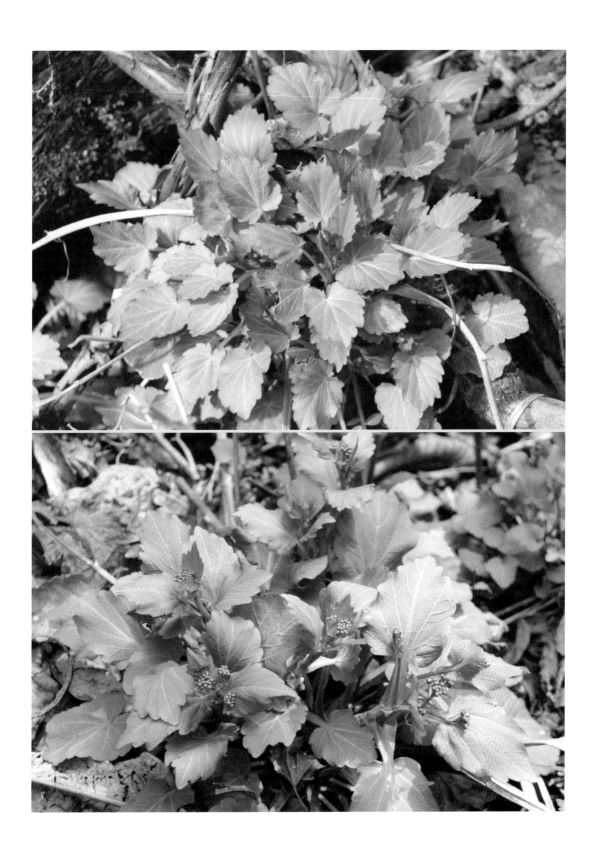

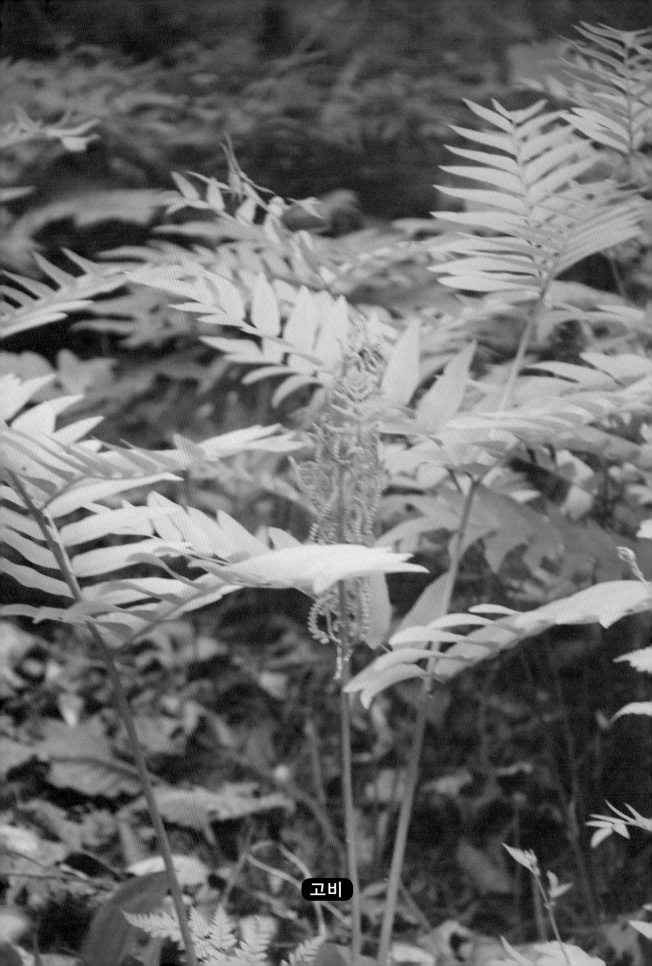

고비

3. 고비

과　　: 고비과(Osmundaceae)

학 명 : *Osmunda japonica* THUNB

영 명 : Japanese royal fern

일 명 : Zenmai

효 능 : 항암, 치매, 항산화, 노화 예방에 좋다.

용 도 : 묵나물, 나물무침

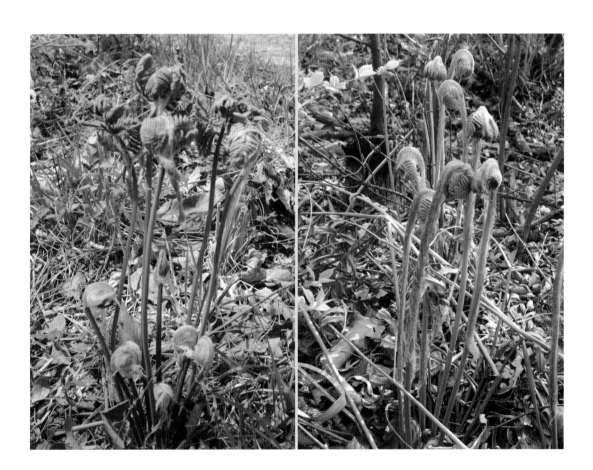

고비는 현대인의 치매를 예방하고 치유할 수 있는 좋은 약용산나물이다. 고비라는 이름은 줄기가 말려있다고 해서 붙여진 이름이다. 지방에 따라 줄기가 푸르스름한 것을 청고비, 갈색에 가까운 것을 홍고비라 부른다. 고비를 포함한 대부분의 양치식물들은 항산화, 항암, 항알러지 등의 다양한 생리활성기능을 가지고 있다. 특히 폴리페놀 함량이 많아 항산화효과가 우수하다고 보고되고 있다. 고비에 함유된 플라보노이드 성분의 항산화효과를 분석한 결과 노화와 질병의 원인이 되는 활성산소를 제거하는 효과가 우수하다고 한다. 비타민D를 가지고 있는 산나물이다.

효능은 동맥경화, 항암, 치매 예방, 항산화작용, 노화 예방, 위궤양, 위염, 변비, 빈혈, 감기 예방에 좋다.

1. 고비 이야기

전국 각처의 산지 중간 이하의 숲 가장자리 또는 깊은 산 반그늘이고 습기가 있는 비탈이나 계곡 등에 군생한다. 주먹 같은 근경에서 여러 대가 나와서 높이 60~100cm 정도 자란다. 어린잎은 용수철처럼 풀리면서 자라며 적색 바탕에 흰 솜털이 덮여 있다. 잎자루는 주맥과 더불어 윤채가 있으며 처음에는 적갈색 털로 덮여 있지만 곧 없어진다. 성숙한 잎은 윤채가 있고 털이 없다. 꽃과 열매가 없이 뿌리와 포자로 번식을 하는데 포자주머니가 달리는 잎이 따로 있으며 포자가 날아가 떨어진 곳에 새순이 돋는다.

특정한 지역의 산을 올라야 어렵게 만날 수 있는 고비는 치매에 특별히 관심을 끌 수 있는 식물이다. 고비라는 이름은 줄기가 말려있다고 해서 붙여진 이름이다. 봄에 연한 잎자루를 삶아서 나물무침 또는 묵나물로 먹는다. 고비는 발음이 변하여 개배, 나물로 먹는다고 하여 고비나물, 고사리와 비슷하다고 고베기, 깨알 같은 것이 달린 봄나물(옛말로 꼬치미)이라고 깨치미, 새순이 가래침(사투리로 개춤)처럼 생겼다고 개춤 등으로 부른다.

알갱이 같은 포자주머니가 달린 것을 개고비, 포자주머니가 없는 것을 참고비라 한다. 지방에 따라 줄기가 푸르스름한 것을 청고비, 갈색에 가까운 것을 홍고비라고 부른다.

잎은 영양잎과 포자잎으로 나누어지는데, 우리가 흔히 고비라하여 먹는 쪽은 영양잎이다. 갓 올라온 연하고 통통한 새순을 삶아서 하룻밤 물에 담가 떫은맛을 우려낸 뒤 나물무침을 하고, 새순을 삶아 말려서 묵나물을 한다.

2. 민간과 한방

　한방에서는 뿌리와 줄기를 약재로 쓴다. 감기로 인한 발열과 피부발진에 효과가 있으며, 열을 내리고 독을 없애며, 피를 맑게 하고, 출혈을 멈추고, 몸속에 기생충과 균을 없애는 효능이 있다. 민간에서는 봄과 여름에 줄기와 잎을 채취하여 임질, 각기병, 수종 등에 약재로 쓴다. 또한 목구멍이 아플 때 차처럼 마시면 통증이 가라앉는다.

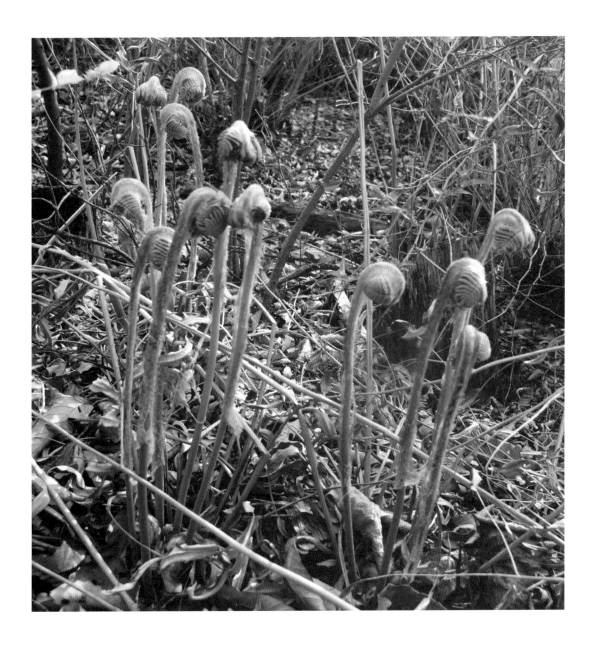

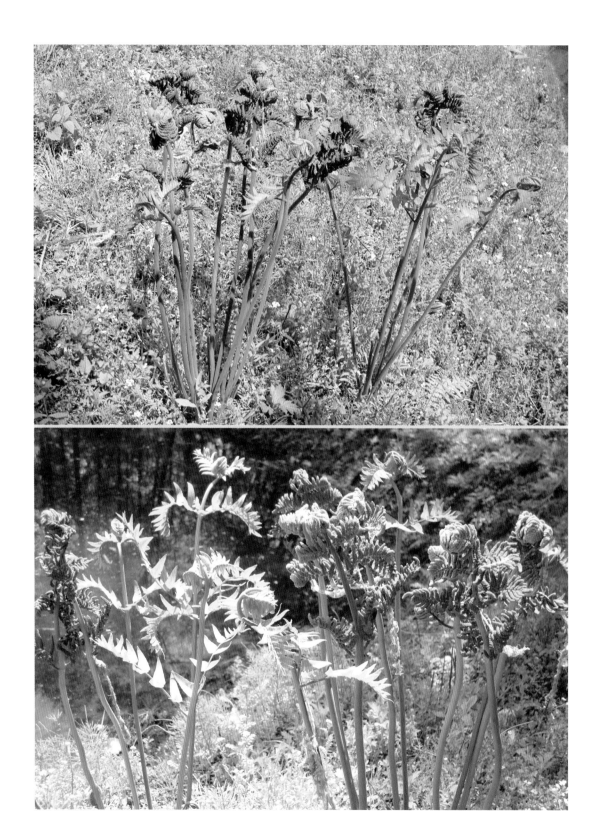

치매를 치유하고 뇌를 살리는 약용식물보감

3. 성분과 효능

생약명은 자주색 풀이라 하여 자기(紫萁)라 한다. 고비에는 단백질, 엽산[1], 펜토산, 비타민A[2], 베타카로틴[3], 비타민B2[4], 비타민C[5], 비타민D[6], 섬유질이 많다. 항산화 및 면역력 강화에 좋은 비타민A, 비타민C가 많다.

효능은 위궤양, 위염, 변비, 빈혈, 감기 예방, 신경통, 건위, 강장 및 해열, 유행성 감기에 쓴다. 또한 근육을 단단히 해주는 단백질이 들어 있다.

4. 오늘날의 연구와 효능

고비(고사리) 같은 대부분의 양치식물들은 항산화, 항암, 항알러지 등의 다양한 생리활성기능을 가지고 있다. 폴리페놀[7]이 많아 항산화효과가 우수하다. 고비에 함유된 플라보노이드[8]의 항산화효과를 분석한 결과 노화와 질병의 원인이 되는 활성산소를 제거하는 효과가 우수하다. 고비에 가지고 있는 비타민 중에 비타민D는 우리나라 국민의 93%가 결핍인 비타민이다. 고비에 비타민D 함량이 높아 늘 많이 먹어야 하는 산나물이고, 비타민D가 부족하

---

1) 치매에 걸리면 도파민, 세로토닌, 노르아드레날린 등 3종류의 신경전달물질이 부족해지는데 이런 물질의 원료가 되는 아미노산을 만드는 데 중요한 역할을 한다. 또한, 치매 위험인자 중 하나인 호모시스테인의 양을 줄여주는 역할을 한다.
2) 항산화작용을 통해 치매나 암의 발생을 억제한다. 기억력과 뇌세포 보존에 영향을 준다.
3) 혈관을 건강하게 한다. 세포가 손상되는 것을 방지하고 만병의 근원인 체내 활성산소를 제거하는 데 효과가 있다. 항산화기능이 탁월하기 때문에 피부 노화를 막고 면역력 향상과 노화 방지 효능이 있다. 뇌세포를 활성화시키고 뇌 기능을 향상시키는 데 도움을 주어 치매를 예방한다.
4) 뇌 혈류를 증가시킨다. 신경전달물질을 만드는 조효소이다. 각종 대사작용에 조효소로 작용한다. 탄수화물과 지방을 에너지로 만드는데 중요한 역할을 한다. 노화를 촉진하는 활성산소를 없애는 항산화기능을 한다. 면역기능을 강화한다.
5) 수용성 항산화제의 하나로서 치매(알츠하이머)의 억제에 중요한 역할을 한다. 특히 비타민C 결핍 시 치매 발병에 중요한 역할을 하는 베타아밀로이드의 축적이 일어난다.
6) 비타민D가 중요한 것은 알츠하이머치매를 일으키는 독성단백질인 베타아밀로이드플라크를 뇌 신경세포로부터의 제거에 관여를 한다. 비타민D가 부족하면 알츠하이머치매에 걸릴 위험도가 높아지게 된다.
7) 강력한 항산화작용을 하며 피를 맑게 한다. 특히 치매 예방, 항암, 노화 예방, 심장질환과 뇌경색을 예방한다. 폴리페놀은 강력한 항산화물질이다. 폴리페놀의 항산화력은 알츠하이머치매에 있어 뇌의 병적인 특징인 플라크가 형성되고 얽히는 것을 억제해 신경세포를 보호하는 것으로 나타났다. 폴리페놀은 뇌의 특정 부위에 축적되어 알츠하이머치매의 발병에 중요한 역할을 할 수 있는 플라크(금속)를 제거할 수 있다.
8) 피를 맑게 해주고 항산화작용과 모세혈관을 강하게 하는 효능. 혈액을 정화시켜 뇌의 혈액순환이 원활해져 치매 예방(알츠하이머)을 한다.

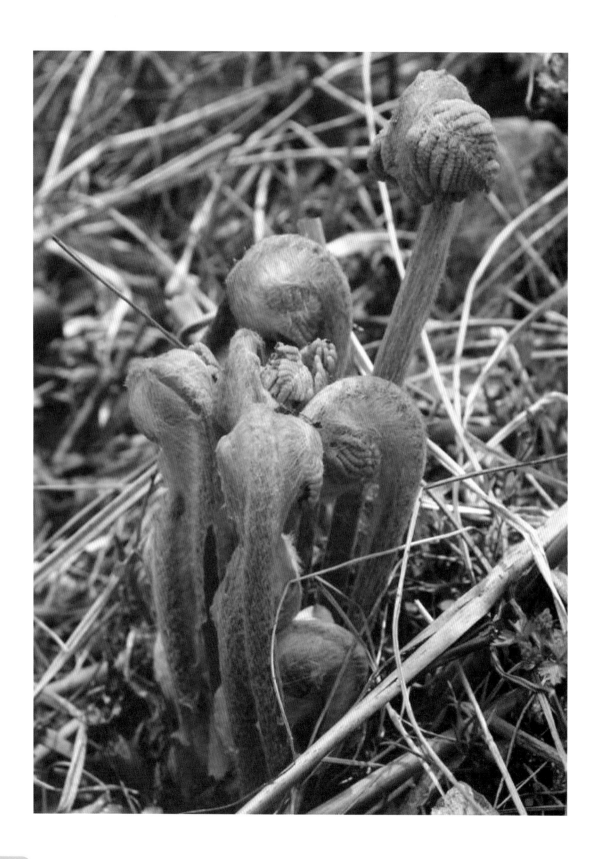

치매를 치유하고 뇌를 살리는 약용식물보감

면 심혈관질환이나 암과 치매의 발생이 높아진다. 또한 비타민D는 비타민C의 기능을 강화시켜주는 역할을 한다.

최근 연구에 의하면 치매 예방, 동맥경화, 항암, 항산화작용에 좋은 것으로 밝혀졌다.

5. 나물 채취 및 요리법

고비라는 이름은 줄기가 말려있다고 해서 붙여진 이름이다. 잎은 영양잎과 포자잎으로 나누어지는데, 우리가 흔히 고비라 하여 먹는 쪽은 영양잎이다. 독성이 있으므로 데친 후 충분히 물에 우려낸 후(하루 이상 담근다)에 나물무침을 한다. 또한 말린 다음 묵나물로 이용한다.

채취 시기는 3~5월에 새순을 나물로 먹는다. 고비는 이른 봄에 생식잎이 먼저 나오고 다음에 영양잎이 나오며 어린순을 꺾어 끓는 물에 삶아서 말린 다음 다시 끓는 물에 삶은 뒤 불려서 나물이나 국을 끓여 먹기도 한다. 고비는 고사리보다 쌉쌀한 맛이 강하다.

요리법은 나물무침, 묵나물로 이용한다.

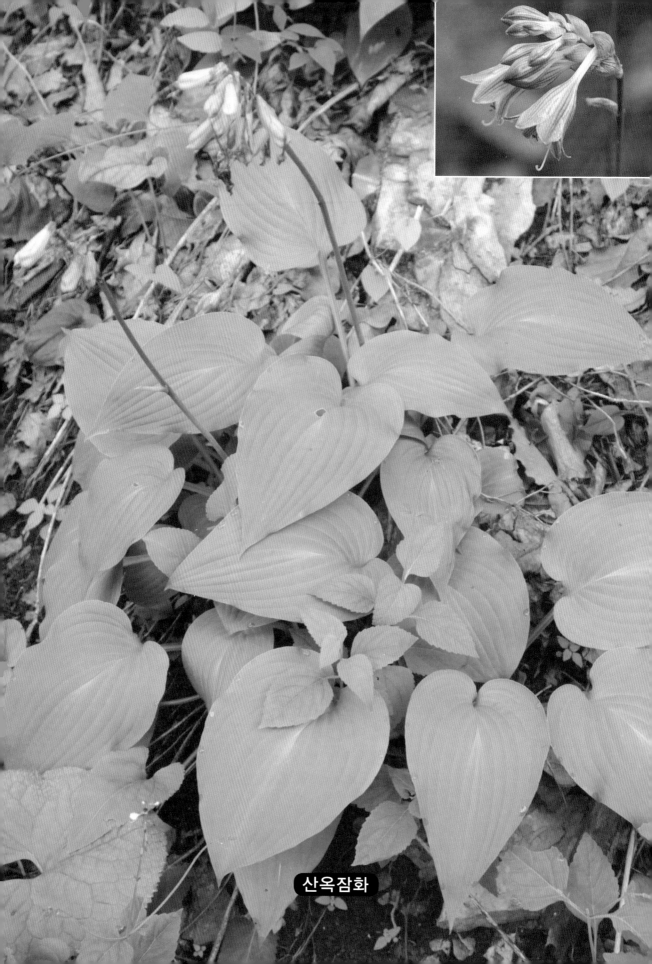

산옥잠화

4. 산옥잠화

과　　：백합과

학 명 : *Hosta lancifolia* Engi = *Hosta longisima* Honda

영 명 : Japanese plantain lily

일 명 : mizugiboshi

효 능 : 치매, 빈혈, 면역력 증진, 노화 방지, 항산화작용, 항암, 인후염(목에 좋다), 건위, 이뇨, 강장에 좋다.

용 도 : 나물무침, 묵나물, 장아찌

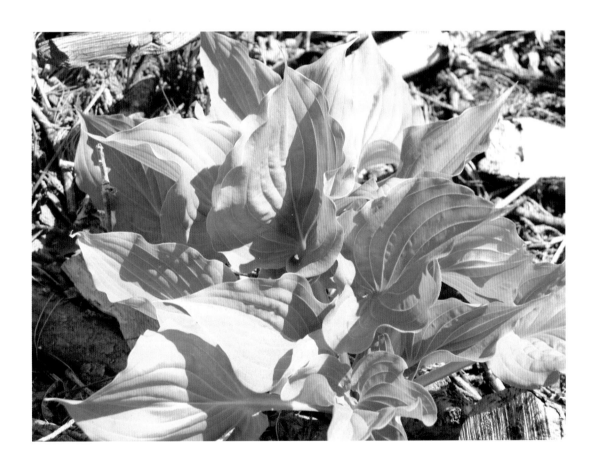

전국적으로 분포하며 높은 산의 동북사면 또는 서북사면의 약간 습한 곳에서 자란다. 꽃봉오리가 비녀처럼 생겼다 하여 산옥잠화라고 이름이 붙여졌다고 한다. 철분과 비타민C를 많이 함유하고 있다. 항산화물질인 비타민C는 우리 몸을 활성산소로부터 보호하는 항산화작용과 면역력을 증진시키고, 또한 각종 암이나 동맥경화와 같은 질병의 예방에 효능을 나타낸다. 특히 노화 억제와 만성질환을 예방한다.

사포닌은 학습력과 기억력에 중요한 뇌 신경물질인 아세틸콜린의 농도를 높여 치매를 예방한다. 쿠마린은 모세혈관을 튼튼히 하여 치매, 중풍 치료에 좋으며 암세포의 혈관생성 억제 효과가 있다. 비타민E는 세포 재생, 노화 방지, 노인성치매 증상을 억제한다.

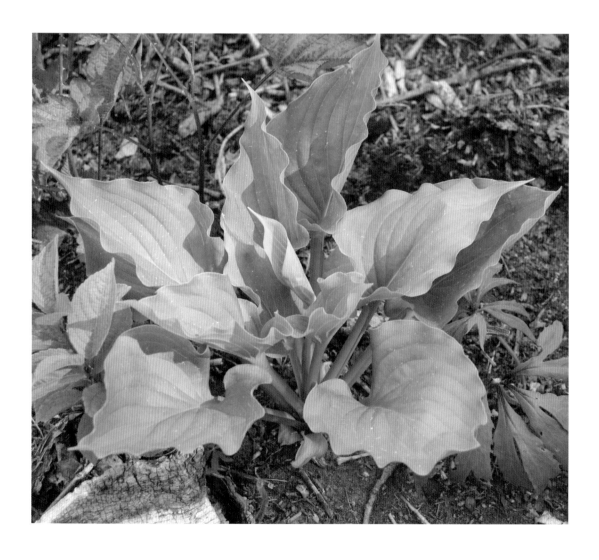

1. 산옥잠화 이야기

산옥잠화는 전국적으로 분포하며 산지 산골짜기의 반음지에 자생한다. 낮은 지대의 산에서부터 고 지대의 높은 산(해발 1,000m)까지 폭넓게 분포한다. 지방에 따라 금산비비추, 봉화비비추, 물비비추라고도 한다.

산옥잠화는 가지런히 깨끗한 잎을 차곡차곡 달고 단정하게 자리 잡은 큰 포기는 선녀가 떨어뜨리고 간 옥비녀를 연상케 한다. 꽃봉오리가 비녀처럼 생겼다하여 산옥잠화라고 이름이 붙여졌다고 한다. 아침에 개화한 꽃은 저녁때 봉오리를 닫고, 저녁에 핀 것은 다음날 아침에 봉오리를 닫을 정도로 개화 기간이 짧다. 잎줄기가 한데 뭉쳐서 나와 죽순과 같다. 산옥잠화는 잎이 길쭉하게 빠지는 편이고, 잎이 진한 녹색으로 반질반질 윤기가 흐르는 것이 특색이다. 꽃은 깔때기 모양의 엷은 자주색으로 7~8월에 핀다.

특정한 지역의 높은 산을 올라야 어렵게 만날 수 있는 산옥잠화는 치매에 특별히 관심을 끌 수 있는 산나물이다. 독성이 있기는 하지만 어린 것은 독성이 적으므로 데쳐서 물에 충분히 우려내어 먹으면 된다. 철분과 비타민을 많이 함유하고 있어 고급 산나물로 활용된다. 너무 큰 잎은 독성이 있으므로 먹지 않는다.

새순이나 어린잎을 살짝 데친 후 한나절쯤 담가 두었다가 약간 독성을 우려낸 뒤 나물무침을 한다. 또한 아주 어린잎을 데쳐서 숙쌈하고, 말려 두었다가 묵나물로 이용한다. 잎이 담백하고 약간 미끈거리는 듯하며 씹는 맛이 느껴진다.

2. 성분과 효능

한약명으로는 자주색의 옥비녀 같은 꽃이라 하여 자옥잠(紫玉簪)이라고 한다. 한방에서는 건위, 이뇨, 강장의 효능이 있다고 알려졌다. 잎즙은 부스럼이나 여드름에 효과가 있다고 전해진다.

산옥잠화는 철분과 비타민C[1]가 함유되어 있는 고급 산나물이다. 철분은 빈혈을 막아주고 수면장애를 예방한다. 비타민C는 혈관을 튼튼히 하고 철분 흡수에 도움을 준다. 그리고 면역력을 증진시키고, 항산화작용과 각종 암이나 동맥경화 예방에 효능이 있고, 노화 억제와 만성질환을 예방하고, 당뇨병 개선에도 관여한다.

---

1) 수용성 항산화제의 하나로서 치매(알츠하이머) 억제에 중요한 역할을 한다. 특히 비타민C 결핍 시 치매 발병에 중요한 역할을 하는 베타아밀로이드의 축적이 일어난다.

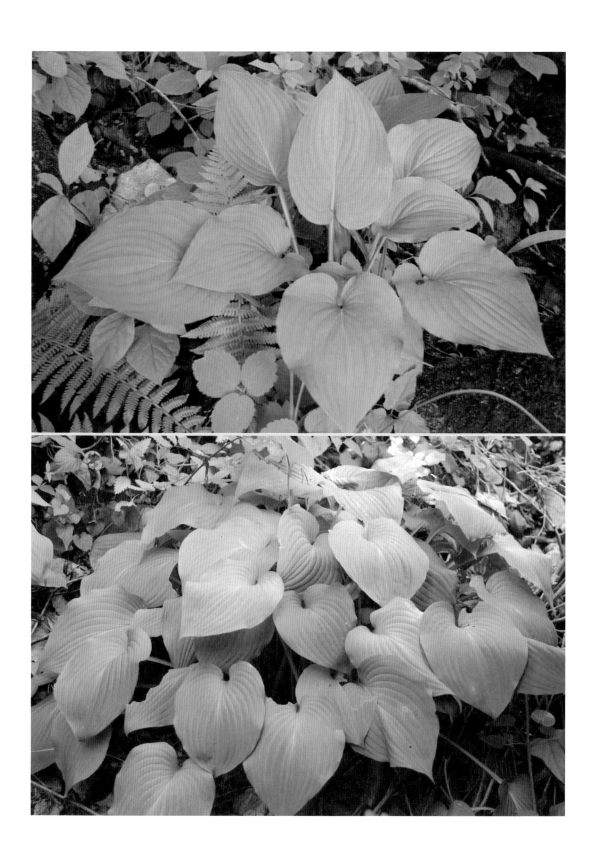

치매를 치유하고 뇌를 살리는 약용식물보감

또한, 사포닌[2]이 있고 생체기능을 활성화하는 쿠마린이 들어 있다. 사포닌은 학습과 기억력에 중요한 뇌 신경전달물질인 아세틸콜린의 농도를 높여 치매 예방에 도움을 준다. 특히 비타민C는 궁합이 맞는 성분으로 사포닌 흡수를 증가시키는 작용을 한다. 쿠마린[3]은 모세관 혈관을 튼튼히 하고 치매, 중풍에 좋다. 또한 암세포의 혈관생성억제 효과가 있다.

비타민E[4]는 세포재생, 노화 방지 효과, 노인성치매 증상을 억제한다. 또한 활성산소를 제거하여 노화 방지 및 항산화작용과 암(대장암, 유방암, 전립선암)을 예방한다.

3. 오늘날의 연구와 효능

최근연구에 의하면 치매 예방, 면역력 증진, 항산화작용, 항암, 노화 방지 등에 효능이 있다.

4. 나물 채취 및 요리법

살짝 데친 후 독성이 빠지도록 한나절쯤 담가 두었다가 사용한다. 너무 큰 잎은 독성이 있으므로 먹지 않는다. 잎이 담백하고 약간 미끈거리는 듯하며 씹는 맛이 느껴진다.

채취 시기는 4~5월에 어린잎을 나물로 먹는다. 새순이나 어린잎을 살짝 데친 후 한나절쯤 담가 두었다가 약간 독성을 우려낸 뒤 나물무침을 한다. 또한, 아주 어린잎은 데쳐서 숙쌈하고, 말려 두었다가 묵나물로 이용한다.

요리법은 숙쌈, 나물무침, 묵나물, 장아찌(간장 또는 고추장 절임) 등으로 이용한다.

---

2) 사포닌은 뇌의 에너지원인 포도당 흡수를 도와 뇌의 혈액순환을 원활하게 하여 기억력을 개선한다. 또한 학습과 기억력에 중요한 뇌 신경전달물질인 아세틸콜린의 농도를 높여 치매 예방에 도움을 준다. 피를 맑게 하고 위장을 튼튼하게 해주며 면역력을 높여준다. 뇌의 노화를 방지, 뇌세포를 활성화하여 노인성치매 예방, 신경전달물질인 아세틸콜린의 분비를 촉진한다.
3) 혈액순환에 좋아 치매, 중풍 예방에 좋으며, 암세포 활동을 억제해 암 예방에 좋다. 혈액 응고를 억제하여 혈전을 예방하는 효과가 있다.
4) 항산화작용, 세포재생, 노화 방지 효과, 노인성치매 증상을 억제, 기억력 상실을 경감한다.

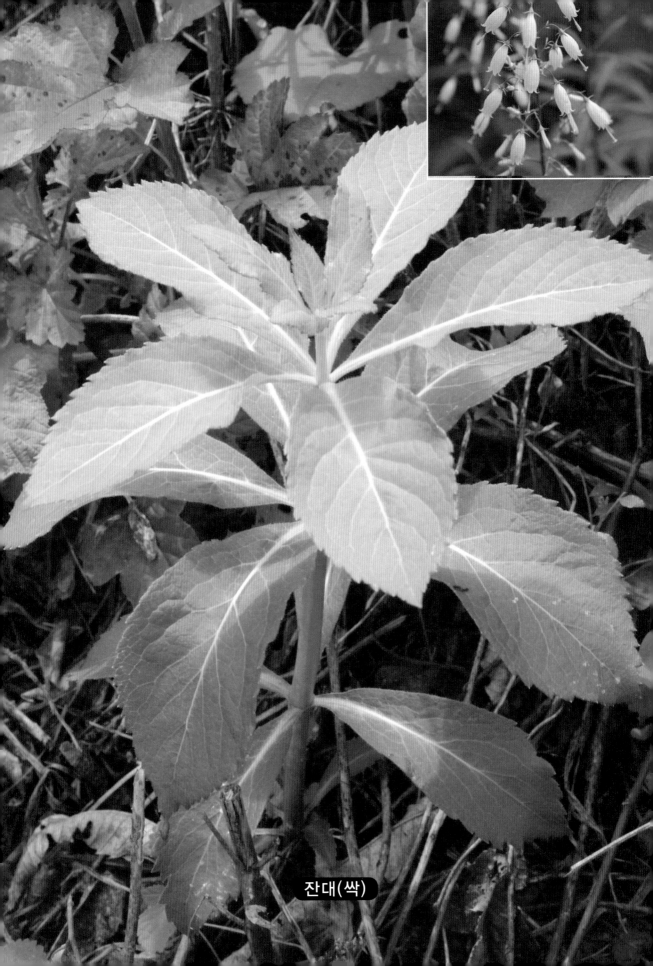

잔대(싹)

5. 잔대(싹)

과　　: 초롱꽃과(Campanulaceae)

학 명 : *Adenophora triphylla* var. *japonica*

영 명 : Japaneae-lady bell

일 명 : Tsuriganeninjin

효 능 : 고혈압, 항암, 당뇨, 자양강장, 항산화, 노화 방지, 치매 예방, 해독작용에 좋다.

용 도 : 새순/잎 : 숙쌈(회), 묵나물, 나물무침. 뿌리 : 생무침, 장아찌

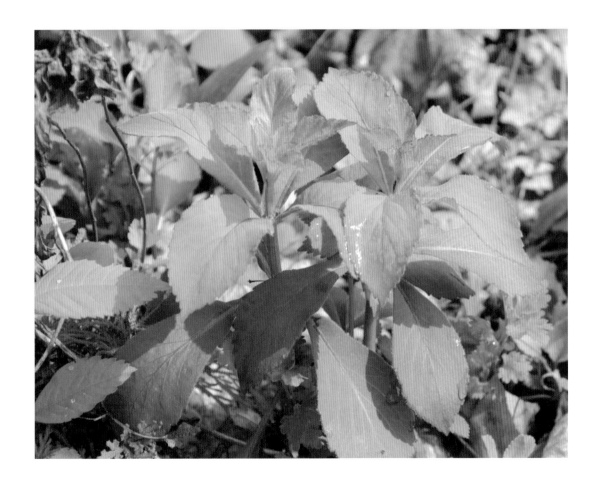

잔대는 모래밭에 나는 삼이라 하여 사삼이라 한다. 회춘하는 데 도움을 준다. 잔대는 부인병, 결핵성 기침, 항암작용, 당뇨 등과 갱년기 장애를 예방하는 비타민E가 들어 있다. 잔대는 독을 풀어주는 힘이 강하기 때문에 농약, 중금속 등 온갖 독을 푸는 데 묘한 힘이 있는 식물로서 해독의 왕이라고 한다. 효능은 자양강장, 부인병(자궁염, 자궁출혈, 생리불순, 요실금), 불임증, 결핵성 기침, 치매 예방, 항암작용(간암, 위암, 유방암, 폐암), 당뇨, 해독 등과 갱년기 장애를 예방한다.

한방에서는 당뇨, 자양강장, 피로회복, 호흡기질환(천식, 마른기침), 생리불순, 자궁출혈 등에 사용하였다. 최근 연구에 의하면 면역력을 키워주고 항산화작용을 하며 치매 예방 및 인지능력 개선에 좋은 효능이 있다.

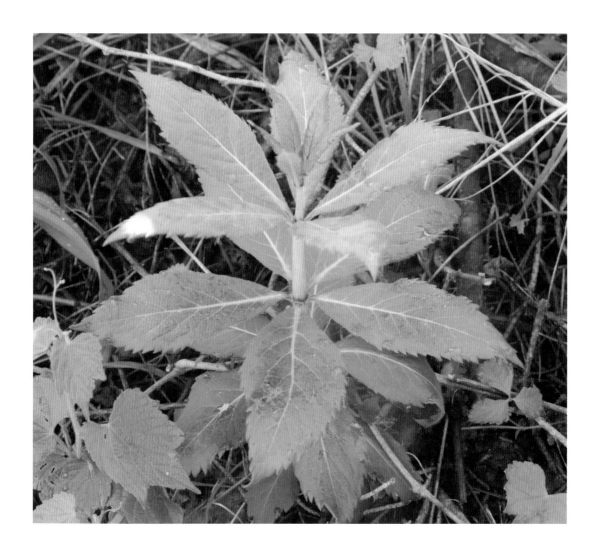

치매를 치유하고 뇌를 살리는 약용식물보감

1. 잔대 이야기

전국의 산야에 흔히 자라는 다년생 식물로 높이는 40~120cm이고 뿌리가 굵으며 전체에 잔털이 있다. 뿌리에서 돋은 잎은 원심형이며 꽃이 필 때 쯤이면 없어진다. 7월부터 9월까지 연보라색 꽃이 핀다. 발음이 변하여 짠대, 모시대와 혼동하여 제니(모시대의 생약명)라 하고, 딱주라고도 한다. 생태적 특성은 주로 산속 양지바르고 물 빠짐이 좋은 곳, 볕이 잘 드는 풀밭에 야생한다. 특히 햇볕이 잘 들고 토양의 배수성이 좋아야 한다. 잔대는 산삼과 마찬가지로 생장 조건이 맞지 않으면 휴면하면서 성장하는 식물이다.

전국적으로 분포하며 낮은 산에서부터 높은 산(해발 1,000m 이상)까지 분포하는 잔대는 치매에 특별히 관심을 끌 수 있는 약용식물이다. 4~5월에 어린싹을 나물로 먹는다. 줄기를 자르면 유액(밀크)이 나온다. 맛이 달고 씹히는 맛이 부드럽다. 뿌리는 생으로 먹고 갈아먹기도 한다. 나물은 맛이 순하고 담백하다. 새순과 어린잎을 채취하여 살짝 데쳐서 숙회와 양념에 무쳐서 나물무침을 하고, 말려두었다가 묵나물로 먹는다. 잔대 싹은 맛이 달고 씹히는 맛이 부드럽다. 젊은층을 상대로 쌈용으로 개발이 유망 시 되는 약용산나물 중의 하나이다.

2. 민간과 한방

한방에서는 당뇨, 자양강장, 피로회복, 호흡기질환(천식, 마른기침), 생리불순, 자궁출혈 등에 사용하였다. 진해, 거담, 강장, 소종 등의 효능을 가지고 있으며 또한 폐를 맑게 해주는 작용도 한다. 동의보감에서 "잔대는 감기와 가래가 끓고 심한 기침과 숨이 차는 증상에 쓴다. 목 안이 아프고 목이 쉬는 호흡기질환에 쓴다."라고 기록되어 있다.

3. 성분과 효능

한방에서는 모래밭에 나는 삼이라 하여 사삼(沙蔘)이라 한다. 성분은 칼슘(나트륨 배출), 인, 아연, 비타민A[1]가 풍부한 알칼리성식품이다. 부인병에 쓰며 갱년기 장애를 예방하는 비타민E[2]가 들어 있다. 특수 성분으로 항산화미네랄인 셀레늄[3], 그리고 항산화물질인 베타카

---

1) 항산화작용을 통해 치매나 암의 발생을 억제하고 기억력과 뇌세포 보존에 영향을 준다.
2) 항산화작용, 세포재생, 노화 방지 효과, 노인성치매 증상을 억제, 기억력 상실을 경감시킨다.
3) 강력한 항산화작용과 정상 세포가 암세포로 가는 것을 잡아주는 역할을 한다. 그리고 뇌세포의 노화와 인지기능 장애를 억제하여 치매(알츠하이머)를 예방한다. 또한 심장병 예방 및 면역체계를 강화시킨다.

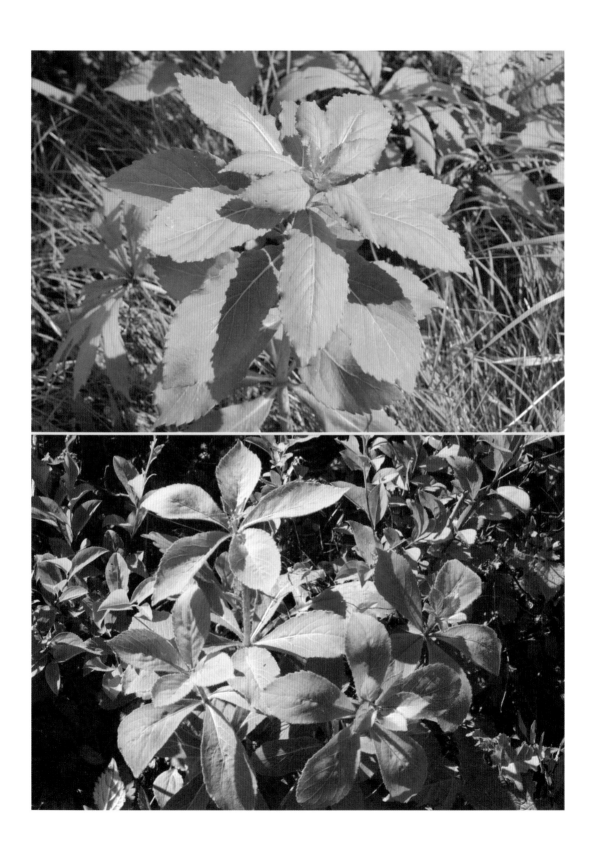

치매를 치유하고 뇌를 살리는 약용식물보감

로틴[4], 사포닌과 이눌린 성분(인슐린 분비 조절)을 함유한다. 사포닌[5]은 혈관 속의 이물질을 배출하여 혈관을 깨끗하게 해주므로 해독작용이 있고 활성산소를 줄이며 염증반응을 줄인다. 또한 학습과 기억력에 중요한 뇌 신경전달물질인 아세틸콜린의 농도를 높여 치매 예방에 도움을 준다. 셀레늄은 항산화작용과 정상 세포가 암세포로 가는 것을 잡아주는 역할을 한다. 그리고 뇌세포의 노화와 인지기능 장애를 억제하여 치매를 예방한다. 이눌린은 식물성 다당체로 인슐린 분비를 조절해주거나 강화한다. 또한, 잔대는 독을 풀어주는 힘이 강하기 때문에 농약, 중금속 등 온갖 독을 푸는 데 묘한 힘이 있는 식물로서 해독의 왕이라고 한다. 잔대는 인삼과 비슷한 효능이 있는 만능 약용식물이다.

효능은 고혈압, 자양강장, 부인병(자궁염, 자궁출혈, 생리불순, 요실금), 불임증, 항산화작용, 항암, 치매, 당뇨, 해독 등과 갱년기 장애를 예방한다.

4. 최근의 연구와 효능

최근 연구에 의하면 면역력을 키워주고 항산화작용을 하며 치매 예방 및 인지 능력 개선에 좋은 효능이 있다. 또한, 플라보노이드와 탄닌, 사포닌이 풍부해서 뇌 속 신경 독성물질 제거에 좋다. 특히 사포닌, 이눌린, 루페논 등의 성분은 항암효과, 뇌 신경세포 보호, 산후풍에 효과가 있다.

5. 채취 및 요리법

잔대 싹은 맛이 달고 씹히는 맛이 부드럽다. 뿌리는 생으로 먹거나 갈아서 먹기도 한다.

채취 시기는 4~5월에 어린싹을 나물로 먹는다. 나물은 향이 진하면서 단맛이 난다. 연한 잎을 채취해서 쌈을 싸 먹거나 나물무침을 한다. 새순과 어린잎을 채취하여 살짝 데쳐서 숙회 또는 양념에 무쳐서 나물무침을 한다.

요리법은 생쌈, 숙회, 나물무침, 묵나물, 장아찌(간장 또는 고추장 절임) 등으로 이용한다.

---

4) 혈관을 건강하게 한다. 세포가 손상되는 것을 방지, 뇌세포를 활성화시키고 뇌 기능을 향상시키는데 도움을 주어 치매를 예방, 면역력, 혈관 기능을 강화한다.

5) 사포닌은 뇌의 에너지원인 포도당 흡수를 도와 뇌의 혈액순환을 원활하게 하여 기억력을 개선한다. 또한, 학습과 기억력에 중요한 뇌 신경전달물질인 아세틸콜린의 농도를 높여 치매 예방에 도움을 준다. 피를 맑게 하고 위장을 튼튼하게 해주며 면역력을 높여준다. 뇌의 노화를 방지, 뇌세포를 활성화하여 노인성치매 예방, 신경전달물질인 아세틸콜린의 분비를 촉진한다.

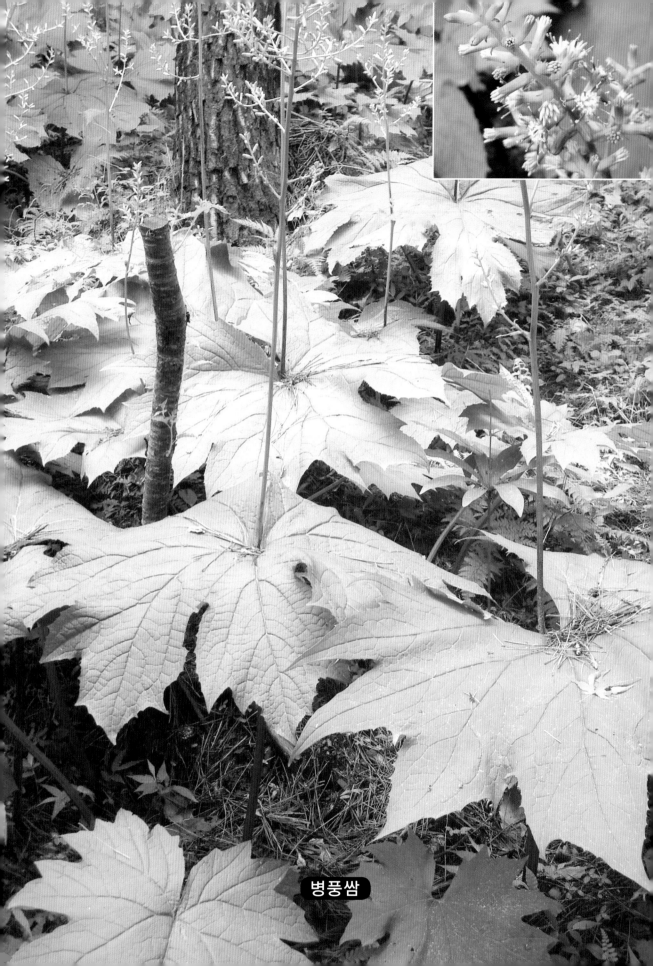

병풍쌈

6. 병풍쌈

과　　 : 국화과 (Asteraceae)

학 명 : *Cacalia firma* KOM

일 명 : Onitaiminggasa

효 능 : 치매, 항암, 뇌경색, 중풍, 아토피, 피로회복에 좋다.

용 도 : 생쌈(숙쌈), 샐러드, 나물무침, 묵나물, 장아찌

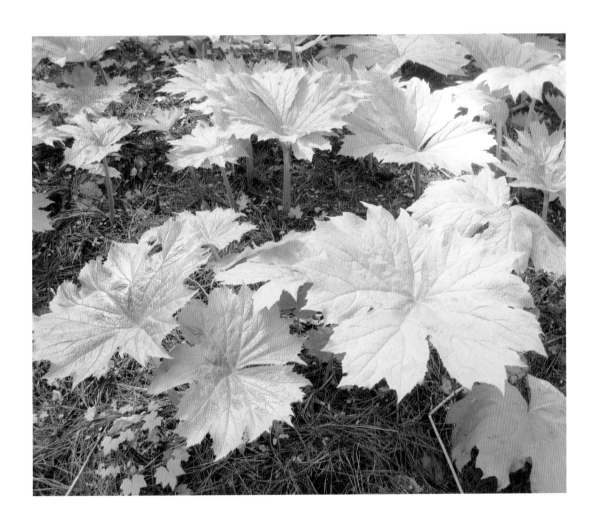

병풍쌈은 현대인의 치매를 예방하고 치료할 수 있는 좋은 약용산나물이다. 병풍쌈(병풍취)에는 치매를 예방하고 치유(치료)하는 특수한 성분이 있다. 어린순은 독특한 향을 가지고 있다. 산나물 중에 잎이 가장 큰 식물이다. 잎이 펼쳐있는 모습이 병풍처럼 보이는 쌈이라서 붙여진 이름이다. 높은 산에서 자생하는 식물로서 일반인은 접하기가 쉽지 않다. 병풍쌈의 효능은 면역기능 향상, 항암작용, 중풍, 치매, 뇌경색 등에 좋은 약용산나물이다.

최근 연구에 의하면 카페오일퀴닉산이 풍부해 독성물질인 과산화질산염을 배출시키는 데 뛰어나 심혈관질환, 동맥경화 예방에 도움을 준다. 또한, 퇴행성 뇌 질환을 막아주어 치매(알츠하이머) 예방과 치유(치료)에 효과가 있다.

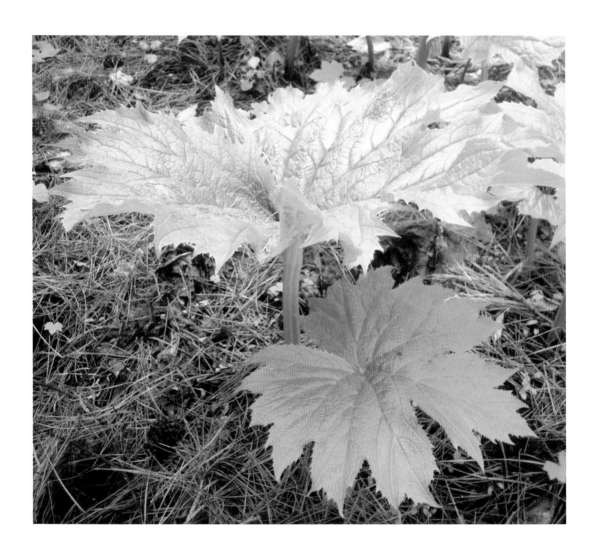

1. 병풍쌈 이야기

병풍쌈은 해발 1,000m 이상의 깊은 산 반음지에 자라는 고산성 식물이다. 특히 안개비가 내리고, 비옥한 흙과 맑은 공기의 쾌적한 환경에서 살아간다. 낙엽과 흙이 잘 썩어(부엽토) 부드럽고 수분을 적당히 머금고 있는 곳, 즉 흙살이 두꺼운 지역에서 야생한다. 다년생 식물로서 높이는 1~2m이며 줄기가 곧게 자라고 세로로 얕은 홈이 있다.

잎은 길이가 30~100cm로 가장자리가 11~15개로 갈라지고 잎 가장자리에 불규칙하고 날카로운 톱니가 있다. 꽃은 7월과 9월 사이에 황백색 꽃을 피운다. 취나물로 먹는다고 병풍취, 병풍쌈 중에 잎이 크다고 큰병풍쌈, 병풍 같다고 병풍 등으로 부른다.

생태적 특성은 적당히 그늘이 지고 바람이 잘 통하는 곳에 생육한다. 토양은 배수성과 통기성이 좋은 사질토양에 부엽 등의 유기물이 충분한 곳에서 잘 자란다. 잎이 대형이고 엽병이 길어 잎에서의 증산량이 많다. 특히 고온에 약하며 자생지의 환경은 그늘진 음습한 곳에 분포해 있다. 국내 자생종 중 가장 큰 잎을 가진 식물이다. 잎 면적이 큼으로 수분 요구도가 높다. 그러므로 주로 반 그늘지고 낙엽이 두껍게 쌓인 낙엽수림 하부에서 생육한다. 높은 산 식물이므로 재배가 까다롭고 여름철의 건조 더위(내서성)에 매우 약하다.

재배 적지는 바람이 잘 통하고 반 그늘진 곳이 좋다. 토양은 배수, 보습이 적당한 사질양토가 좋으나 부엽이 충분히 섞인 것이 좋다.

특정한 지역의 높은 산을 올라야 어렵게 만날 수 있는 고산성 식물인 병풍쌈은 치매에 특별히 관심을 끌 수 있는 식물이다. 병풍쌈은 곰취와 쌍벽을 이룰 정도로 맛과 향이 뛰어나며 비타민과 섬유질이 풍부하여 다이어트와 피부미용에도 좋은 약용산나물이다. 아직은 많이 알려진 산나물이 아니라 성분이나 효능에 대한 연구결과가 많지 않다.

어린순은 독특한 향기가 있다. 잎은 산나물 중에서 가장 큰 식물이다. 잎이 펼쳐져 있는 모습이 병풍처럼 보이는 쌈이라서 붙여진 이름이다. 높은 산(해발 1,000m 이상)에서 야생하는 식물로서 일반인이 접하기 어려운 약용산나물이다. 병풍쌈은 맛이 좋고 분포지역이 제한되어 있으며 산나물 채취에 의한 남획으로 현재는 자생지가 많이 훼손되어 있어 야생의 병풍쌈을 찾기는 매우 힘들다.

병풍쌈은 임금님께 올렸던 귀한 식물로 산나물의 여왕으로 불린다. 줄기는 수분 함량이 높아 산행 시 갈증이 날 때 껍질을 벗기고 먹으면 갈증 해소에 큰 도움이 된다. 병풍쌈은 기

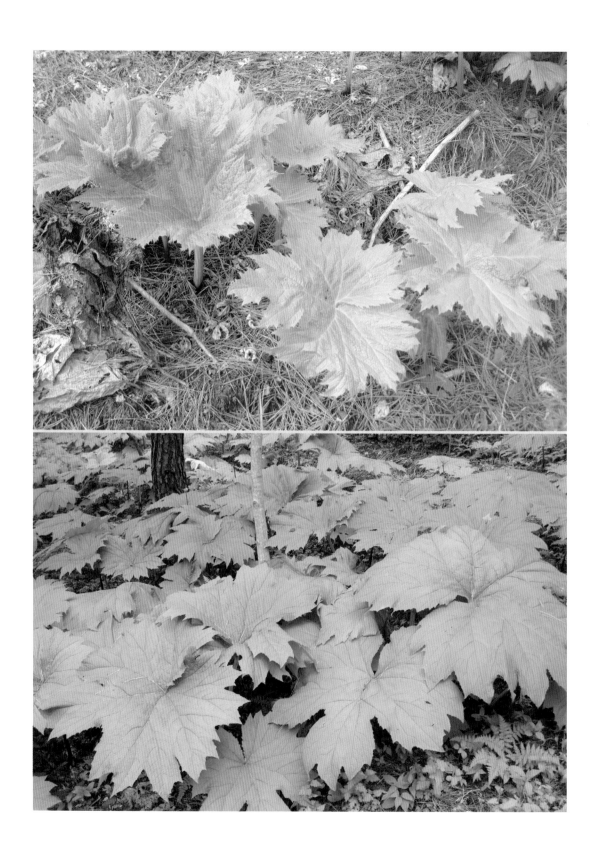

치매를 치유하고 뇌를 살리는 약용식물보감

능성이 좋지만 크게 알려지지 않은 희귀식물이다. 개체가 크고 약리성이 커서 국민에게 알려지기 시작했을 땐 멸종의 위기를 맞을 것 같다. 개체 수가 제한되어 있어 멸종 가능성이 높으므로 자생지의 철저한 보존이 반드시 필요하다.

높은 산 식물이므로 재배가 까다롭고 여름철의 건조와 더위에 매우 약하다. 특히 재배법과 증식방법이 연구되어야 한다. 산나물의 이용법 개발, 가공식품 개발 등이 중요한 과제다. 중풍과 치매를 예방할 수 있는 약용산나물이기 때문에 소비량이 무척 많고 홍보가 잘 될 것이다.

2. 성분과 효능

한방에서는 잎이 게 껍데기처럼 큰 풀이라 하여 대엽해갑초(大葉蟹甲草)라고 한다. 카페오일퀴닉산[1]이 풍부해 독성물질인 과산화질산염을 배출시키는 데 뛰어나 심혈관질환, 동맥경화 예방에 도움을 준다. 또한 퇴행성 뇌 질환을 막아주어 치매(알츠하이머)의 예방과 치료에 효과가 있다. 그리고 진통, 소염, 항바이러스, 간 보호, 항산화작용, 혈소판 응집 억제작용을 한다.

눈과 피부를 맑게 하는 비타민A가 있다. 특히 중풍을 예방하는 효과가 있어 중풍 초기에 달여 먹으면 효능을 볼 수 있다. 비타민A[2], 비타민B[3]가 풍부하여 피로하거나 피부가 까칠까칠할 때 효과가 크고, 눈을 맑게 해준다.

효능은 심혈관질환, 동맥경화, 당뇨병, 신경질환, 항암 및 항돌연변이, 항바이러스, 면역기능, 아토피, 중풍 예방에 효과가 있다.

3. 오늘날의 연구와 효능

최근 연구에 의하면 병풍쌈은 중풍, 뇌경색, 치매 예방에 좋다. 또한 면역기능 향상, 항암작용, 아토피, 어지럼증, 동맥경화 치료에도 좋다.

---

1) 독성물질인 과산화질산염을 배출시키는 데 뛰어나 심혈관질환, 동맥경화 예방에 도움을 주고, 퇴행성 뇌 질환을 막아주어 치매(알츠하이머) 예방과 치료에 효과가 있다. 진통, 소염, 항바이러스, 간 보호, 항산화작용, 혈소판 응집억제작용을 한다.
2) 항산화작용을 통해 치매나 암의 발생을 억제하고 기억력과 뇌세포 보존에 영향을 준다.
3) 세포 내 에너지 생산과 연관이 있다. 결핍되면 뇌 장애 발생을 유발한다. 특히 뇌 신경세포 형성에 관여해 치매를 예방하는 효과가 크다.

4. 나물 채취 및 요리법

높은 산에 자생하는 식물로서 일반인이 접하기 어려운 약용산나물이다. 산나물 중에 잎이 가장 큰 식물이다. 향도 좋고, 식감도 좋고, 맛도 좋다. 잎이 펼쳐져 있는 모습이 병풍처럼 보이는 쌈이라서 붙여진 이름이다. 임금님께 올렸던 귀한 나물로 산나물의 여왕으로 불린다.

채취 시기는 3~5월에 보드라운 어린잎을 따서 된장으로 쌈을 싸서 먹는다. 생쌈, 묵나물, 간장절임나물(장아찌), 샐러드 등으로 이용하며 뜨거운 물에 살짝 데쳐서 쌈으로도 사용한다. 돼지고기 쌈으로 좋고 장아찌를 많이 담근다. 은은한 향이 일품이며 줄기는 껍질을 벗겨 마요네즈나 고추장, 된장에 찍어 먹어도 맛있다. 비타민, 섬유질이 풍부하여 다이어트 및 피부미용에도 효과가 좋다.

요리법은 생회, 숙쌈, 나물무침, 샐러드, 묵나물, 장아찌(간장 또는 고추장 절임) 등으로 이용한다.

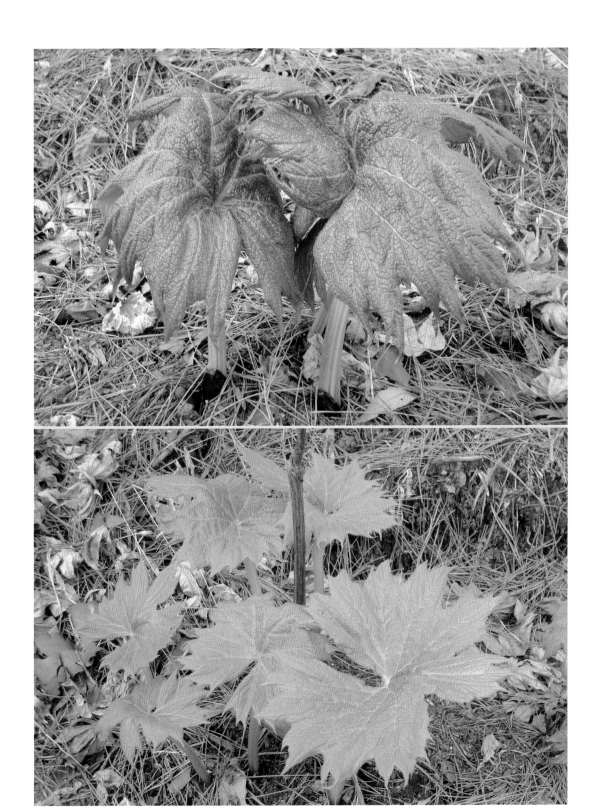

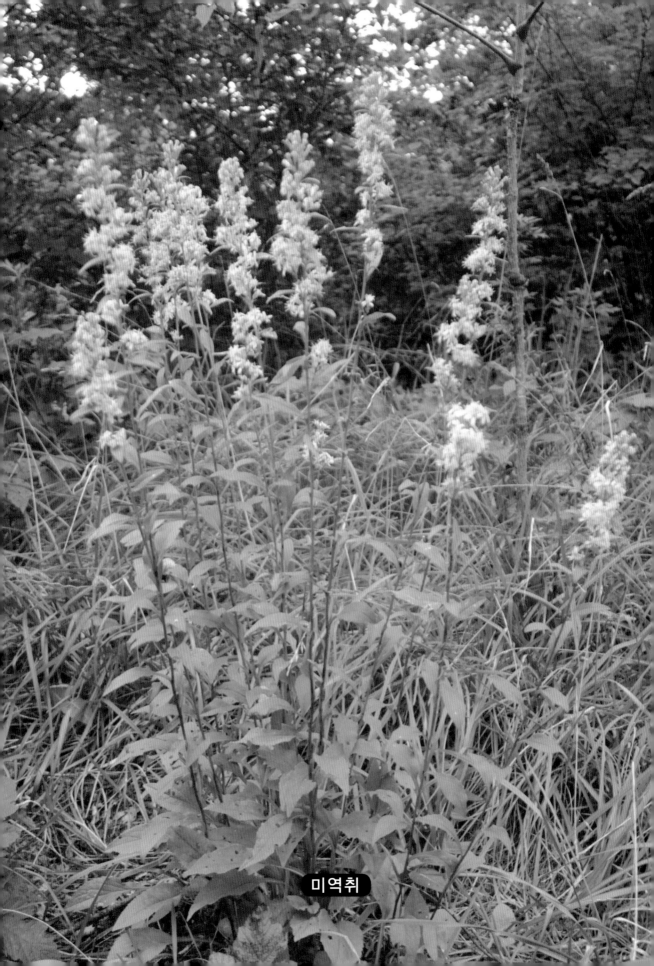

미역취

7. 미역취

과　　: 국화과(Asteraceae)

학 명 : *Solidago virga-aurea* var. *asiatica Nakai*

영 명 : Goldenrod

일 명 : Akinokirinso

효 능 : 치매 예방, 신장병, 방광염, 편도선염, 항균작용, 종양 억제 효과에 좋다.

용 도 : 나물무침, 묵나물

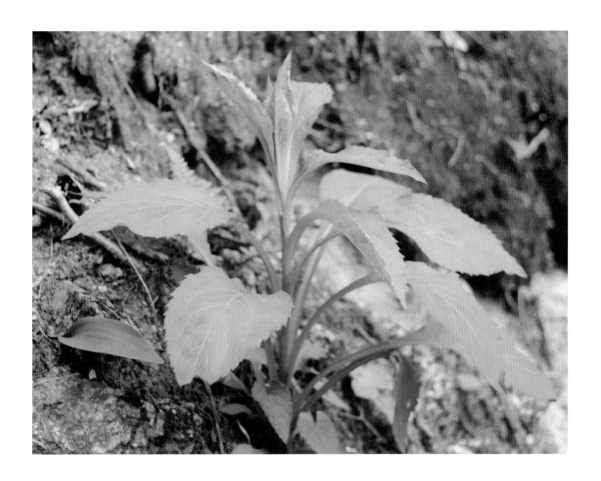

낮은 산에서부터 높은 산까지 분포한다. 잎이 늘어진 모습이 미역과 비슷해서 미역취라고 불렀다. 효능은 치매 예방, 신장염, 방광염, 편도선염, 황달, 인후염, 두통, 향균, 종양 억제에 효과에 좋다. 최근의 연구에 따르면 치매 예방, 방광염, 신장염, 항산화작용에 좋다고 한다.

1. 미역취 이야기

산과 들의 풀밭에서 흔히 자라는 다년생 식물이다. 30~80cm 높이로 곧게 서는 줄기는 가지가 갈라진다. 줄기 밑 부분은 흔히 흑자색을 띤다. 줄기에 어긋나는 긴 타원형 잎은 끝이 뾰족하고 가장자리에 톱니가 있으며 잎자루 윗부분에 날개가 있다. 8~10월에 줄기나 가지 끝에 노란색 꽃송이가 촘촘히 달려 전체적으로 커다란 꽃이삭을 만든다.

낮은 산에서부터 해발 1,200m의 높은 산까지 분포한다. 잎이 늘어진 모습이 미역과 비슷하여 미역취라고 불렀다. 또한 돼지가 새끼를 낳을 때 사료와 함께 끓여주면 산모가 미역국을 먹는 것과 같은 효과를 본다고 하여 돼지나물이라고도 부른다.

미역취와 비슷한 식물로 울릉도에 자생하는 울릉미역취가 있다. 개체가 크고 생명력이 강하여 현재 울릉도 특산 산나물로 재배되어 내륙지방에 공급하고 있다. 어린순을 나물로 먹는데 주로 묵나물을 만들어 두었다가 나물을 해 먹으며 큰 잎과 꽃도 식용이 가능하다.

2. 민간과 한방

한방에서는 이뇨, 해소, 진통, 건위, 신장염, 방광염, 두통, 황달, 부종에 쓴다. 민간에서는 이뇨제, 산후복통 등에 달여 먹는다.

3. 성분과 효능

한방에서는 한 줄기에 노란 꽃이 핀다 하여 일지황화(一枝黃花)라 한다. 성분은 플라보노이드[1]), 세스키테르펜락톤(항염, 항암), 사포닌[2]), 폴리페놀[3]), 탄닌[4]), 루틴[5]), 엽산[6]), 베타카로틴[7]) 등이 있다. 그리고 단백질, 지질, 당질, 섬유소 및 칼슘, 인, 철분 등의 무기질과 비타민A[8]), 비타민B1[9]), 비타민B2[10]), 나이아신[11]), 비타민C[12]) 등이 있다. 특히 비타민C는 궁합이 맞는 성분으로 사포닌 흡수를 증가시키는 작용을 한다.

효능은 치매 예방, 신장병, 방광염, 편도선염, 황달, 인후염, 두통, 향균, 종양 억제에 효과가 있다.

4. 최근의 연구와 효능

최근에 치매 예방, 방광염, 신장염, 항산화작용에 좋다고 한다.

---

1) 피를 맑게 해주고 항산화작용과 모세혈관을 강하게 하는 효능. 혈액을 정화시켜 뇌의 혈액순환이 원활해져 치매 예방(알츠하이머)을 한다.
2) 사포닌은 뇌의 에너지원인 포도당 흡수를 도와 뇌의 혈액순환을 원활하게 하여 기억력을 개선한다. 또한 학습과 기억력에 중요한 뇌 신경전달물질인 아세틸콜린의 농도를 높여 치매 예방에 도움을 준다. 피를 맑게 하고 위장을 튼튼하게 해주며 면역력을 높여준다. 뇌의 노화를 방지, 뇌세포를 활성화하여 노인성치매 예방, 신경전달물질인 아세틸콜린의 분비를 촉진한다.
3) 강력한 항산화작용을 하며 피를 맑게 한다. 특히 치매 예방, 항암, 노화 예방, 심장질환과 뇌경색을 예방한다. 폴리페놀은 강력한 항산화물질이다. 폴리페놀의 항산화력은 알츠하이머치매의 뇌의 병적인 특징인 플라크가 형성되고 얽히는 것을 억제해 신경세포를 보호하는 것으로 나타났다. 폴리페놀은 뇌의 특정 부위에 축적되어 알츠하이머치매의 발병에 중요한 역할을 할 수 있는 플라크(금속)를 제거할 수 있다.
4) 과산화지질 생성을 억제하여 노화 예방에 좋다. 혈액을 맑게 한다. 혈관성치매를 예방한다.
5) 항산화작용으로 뇌세포 산화를 막아주어 치매 예방에 도움을 준다. 모세관 혈관을 강화한다.
6) 치매에 걸리면 도파민, 세로토닌, 노르아드레날린 등 3종류의 신경전달물질이 부족해지는데 이런 물질의 원료가 되는 아미노산을 만드는데 중요한 역할을 한다. 또한, 치매 위험인자 중 하나인 호모시스테인의 양을 줄여주는 역할을 한다.
7) 혈관을 건강하게 한다. 세포가 손상되는 것을 방지, 뇌세포를 활성화시키고 뇌 기능을 향상시키는 데 도움을 주어 치매를 예방하고 면역력, 혈관기능을 강화한다.
8) 항산화작용을 통해 치매나 암의 발생을 억제한다. 기억력과 뇌세포 보존에 영향을 준다.
9) 신경전달물질의 생합성에 관여하여 두뇌의 활동을 도와 학습능력을 향상시킨다. 부족하면 뇌세포가 손상되면서 치매 증상이 생길 수 있다.
10) 뇌 혈류를 증가시킨다. 신경전달물질을 만드는 조효소이다. 각종 대사작용에 조효소로 작용한다. 탄수화물과 지방을 에너지로 만드는데 중요한 역할을 한다. 노화를 촉진하는 활성산소를 없애는 항산화기능을 한다. 면역기능을 강화한다.
11) 비타민B3이라고도 한다. 혈액순환 촉진, 기억력 향상, 치매 예방, 신경전달물질 생산, 콜레스테롤을 낮춘다.
12) 수용성 항산화제의 하나로서 치매(알츠하이머)의 억제에 중요한 역할을 한다. 특히 비타민C 결핍 시 치매 발병에 중요한 역할을 하는 베타아밀로이드의 축적이 일어난다. 항암, 노화 억제에도 좋다.

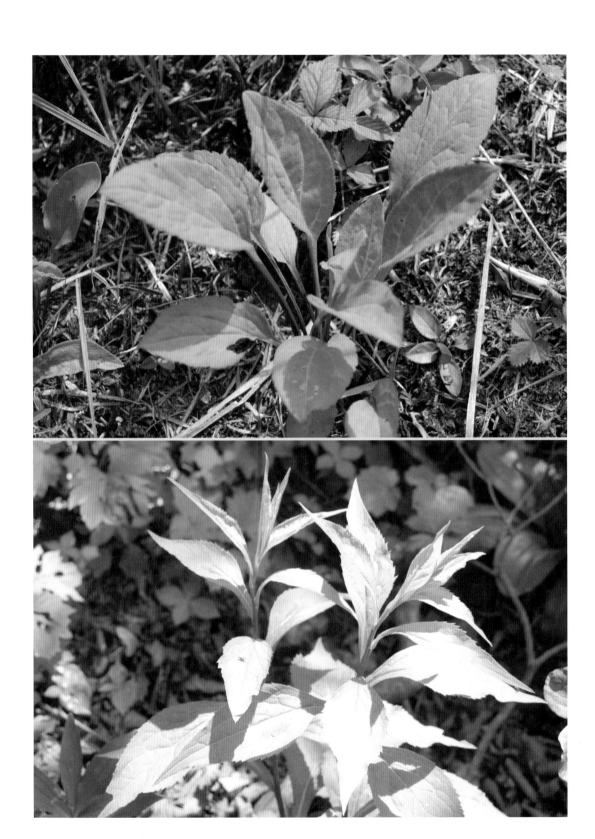

치매를 치유하고 뇌를 살리는 약용식물보감

5. 채취 및 요리법

잎이 늘어진 모습이 미역과 비슷하다. 먹는 방법은 새순을 데쳐 반나절 정도 쌉쌀한 맛을 우려내서 나물무침을 하고, 조금 큰 잎을 데쳐서 말려두었다가 묵나물로 한다.

채취 시기는 3~5월에 어린순, 어린잎을 나물로 먹는다. 보들보들하면서도 쌉쌀하고 미역처럼 비린 맛도 있다. 입맛이 없을 때 먹으면 좋다. 잘근잘근 씹히는 맛과 함께 멸치 곰삭은 듯한 묘한 향이 입맛을 돋운다. 독특한 향이 거슬릴 경우에는 데쳐서 물에 반나절 담갔다가 사용한다.

요리법은 나물무침, 묵나물로 이용한다.

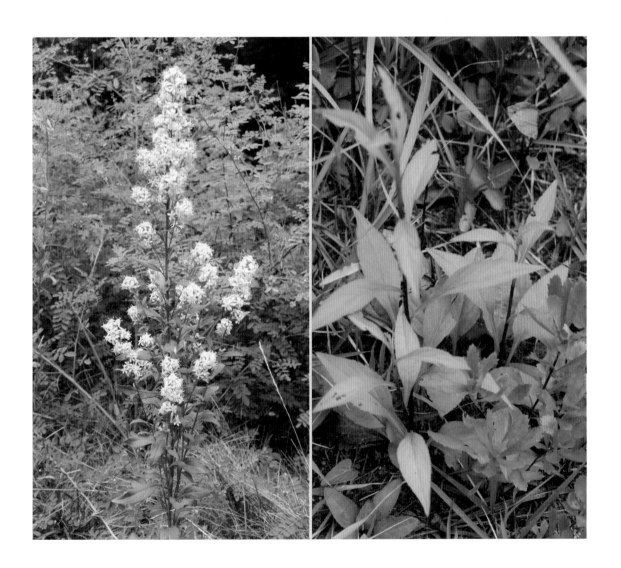

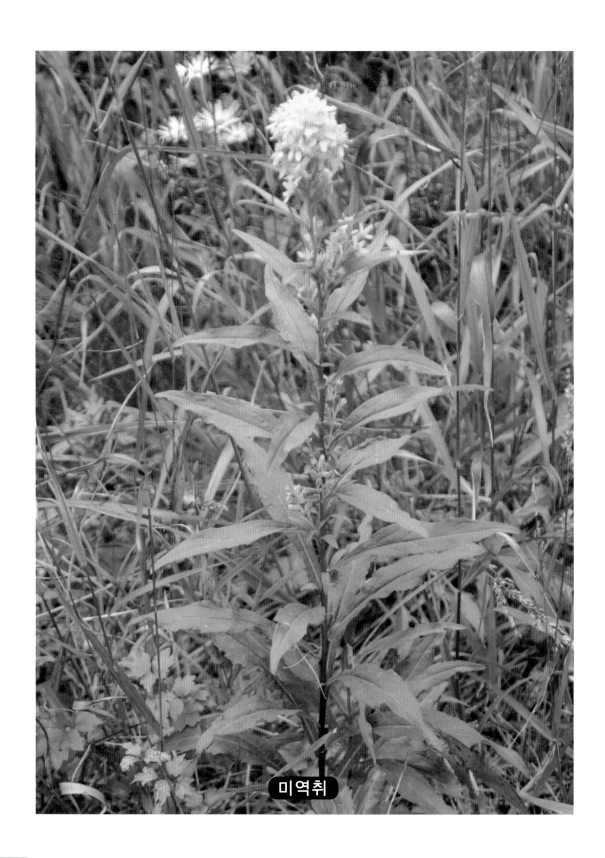

미역취

나는 왜 이 책을 출간하여야 했을까? 치매 환자가 겪는 고통을 조금이라도 줄여주기 위해 서다. 한마디로 치매는 예방이 가능한 질병이 되었다. 치매에 관한 약용식물의 효능이 아직 도 완벽히 밝혀지지 않았지만 『치매를 치유하고 뇌를 살리는 약용식물보감』의 출간을 통해 국민의 치매 예방과 치료에 크게 보탬이 될 수 있을 것이다.

이 책을 구입하신 독자님께 감사하다는 말씀을 드리고 싶다. 나이가 먹어 갈수록 치매에 자유로운 사람은 한명도 없다. 현대인의 치매 예방과 치유를 위해서는 자연에 기초한 음식 다운 음식을 먹어야 한다. 음식의 종류는 넘쳐나지만 정작 치매에 이로운 음식을 찾기란 힘 들다. 현대인이 무서워하는 질병인 치매를 잡는 물질과 성분 그리고 필수적인 영양소가 절 대적으로 부족한 음식을 먹고 있다. 약용산나물이 귀중한 것은 신진대사에 필요한 모든 영 양분을 한방에 해결할 수 있는 자연이 만든 음식이기 때문이다. 약용산나물은 치매를 예방 하고 치유하는 야생의 영초(靈草 : 약으로 영험한 효력이 있는 풀)이자 야생이 만든 그린골 드(green gold)라고 부를 수 있다.

"식물에는 일요일이 없다"라고 하신 은사님(강병화 교수, 고려대학교)의 말씀이 생각이 난다. 30년을 넘게 자연을 찾아 약용식물을 연구하고 탐사한 결과를 우선 한권의 약용식물 보감으로 엮으니 그동안의 고생에 마음은 후련하지만 마음 한구석은 아직도 부족함에 아쉬 움을 남기고 있다. 높은 바위에서 떨어져 생사를 가르는 아찔한 순간도 있었고, 경제적으로 어려워서 포기하려고 한 때도 있었다. 이 책의 출간을 통해 고생을 떠나 역사에 남을 귀중 한 자료를 남겼다는 긍지에 한편으로는 자랑스러움과 보람도 있다.

이 책은 뇌 건강을 위해서는 식습관의 중요함을 알리고 있다. 현대인의 뇌 건강은 뇌 건 강에 꼭 필요한 미네랄의 섭취가 부족하고 포화지방산이 높은 육류 그리고 발암성 성장호 르몬이 들어있는 가공식품의 섭취가 문제이다. 활성산소의 발생을 늘리는 불량한 음식이 치매를 일으키는 원인을 제공할 수도 있다. 치매 예방을 위해서 중요한 것은 칼로리를 줄이 고 다양한 영양성분을 가진 약용산나물을 섭취하는 것이다.

현대인에게 약용식물보감이 어떠한 도움을 줄 것인가? 자연산은 생명력이 강하고 자연 회복력에 크게 작용한다. 약용산나물의 치매에 관한 정보는 아직까지 크게 밝혀지지 않았다. 저자는 약용식물 중에서 먹을 수 있는 약용산나물을 통해 치매나 암을 겪고 있거나 유전력을 가진 사람들의 고통을 덜어주기 위해 연구를 시작하게 되었다. 식문화가 발달되면서 예기치 못한 유전성 질병인 치매, 암, 고혈압, 당뇨병 등의 발생이 증가하고 있다. 특히 치매는 수명이 늘어나면서 발병 환자가 급격히 늘어나고 있는 것이 문제이다.

치매는 아직까지는 현대의학으로도 치료가 어려운 질병으로 분류되어 있다. 치매에 유전력과 가족력을 가지고 있는 사람들만이 치매의 고통을 알고 있다. 그러나 현대의술로 치료가 불가능한 치매도 식습관과 생활습관만 잘 관리하면 예방이 가능하다. 특히 약용산나물에만 있는 특정한 약효성 화학물질과 비타민, 미네랄이 치매를 예방하거나 발병을 지연시킬 수가 있다. 모든 국민이 치매 없이 건강하게 살아가기 위해서는 약용산나물을 어려서부터 먹는 것이 필요하다.

그동안의 연구결과에 따라 참당귀, 엉겅퀴, 산부추(두메부추), 어수리, 참나물 등에 들어 있는 약효성 화학물질과 성분은 국민의 치매 예방과 치유에 크게 공헌할 것이다. 이 작은 결과물이 치매의 고통을 해방시켜 줄 수 있는 좋은 기회가 되었으면 한다.

우리는 약용산나물을 왜 먹어야 하는가? 세계적인 치매전문가들은 최근에 와서 식생활의 변화에 따라 채소의 섭취가 줄어들고 가공식품, 동물성 지방과 육류 섭취의 증가가 치매 환자 발병에 상당한 영향을 끼쳤다고 한다. 치매 발병에 밀접한 요인은 가공식품과 동물성 육류 섭취 증가로 보인다. 반면에 약용산나물과 같은 식물성 음식의 섭취는 치매 발병 위험을 감소시키는 것으로 나타나고 있다.

치매전문가는 "음식으로 치매 예방이 가능하다"고 하였다. 음식을 통해 치매의 발병과 증상을 조절할 수가 있다. 약용산나물의 특정한 약효성 화학물질과 영양소(비타민, 미네랄)는 뇌세포가 죽거나 뇌 손상의 피해를 줄일 수 있다. 또한 뇌 신경세포의 활성화와 뇌세포 손상 억제의 가능성을 가지고 있다.

약용산나물의 일반적인 효능은 첫째, 면역력을 증가시킨다. 둘째, 혈액순환을 강화시킨다. 셋째, 항산화력을 증가시킨다. 전 국민의 뇌 건강을 위해 약용산나물이 필요하다. 약용산나물은 뇌혈관질환과 심혈관질환을 예방하고 치유할 수 있는 자연이 만든 약초(藥草)이다. 우리는 치매 없는 건강한 노후를 위해 젊어서부터 약용산나물을 먹어야 한다. 특히 유전력이나 가족력을 가지고 있는 당사자는 두말할 필요도 없다. 약용산나물을 먹는다는 것은 치매 없이 좀 더 오래 살 수 있는 것, 그리고 좀 더 건강한 노후에 도움을 줄 수 있다는 것이다.

이 책은 가정주부들이 반드시 읽어야 한다. 저자가 평생 연구한 작은 업적이 온 국민과 미래 후손의 뇌 건강에 일말의 도움이라도 되는 것이 저자의 소망이다. 우리 주위에는 생명과 건강을 주는 자연, 그리고 그 속에는 약용산나물이 자라고 있다. 하지만 이를 몰라서 이 귀중한 자원을 건강에 이용하지 못하고 있다. 약용식물보감을 통해 자연의 고마움과 치매의 고통을 극복했으면 한다.

우리 가정에서 주부들이 가족의 뇌 건강과 유전적 질병(치매, 암, 고혈압, 당뇨병)을 예방하기 위한 식재료의 선택도 무척 중요하다. 치매에 유용한 식재료 선택의 기준을 위한 뇌 건강에 좋은 약용산나물을 다룬 전문적인 서적을 출판하는 것은 오랜 기간이 소요되는 대단히 어렵고도 힘든 일이다. 약용식물보감이 우리 가정의 뇌 건강을 지키기 위한 의서(醫書)로 또한 주방에서 음식을 요리하는 주부들의 가족 건강을 지키기 위한 필독서가 되기를 바란다.

끝으로 『치매를 치유하고 뇌를 살리는 약용식물보감』을 출간하면서 온 국민에게 치매 없이 장수할 수 있는 선택의 기회를 주게 된 것이 자랑스럽다.

참/고/문/헌

- 『고려인삼의 재배사와 약리효능에 관하여(Cultivation History and Medicinal Efficacies of Korean Ginseng)』, 이상각, 강병화. 1998. 고려대학교. 자연자원연구 제6권.
- 『당신이 먹는 게 삼대를 간다』, 신동화, 이은정. 2011. 믿음인.
- 『산야초로 만드는 효소발효액』, 최양수. 2006. 하남출판사.
- 『산야초 여행』, 윤병국, 장준근, 전길신. 1990. 석오출판사.
- 『산채생산이용학』, 홍정기 공저. 2005. 도서출판 진솔
- 『식물원 수목원의 조성과 관리』, 이상각. 2016. 서울여자대학교.
- 『식물의 역사』, 이상태. 2010. 지오북
- 『식물학, 재배학, 동양의학, 식품학 용어해설』, 이상각 공저. 2012. 한국학술정보(주)
- 『약이 되는 산야초 108가지』, 최양수. 2006. 하남출판사
- 『약이 되는 한국의 산나물』, 이상각. 2017. 양평군청.
- 『욕망의 식물학』, 마이크 폴란, 2002. 서울문화사.
- 『우리나라 자원식물』, 강병화. 2012. 한국학술정보(주)
- 『우리 몸에 좋은 나물대사전』, 솔뫼. 2012. 그린홈.
- 『우리엄마 84.6세까지 치매 막아 드리는 42가지 방법』, 김양래. 2014. 고래북스.
- 『원색 대한식물도감 (상, 하)』, 이창복. 2006. 향문사.
- 『의사들의 120세 건강비결은 따로 있다』, 홍영조. 2017. 진성북스.
- 『입춘날 세시풍속 음식』, 안영희 중앙대 교수.
- 『자연과 약초(112)』, 서병길
- 『조선시대 충북 특산 진상명품 브랜드』, 정삼철, 전호수. 2009. 충청북도: 충북개발연구원.
- 『조선 왕들의 스테미너식』, 전라남도문화관광해설사협회. 2004.
- 『조선약용식물지 (I. II. III)』, 임록제. 1999. 한국문화사
- 『치매 박사 박주홍의 뇌 건강법』, 박주홍. 2017. 성안북스.
- 『치매 없이 90세까지 살고 싶으면 이카리아 주민에게서 배우자』, http://stgstg.blog.me. 삼성테크노글라스 대표이사 이동.

- 『치매, 이길 수 있는 전쟁』, 안준용, 석남준, 박상기. 2014, 비타북스.
- 『한국동식물도감』, 제5권 식물편(목 · 초본류), 문교부. 1965, 삼화출판사.
- 『한국과 세계의 자원식물명』, 이상각 공저. 2012. 한국학술정보(주).
- 『한국본초도감』, 안덕균. 2002. (주)교학사.
- 『한국생약자원생태도감』, 강병화. 2008. 지오북.
- 『한국의 수목』, 김태욱. 2005. 주)교학사.
- 『한국수목도감』, 조무행. 1996. 아카데미서적.
- 『한국식물도감』, 이영노. 2006. 주)교학사.
- 『한국의 야생화』, 이유미. 2003. 다른세상.
- 『한국의 야생화와 자원식물』, 김태정. 2009. 서울대학교 출판부.
- 『한국의 특수 야생자원식물』, 이상각. 2014. 양평
- 『Biochemistry』, Zubat G., 1988. Macmillan Publishing Company.
- 『Edible and Medicinal Plants』, "Wildman" Steve Brill with Evelyn Dean. 1994. Hearst Books.
- 『Identifying and Harvesting Edible and Medicinal Plants in Wild (and Not So Wild) Places』, Dean Evelyn, 1994. Hearst Books.
- 『Plant physiology』, Taiz, Zeiger. 1998. Sinauer Associates, Inc., Publishers.
- 『資源植物學』, 小山鐵夫. 1991. 講談社.
- 『日本の 野草(Wild Flowers of Japan)』, 2000. 山と溪谷社.
- 『日本の 樹木(Wood Plants of Japan)』, 1990. 山と溪谷社.
- blog.daum.net/eungwon33/4360145
- blondie@segye.com
- cafe.naver.com/magolab/465
- http://moolpool.hihome.com
- tsyang@yna.co.kr
- 전원의 향기. cafe,daum.net/pok0025/pnQM/843.
- 2015.9/21. 세계일보. 이동준 기자 blondie@segye.com
- 신정윤. 건강의학전문기자 kitty@mcircle.biz
- 식품저널 인터넷식품신문

태백산의 원시림

큰제비꼬깔, 말나리, 솔나리 큰놈에서 작은놈이 같이 살고 있네

난생처음 이방인을 만나 낯설어선지 꽃잎을 감추어버리네

수백 년 긴 세월 사람을 만나기를 기다렸는데 아니 만나지 않기를 기원했을까?

주목의 빨간 열매가 세찬바람에 떨어져 여기 저기 뒹굴고 그사이에는 만병초의 작은 새잎이 태어나 있네

이놈의 벌은 어떻게 여기까지 올라온 것인가 새빨간 산작약에 매달린 모습이 엄마 젖을 빠는 아기사슴이네

저 멀리 흰구름이 춤을 추며 다가오네. 내가 온 것이 잘못인가 사진 한 장 남기고 다시는 찾지 않으리라 다짐을 하네